Hilde Schädle-Deininger / Ulrike Villinger

Praktische
Psychiatrische Pflege

Wir widmen diese Arbeit den Psychiatrie-Erfahrenen,
von denen wir am meisten gelernt haben.

Hilde Schädle-Deininger
Ulrike Villinger

Praktische Psychiatrische Pflege

Arbeitshilfen für den Alltag

mit einem
Vorwort von
Hilde Steppe
und
Beiträgen von
Hendrik Graf
Rainer Leichtenberger
Josef Schädle
Ruth Schröck
Sophie Wessels

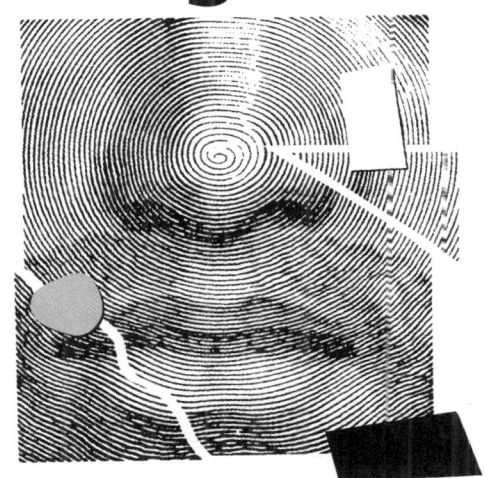

Psychiatrie-Verlag

CIP-Kurztitelaufnahme der Deutschen Bibliothek

Schädle-Deininger, Hilde:

Praktische psychiatrische Pflege : Arbeitshilfen für den Alltag /
Hilde Schädle-Deininger und Ulrike Villinger. –
2. Aufl., Bonn : Psychiatrie-Verl., 1997
ISBN 3-88414-182-1
NE: Villinger, Ulrike:

© Psychiatrie-Verlag gem. GmbH, Bonn, 1996, 2. Aufl. 1997
Umschlaggestaltung: Juliane von Orlikowski / bild-werk, Dortmund
Typographie nach einer Idee von Iga Bielejec
Satz, Druck und Bindung: Clausen & Bosse, Leck

Wir danken allen Verlagen für die Abdruckgenehmigungen.

Inhalt

Vorwort 9

Einführung 11

1 Entwicklung psychiatrischer Pflege 13

2 Konzepte, Modelle und Theorien 51

3 Grundlagen psychiatrischer Pflege 77

4 Der psychiatrische Patient 183

5 Ausgewählte Lebensaktivitäten 225

6 Themen, die uns dauernd beschäftigen 241

7 Fallbeispiele – Lernfälle 303

8 Themen im Fluß 413

9 Materialien zur Anregung 431

10 Anhang 477

Entwicklung psychiatrischer Pflege   1

Konzepte, Modelle und Theorien   2

Grundlagen psychiatrischer Pflege   3

Der psychiatrische Patient   4

Ausgewählte Lebensaktivitäten   5

Themen, die uns dauernd beschäftigen   6

Fallbeispiele – Lernfälle   7

Themen im Fluß   8

Materialien zur Anregung   9

Anhang   10

Vorwort

von Hilde Steppe

In der internen Hierarchie der Pflegeberufe stand die psychiatrische Pflege lange Zeit ziemlich weit unten – weit weg von den hygienisch einwandfrei blankgescheuerten und aller Individualität beraubten Stationen der Akutkrankenhäuser mit »echten« Patienten, Lichtjahre entfernt vom Glitzern von Metall, Glas und Chrom, von Kabeln, Monitoren, Meßgeräten und Beatmungsmaschinen in den Abteilungen, wo sich der dramatische Kampf um Leben oder Tod abspielt, abgekoppelt von der Entwicklung der High-Tech-Medizin, deren Faszination sich die Pflege lange Zeit nicht entziehen konnte.

Psychiatrische Pflege war zwar irgendwie natürlich *auch* Pflege, aber doch eher freundlich diskriminiert und verbunden mit der Vorstellung von Sicherheitsverwahrung, mit Gesprächen statt Aktionen, mit Medikamentenvergabe hinter verschlossenen Türen, mit unberechenbaren Patienten, deren Krankheiten sich nur schwer über Laborwerte diagnostizieren ließen und wo insgesamt nicht viel an »richtiger« Pflege möglich war.

Auch in der *Geschichte* der Pflegeberufe repräsentiert die psychiatrische Pflege eher den proletarischen Teil des Berufsfeldes: Wärter, die Zwangsjacken anlegen, Patienten in Dauerbäder setzen, Verrückte fesseln und die vor allem selbst zur Disziplin und Ordnung angehalten werden müssen.

Die aufopferungsvolle, saubere, demütige, sich in ihrer Selbstlosigkeit selbstverwirklichende bürgerliche Frau, die in der Berufung zur Krankenschwester ihre natürliche Erfüllung fand und den Patienten alle Wünsche schon von den Augen ablas, bevor sie ausgesprochen werden konnten, und die an der Seite des Arztes bescheiden mit dazu beitrug, große Taten zu vollbringen; dieser Engel in Menschengestalt verirrte sich nur selten in die riesigen Irrenanstalten im Deutschen Reich der Jahrhundertwende.

Die Perversion des pflegerischen Postulats der Humanität im Nationalsozialismus, die Beteiligung von Pflegenden bei der Ermordung von Tausenden psychisch kranker Menschen und die fehlende Reflexion und Aufarbeitung dieser Zeit im pflegerischen Berufsfeld trugen sicher mit dazu bei, die inferiore Rolle der psychiatrischen Pflege im Nachkriegsdeutschland weiter zu zementieren.

Das Vorurteil, das den psychisch kranken Menschen als verrückt abstempelte und an den Rand der Gesellschaft drängte, traf so in gewissem Sinn auch die Menschen, die mit ihm arbeiteten und ihn pflegten und drängte diese quasi an den Rand ihres Berufsfeldes. Erst die Zeiten des gesellschaftlichen Umbruchs seit dem Ende der 60er Jahre führten in der Bundesrepublik zu einer unumkehrbaren Öffnung und anderen Bestimmung psychiatrischer Versorgung, zum Beginn einer ehrlichen und auch sehr persönlichen Reflexion von Normalität und einer kritischen Analyse der gesellschaftlichen Funktion der Psychiatrie in der Moderne.

Und hier setzte auch die entscheidende Umbruchphase psychiatrischer Pflege ein, die nun, lange Zeit nahezu unbemerkt von den anderen Pflegeberufen, ihre Rolle und Funktion in diesem System reflektierte, ihre eigene Identität entwickelte und sich ihren eigenständigen Platz im therapeutischen Team erarbeitete.

Die Situationsorientierung und die Einbindung pflegerischer Ziele in ein Konzept der Qualität des Lebensalltags, die an individuellen Bedürfnissen ausgerichtete Pflegeplanung sowie die Gestaltung professioneller Beziehungen als zentraler Teil pflegerischer Handlungsvollzüge – diese Pflegekonzepte wurden in der psychiatrischen Pflege meist lange vor dem Zeitpunkt diskutiert und umgesetzt, an dem sich auch im traditionellen somatischen Akutkrankenhaus die Erkenntnis langsam durchsetzte, daß ein wenig mehr an individueller Betreuung nützlich und wichtig für den Heilungsprozeß sein könnte.

Wie weit die psychiatrische Pflege bis heute schon gekommen ist in der Entwicklung und Umsetzung eines eigenständigen Berufsverständnisses, zeigt dieses Buch sehr eindrücklich. Es verknüpft pflegewissenschaftliche und andere Erkenntnisse mit einem konsequenten Praxis- und Alltagsbezug und zeigt damit auf, wie wichtig konzeptionelle Überlegungen für das Alltagshandeln sind und vor allem, welche spezifische Form von pflegerischer Fachkompetenz sich daraus ergibt: nämlich souverän und flexibel mit diesen Erkenntnissen umzugehen, sie nicht überzubewerten, aber auch nicht zu ignorieren, sondern sie so einzusetzen, daß sie für die tägliche Arbeit nützlich und hilfreich sind.

Darüber hinaus wird psychiatrische Pflege in dieser Darstellung nicht auf die traditionellen fachlichen Pflegeinhalte reduziert, sondern eingebunden in ein gesellschaftspolitisches Gesamtkonzept psychiatrischer Versorgungsstrukturen – für Pflegefachbücher immer noch eher die Ausnahme als die Regel.

Der einführende Teil liefert den theoretischen Rahmen für die Grundlagen psychiatrischer Pflege aus verschiedenen Perspektiven. Bildungspolitische und administrative Vorstellungen und Vorschläge auf der Grundlage des dargestellten Pflegeverständnisses runden die Themen ab; beigefügte Materialien aus der Pflegepraxis verdeutlichen, daß es sich hier nicht um Utopien, sondern um bereits existierende Realitäten handelt.

Dieses Buch ist zwar in erster Linie gedacht für die in den verschiedenen Bereichen der Psychiatrie Tätigen, es hat aber einen weit darüber hinausgehenden Wert für alle, die daran interessiert sind zu sehen, wie sich ein lange Zeit eher unterprivilegierter Bereich der Pflege zu einem selbstbewußten, eigenständigen und professionellen Teil einer kooperativen Gesamtstruktur gewandelt hat.

Einführung

Vor ungefähr sechs Jahren haben wir im Arbeitskreis Pflege in der Deutschen Gesellschaft für Soziale Psychiatrie (DGSP) begonnen, uns mit Pflegetheorien zu beschäftigen. Hauptgegenstand der Diskussionen war die Frage, welche Theorien sich für die Psychiatrie eignen und inwieweit sich Modelle, die vorwiegend in den USA entwickelt wurden, auf unser Gesundheitssystem und unsere Auffassung von Pflege übertragen lassen. Dieser Prozeß erstreckte sich auf etwa zwei Jahre. Am Ende dieser Zeit waren so viele Anregungen und Materialien in Form von Protokollen etc. zusammengekommen, daß es schade gewesen wäre, nichts weiter daraus zu machen. Deshalb entstand unser Plan, daraus Arbeitshilfen für psychiatrische Pflege zu formulieren. Wir haben das ursprüngliche Konzept mehrfach erweitert, weil uns inzwischen die Betrachtungsweise ausschließlich nach der Systematik der Pflegetheorien als zu einseitig erscheint und den Erfordernissen unserer beruflichen Praxis nicht gerecht würde.

Wir danken allen Mitgliedern des Arbeitskreises für ihre kritische Solidarität, mit der sie die Entstehung des Buches begleitet haben, vor allem Elisabeth Anders, Jörg Dondalski, Isolde Schmid-Rüther, Philomena Seidenstricker, Rosel Simonis, Georg Vollmer und Renate Wienekamp. Ebenso danken wir den Frauen, die die mühevolle Arbeit der Korrektur übernommen haben: Jutta Henninger, Hannelore Leipert, Philomena Seidenstricker und Marianne Villinger.

Wie ist dieses Buch zu verstehen?

Als Lesepublikum haben wir uns beim Schreiben Kolleginnen und Kollegen vorgestellt, die praktisch im psychiatrischen Versorgungssystem tätig sind, Hilfen zur Klärung von Fragen ihres pflegerischen Alltags suchen, ihr Handeln fundiert begründen und vertreten wollen und die bereit sind, sich theoretische Grundlagen anderer Wissensgebiete wie Krankheitslehre, Psychologie, Pharmakologie oder Sozialpolitik aus anderen Quellen anzueignen.
Bei der Auswahl der Themen und der Art der Darstellung mit vielen Beispielen haben wir uns von der eigenen praktischen Erfahrung leiten lassen. Die Vollständigkeit eines Lehrbuchs war nicht unser Ziel. Wir stellen uns vielmehr vor, daß Kolleginnen und Kollegen den Pflegebedarf bei einem Patienten und/oder bei seinem sozialen Umfeld erkennen, die geeigneten Mittel zur Problemlösung auswählen, das Pflegeergebnis kritisch beurteilen, d. h. nach dem *Pflegeprozeß* arbeiten. Uns schwebt vor, daß Schwestern und Pfleger in der Lage sind, im Sinn von exemplarischem Lernen Handlungsstrategien auf andere und neue Pflegesituationen zu übertragen, eigenständig zu handeln und die Verantwortung dafür zu tragen. Daraus ergibt sich von selbst, daß psychiatrische Diagnosen nur am

Rande eine Rolle spielen, vielmehr Lebensgeschichte und Lebenssituation eines Patienten im Vordergrund stehen.

Wir legen die Vorstellung zugrunde, daß psychiatrische Pflichtversorgung in die Gemeinde integriert ist, chronisch psychisch kranke Menschen im Mittelpunkt der Aufmerksamkeit stehen und daher multiprofessionell gearbeitet wird. Außerdem gehen wir davon aus, daß Pflege und Gesundheitsförderung zusammen gehören, der Erwerb psychiatrisch-pflegerischer Fachkompetenz durch Weiterbildung für alle Pflegeberufe möglich und daß eine gemeinsame Ausbildung erstrebenswert ist (siehe »Bildungskonzept« im Kapitel 9: Materialien).

Im Sinne der Lesbarkeit unserer Arbeit haben wir darauf verzichtet, durchgängig die weibliche und männliche Sprachform zu verwenden. Die Schreibweise -*Innen* widerstrebt uns, wir bitten die Leserinnen und Leser um ihr Verständnis.

Die Biographien der hier mit vollem Namen beschriebenen Patientinnen und Patienten sind natürlich im Sinne des Datenschutzes anonymisiert.

1 Entwicklung psychiatrischer Pflege

A Die Entwicklung des Berufes in der Psychiatrie 15
von Hendrik Graf

■ Die Organisation der Pflege 15

II Allgemeine Krankenpflege 15

II Irrenpflege 17

■ Berufssoziologische Dimension 17

II Mitmenschlich-karitativ und heilkundlich 18

II Irrenpflege = Krankenpflege 19

■ Kranken- und Irrenpflege im Nationalsozialismus 21

■ Psychiatrische Krankenpflege heute 24

B Krankheitsverständnis und Gesundheitsförderung 26

■ Krankheitsverständnis 26

II Krankheitsmodelle 26

II Multifaktorielle Bedingtheit psychischer Erkrankungen 29

II Menschen mit ihrer Krankheit verstehen 32

■ Gesundheitsförderung 35

II Professioneller Verantwortungsbereich 35

II Staatsbürgerlicher Verantwortungsbereich 41

C Pflegerische Grundhaltung 43

D   Psychiatrische Pflege im Versorgungssystem   46

Das Versorgungssystem   46

Die Rolle psychiatrischer Pflege   49

A Die Entwicklung des Berufes in der Psychiatrie

von Hendrik Graf

▮ Die Organisation der Pflege

Um 1800 lag die Krankenpflege in den Händen konfessioneller Gemein-schaften, die sich nicht auf Krankenpflege beschränkten, sondern sich dem sozia-len Elend insgesamt zuwandten. Die eigentliche Krankenpflege als Beruf gab es noch nicht. Die Grundlage der konfessionellen Organisationen war kein Berufs-verständnis, sondern die Idee einer religiösen Gemeinschaft, die sich umfassend und unbefristet trägt, stützt und Dienste an den Schwachen erbringt.

II Allgemeine Krankenpflege

Von den pflegerischen Genossenschaften, deren Mitglieder meist aus der gutbürgerlichen Mittelschicht stammten, wurden immer mehr planbare Dienst-leistungen erwartet. Rein zahlenmäßig konnten die Genossenschaften der stetig größer werdenden Nachfrage nach Pflegepersonen nicht gerecht werden. Hierzu berichtet SEIDLER über einen Vortrag von ULRICH, der 1836 einen Erfah-rungsbericht »Über die Krankenpflege durch barmherzige Schwestern« vor der deutschen Gesellschaft für Naturforscher und Ärzte vorlegte. ULRICH kommt darin nach SEIDLER zu der Überzeugung »...daß die Krankenpflege durch barmherzige Schwestern die vollkommenste sei, die er je kennengelernt habe...« und begründet dies »...mit der Sicherheit und Gewandtheit, dem praktischen Blick und dem zielgerichteten Einsatz der Schwestern in der täglichen Arbeit...« (SEIDLER 1967). ULRICH zieht die Schlußfolgerung »...wie wünschenswerth und wohlthätig es sein würde, wenn sich eine solche weibliche Krankenpflege auch in unserem Vaterlande und zwar nicht bloß in dem katholischen, sondern auch in dem prote-stantischen Deutschland allgemein verbreite«. »...ja es würde von dem größtem Nutzen für die Erziehung der Töchter aus allen Ständen werden, wenn Jung-frauen nachdem ihre allgemeine Bildung vollendet und sie die gehörige Reife erlangt hätten, noch drei oder vier Jahre thätig teilnehmend in eine solche der Krankenpflege geweihte Anstalt träten, nirgends sonst könnten sie sich so für ihren eigentlichen Beruf ausbilden, wackere Hausfrauen und Mütter im ganzen Sinne des Wortes zu werden.« (ULRICH 1837) Der gute Ruf der katholischen Ordenskrankenpflege verbreitete sich auch unter der evangelischen Bevölkerung und fand letztlich seinen Niederschlag in Fliedners* Forderung nach einem protestantischen Jungfrauenorden, der dann in Kaiserswerth verwirklicht werden konnte. Der Rahmen des Mutterhaussystems war bei den katholischen und evangelischen Organisationen ähnlich, so wurde z. B. das Ausscheiden aus diesen Genossenschaften in beiden Konfessionen negativ sanktioniert.

Die Versorgung der Patienten in den Krankenhäusern konnte durch die Vertreter der damaligen Krankenpflege auch nach der Gründung der protestantischen Pflegegemeinschaften nicht sichergestellt werden. Hierfür wurden weitere Kräfte gebraucht, die aus Bereichen außerhalb der pflegerischen Genossenschaften zu gewinnen waren.

Die Forderung, zusätzlich zu dem vorhandenen Pflegepersonal über eine Gruppe von zuverlässigen und entsprechend ausgebildeten Wärtern und Wärterinnen sowohl für die Krankenhäuser als auch für Privatkranke verfügen zu können, wurde insbesondere von Ärzten erhoben.

Bereits 1833 war in Berlin an der Charité-Heilanstalt eine Schule eingerichtet worden, in der Krankenwärter und -wärterinnen unterrichtet wurden. GEDIKE schreibt in seinem »Handbuch der Krankenwartung« über den in Frage kommenden Personenkreis: »Da die Erfüllung der Pflichten, welche bei der Krankenwartung in Betracht kommen, nur dann vollständig stattfindet, wenn die Personen, die sich der Krankenwartung widmen, nicht allein des äußeren Vorteils wegen diesen Beruf wählen, sondern dabei auch von höheren Gesinnungen geleitet werden und in dem Herzen derselben Religiosität, Sanftmuth, Liebe, Geduld, Nachsicht, Menschenfreundlichkeit und Neigung anderen Hilfe zu bringen, wohnen...« (GEDIKE 1854, S. XI)

Allerdings gestaltete es sich als schwierig, genügend Kräfte für diese neuen Aufgaben zu gewinnen. Ein Grund, der der Professionalisierung der Krankenpflege im Weg stand, lag in der Rechtsunfähigkeit, der nicht vollen Geschäftsfähigkeit der Frauen. Deshalb konnte die Entwicklung des Berufes im 19. Jahrhundert nur innerhalb von Pflegegenossenschaften stattfinden. Zudem hatte Berufstätigkeit für Frauen aus gehobenen Gesellschaftsschichten noch etwas Anrüchiges an sich; unter der Schirmherrschaft der Kirchen, als Ordensschwestern, machten sie den Beruf der Krankenpflege jedoch ehrbar.

Die Unterschicht, aus der die in der Krankenpflege tätigen Männer stammten, war nicht ehrbar. Männer kamen über den Sanitätsdienst des Militärs in »Wartepositionen«, waren Wärter.

Eine deutsche Spezialität im Bereich der Pflegeorganisation ist die nach der Schaffung des Roten Kreuzes 1850 erfolgte Gründung der Rot-Kreuz-Mutterhäuser. Diese Form des weltlichen Mutterhausverbandes läßt sich so in anderen Ländern nicht wiederfinden.

---

* Pastor Fliedner, Begründer der Diakonie in Düsseldorf-Kaiserswerth

II Irrenpflege

Die Entwicklung von Organisationsformen der Krankenpflege im 19. Jahrhundert hat sich auf die Entstehung und Weiterentwicklung der Irrenpflege kaum ausgewirkt. Eine Ausnahme bildeten nur die katholischen und evangelischen Pflegegenossenschaften, soweit sie sich mit der Betreuung und Versorgung von Irren befaßten.

Der Entwicklung von Organisationsformen standen das Fehlen einer Pflegeideologie und die Tatsache gegenüber, daß sich die neu entstandene Gruppe der Irrenwärter und -wärterinnen aus Personen zusammensetzte, die es nicht gewohnt waren, eigenständig zu denken und zu handeln. Hinzu kommt, daß der jungen Wissenschaft der Psychiatrie eine Krankheitslehre fehlte und große diagnostische und prognostische Unsicherheiten vorherrschten. Der Heilgedanke spielte in der damaligen Psychiatrie kaum eine Rolle. Für die Irrenwärter und -wärterinnen wurde dadurch eine berufliche Orientierung zusätzlich erschwert.

■ Berufssoziologische Dimension

Die Diätetik, die Sorge um die menschlichen Grundbedürfnisse, war inzwischen alleinige Aufgabe der Krankenpflege geworden. Sie hatte sich von der naturwissenschaftlichen Medizin getrennt und verselbständigt, war Gegenstand von Caritas und Diakonie. Diese Verselbständigung der Diätetik in den Pflegegenossenschaften störte die Mediziner. Ausführungen von RAVOTH zur Rolle der Frau in der Krankenpflege werden vor diesem Hintergrund verständlich: »...weshalb soll und will sich das Weib nicht mit der erhabenen Stellung innerhalb der Gesellschaft begnügen, daß sie in Familie und Staat als echte Priesterin in der sittlichen Macht des heiligen Feuers wache? Wollen Sie Ihre eigentliche Berufsstellung aufgeben, meine Damen, wollen Sie auf allen Gebieten mit dem männlichen Thun und Schaffen in unbegrenzte Concurrenz treten...« (RAVOTH 1875)

SEIDLER nennt dies die »Konfrontation der Geschlechter« zwischen der männlichen Medizin und der weiblichen Krankenpflege. Die Mediziner bemühten sich, die Verfügbarkeit über die Schwestern zu erhalten. Sie benötigten einen Schwesterntypus, der ohne Mutterhausbindung in die Medizin zu integrieren war und die Fortsetzung der Medizin ermöglichte, die ohne Widerspruch tätig wurden. Die Krankenpflege sollte sich verbürgerlichen und entklerikalisieren; sie sollte – wie VIRCHOW es nannte – »ein bürgerliches Gewand« anlegen (vgl. GRAUHAN 1981).

II   Mitmenschlich-karitativ und heilkundlich

Gegen die von der Medizin geförderte Bildung von Schwesternschaften außerhalb der Mutterhausverbände wandten sich die konfessionellen Pflegegemeinschaften mit der von vornherein polemischen »Mietlingsdebatte«. Am Beispiel des guten Hirten, der auch in Gefahr bei seinen Schafen bleibt und mit dem sich die Pflegegemeinschaften identifizierten, wurden die Krankenpflegekräfte außerhalb der Pflege-Genossenschaften als »Mietlinge« diffamiert, die in der Gefahr die ihnen anvertrauten Kranken im Stich lassen würden. Die nicht mutterhausgebundenen Pflegekräfte seien im Gegensatz zu den Angehörigen der Pflege-Genossenschaften nur am Geld interessiert.

Vor dem Hintergrund der Mietlingsdebatte wird auch die ablehnende Haltung der Kirchen gegenüber staatlichen Regelungen für die Krankenpflege verständlich. Denn eine Gesetzgebung für die Krankenpflege wurde ja nur benötigt, wenn man seine Arbeitskraft auf dem freien Markt zur Verfügung stellen wollte. Eine Qualifikation in der Pflege, die auch außerhalb der Pflege-Genossenschaften zum Tragen kam, war deshalb aus Sicht der Kirchen nicht erwünscht.

Die damals auf dem freien Markt angebotene pflegerische Arbeitskraft wurde schlecht oder gar nicht honoriert. Denn nach der damals geltenden Auffassung der Oberschicht durfte man den Armen, den Angehörigen der Unterschicht – zu der die »freien« Pflegekräfte ja zählten – kein Geld geben, weil sie damit nicht umgehen konnten. Das galt auch für die in den Krankenhäusern tätigen »freien« Pflegekräfte, die Kost und Logis, aber nur ein sehr geringes Entgelt erhielten.

Das neue, vom Ärztestand geforderte und in den organmedizinisch konzipierten Krankenhäusern angesiedelte Berufsbild der medizinischen Pflegekräfte sollte zwischen mitmenschlich-karitativen und heilkundlichen Diensten angesiedelt sein. Der Berliner Charité-Arzt MENDELSOHN führte 1898 in einem Vortrag vor der 70. Versammlung der Deutschen Naturforscher und Ärzte zum Thema »Die Stellung der Krankenpflege in der wissenschaftlichen Therapie« unter anderem aus: »Nun ist gewiß nicht alle Krankenpflege Wissenschaft...« (denn) »Sie war von anderem Geiste erfüllt... und diese socialen und humanitären Formen der Krankenpflege bewahren neben der wissenschaftlichen heute wie vordem ihre uneingeschränkte Bedeutung...« Neben den Formen der Krankenversorgung und der Krankenwartung als Dienstleistung und humanitärer Maßnahme sei die Krankenpflege aber auch zur wissenschaftlichen Disziplin geworden. Sie sei eine »...besondere, exakte Begründung und Erforschung zugängliche Methode der internen Therapie«. (MENDELSOHN 1898, S. 130)

Dabei versteht MENDELSOHN interne Therapie als Operation mit den Lebensvorgängen, mit den Funktionen des Organismus. Er nannte sie biologische Therapie, im Unterschied zur chirurgischen Behandlung, die er als morphologisch bezeichnet. Die Aufgabe der biologischen Therapie sei es »...einen Ausgleich herzustellen zwischen Funktionsanspruch und Funktionsgröße«. Die Krankenpflege verfüge nicht nur über Medien und »Vehikel«, diese Aufgaben zu erfüllen, sondern außerdem noch über »... zwei eigene grosse Wirkungsgebiete, welche keiner anderen Methode der Therapie zugänglich sind ... Denn während alle ... anderen Heilmethoden ... künstliche Reize verwenden, verfügt die Krankenpflege ... über die unendliche Zahl ... der jederzeit vorhandenen, der unvermeidlichen und unentbehrlichen natürlichen Reize aus der Umgebung des Kranken die sie gestaltet und als Heilfaktor verwendet ... vor allem gewinnt die therapeutische Wirksamkeit ... (der biologischen Therapie) ... dadurch eine ausnehmende Ausdehnung und Bedeutung, dass nicht allein der Körper des Kranken, nein, dass auch die Objekte seiner Umgebung Gegenstand ihrer Entwicklung und Beeinflussung sind. Jede andere therapeutische Methode setzt immer nur am Körper des Kranken selber an ... die Krankenpflege dagegen gleichzeitig auch die ausserhalb dieses Organismus gelegenen Objekte; und die Erkenntnisse, dass auch von diesen die gleichen wesentlichen Reize auf den kranken Organismus ausgehen, sichert ihr die Stellung in der wissenschaftlichen Therapie« (ebenda, S. 131).

II   Irrenpflege = Krankenpflege

In den deutschen Irrenanstalten des 18. Jahrhunderts lebten Irrenwärter und -wärterinnen zusammen mit den Patienten. Während das Oberwartpersonal Wohnungen in den Abteilungen hatte, lebten und schliefen Wärter und Wärterinnen mit den Kranken in den gleichen Räumen zusammen. Das Wartepersonal erhielt – wie üblich – Kost und Logis und ein geringes Entgelt. Der Direktor der Anstalt war unmittelbarer Vorgesetzter aller Bediensteten. Die direktoriale Gewalt bezog z. B. die Ausgeh- oder Heiratserlaubnis für die Wärter und Wärterinnen mit ein.

JACOBI, erster Direktor der Irrenanstalt in Siegburg, schreibt über wünschenswerte Eigenschaften und die Motivation des Irrenwartpersonals im Jahr 1834: »Wenn man nähmlich erwägt, was ein solcher Wärter bei diesen teils gewalttätigen, bösartigen, gefährlichen, unreinlichen, verkehrten, widerspenstigen, eigensinnigen, törichten, in den mannigfaltigsten Wahnvorstellungen befallenen, von den heftigsten Leidenschaften und Trieben beherrschten, teils wieder höchst gefühlvollen, für alle Eindrücke überempfindlichen und im Übermaß darauf zurück wirkenden Kranken zu leisten hat. Welchen Grad von Geduld, Standhaftigkeit, Mut, Intelligenz, Besonnenheit, Gewandtheit und Pflichttreue mit Freundlichkeit und Gefälligkeit in seinem Benehmen man auch bei mäßigsten Ansprüchen von ihm fordern muß, wenn man zugleich erwägt, wie er nicht nur der beständige Genosse des Kranken aus unteren Ständen, sondern auch des höheren und gebildeten sein soll, so sieht man sich billig mit Verlegenheit danach um, wo ein solches Personal von einigen vierzig Menschen herzunehmen sein dürfte. Auch glaube ich wirklich, daß es nicht anders zu erlangen wäre, als wenn es der Genius des Zeitalters mit sich brächte, daß Leute von hinreichender Geistes- und Herzensbildung, durch religiöse Motive bewegt, sich diesem Geschäft widmeten.« (JACOBI 1834)

JACOBI achtete auf steigende Lohnsätze für das Wartepersonal und stellt Pensionen in Aussicht, um eine hinreichende Zahl von Wärtern und Wärterinnen zu gewinnen.

GEDIKE schreibt zum selben Thema: ».. . Nicht leicht und angenehm ist es, stets in Gemeinschaft mit Geisteskranken zu leben, die, oft von den heftigsten Leidenschaft beherrscht, reizbar und eigensinnig sind, sich widerspenstig betragen und erfüllt von Menschenhaß, erwiesene Gefälligkeiten zurückweisen. Der Wärter muß deshalb Selbstbeherrschung besitzen, um so manchen Verdruß, der sich immer wieder erneuert, geduldig aufnehmen und beleidigendes Geräusch ruhig anhören können. Es muß derselbe kräftig, gesund und gewandt sein, um die Mühen und Anstrengungen seines Dienstes zu ertragen, den Tobsüchtigen schnell und ohne sich zu verletzen, bändigen und unschädlich machen können, auch muß derselbe große Wachsamkeit und schnellen Blick haben, um die erste Annäherung eines neuen Anfalls oder Krankheit zu bemerken. Ebenso notwendige Eigenschaften desselben seien Mut und schnelle Entschlossenheit, um im Augenblicke der Gefahr nicht die Gegenwart des Geistes zu verlieren und demnächst unbedingter Gehorsam in alle Befehle die ihm der Arzt erteilt, da der geringste Ungehorsam und jedes eigenmächtige Handeln nicht nur tadelnswert sondern auch strafbar ist.« (GEDIKE 1854, S. 7)

Die von JACOBI und GEDIKE beschriebenen Fähigkeiten und Eigenschaften des Wartepersonals waren in der gewünschten Summierung, von Ausnahmen abgesehen, nicht vorhanden. Vielmehr wurden durch eine Unzahl von Reglements, Hausordnungen und Dienstanweisungen das Tun und Unterlassen des Wartepersonals bis ins Detail vorher bestimmt. Eigeninitiative war nicht erwünscht. Selbst wenn die beschriebenen Eigenschaften und Fähigkeiten vorhanden gewesen wären, hätten sie sich unter solchen Voraussetzungen nicht entwickeln und entfalten können. Weiterhin ist zu berücksichtigen, daß die in den Irrenanstalten tätigen Wärter und Wärterinnen, genau wie die dort untergebrachten Kranken, Ausgegrenzte waren. So ist nicht verwunderlich, daß anfänglich nur entlassene Soldaten, Straffällige, ruinierte Bauern oder Landarbeiter sich bereit fanden, diese verachtete Tätigkeit zu übernehmen.

Mit der These, daß Irresein eine Körperkrankheit sei, minderten sich nach 1850 die moralischen Vorwürfe gegen die Irren etwas, und die »pädagogischen« Torturen gingen zurück. Irre wurden jetzt als körperlich Kranke behandelt, und zwar im Bett. Wenn sie körperlich Kranke waren, dann mußte Irrenpflege folglich Krankenpflege und das Irrenhaus ein Krankenhaus sein. Der Irrenwärter und die Irrenwärterin hatten somit nicht nur die Besonderheiten der Irrenpflege zu erlernen, sondern mußten auch mit dem gesamten Gebiet der Krankenpflege und allem, was dazu gehört, vertraut sein – zumal jeder Irre auch körperlich erkranken konnte. Die zur Pflege erforderliche Geschicklichkeit setzte ihrerseits wieder biologische, physiologische und anatomische Kenntnisse bei den Pflegenden voraus (vergl. SCHOLZ 1913).

Im deutschen Reich bestanden im Jahr 1887 124 öffentlich-rechtliche Irrenheil- und Pflegeanstalten mit 40 280 Betten. Der Aufgabenbereich der Irrenwärter und

-wärterinnen erweiterte sich. Durch Lehrbücher (»Leitfaden für den Irrenpfleger«) und Fachzeitschriften (»Die Irrenpflege«) wurde auf die durch die Aufgabenerweiterung ausgelösten Informationsbedürfnisse eingegangen. Lehrbücher und Fachzeitschriften sollten der Belehrung und der Fortbildung des Pflegepersonals an den Heil- und Pflegeanstalten dienen. Durch die Fachzeitschriften sollte zusätzlich auch die Vertretung der Standesinteressen ermöglicht werden. Erstmals konnten in den Heil- und Pflegeanstalten sogenannte verwaltungseigene Prüfungen abgelegt werden.

Die Vergütung für die so qualifizierten Irrenpfleger und Irrenpflegerinnen orientierte sich an den jeweils gültigen Tarifordnungen. Die Eingruppierung entsprach jedoch nicht der Vergütung für die staatlich geprüften Pflegekräfte, sondern lag eine Stufe darunter. Wurden Krankenschwestern oder Krankenpfleger in Heil- und Pflegeanstalten tätig, behielten diese ihren höheren Vergütungsanspruch. Männer verdienten grundsätzlich mehr als Frauen in vergleichbaren Positionen.

■ Kranken- und Irrenpflege im Nationalsozialismus

Nach der Machtergreifung durch die Nationalsozialisten im Januar des Jahres 1933 wurde auch in der Krankenpflege »eine straffe Ordnung in Angriff genommen«. (Gesetz zur Ordnung in der Krankenpflege) In allen Heil- und Pflegeanstalten wurden z. B. Nationalsozialistische Betriebszellenorganisationen (NSBO) eingerichtet.

Die Ausbildung in der Krankenpflege blieb weiterhin sehr unterschiedlich: Während sie in der allgemeinen Krankenpflege bis zu 200 Stunden oder mehr umfaßte, beinhaltete die Ausbildung in der Irrenpflege – beispielsweise in den Rheinischen Provinzial-, Heil- und Pflegeanstalten – 100 Unterrichtsstunden, die berufsbegleitend in den Winterhalbjahren des zweijährigen Ausbildungszeitraumes zu absolvieren waren. Als allgemeinverbindliches Lehrbuch wurde der »Leitfaden für Irrenpfleger« benutzt. Für dieses Lehrbuch wurde kurz nach der Machtübernahme der Nationalsozialisten ein Nachtrag »Erbpflege und Rassenpflege« herausgegeben, in dem die Grundlagen der Rassenideologie vermittelt wurden.

Am 18. September 1938 wurde von der Reichsregierung das »Gesetz zur Ordnung der Krankenpflege« beschlossen. Für das gesamte Reich wurden damit die Ausbildungs- und Ausübungsbedingungen der Krankenpflege vereinheitlicht. In der Begründung zum Gesetz heißt es: »...Nach nationalsozialistischer Weltanschauung ist die Erhaltung der Volksgesundheit eine der wichtigsten Aufgaben des Staates. Der nationalsozialistische Staat hat daher dafür Sorge zu tragen, daß gut ausgebildete Krankenpflegepersonen in ausreichendem Maße zur Verfügung stehen. Ziel des Gesetzes ist, auch auf diesem Gebiet ein einheitliches Reichsrecht zu schaffen. Der Bedeutung und Verantwortlichkeit der infrage kommenden be-

ruflichen Tätigkeiten entsprechend, soll künftig diese nur ausüben dürfen, wer
nachweist, daß er dazu geeignet und befähigt ist.« (Reichsgesetzblatt S. 1309)
Folgende Ausführungen verdeutlichen die gezielte Indoktrination des Pflegepersonals: »Für den einzelnen Menschen sowohl als auch insbesondere die Gesamtheit des Volkes ist von besonderer Wichtigkeit, daß auch die Geisteskrankheiten
vererbt werden, und zwar nach denselben Erbgesetzen, die wir kennengelernt
haben. Diese Erkenntnis ist heute nicht nur deshalb wichtig, weil durch die Zunahme dieser erblichen Störung mit einer Verschlechterung der Rasse zu rechnen
ist, sondern auch aus wirtschaftlichen Gründen. Am auffälligsten wirkt sich dieser wirtschaftliche Verlust bei den erbbedingten Geistesstörungen aus. Viele der
unheilbar Kranken müssen oft viele Jahre, ja das ganze Leben, in Heil- und
Pflegeanstalten untergebracht werden. Für deren Verpflegung entsteht ein Aufwand, der wirtschaftlich zu einem großen Teil als verloren gelten muß. Man kann
bei vorsichtiger Schätzung annehmen, daß in Deutschland Jahr für Jahr 180 Mio.
Reichsmark für die Anstaltsverpflegung geistig Abnormer aufgewendet werden
müssen. Hier handelt es sich jedoch nicht um diese wirtschaftlichen Auswirkungen der erbbedingten Geistesstörung, vielmehr um die für das Volk noch viel
ernstere Frage, ob durch diese erblichen seelischen Störungen eine Rassenver-
schlechterung des Volkes bedingt wird.« (ebenda)
Die Ausübung der Irrenpflege wurde durch das »Gesetz zur Ordnung der Krankenpflege« nicht geregelt. In diesem Bereich galten die jeweiligen Länderbestim-
mungen weiter. In der am 28. September 1938 erlassenen Krankenpflegeverordnung wurden Normen für die berufsmäßige Ausübung der Krankenpflege und
die Errichtung von Krankenpflegeschulen festgelegt. Hierin wurde auch die
Ausübung der Krankenpflege durch Juden geregelt. Diese durften die Krankenpflege nur an Juden oder an jüdischen Anstalten berufsmäßig ausüben. Ebenso
erfolgte die Ausbildung jüdischer Krankenschwestern und jüdischer Krankenpfleger nur an jüdischen Krankenpflegeschulen. An jüdischen Krankenpflegeschulen durften keine Personen deutschen oder artverwandten Blutes ausgebildet werden.
Der nationalsozialistische Staat mischte sich ein, setzte Berufsgrundsätze außer
Kraft, hob ethische Regeln auf. Die berufliche Schweigepflicht wurde in der
Krankenpflegeverordnung mit folgender Besonderheit geregelt:
»...(3) Eine unbefugte Offenbarung liegt nicht vor, wenn der Täter das Geheim-
nis zur Erfüllung einer Pflicht preisgibt oder wenn er dies zu einem nach gesun-
dem Volksempfinden berechtigten Zweck tut und die Offenbarung das angemes-
sene Mittel zur Erreichung des Zweckes ist.« (Begründung zum Gesetz zur Ord-
nung in der Krankenpflege)
Hier darf angenommen werden, daß es sich um eine Aufforderung zur Denunzia-
tion z. B. von Juden oder politisch Andersdenkenden gehandelt hat. Durch den
Reichstreuhänder für den öffentlichen Dienst wurde am 2. Dezember 1939 mit
Wirkung vom 1. April 1939 der in modifizierter Form noch heute gültige Kr-
Tarif (Tarifordnung für die öffentlichen Kranken-, Heil- und Pflegeanstalten) in
Kraft gesetzt.

Im sogenannten Polenfeldzug begann die »Euthanasie«-Aktion, indem die in den polnischen Heil- und Pflegeanstalten untergebrachten Kranken in vorher ausgehobenen Massengräbern erschossen wurden. Die Aktion wurde dann in allen Reichsteilen und in Österreich durchgeführt, unter weitgehender Abschirmung von der Öffentlichkeit. Der nationalsozialistische Staat schuf auch keine gesetzliche Grundlage für sein Vorgehen in diesem Fall.

Im Regelfall begannen die Tötungsmaßnahmen damit, daß die »Ursprungskranken« der »Zwischen- und Vollzugsanstalten« vergast wurden, um Platz zu schaffen für die Transporte mit den Kranken aus den »Ursprungsanstalten«. Die Transporte aus den »Ursprungsanstalten« in die »Zwischenanstalten« wurden von den Bediensteten (Ärzte, Pflegepersonal) der jeweiligen »Ursprungsanstalt« begleitet. Die »Zwischenanstalten« erhielten wenige Tage vor dem Abtransport an die »Vollzugsanstalt« wiederum Listen, über die in »Vollzugsanstalten« zu verlegenden Kranken. Nachdem die Transportlisten eingegangen waren, wurden in der jeweiligen Anstalt die Brotkarten und die Lebensmittelkarten der zu verlegenden Patienten zusammengestellt. Das persönliche Eigentum der für die Transporte vorgesehenen Kranken wurde durch das Pflegepersonal gezeichnet. Am Tag vor dem jeweiligen Transport wurde den für den Transport vorgesehenen Kranken vom Pflegepersonal ein zwei Zentimeter breiter Heftpflasterstreifen zwischen die Schulterblätter geklebt. Auf diesem waren die Nummer des Patienten entsprechend der Transportliste und die persönlichen Daten vermerkt. Nach anfänglicher Unkenntnis waren später dem überwiegenden Teil für die Transporte vorgesehenen Kranken und dem Personal der »Zwischenanstalten« bekannt, welchem Zweck diese Weiterverlegungen dienten.

Bis 1941 waren insgesamt 70273 Kranke ermordet worden (vgl. JAROSZEWSKI, 1982).

Alle Maßnahmen der Nationalsozialisten, die im Rahmen der »Euthanasie«-Aktion gegen die Geisteskranken erfolgt sind, ob gegen Kinder oder gegen Erwachsene, erfüllen den Tatbestand des Mordes und eines Verbrechens gegen die Menschlichkeit. Die Verantwortlichen und diejenigen, die vorsätzlich an Tötungshandlungen teilgenommen haben, sind Mörder und Verbrecher. Sie sind strafrechtlich verantwortlich. Die Ausrottung der Geisteskranken verstößt gegen allgemeine Sittengesetze und die Achtung vor dem menschlichen Leben. Sie stellt eine strafwürdige Mißachtung der Menschenwürde dar.

Heute, mit der Kenntnis der zeitgeschichtlichen Dokumente und Zeugnisse, kann die Tendenz des Handelns und die Absicht der damaligen Machthaber deutlich erkannt werden. Ob aber die damals in nachgeordneter Stellung in den Anstalten Tätigen zu Beginn der »Euthanasie«-Maßnahmen deren Zweck verstehen und erkennen konnten, muß bezweifelt werden. Wenn selbst Ärzte, die dienstlichen Vorgesetzten des Pflegepersonals, diese Zusammenhänge bei Beginn der Mordaktion nicht erkannten, wie sollte dann das Pflegepersonal als Schlußglied einer Kette von Mitschuldigen dieses Ausmaß an Menschenverachtung erkennen können? Schwestern und Pfleger, die aus niedrigen Bildungsschichten stammten, waren es nicht gewohnt, selbständig und eigenverantwortlich Entscheidungen in bezug auf ihr berufliches Handeln zu treffen oder ärztliche Anordnungen in Frage zu stellen.

So konnten Schwestern und Pfleger zu Beginn der »Euthanasie«-Aktionen durchaus der Ansicht sein, nicht an strafbaren Handlungen mitzuwirken. Vor allem deswegen nicht, weil ihre Vorgesetzten, die das dienstliche Handeln des Pflegepersonals bis ins Detail reglementierten, die diesbezüglichen Anweisungen gaben und sich selbst an der Organisation der Maßnahmen beteiligten.

Auch als die Ziele der »Euthanasie«-Aktion den Beteiligten klar geworden waren, muß weitergefragt werden, inwieweit von diesen nachgeordneten und zum großen Teil verbeamteten Pflegekräften mehr Zivilcourage erwartet werden sollte als von ihren ärztliche Vorgesetzten?

Es kann und soll aber nicht vergessen werden, daß es auch Schwestern und Pfleger waren, die bewußt und vorsätzlich schuldig geworden sind. Die unter dem Deckmantel der nationalsozialistischen Idee Machtgefühle auslebten, über »Minderwertige herrschten« und selbst davor nicht zurückschreckten, diejenigen zu denunzieren, die die Hoffnung nicht verlieren und ihrem pflegerischen, ärztlichen oder seelsorgerischen Auftrag gerecht werden wollten. Es stimmt nachdenklich, daß die Tötung von ca. 200 000 Geisteskranken, geistig behinderten Kindern und Erwachsenen nicht bekannt, vergessen oder verdrängt worden ist und daß der Mord an Geisteskranken oder geistig behinderten Bürgern nicht die gleiche Verachtung findet, wie das bei Geistesgesunden der Fall ist.

▋ Psychiatrische Krankenpflege heute

Im Jahr 1957 wurden in der Bundesrepublik Deutschland die Voraussetzungen dafür geschaffen, daß in den psychiatrischen Krankenhäusern Krankenpflegeschulen eingerichtet werden konnten. Neben den schon länger praktizierten sogenannten verwaltungseigenen psychiatrischen Krankenpflegeprüfungen konnte jetzt auch die staatlich geregelte Krankenpflegeausbildung absolviert werden. Die formale Gleichstellung der Ausbildungsgänge von allgemeiner und psychiatrischer Krankenpflege wurde so erreicht. Die berufliche Ausbildung im allgemeinpflegerischen oder im psychiatrischen Bereich führte zum gleichen staatlichen Abschluß. In der Psychiatrie ausgebildete Pflegekräfte konnten jetzt in der Allgemeinpflege tätig werden, ohne die schon erwähnte Schlechterstellung hinnehmen zu müssen.

Beginnend im Jahr 1963 in Heidelberg waren in Mannheim, Hannover, Tübingen, Kiel, München, Bielefeld, Stuttgart und Köln Weiterbildungslehrgänge für Fachkrankenschwestern und -pfleger in der Psychiatrie eingerichtet worden. Durch diese Qualifizierung sollte die Handlungskompetenz von Pflegenden in der Psychiatrie gestärkt und die psychiatrische Versorgung verbessert werden. Die Inhalte dieser Weiterbildungsmaßnahmen waren jedoch universitär ausgerichtet, abgehoben vom Alltag und untypisch für die Psychiatrie. Sie waren wenig geeignet, die damals bestehende Kluft zwischen den psychisch Kranken und den Pflegenden zu überwinden oder die damals bestehenden Spannungen zwischen dem Pflegepersonal und den neu in die Psychiatrie kommenden Berufsgruppen der Psychologen und Sozialarbeiter abzubauen. Erst mit Beginn der Psychiatriereform änderten sich Inhalte und Konzepte. Die Handlungskompetenz der in der Psychiatrie Pflegenden wurde gestärkt, die Fähigkeit der Pflegenden, Kontakte aufzunehmen, wurde in ihrer Bedeutung für Patienten und Angehörige erkannt. Die Weiterbildungslehrgänge – inzwischen staatlich geregelt – wurden so die Basis für Professionalität, Kreativität und Innovation.

Im Jahr 1971 erteilte der Deutsche Bundestag den Auftrag für die Enquête »Lage der Psychiatrie in der Bundesrepublik Deutschland«. Nach deren Vorliegen begannen sich die Bedingungen, unter denen psychisch Kranke in den vollstationären Einrichtungen der Republik leben mußten, spürbar zu ändern. Dennoch blieben die finanziellen Mittel für die Versorgung psychisch Kranker weit hinter der Zunahme des gesellschaftlichen Wohlstandes zurück. Schon im Zwischenbericht der Sachverständigenkommission (1973), die mit der Erstellung der Enquête beauftragt war, wurde auch darauf hingewiesen, daß »für die unzureichende Versorgung psychisch Kranker vor allem der große Personalmangel sowie zu wenig und qualitativ unzureichende Ausbildungsangebote mitverantwortlich sind«.

Der Gesetzgeber war so aufgerufen, das Problem einer angemessenen Personalausstattung zu lösen. Nachdem zwischenzeitlich mehrere Personalkonzepte nicht konsensfähig waren, wurde im Jahr 1988 der »Beirat für Personalmaßstäbe nach § 19 KHG« durch das Bundesministerium für Arbeit und Sozialordnung einberufen. Im Beirat und in der eigens dazu berufenen Expertenkommission waren psychiatrische Krankenpflegekräfte vertreten. Die Arbeit des Beirats und der Expertenkommission mündete in der Vorlage einer »Verordnung über Maßstäbe und Grundsätze für den Personalbedarf in der stationären Psychiatrie (Psychiatrie-Personalverordnung – PsychPV)«, die Vertretern der Bundesländer, der Berufs- und Kassenverbände vorgestellt wurde. Das Bundeskabinett stimmte der Verordnung in seiner Sitzung vom 25. 9. 1990 und der Bundesrat in seiner ersten Sitzung nach der Wiedervereinigung in Berlin am 09. 11. 1990 zu.

In der Verordnung sind erstmals für die psychiatrische Krankenpflege Regelaufgaben definiert. In der Qualität einer Rechtsnorm wird – neben den Verrichtungskatalogen für andere therapeutische Berufsgruppen – umfassend aufgeführt, welche Aufgaben psychiatrische Krankenschwestern und Krankenpfleger in welchem Umfang verrichten. Erstmals in der Geschichte der deutschen psychiatrischen Krankenpflege sind so deren Kompetenz und Aufgabenvielfalt gesetzlich festgeschrieben worden. Ein erster Schritt vom Berufsbezeichnungsrecht hin zum Berufsausübungsrecht ist erfolgt.

B Krankheitsverständnis und Gesundheitsförderung

»Polonius: ... – Was leset Ihr, mein Prinz?
Hamlet: Worte, Worte, Worte.
Polonius: Aber wovon handelt es?
Hamlet: Wer handelt?
Polonius: Ich meine, was in dem Buche steht, mein Prinz.
Hamlet: Verleumdungen, Herr: denn der satirische Schuft da sagt, daß alte
Männer graue Bärte haben; daß ihre Gesichter runzlig sind; daß ihnen zäher
Ambra und Harz aus den Augen trieft; daß sie einen überflüssigen Mangel an
Witz und daneben sehr kraftlose Lenden haben. Ob ich nun gleich von allem
diesem inniglich und festiglich überzeugt bin, so halte ich es doch nicht für bil-
lig, es so zu Papier zu bringen; denn Ihr selbst, Herr, würdet so alt werden wie
ich, wenn Ihr wie ein Krebs rückwärts gehen könntet.
Polonius (beiseit): Ist dies schon Tollheit, hat es doch Methode.
Wollt Ihr nicht aus der Luft gehn, Prinz?
Hamlet: In mein Grab?
Polonius: Ja, das wäre wirklich aus der Luft. (beiseit) Wie treffend manchmal
seine Antworten sind! Dies ist ein Glück, das die Tollheit oft hat, womit es der
Vernunft und dem gesunden Sinne nicht so gut gelingen könnte.«

WILLIAM SHAKESPEARE

∎ Krankheitsverständnis

Eine von mehreren Grundlagen pflegerischen Handelns besteht in der Auseinandersetzung mit Krankheitsmodellen, mit der Entstehung und den Erscheinungsformen psychischer Erkrankungen und mit der jeweiligen Bedeutung für den einzelnen Menschen. Daraus leiten sich zwangsläufig Schritte zur Gesundheitsförderung ab. Im folgenden werden die wesentlichen Aspekte für den alltäglichen reflektierten Umgang mit psychisch Kranken beschrieben.

II Krankheitsmodelle

Die Betrachtungsweise von abweichendem Verhalten prägt das individuelle Handeln und die Arbeitsweise ganzer Institutionen. Die Art der Hilfen, die ein Patient bekommt, richtet sich nach dem Krankheitsmodell, das ein psychiatrischer Mitarbeiter anwendet, wenn er ihm begegnet.

■ Das *soziale* Modell psychischer Erkrankung stellt die sozialen Bedingungen in Familie und Umfeld in den Mittelpunkt. Ein Mensch, der unter Armut, familiärer Instabilität und Deprivation leidet, erwirbt weniger Möglichkeiten, mit Streß fertigzuwerden und sich an neue Lebensbedingungen anzupassen. Sein abweichendes Verhalten drängt ihn in die Rolle des Sündenbocks, er wird für seelisch krank erklärt und damit ausgegrenzt. Verhalten, das in der einen Kultur als normal gilt, wird in einer zweiten als exzentrisch angesehen und in einer dritten als krank.

■ Das *medizinische* Modell beschreibt Krankheitssymptome, stellt eine Diagnose, sucht nach der körperlichen Ursache der Erkrankung, bekämpft sie oder die Symptome z. B. mit medikamentöser Therapie und strebt die Heilung an. Es hat wesentlichen Anteil daran, Krankheit nicht als individuell verschuldet zu betrachten, das soziale Stigma der Patienten zu reduzieren und ihnen die Leistungen des Gesundheitswesens zugänglich zu machen.

■ Das *pflegerische* Modell betrachtet in erster Linie, wie ein Mensch mit seinen Gesundheitsproblemen umgeht, welche Ressourcen er trotz Krankheit zur Verfügung hat und wie er sie einsetzen kann, um seine Bedürfnisse zu befriedigen. Es findet heraus, welche Reaktionen eines Patienten auf Ereignisse und Streß ihm nützen oder schaden, wo seine Empfindlichkeiten liegen und trägt dazu

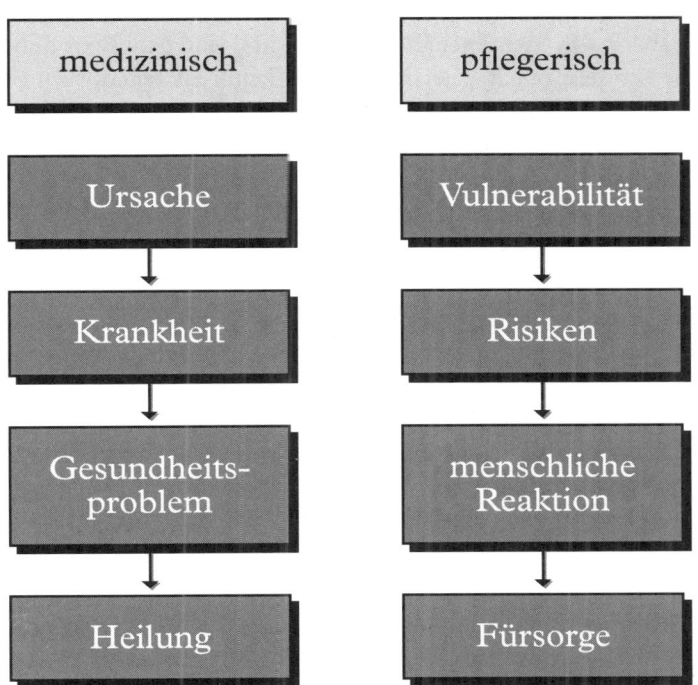

Shavers Vergleich des medizinischen mit dem pflegerischen Handlungsmodell
Aus: STUART und SUNDEEN, S. 57 (Übers.: U. VILLINGER)

bei, daß der Betroffene lernt, sie in sein Leben zu integrieren. Das Modell berücksichtigt dabei den einzelnen Menschen, seine Biographie und seine Umgebung.

■ Das *Kommunikationsmodell* deutet Verhaltensweisen als geglückte oder mißratene Versuche des einzelnen, einem anderen etwas mitzuteilen. Die Botschaften können verschlüsselt oder verzerrt sein, die Kommunikationswege indirekt. Wenn wir abweichendes Verhalten schwerpunktmäßig unter der Fragestellung betrachten, was der Patient uns mit welchen Mitteln mitteilen möchte, können wir das eigene Handeln direkt daraus ableiten, sofern wir seine Biographie und seine Zielvorstellungen kennen.

■ Das *zwischenmenschliche* Modell beschreibt abweichendes Verhalten als Ergebnis von mangelndem Selbstwertgefühl, das sich in der Sozialisation des Betroffenen nur ungenügend entwickelt hat. Der Betroffene leidet in allen sozialen Situationen, ob in einer Zweierkonstellation oder in einer Gruppe von Menschen, unter der Angst, zurückgewiesen zu werden, und ist in allen zwischenmenschlichen Kontakten unsicher. Er erreicht Sicherheit und Zufriedenheit als Ergebnis von positiven zwischenmenschlichen Beziehungen.

■ Das *psychoanalytische* Modell interpretiert Krankheitssymptome als ungeeignete Mittel des Patienten, einer aktuellen Konfliktsituation Herr zu werden. Der Betroffene braucht für die Aufrechterhaltung seiner Abwehrmechanismen so viel Energie, daß ihm zur erwachsenen Problemlösung zuwenig davon übrig bleibt. In der kindlichen Entwicklung dienten die Abwehrmechanismen der Angstabwehr, stehen aber im Erwachsenenalter im Wege und sind dem Betroffenen nicht bewußt. Eine schwere psychische Erkrankung kann entstehen, wenn die Abwehrmechanismen zusammenbrechen oder nicht mehr ausreichen. Für unser Handeln ist es wichtig zu klären, welche Abwehrmechanismen der Patient für seine Stabilität braucht.

■ Das *Verhaltensmodell* geht davon aus, daß jegliches Verhalten erlernt wird und deshalb wieder verlernt werden kann. Jedes Verhalten, ob erwünscht oder unerwünscht, wird durch positive oder negative Verstärker zur Gewohnheit. Abweichendes Verhalten wird vom Patienten aufrechterhalten, wenn es Angst reduziert. Deshalb ist es für uns wichtig, mit dem Patienten herauszufinden, welche anderen Möglichkeiten er hat, mit seiner Angst umzugehen. Das Modell sollte uns selbst daran erinnern, daß wir im Alltag häufig mit zuvielen negativen Verstärkern arbeiten.

Wir sind der Auffassung, daß es sinnvoll ist, mit einer Mischung aus allen Modellen zu arbeiten. Je nach Störung werden wir den einen Patienten mit Hilfe des psychoanalytischen Modells verstehen, den anderen vor dem Hintergrund des sozialen, bei einem dritten wird unser Handeln vom pflegerischen Modell bestimmt.

II   Multifaktorielle Bedingtheit psychischer Erkrankungen

Von zahlreichen wissenschaftlichen Richtungen werden verschiedene Faktoren in unterschiedlicher Gewichtung für die Entstehung psychischer Erkrankungen verantwortlich gemacht. Es herrscht Einigkeit darüber, daß erst mehrere Faktoren zusammentreffen müssen, bevor es bei einem Menschen zur Entwicklung einer psychischen Erkrankung kommt.

▬   Ergebnisse von Störungen der psychosozialen Entwicklung

Die vollständige psychosoziale Entwicklung eines Menschen ist ein so komplexes Gebiet, daß hier nur auf die weiterführende Literatur verwiesen werden kann. Entsprechend zahlreich sind auch die Möglichkeiten, durch die diese Entwicklung gestört werden kann. Wir beschränken uns hier auf die im psychiatrischen Alltag häufig sichtbaren und erlebbaren Ergebnisse von Defiziten der psychosozialen Entwicklung. Die Unterteilung ist willkürlich und dient der Übersichtlichkeit.

Bei vielen psychisch kranken Menschen begegnet uns eine *schwach ausgeprägte Identität (Ich-Schwäche)*. Sie führt z. B. dazu, daß ein Patient unter dem Widerspruch der sich in ihm entgegenstehenden Gefühle und Tendenzen leidet oder zerrissen wird (Ambivalenz). Er ist nicht in der Lage, dies als zu ihm gehörig zu akzeptieren und zu integrieren. Ein Mensch mit Ich-Stärke akzeptiert bei sich, daß er gleichzeitig Zuneigung und Haß gegenüber seinen Eltern empfinden kann, ein ich-schwacher Mensch leidet darunter. Daraus resultiert *unzureichend ausgeprägte erwachsene Eigenständigkeit*. Sie äußert sich unter anderem in der Unfähigkeit des psychisch Kranken, sich mit seinen Stärken und Schwächen anzunehmen, sich als eigenständige Person zu akzeptieren. Dies hat zur Folge, daß Abhängigkeiten z. B. von einem Elternteil, Partner, einem anderen Menschen des sozialen Umfelds oder von Suchtmitteln entstehen, die konfliktbeladen sind und erlebt werden. Häufig wird der eigene Anteil an der vorhandenen, als belastend empfundenen Situation verleugnet.

Die Fähigkeit, *Kontakt* zu Mitmenschen aufzunehmen und *Beziehungen* tragfähig fortzuführen, ist bei vielen psychisch Kranken schwer gestört. Ein Patient hat z. B. den intensiven Wunsch nach Nähe in einer Beziehung und wird gleichzeitig von der Angst beherrscht, sich selbst zu verlieren und reagiert darauf mit schroffer Ablehnung des anderen. In einem loseren Kontakt wird die Distanz oft als Ablehnung der eigenen Person erlebt. Damit wird die Beziehung vielleicht als wertlos abgelehnt. Beispiel: Ein Patient lädt seiner Freundin die ganze Verantwortung für sein Wohlbefinden auf. Als sie signalisiert, daß ihr dies zuviel wird, fühlt er sich vollständig zurückgewiesen und bricht die Beziehung ab.

Psychisch Kranke haben überwiegend erhebliche Scheu, sich bestehenden *Konflikten* zu stellen. Die notwendigen Handlungsstrategien, Konflikte zu lösen, wurden nicht erlernt. Daher besteht die Tendenz, Differenzen aus dem Weg zu gehen, ungelöste Fragen auf die lange Bank zu schieben und Schwierigkeiten unter den Teppich zu kehren. So häufen sich viele Konflikte zu Bergen an, der Betroffene kann nicht mehr auseinanderhalten, welche leicht lösbar wären, welche schwerer, mit welchen er möglicherweise leben lernen muß.

Die *Frustrationstoleranz ist häufig sehr gering ausgeprägt.* Wenn Wünsche nicht sofort oder überhaupt nicht erfüllt werden können, wird dies als Ablehnung der ganzen Person oder als gezielt gegen die eigene Person gerichtet erlebt. Der Betroffene reagiert dann z. B. damit, daß er sich zurückzieht, sich übertrieben ungehalten äußert oder daß er auf inadäquaten, ihn häufig schädigenden Ersatz ausweicht.

Beispiel: Ein Patient bekommt eine zu hohe Telefonrechnung. Er will dies an der entsprechenden Stelle klären. Als seinem Anliegen nicht sofort entsprochen wird, gerät er so in Rage, daß keiner der Angestellten mehr mit ihm zu tun haben will.

Auf *Streß* reagiert ein psychisch Kranker empfindlicher als ein Gesunder. Es ist ihm kaum möglich, sich von einer ihn überfordernden Situation abzuschotten, die Übersicht zu behalten, Wichtiges von Unwichtigem zu unterscheiden und handlungsfähig zu bleiben. Erschöpfung tritt schneller ein und hält länger an.

Die *soziale Kompetenz* weist Mängel auf. Alltägliche Abläufe wie z. B. Haushaltsführung, Geburtstagseinladung, Behördengänge, Umgang mit Verkehrsmitteln sind schwer zu bewältigen, da sie dem Betroffenen nicht selbstverständlich sind. Dadurch wird die Mobilität eingeschränkt, soziale Kontakte vermindern sich, die Unsicherheit in diesem Bereich führt in einen Teufelskreis.

◼ Verletzlichkeit (Vulnerabilität)

Schon bevor bei später psychisch kranken Menschen eine Erkrankung erkannt wird, zeigt sich im Rückblick, daß die meisten bereits früher überempfindlich und leicht *verletzlich* reagierten. Sie spüren unausgesprochene Probleme und Spannungen und lassen sich dadurch irritieren, sie hören sozusagen des Gras wachsen. Häufig dringen jedoch die verspürten Spannungen nicht ins Bewußtsein, werden so für den Betroffenen nicht handhabbar. Jedoch auch wenn er seine Wahrnehmungen ernstnimmt und aussprechen kann, negiert die Umgebung sie häufig, weil es sich meist um unangenehme Erkenntnisse handelt. Er muß sich irritiert fragen, worauf er sich verlassen kann: auf die eigene Wahrnehmung oder auf die Mitteilung der Umgebung. Die Verunsicherung und der emotionale Streß führen zu *erhöhter nervöser Erregbarkeit*, die in Form von Überreaktion auf banale Ereignisse, Unruhe oder Rückzug deutlich wird. Diese Überempfindlichkeit wird auch sichtbar an *übergroßer Offenheit für Außenreize* aller Art, Ablenkbarkeit, erschwerter Konzentration. Manchmal kann sie phantasievoll und assoziativ z. B. im künstlerischen Bereich ausgelebt werden, oft geht der Betroffene jedoch im inneren und äußeren Chaos unter (psychische Erkrankung).

Die Fähigkeit, das umfangreiche *Informationsangebot* aus der Umwelt sinnvoll *zu verarbeiten*, d. h. Unwichtiges auszusortieren, Informationen, die zusammengehören, miteinander zu verknüpfen und Handlungsschritte daraus abzuleiten, *ist reduziert* (kognitive Leistungsminderung). Das ungeordnete Nebeneinander unverarbeiteter Informationen wird nach außen hin als Konfusion sichtbar. Diese Störung ist für unser pflegerisches Handeln besonders relevant: Wir erkennen, wenn der Patient zusammengehörende Gedanken nicht zusammenfügen kann, und helfen ihm dabei, in kleinen Schritten Puzzlesteine miteinander zu verbinden.

Von der medizinischen Wissenschaft wird dieses Defizit mit einer Störung im Neurotransmitter-System (Dopamin-Hypothese) erklärt, das die Psychopharmaka beeinflussen.

▬ Äußere soziale Bedingungen

Der *Mangel an Arbeit oder sinnvoller Beschäftigung* erhöht das Risiko, psychisch krank zu werden. Dem Arbeitslosen ist die Möglichkeit genommen, berufliche Leistung zu erbringen und – zumindest teilweise – mit seiner Leistung zufrieden zu sein. Fehlender gerechter Lohn für geleistete Arbeit vermindert das Selbstwertgefühl. Fast alle Arbeitslosen stellen sich früher oder später die Frage nach dem Sinn ihres Lebens. Der Tag enthält keinen Wechsel mehr zwischen Arbeitsstelle und Privatbereich (Arbeit und Freizeit). Damit konzentriert sich die ganze Energie auf den häuslichen Rahmen, der dann mit Spannungen überhäuft wird.

Ebenso wie Arbeitslosigkeit führt *langdauernde Armut* zu erhöhtem Krankheitsrisiko (z. B. Überschuldung, kein gesichertes Einkommen, Sozialhilfeabhängigkeit, Minimalrente). Ein armer Mensch kann sich z. B. weder Kneipen- noch Kinobesuch leisten, öffentliche Verkehrsmittel nur selten benutzen, er kann keine Freunde zum Essen einladen und muß sich überlegen, wie oft und wie lange er telefonieren kann. Da Armut in unserer Gesellschaft verpönt ist, versucht er, seine wirtschaftliche Lage zu verbergen. Er steht im gesellschaftlichen Abseits, ist isoliert und fühlt sich über kurz oder lang selber wertlos.

Die *Wohnsituation* kann zur psychischen Labilisierung beitragen. Wohnsilos, in denen keiner seinen Nachbarn kennt, und andere soziale Brennpunkte tragen zur Vereinsamung und sozialen Isolation bei und begünstigen psychische Störungen. Durch fehlenden Wohnraum und damit ständig steigende Mieten sind immer mehr Menschen von Obdachlosigkeit bedroht. Mitarbeiter der Nichtseßhaftenhilfe stellen in zunehmendem Maß fest, daß immer mehr chronisch psychisch Kranke zu ihrer Klientel gehören. Der extremen Belastung von Obdachlosigkeit ist kaum jemand gewachsen, erst recht nicht psychisch kranke Menschen.

Entwurzelung (Migration) aus dem bisher vertrauten sozialen und kulturellen Lebensraum birgt die Gefahr, daß einzelne mit psychischen Störungen reagieren. Kann schon ein Umzug in eine fremde Stadt traumatisierend sein, so stellt der häufig unfreiwillige Wechsel in einen völlig fremden Kulturkreis ohne Aussicht auf Rückkehr ein ständiges Anstoßen an Grenzen dar. Diese Fremdheit können nur wenige Menschen in einer Generation überwinden. Ausländerfeindlichkeit verstärkt die Verunsicherung und Angst in der fremden Umgebung.

▀ Auslösende Situationen

Bei genauem Hinsehen läßt sich bei fast jedem Patienten zusätzlich zu den vorgenannten Faktoren eine hohe aktuelle emotionale Belastung als Auslöser der psychischen Erkrankung finden.

In *lebensgeschichtlichen Umbruchzeiten* (Adoleszenz, Familiengründung, Midlife, Klimakterium, Berentung, hohes Alter) muß eine bis dahin gewohnte Rolle aufgegeben werden, ohne daß man eine Antwort darauf hat, wie man sich in der neuen zurechtfinden und fühlen wird. Mit dem Abschied von der bisher eingenommenen Rolle geht die Entfernung von Mitmenschen und / oder von der bisherigen räumlichen Umgebung einher. Physiologische Veränderungen kommen hinzu, die die Auseinandersetzung mit dem eigenen Körper erzwingen.

Ereignisse mit hoher gefühlsmäßiger Intensität und Anspannung (Verliebtheit, Prüfung, Verlust eines nahestehenden Menschen) lassen den Betroffenen dünnhäutiger werden (life events). Starke Gefühle stehen unvermittelt nebeneinander, rationale Erwägungen haben kaum noch Platz. Auch hier herrscht Ungewißheit, wie das Leben weitergehen soll.

Lebenslagen mit *dauerhaften, sich immer wieder zuspitzenden emotionalen Konflikten* können dazu führen, daß ein Konfliktpartner die Spannung nicht mehr aushält und dekompensiert. Naheliegend ist dies z. B. bei sich nie lösenden Ehekrisen, bei fehlender Wertschätzung untereinander. Besteht in einer Familie ein hohes Maß an ausgedrückten Emotionen, verbunden mit hohen Erwartungen aneinander, hält das schwächste Familienmitglied die Belastung nicht aus und wird krank (level of Expressed-Emotions-Konzept). Menschen mit einem überhöhten Selbstbild sind ähnlichem andauernden Druck ausgesetzt.

Chronische Erkrankung und / oder Pflegebedürftigkeit, auch die eines Familienangehörigen, stellen einen weiteren häufig vorkommenden Belastungsfaktor dar. Die Zeit nach dem Ende einer solchen Belastung ist ebenso kritisch.

Die nebenstehende Graphik ist eine schematische Darstellung dessen, wie unter pflegerischen Gesichtspunkten die Entwicklung psychischer Erkrankungen verstanden werden kann (aus: STUART und SUNDEEN, S. 73).

II   Menschen mit ihrer Krankheit verstehen

Bei der ersten Begegnung mit einem psychisch kranken Menschen fallen zunächst häufig psychiatrische Symptome oder deren Folgen ins Auge. Manche davon erfordern sofortiges Handeln, das in dieser Situation nur schematisiert erfolgen kann.

Um den Menschen und die Bedeutung seiner Krankheit für ihn selbst verstehen zu können, werden eine möglichst detaillierte *Biographie* und Informationen über die momentane Lebenssituation des Patienten zusammengetragen. Dabei sind Kenntnisse über z. B. Ausbildung, Freizeitvorlieben, Familienverhältnisse und Schlafgewohnheiten ebenso wichtig wie über akute Konflikte und frühere bela-

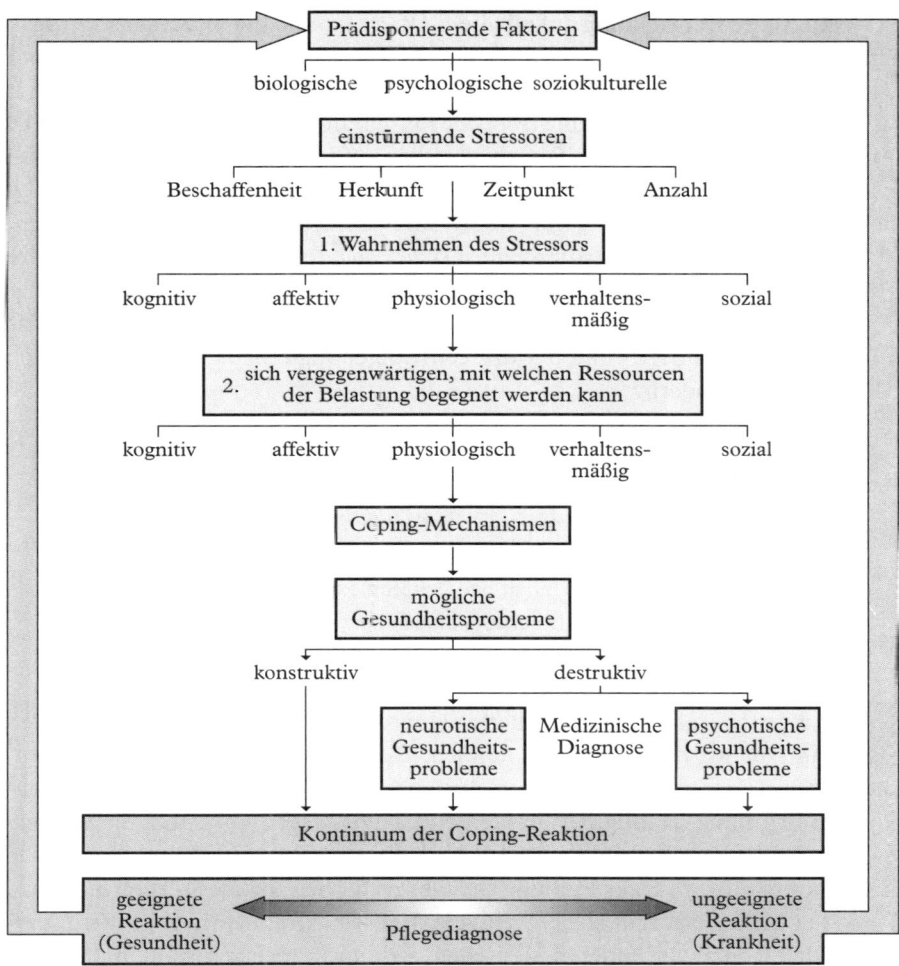

Pflegerisches Schema des Gesundheits- und Krankheitsphänomens
Aus: STUART und SUNDEEN, S. 73 (Übers.: U. VILLINGER)

stende Ereignisse. Je nach Kontakt zum Patienten erfahren die verschiedenen
Mitarbeiter andere, sich manchmal sogar widersprechende Einzelheiten, die –
dann zusammengeführt – ein immer noch unvollständiges Bild vom Leben eines
Menschen ergeben. Im Laufe einer längerfristigen professionellen Beziehung
wird das Bild durch weitere Erlebnisse mit und Informationen über den Patienten ergänzt, ohne jemals fertig zu werden (»der Kontext ist wichtiger als der
Text« [BATESON]). Angehörige, Freunde, Arbeitskollegen stellen vielfach die
eigentlichen Experten dar, soweit es das Kennen des Patienten angeht. Sie haben
viele Jahre mit ihm verbracht; seine Gewohnheiten, Reaktionsweisen, Stärken
und Schwächen sind ihnen vertraut. Meist haben sie die Veränderungen, die sich
auf dem Weg zur Krankheit angebahnt haben, bemerkt und bereits vielfältig

versucht, diese Entwicklung aufzuhalten. Oft spitzt sich die Situation so zu, daß ein Teil des *sozialen Umfeldes* in das Geschehen verwickelt und verwoben und damit die Personen zu Beteiligten werden. Die Umgebung hat aber auch erlebt, welche Fähigkeiten der einzelne trotz der Einschränkungen durch die psychische Erkrankung weiterhin zum Tragen kommen läßt, welche Dinge er genießen kann. Aufgrund dieser Beteiligung und der Erfolglosigkeit ihrer Bemühungen befürchten manche Angehörigen wegen ihres Scheiterns, von z. B. Nachbarn, aber auch von Psychiatrie-Mitarbeitern schief angesehen zu werden. Die in der Psychiatrie Tätigen geraten immer wieder in die Gefahr, die Schuldgefühle der Angehörigen eher zu schüren als zu mildern. Ihre Aufgabe ist es jedoch, das Leiden der Angehörigen und der übrigen Umgebung ernstzunehmen und nach Möglichkeit zu lindern.

> **Psychiatrische Symptome zu entwickeln ist der Versuch des Betroffenen, sich vor einer unerträglich gewordenen Situation zu schützen. Damit haben Symptome die Funktion, den Patienten zu entlasten, ihn von Verantwortung freizusprechen, ihm Rückzug zu ermöglichen oder ihn tabuisierte Wünsche ausdrücken zu lassen. Art und Inhalt der Symptome haben folglich eine Bedeutung, die sich nur aus dem Lebenszusammenhang und der Persönlichkeit des Betroffenen heraus verstehen lassen.**

Jedoch wird es trotz allen Bemühens Symptome geben, die sich nicht deuten lassen und die wir nicht verstehen können. Der Wunsch, mit Hilfe von Symptomen einen unerträglich gewordenen Zustand zu verändern oder zu heilen, geht nicht in Erfüllung. Häufig tritt das Gegenteil ein: Wegen unverständlichen Verhaltens ziehen sich Freunde zurück, die Isolation wird schlimmer. Psychische Erkrankung führt zu einer Einbuße an Selbstsicherheit, da die Störung die ganze Person in Mitleidenschaft zieht. Wenn ein Mensch extrem antriebslos wird, verliert er den Kontakt zu anderen Menschen, steht nicht rechtzeitig auf und gefährdet seine Arbeitsstelle. Er geht nicht mehr regelmäßig einkaufen und magert ab, er vernachlässigt seine Wohnung und seinen eigenen Körper.

Die Vorurteile gegenüber psychisch Kranken erschweren es den Betroffenen, nach ihrer Erkrankung ihr gewohntes Leben wieder aufzunehmen.

Eine psychische Erkrankung ist als krisenhafte Zuspitzung einer besonderen biographischen Entwicklung zu sehen. In der Krise können Sachverhalte, z. B. unterdrückte Wünsche oder Wut, deutlich hervortreten, die bis dahin angestrengt verborgen oder die mit ungeeigneten Strategien zu bewältigen versucht wurden. Im gegenteiligen Extremfall können sich ausschließende Lösungsansätze dazu führen, daß der Betroffene unfähig wird, sich für einen Weg zu entscheiden, und erstarrt.

In jeder Krise liegt die Möglichkeit, sie als Chance zu erkennen, zu lernen, sich selbst besser zu verstehen, zu reifen, aber auch an ihr zu scheitern oder sich in ihr einzurichten. Dazu nimmt sich jeder die für ihn passende Zeit und geht in ihr seinen individuellen Weg. Selten führt der Weg geradeaus zur Heilung. Häufiger türmen sich Hindernisse auf, müssen Pausen eingelegt werden, Rückschläge kommen vor, Umwege werden gemacht. Die psychiatrisch Tätigen haben die Aufgabe, sensibel darauf zu achten, daß der einzelne sein eigenes Tempo für Veränderungen anschlagen kann, ohne vielfältige Anregungen zu unterlassen. Der Patient selbst bestimmt den Zeitpunkt, an dem er etwas ändern kann und will. Bis dahin können Wochen, Monate oder Jahre vergehen, während derer er immer wieder oder durchgehend professionell begleitet und unterstützt wird.

Die Übergänge von psychischer Gesundheit zu psychischer Krankheit sind fließend. Jeder sogenannte psychisch gesunde Mensch entwickelt zu bestimmten Zeiten eines oder mehrere Symptome, die psychiatrischen Krankheiten zugeschrieben werden. Umgekehrt verfügt jeder Mensch, der als psychisch krank bezeichnet wird, über Eigenschaften und Fähigkeiten, die psychischer Gesundheit zugerechnet werden. Die beiden nachfolgenden (S. 36/37) Bäume psychischer Gesundheit und Krankheit stellen Gegenpole dar, die in der Realität nicht vorkommen. Das Leben ist voller grauer Schattierungen.

▌ Gesundheitsförderung

»Es wird dahin kommen, daß man auch auf dem Gebiet der Krankheiten und Gesundheiten die Relativität entdeckt und wahrnimmt, daß die Krankheiten von heute die Gesundheiten von morgen sein können und daß nicht immer das Gesundbleiben das untrüglichste Symptom von Gesundheit ist.« HERMANN HESSE

Die weit verzweigten Verästelungen, über die sich das Thema Gesundheitsförderung erstreckt, sind im Rahmen dieses Buches nicht abzudecken. Wir beschränken uns auf wichtige pflegerische Handlungsstrategien und erwähnen anschließend einige Aspekte, die uns gesellschafts- und gesundheitspolitisch wichtig erscheinen.

▌▌ Professioneller Verantwortungsbereich

Den psychiatrischen Patienten als soziales Wesen zu betrachten, ist Grundlage jeden pflegerischen Handelns. Diese Betrachtungsweise führt zu der Notwendigkeit, ihn in seinem gesamten *sozialen Gefüge* (Netz) und mit allen seinen *Beziehungen* wahrzunehmen. In der Begegnung mit Angehörigen und Freunden haben wir die Aufgabe zu klären, wie strapaziert die Beziehungen im Moment sind, wo Unterstützung notwendig ist, welche Konflikte lösbar erscheinen oder wieviel Abstand die Beteiligten derzeit voneinander brauchen.

Vielen Patienten sind soziale Kontakte im Lauf der Zeit verlorengegangen, sie sind vereinsamt. Hier ersetzen professionelle Beziehungen auf einer Station, zu Hause oder in einem sozialpsychiatrischen Dienst zunächst den sozialen Rah-

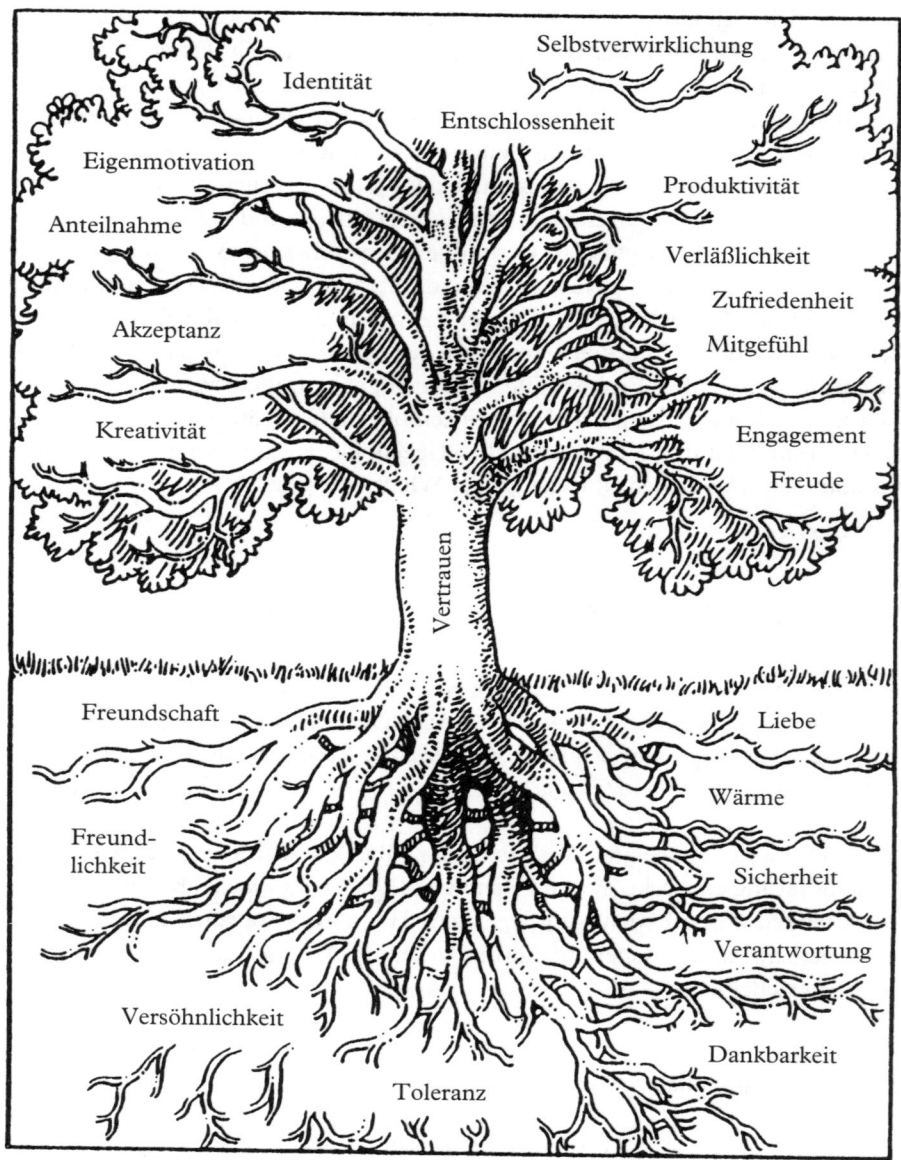

Der Baum der seelischen Gesundheit
Aus: PERKO/KREIGH, S. 26 (Übers.: U. VILLINGER)

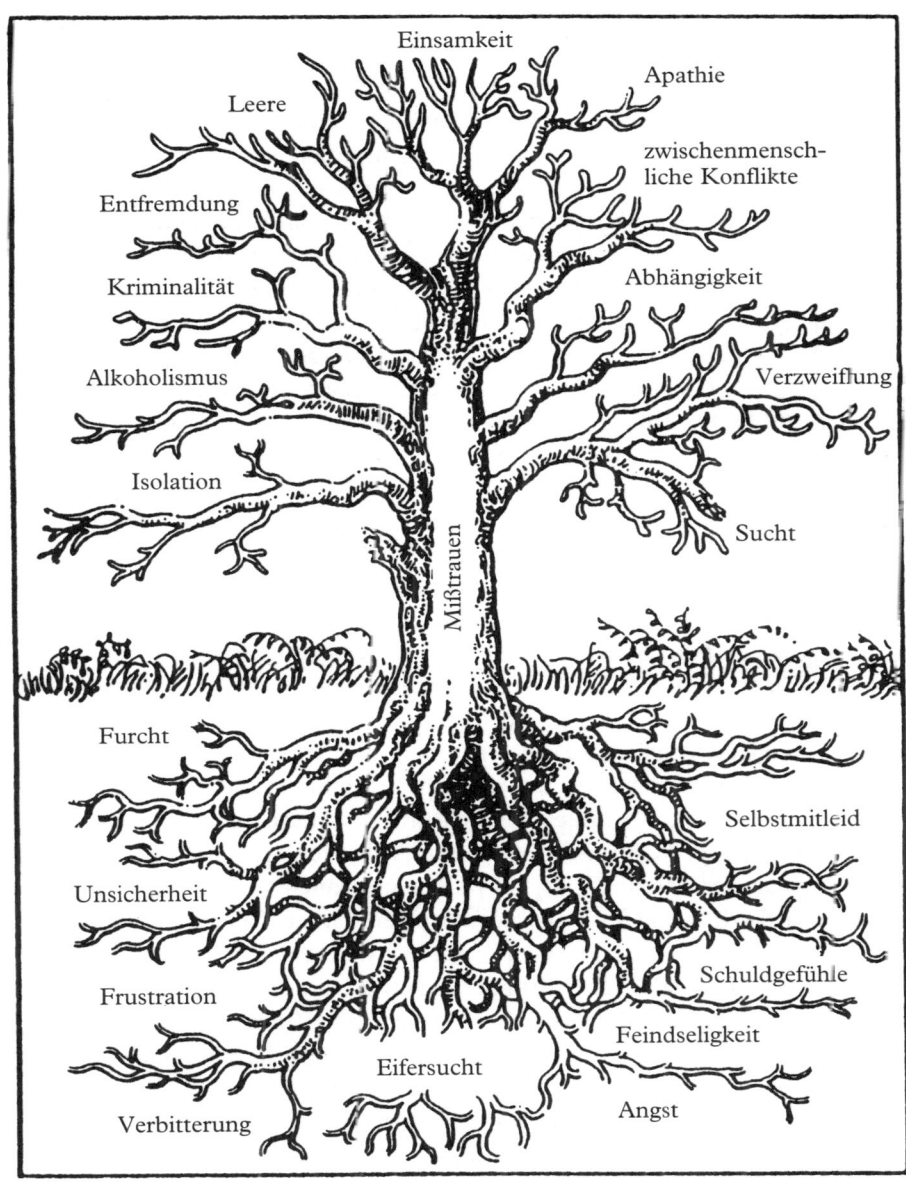

Der Baum der seelischen Krankheit
Aus: PERKO/KREIGH, S. 27 (Übers.: U. VILLINGER)

men. Es ist jedoch nach Möglichkeiten zu suchen, an frühere Kontakte wieder anzuknüpfen oder neue gemeinsam zu erschließen. Trotzdem bleiben bei manchen Patienten die professionellen Helfer über lange Zeit die einzigen Kontaktpersonen. Es sind tragfähige, partnerschaftliche und verläßliche Beziehungen erforderlich, die von einem hohen Maß an Kontinuität geprägt sein müssen und in denen Nähe und Distanz sinnvoll einzusetzen sind (Beziehungspflege). Über pflegerische Einzelkontakte hinaus bietet es sich an, im Versorgungsgebiet vielfältige kontaktstiftende Angebote zu gestalten, z. B. Patientenclubs und Freizeitgruppen zu initiieren, Angeboten von Bürgerhelfern den Weg zu ebnen und das Kontaktangebot über psychiatrische Hilfs- oder Trägervereine zu erweitern (Teestube, Tagesstätte u. a.). Manchen chronisch psychisch Kranken kommt die Beständigkeit der Angebote mit unverbindlichem Charakter in der psychiatrischen Subkultur entgegen. Bei verbindlicheren Beziehungen im normalen Umfeld befürchten sie, nicht akzeptiert und womöglich überfordert zu werden.

Das wichtigste pflegerische Instrument zur Förderung von Gesundheit ist die »tätige Gemeinschaft« (Manfred BLEULER). Es läßt sich leichter, angstfreier und ungezwungener Kontakt zu Patienten herstellen, während man gemeinsam etwas tut, als wenn man sich nur gegenübersitzt. Es gelingt dann, den Umgang gleichberechtigt zu gestalten. Beim gemeinsamen Tun erfahren wir mehr von Patienten, erleben sie in unterschiedlichen Zusammenhängen, in der Interaktion mit Mitpatienten und Mitarbeitern, sehen mehr von ihren Fähigkeiten. Es entsteht gemeinsame Geschichte und ein Lernen miteinander. Beispiele für »tätige Gemeinschaft« sind der gemeinsame wöchentliche Wohnungsputz mit einem ambulanten Patienten, die Zuverdienst-Arbeit mit Besuchern einer Tagesstätte und das Herstellen aller Mahlzeiten für die Mitglieder einer psychiatrischen Station einschließlich des anschließend stattfindenden gemeinsamen Essens. Bedürfnisse, Belastbarkeit und Vorlieben des einzelnen werden dabei deutlich und z. T. berücksichtigt, diejenigen der anderen werden wahrgenommen. Der einzelne erfährt, daß er trotz psychischer Erkrankung etwas zu leisten imstande ist, durch die Arbeitsleistung und das Arbeitsergebnis entsteht Zufriedenheit und Bestätigung. Der Tag wird sinnvoll strukturiert, die Konzentration auf Krankheitssymptome wird – für Patienten selbst ebenso wie für Mitarbeiter – erschwert.

Aus diesem Miteinander entsteht ein Klima, in dem jeder jeden recht gut kennt, das Sicherheit vermittelt. Eine solche Atmosphäre trägt dazu bei, daß einzelne es wagen können, Meinungsverschiedenheiten auszutragen und neugierig zu werden. Von jedem der Beteiligten wird gefordert, daß er alleine oder in der Gruppe Verantwortung für sich selbst, für das gemeinsame Projekt und für die Gestaltung der zwischenmenschlichen Beziehungen nach seinen Kräften übernimmt.

Zur Verdeutlichung: Die gemeinsame Aktivität des wöchentlich stattfindenden Kaffeeklatsches auf einer Station wird unter dem Aspekt »Verantwortung« genauer beleuchtet. Die Schwestern/Pfleger stellen vor und während der vorbereitenden Stationsversammlung folgende Überlegungen an:

- Wer war an der Gestaltung des letzten Kaffeeklatsches beteiligt?

- Gab es Pannen, die heute einzukalkulieren sind?
- Wie sieht die jetzige Gruppenzusammensetzung aus, wer spielt sich in den Vordergrund, wer zieht sich zurück?
- Wie könnte der heutige Einigungsprozeß entstehen – müssen wir dabei unterstützend eingreifen oder können die Patienten dies eigenverantwortlich tun?
- Welche Patienten können sich gegenseitig beistehen, und welche brauchen Hilfestellung von uns?
- Welche Patienten können von welcher einzelnen Aufgabe profitieren (Pflegeplanung)?
- An welchen Punkten nehmen wir (oder die Institution) den Patienten zuviel an Verantwortung ab oder lassen zu, daß kompetentere Mitpatienten dies tun?

Die Durchführung der Aktivität umfaßt die Auswahl der Rezepte, Geld einsammeln, Einkaufen mit Abrechnung des Geldes, Kuchen backen, Tische decken, Kaffee und Tee kochen, Kaffeeklatsch, Abspülen und Aufräumen. Dabei sind von seiten der Schwester/des Pflegers beispielsweise folgende Punkte zu beachten:
- Eine der Kolleginnen ist für die Begleitung des Projektes zuständig.
- Sie behält im Auge, daß ein Patient die von ihm übernommene Aufgabe auch durchführt. Bei auftretenden Pannen überlegt sie, auf welche Weise und mit wieviel Hilfestellung er den Fehler korrigieren kann (Umtausch bei falschem Einkauf, vergessene Quittung, verschüttete Milch...).
- Kann ein Patient aus guten Gründen (überraschender Besuch, ein vergessener Termin beim Arbeitsamt) die übernommene Aufgabe nicht wahrnehmen, sollte er selbst dafür sorgen, daß jemand anderes einspringt.
- Die Atmosphäre wird so gestaltet, daß Meinungsverschiedenheiten bei der Durchführung ausdiskutiert werden können (kein Zeitdruck), daß Fehler kein Beinbruch sind, daß adäquate Rückmeldungen gewagt und Grenzen eingestanden werden können.

Das Ausmaß an Verantwortung, die der einzelne tragen kann, ist abhängig von seiner momentanen Befindlichkeit, der Fehlerfreundlichkeit der Gruppenatmosphäre und dem Zutrauen der Mitarbeiter. Wir laufen eher Gefahr, daß wir dem Patienten zuwenig zutrauen, ihm vorschnell zuviel Verantwortung abnehmen, daß wir zuviel für ihn tun und entscheiden. So wird z. B. der Sinn und Zweck von Vollversorgung durch Küche, Wäscherei und Handwerkerleistungen im stationären und komplementären Bereich von unserer eigenen Berufsgruppe kaum in Frage gestellt.

Zur Verdeutlichung: Bei der Diskussion um die Entlassung eines Patienten – verwitweter rüstiger Rentner, wegen depressiver Reaktion auf den Verlust seiner Ehefrau in Behandlung – wird ganz selbstverständlich nur die Möglichkeit von »Essen auf Rädern« in Betracht gezogen. Die Vorteile eines Stammessens im Lokal an der Ecke werden in diesen Überlegungen nicht berücksichtigt. An diesem Beispiel fällt auf, daß es professionellen Helfern aufgrund ihrer Ausbildung und ihres Versorgungsdenkens schwerfällt, naheliegende alltägliche Unterstützungsmöglichkeiten zu erkennen und gesundheitsfördernd auszuschöpfen.

Normen und Regeln sind unverzichtbare Bestandteile menschlichen Zusammenlebens. Wenn ein einzelner Normen verletzt oder Regeln nicht einhält, muß er damit rechnen, daß seine Mitmenschen mit Ärger, Ablehnung, Unverständnis oder mit Sanktionen darauf reagieren.

Viele psychisch Kranken kommen in Behandlung, nachdem sie geltende Normen verletzt haben, weil sie allgemein gültige Regeln nicht mehr einhalten können oder sich von ihnen überfordert und eingeengt fühlen. In der psychiatrischen Betreuungssituation behalten Normen und Regeln ihre Gültigkeit. Wir prüfen jedoch im Einzelfall, inwieweit der Patient sie momentan einhalten kann. Fragen wie die folgenden dienen als Anregung für diese Prüfung:

- Warum verletzt der Patient Normen und Regeln?
- Was hindert ihn daran, sie einzuhalten?
- Welche Auswirkungen hat dieses Verhalten auf die Umgebung des Patienten?
- Mit welchen Konsequenzen muß der Patient bei Fortführung seines Verhaltens rechnen, wofür ist er verantwortlich zu machen?
- Welche Vorteile ergeben sich für den Patienten, wenn er die Regeln einhält?
- Welche Mittel gibt es, ohne Sanktionen die Einsicht in die bestehenden Regeln zu fördern?
- Welche Sanktionen stehen uns als Mitarbeiter zur Verfügung, die fachlich und ethisch vertretbar sind?
- Welche Regeln und Normen sind unverzichtbar, müssen von allen eingehalten werden und ziehen bei ihrer Verletzung Sanktionen nach sich?

> **Regeln dienen einerseits dazu, dem Orientierungslosen die Orientierung zu erleichtern, dem Grenzenlosen Grenzen erfahrbar zu machen, dem Ängstlichen Sicherheit zu bieten. Auf der anderen Seite müssen Ausnahmen denkbar sein, wenn sie begründet werden können.**

Beispiel: Ein abhängiger Patient während der Entgiftung muß wegen seiner Unruhe zwar die Bettruhe ab 24.00 Uhr nicht einhalten, kann aber trotzdem nach Mitternacht nicht fernsehen.

Es gehört zu den schwierigsten Aufgaben professioneller Pflege, die Balance zwischen Regeln und Normen auf der einen und Spielraum auf der anderen Seite zu halten. Wir sind immer wieder in Gefahr, auf der einen Seite abweichendes Verhalten ausschließlich auf die Krankheit zurückzuführen und damit zu erklären, oder auf der anderen Seite rigide auf die Einhaltung von Regeln zu beharren, ohne die Einzelsituation zu betrachten. So zeigt sich auch hier wieder die Notwendigkeit ständiger Reflexion, die uns dazu verhilft, beim einzelnen Patienten trotz akuter Krankheitssymptome seine individuellen Ressourcen im Sinne von *Selbsthilfepotential* zu erkennen und an ihnen anzuknüpfen.

Zur Verdeutlichung: Viele manische Patienten bleiben trotz offener Türen und trotz heftiger verbaler Ablehnung der psychiatrischen Behandlung auf der Station, nehmen Medikamente ein und halten sich an Ausgangsregeln, wenn sie gleichzeitig genügend Begleitung bekommen, damit sie sich ausreichend bewegen können. Sie bleiben auf der Station und zeigen damit – neben allen anderen Äußerungen – auch Einsicht in die eigene Hilfsbedürftigkeit. Dies ist ein kleines Stück an Selbsthilfe (Ressource).

II   Staatsbürgerlicher Verantwortungsbereich

Die gesundheits- und gesellschaftspolitischen Rahmenbedingungen wirken sich unmittelbar auf den psychiatrischen Alltag aus. Wie eng das eine mit dem anderen verflochten ist, wird an einigen Punkten exemplarisch dargestellt.

Obwohl Schwestern und Pfleger für die Gestaltung des Milieus, der Atmosphäre einer Institution zuständig sind und dabei räumliche Bedingungen eine wichtige Rolle spielen, sind sie bei der inhaltlichen Konzeption und der daraus sich ergebenden *baulichen Planung* nur selten beteiligt. Die Ergebnisse dieses Mangels werden vielerorts deutlich. Wenn in Krankenhäusern, Heimen und außerstationären Institutionen fachlich pflegerisches Wissen über gesundheitsfördernde Faktoren einen Eckpfeiler von Konzeption und Planung darstellt, gibt es z. B. in der psychiatrischen Klinik kleinere Stationen, einen zweiten Aufenthaltsraum, mehr Einzelzimmer und eine für Patienten jederzeit zugängliche vollausgestattete Küche; im Wohnheim verschieden große Wohnräume, die Rückzug und gemeinsames Tun erlauben und fördern; im sozialpsychiatrischen Dienst ein entsprechend eingerichtetes Badezimmer und einen Raum, der Kommunikation und Austausch begünstigt.

Darüber hinaus muß pflegerisches Fachwissen bei der Schaffung *kommunaler psychiatrischer Versorgungsstrukturen* eingebracht werden. Deshalb arbeiten Pflegepersonen konstruktiv in der psychosozialen Arbeitsgemeinschaft und deren Untergruppen, im örtlichen Trägerverein oder in anderen bestehenden themenbezogenen Arbeitsgruppen mit. Ihnen fallen in ihrem beruflichen Alltag andere Versorgungslücken und Veränderungen der Bedarfslage auf als anderen Beteiligten.

Für Berufsangehörige mit umfassendem beruflichen Verständnis läßt sich im täglichen Handeln die Unterscheidung von »*Pflege- und Behandlungsfall*« und die *strikte Trennung von ambulanter und stationärer Betreuung* nicht begründen. Beides führt oft zu Schwierigkeiten bei der Überwindung der dadurch geschaffenen Hindernisse. Ein Patient erhält während eines stationären klinischen Aufenthalts selbstverständlich ärztliche Behandlung, Beschäftigungstherapie, Hilfe des Sozialarbeiters und psychiatrische Pflege. Die Regelaufgaben der einzelnen Berufsgruppen sind festgeschrieben und verordnet (Psych-PV), ihre Finanzierung durch die Krankenkassen unstrittig. Braucht derselbe Patient dieselbe Pflege und Unterstützung zu Hause, ist die Finanzierung weitgehend ungeklärt oder in das Ermessen einzelner Kostenträger gestellt. Häufig muß zur Finanzierung psychiatrischer Pflege auf Sozialhilfe zurückgegriffen werden. Dies bedeutet, daß eigenes Vermögen des Patienten herangezogen wird und unter Umständen die wirtschaftlichen Verhältnisse der nächsten Angehörigen geprüft werden, trotz der eventuell negativen Folgen für das Zusammenleben in der Familie. Ursache dafür ist, daß unserem Sozialversicherungssystem ein Gesundheitsbegriff zugrunde liegt, der denjenigen Menschen als gesund bezeichnet, der arbeitsfähig ist und Steuern und Versicherungsbeiträge bezahlen kann. Leistungen, die dem Ausgleich von Behinderungen oder dem Erhalt der Gesundheit eines Menschen dienen, die ihm erlauben, trotz seiner Einschränkungen selbständig zu leben, ohne erwerbstätig zu sein, werden in der Regel nicht übernommen. Ein Mensch, der in jungen Jahren an einer chronisch verlaufenden Schizophrenie erkrankt, wird zusätzlich zu diesem schweren Schicksal auch noch damit bestraft, daß er sein Leben lang arm bleibt. Da er in unserer nischenlosen Leistungsgesellschaft nicht erwerbsfähig ist, erwirbt er sich keine Leistungsansprüche der Sozialversicherung und bleibt abhängig von Familienangehörigen und/oder der Sozialhilfe. Die Vorteile einer familienunabhängigen Grundsicherung von Kranken und Behinderten sind in den entsprechenden Gremien nie ernsthaft diskutiert worden. Sie würde mit Sicherheit den Familien viele krankheitserhaltenden Dauerkonflikte ersparen und somit gesundheitsfördernd wirken.

Die in letzter Zeit vorgenommenen Änderungen der Leistungsgesetze und weitergehende Vorschläge betonen die Verantwortung des einzelnen für seine Gesundheit (z. B. Selbstbeteiligung bei erforderlicher Dauermedikation, erhöhte Beiträge für Raucher, Dauer der Regelbehandlung). Außerhalb des Individuums angesiedelte gesundheitsfördernde Gemeinschaftsaufgaben und krankheitsverursachende Faktoren werden dagegen sträflich vernachlässigt. Am deutlichsten zeigt sich diese Fehlentwicklung bei Suchterkrankungen: Wenn ein Alkoholiker nach der Entwöhnungsbehandlung rückfällig wird, gilt dies als sein persönliches Versagen, wird nicht der Schwere seiner Erkrankung zugerechnet und wird sanktioniert, indem die Genehmigung einer erneuten Behandlung erschwert wird. Gleichzeitig gibt es kaum öffentliche Anstrengungen, z. B. die präventive Jugendarbeit zu intensivieren oder Werbung für alkoholische Getränke zu verbieten.

Im Sinne von Gesundheitsförderung halten wir sozial- und gesundheitspolitisches Engagement pflegerischer Mitarbeiter im Zusammenwirken mit Mitgliedern anderer Berufsgruppen für dringend erforderlich.

C Pflegerische Grundhaltung

»Die Würde des Menschen ist unantastbar. Sie zu achten und zu schützen ist Verpflichtung aller staatlichen Gewalt.« GRUNDGESETZ, ARTIKEL 1

Ich muß die Begegnung mit anderen, mir fremden Menschen wollen.

Dazu gehört, daß ich bereit bin, Kontakt zu suchen, eine Beziehung herzustellen, die Andersartigkeit eines neuen Menschen wahrzunehmen, zu erkennen, welche Seiten er in mir anspricht. Ich werde mir darüber klar, unter welchen beruflichen und persönlichen Voraussetzungen ich neugierig bleiben kann, wann mir welche Erholung nützt.

Ich achte die Einzigartigkeit jedes Menschen.

Dazu gehört, daß ich seine Menschenwürde nicht antaste, sondern verteidige, ihm respektvoll begegne, ihm seine Eigenständigkeit lasse und seine Autonomie fördere. Ich achte die Wertvorstellungen, den Glauben, die Sitten und Gewohnheiten des Patienten. Ich bin mir darüber klar, daß meine Problemlösungen für ihn wahrscheinlich nicht passen, er seine eigenen finden wird. Ich akzeptiere, daß Leid, Krankheit und Tod zum menschlichen Leben gehören (»Ehrfurcht vor dem Leben«, Albert SCHWEITZER).

Ich betrachte den Patienten als handelndes Subjekt, das mir seine Lebens- und Krankheitserfahrung voraus hat.

Dazu gehört, daß ich mich für die Biographie, die Lebenssituation, die besondere Sozialisation, die Beziehung zu Angehörigen und Freunden des Patienten interessiere. Ich sehe ihn als mündigen Menschen an, der Verantwortung tragen kann, auch wenn er schwer krank ist. Ich erwarte dasselbe von ihm. Ich nehme die Erlebnisse des Psychiatrie-Erfahrenen mit psychiatrischen Institutionen ernst und frage mich, was z. B. Nebenwirkungen von Medikamenten, unfreiwilliges Leben in einer Gruppe, Zwang oder Gewalt für mich bedeuten. Ich versuche, Schaden von ihm abzuwenden und berücksichtige dabei seine Möglichkeiten zur Selbsthilfe. Ich weiß, daß ich mich bei manchen Patienten auf eine langfristige Beziehung einlassen muß, auch wenn dabei Probleme auftauchen. Ich reflektiere meine Rolle als Ersatzspieler und erkenne, wann und wie ich die Beziehung beende oder wann ich wieder gebraucht werde. Ich respektiere das Recht des Patienten, mich abzulehnen.

Ich betrachte jede persönliche Information als vertraulich und leite sie mit Überlegung weiter.

Ich trage die Verantwortung für mein berufliches Handeln.

Dazu gehört, daß ich mich informiere, im Team meinen Beitrag leiste, mich an vereinbarte Handlungsstrategien halte und kritikfähig bin. Ich bin selbst dafür verantwortlich, daß ich meine fachlichen Kenntnisse erweitere, auf dem neuesten Stand bin und daß ich wie andere anerkannte Qualitätsmaßstäbe, Normen und Regeln einhalte. Ich bin mir meiner persönlichen wie fachlichen Kompetenzen und Grenzen bewußt und bediene mich der geeigneten Mittel, um dafür sensibel zu bleiben.
Ich kenne die Rolle beruflicher Pflege in Vergangenheit und Gegenwart und beteilige mich daran, den Beruf weiter zu entwickeln.
Ich befasse mich kritisch mit gesellschafts- und sozialpolitischen Gegebenheiten und Entwicklungen, die Einfluß auf die psychiatrische Versorgung haben und handle im Zusammenwirken mit anderen entsprechend.

Ich weiß, daß ich Fehler mache.

Dazu gehört, daß ich in dem Bewußtsein lebe, daß ich gut dran bin, wenn mir kein Fehler passiert, der nicht mehr zu reparieren ist. Ich wünsche mir, daß meine Mitmenschen eine ähnliche Haltung haben und mir Fehler nachsehen können. Ich überlege mir, in welchem Rahmen ich Fehler zugeben und mich dafür entschuldigen kann. Ich denke darüber nach, wann es mir schwerfällt zu verzeihen, warum ich bei welchen Menschen nachtragend bin. Ich nehme mir vor, meine eigenen Fehler kritisch zu beleuchten, die Konsequenzen zu tragen und meinen Kollegen gegenüber die ausreichende Distanz zu wahren, damit ich gravierende Fehler von ihnen frühzeitig wahrnehme.

Ich kann ebenso von einer psychischen Erkrankung betroffen sein wie jeder andere Mensch auch.

Ich denke darüber nach, welche depressiven Anteile ich habe, in welchen Belastungssituationen ich Angst habe, den Verstand zu verlieren, wann mir Kontakte zuviel werden und ich mich zurückziehe, wann ich zuviel Alkohol trinke, wann mir zuletzt Suizidgedanken durch den Kopf geschossen sind, wie es sich für meine Mitmenschen anfühlt, wenn ich total überdreht bin. Ich versuche mir vorzustellen, wie ich reagiere, wenn andere mich für psychisch krank halten, mich meiden, mich nicht mehr verstehen, wenn ich meine Arbeit nicht mehr bewältigen kann, wenn ich den Kontakt zur Umwelt verliere. Ich überlege, was passieren müßte, damit ich psychiatrische Hilfe suche, welche Widerstände ich dagegen habe, welche Behandlung ich akzeptieren könnte, welchen Umgang mit mir ich unerträglich fände.

D Psychiatrische Pflege im Versorgungssystem

▌ Das Versorgungssystem

Der Bericht der Enquête-Kommission zur Lage der Psychiatrie in der Bundesrepublik Deutschland von 1975 legt zur Weiterentwicklung psychiatrischer Versorgung folgende Ziele fest:
1. Gemeindenahe Versorgung,
2. bedarfsgerechte und umfassende Versorgung *aller* psychisch Kranken und Behinderten,
3. Koordination aller Versorgungsdienste,
4. Gleichstellung von psychisch Kranken mit somatisch Kranken.
Die Expertenkommission der Bundesregierung schließt sich in ihrer Auswertung des Modellprogramms Psychiatrie 1988 diesen Zielen an.

Nach DÖRNER/PLOG gelten folgende Grundsätze der Versorgung (von uns modifiziert):
1. **Gemeindeintegration ist oberster Grundsatz.** Die Verantwortung für die psychiatrische Versorgung wird von der Länderebene auf die Gemeindeebene zurückverlagert. Seelische Schwierigkeiten und Krankheiten werden dort bearbeitet, wo sie entstehen und gelebt werden: in der Stadt, in der Gemeinde, am Arbeitsplatz, in der Familie.
2. **Sektorisierung mit Versorgungsverpflichtung:** Ein Sektor umfaßt 100000 bis 150000 Einwohner (Expertenkommission). Alle Menschen, die psychiatrische Hilfen in Anspruch nehmen müssen, finden ein entsprechendes Angebot in ihrem Sektor vor. Das gilt gerade für die schwierigsten Patienten.
3. **Selbsthilfe geht vor Fremdhilfe:** Das gilt für den einzelnen Menschen, die Familie, die Nachbarschaft, die übrige natürliche Umwelt, die Gemeinde.
4. **Prävention geht vor Behandlung:** Die Patienten werden möglichst frühzeitig mit ihren Schwierigkeiten konfrontiert, es wird versucht, ihre Unabhängigkeit von Betreuung so schnell wie möglich zu erreichen.
5. **Ambulante geht vor stationäre Behandlung:** Das bedeutet Ausweitung der ambulanten Dienste und des Rehabilitationsbereichs, der die soziale Rehabilitation mit einschließt. Ein Patient kommt nicht in die psychiatrische Klinik, weil die ambulante Versorgung unzureichend ist, sondern nur, weil sein Befinden dies notwendig macht.
6. **Aufklärung des Patienten:** Der Patient hat das Recht, vollständig über seine Erkrankung, deren Behandlung und Verlauf in verständlicher Form informiert zu werden. Er hat das Recht, Behandlungsformen und Hilfen abzulehnen, soweit dies gesetzlich zulässig ist, und über die Folgen seiner Entscheidung unterrichtet zu werden.
7. **Kontinuität:** Die Mitarbeiter aller an der Versorgung beteiligten Einrichtun-

gen und Dienste kooperieren im Sinne des einzelnen Patienten miteinander. Die Bezugspersonen eines Patienten sollen möglichst dieselben bleiben.

8. Koordination: Jedes Standardversorgungsgebiet braucht ein Gremium oder Forum, das den Austausch und die Abstimmung der Aktivitäten zwischen allen Diensten herstellt.

9. Aus-, Fort- und Weiterbildung: Gemeindeintegrierte Psychiatrie entsteht unter der Voraussetzung, daß die in ihr Tätigen solide ausgebildet sind und durch Fort- und Weiterbildung ihr Handeln weiterentwickeln können.

10. Öffentlichkeitsarbeit: Sie richtet sich an die allgemeine Öffentlichkeit, mehr noch an die Politiker und die Berufsgruppen, die mit Menschen zu tun haben, Angehörige und Umfeld. Die Haltung der psychiatrisch Tätigen selbst ist der entscheidende Faktor, der Meinungen und Haltungen der allgemeinen Öffentlichkeit steuert. Aufklärung enthält die Forderung nach kritischer Solidarität mit den seelisch Kranken sowie nach Abbau ihrer Benachteiligung.

Während die Enquête-Kommission eine Vielzahl von Einrichtungen fordert, die eine Behandlungs- und Rehabilitationskette bilden sollen, beschreibt die Experten-Kommission Lebensbereiche, in denen chronisch psychisch Kranke individuell zugeschnittene Hilfen bekommen sollen. Es ist zweitrangig, in welcher Organisationsform diese Hilfen angeboten werden, Vorrang hat der Hilfebedarf des einzelnen in den Bereichen Wohnen, Arbeit, Freizeit, Behandlung und Pflege. Zur Verdeutlichung siehe umseitige Graphik der Expertenkommission.

Ein Versorgungssystem mit den in ihm angebotenen Hilfen erfüllt dann seine Aufgabe, wenn auch der schwierigste Patient / Klient seinem Hilfebedarf entsprechend die notwendige Unterstützung bekommt, nicht zwischen den Diensten hin- und hergeschoben und vor allem nicht ausgegrenzt wird. Dazu kooperieren die einzelnen psychosozialen Dienste miteinander, stimmen die Hilfen untereinander ab und koordinieren sie gegebenenfalls mit den Angeboten allgemeiner sozialer und pflegerischer Dienste, um unnötige Mehrfachbetreuung zu vermeiden. Durch das multiprofessionelle Angebot der einzelnen Dienste und / oder durch die Zusammenarbeit der an der Betreuung eines Patienten beteiligten Mitarbeiter verschiedener Berufsgruppen aus unterschiedlichen Diensten entsteht die erforderliche umfassende Sichtweise. Die Handlungskonzepte der Dienste richten sich nach dem Bedarf der Nutzer und werden regelmäßig auf ihre weitere Tauglichkeit überprüft und falls nötig angepaßt. Es ist selbstverständlich, daß die Arbeit in geeigneter Form nachgewiesen wird (Dokumentation).

Auch der stationäre Bereich ist in die enge Kooperation mit dem komplementären und ambulanten Bereich des Versorgungssystems eingebunden. Ein Patient kommt bei Wiederaufnahme möglichst auf die ihm bekannte Station, die im Idealfall einen Subsektor mit stationären Leistungen versorgt. Daraus ergibt sich, daß diese Station Patienten aller Altersgruppen mit allen psychiatrischen Diagnosen aufnimmt. Die Vielfalt der dort versammelten Menschen mit ihren unterschiedlichen Fähigkeiten und Bedürfnissen bildet einen wesentlichen, sich günstig auf alle – Patienten wie Mitarbeiter – auswirkenden Milieufaktor (»Sek-

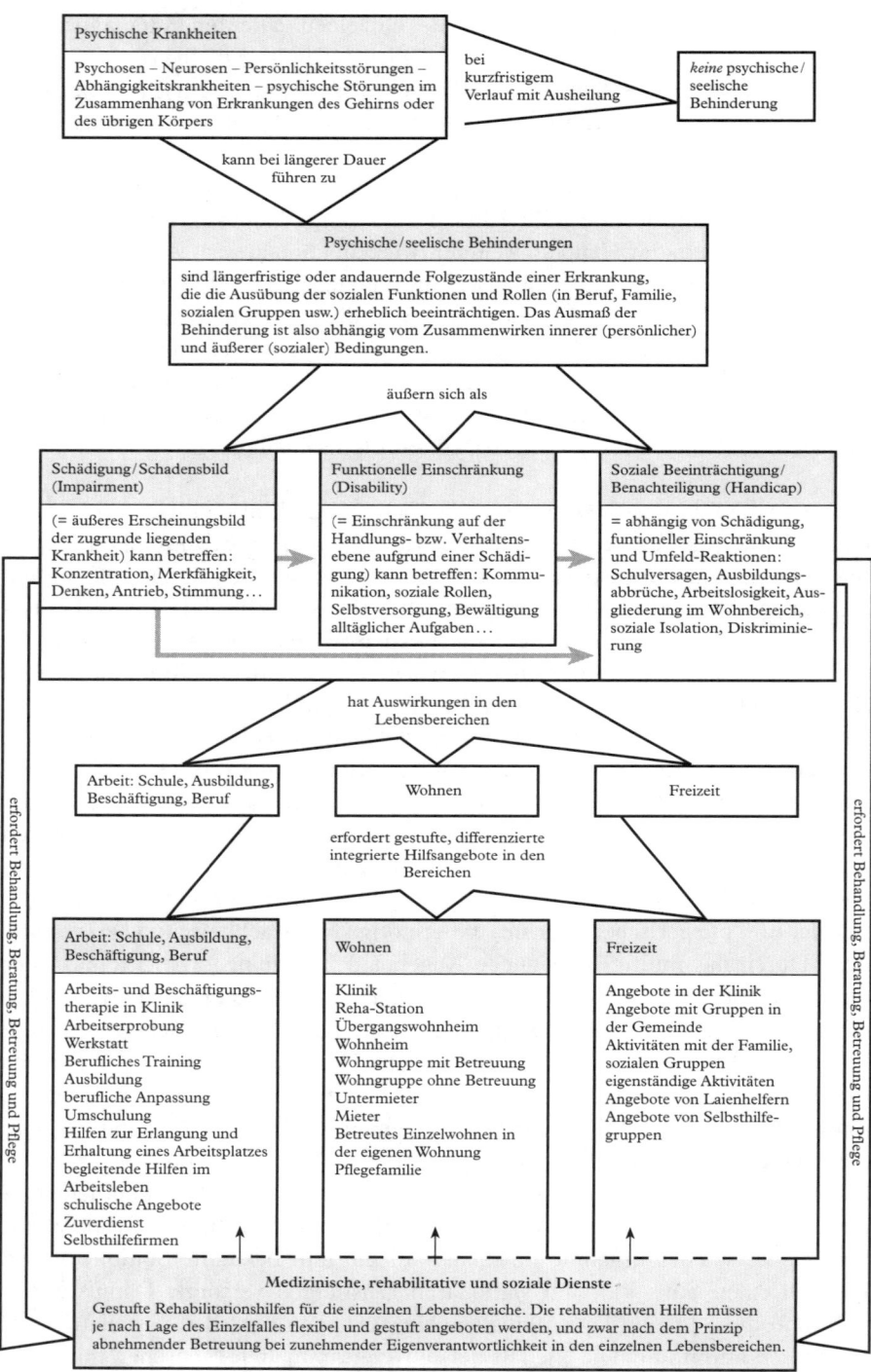

Psychische Krankheiten und Behinderungen: Auswirkungen und Hilfen
Aus: Empfehlungen der Expertenkommission; S. 110, geringfügig ergänzt durch die Autorinnen

torisierung ist die höchste Form der Spezialisierung«, Klaus NOUVERTNÉ). Bedingung für die gemischte Belegung sind allerdings sehr kleine Stationen mit maximal 12 bis 15 Patienten. Zu einer so kleinen Zahl von Patienten kann eine ausreichende Beziehung hergestellt werden, und die Stationstür kann in der Regel offen bleiben.

Mit gemischter Belegung einer kleinen Station könnten wir uns der Utopie nähern, eine tätige Gemeinschaft zu gestalten, die sich von den zentralen Diensten eines Krankenhauses abkoppelt: Küche, Wäscherei, Handwerker und Reinigungsdienst.

▌ Die Rolle psychiatrischer Pflege

Die wenigsten psychisch Kranken nehmen wegen ihrer Krankheitssymptome den ersten Kontakt zu psychiatrischen Diensten auf. Häufig sind es die medizinischen oder sozialen Folgeerscheinungen, die den Betroffenen selbst, seine Angehörigen oder Nachbarn dazu veranlassen, Hilfe zu suchen: der Alltag wird nicht bewältigt, die Mülltonne quillt über, der Kühlschrank ist leer, die Nachbarn werden nachts durch Lärm gestört, der Kontakt zur Umwelt hat sich verändert, die Nachbarn werden beschimpft oder nicht mehr gegrüßt, ein alter Mensch gerät in einen körperlich bedrohlichen Zustand, weil er zu wenig trinkt und das Essen vergißt, ein Abhängiger, der kein Geld mehr für die nächste Flasche Schnaps hat, wird von der Polizei in prädelirantem Zustand aufgegriffen.
Im Unterschied zu den anderen Berufgruppen vollzieht sich der Zugang psychiatrischer Pflege zum Patienten eher hausarbeits- oder alltagsnah, körpernah und medizinnah, weniger problem- oder symptomorientiert. Mir fällt schneller auf, daß z. B. ein alter Mensch exsikkiert ist, daß bei einem anderen Menschen die Hose rutscht, wahrscheinlich hat er in letzter Zeit stark abgenommen, daß jemand ganz steif geht, weil er unter den Nebenwirkungen von Medikamenten leidet, daß die ganze Wohnung streng riecht, weil das Bett seit Wochen nicht frisch bezogen ist oder sich in der Küche der Müll türmt. Bei der pflegerischen Betreuung versuche ich, den alten Menschen zum Trinken zu bewegen, bei dem abgemagerten herauszufinden, warum er nicht ißt, bei dem Patienten mit Nebenwirkungen kümmere ich mich darum, daß er zum Arzt geht, bei dem Patienten in seiner ungepflegten Wohnung mache ich mir ein Bild davon, wie es dazu gekommen ist und welche Schritte ich mit ihm unternehmen kann (Pflegediagnose).
Daraus wird deutlich, daß sich psychiatrische Pflege mehr um die Auswirkungen einer psychiatrischen Erkrankung kümmert als um die Erkrankung selbst.
Grob umrissen hat die psychiatrische Pflege folgende Aufgaben:
● Wahrnehmen, Stärken und Fördern von Fähigkeiten und Ressourcen des Patienten, Üben und Pflegen von größtmöglicher Autonomie im täglichen Leben, Angehörige und Umfeld in die Bemühungen einbeziehen.

- Tages- und Wochenstrukturierung im lebenspraktischen Bereich, z. B. Hygiene, Haushaltsführung, Freizeitgestaltung.
- Pflege der Beziehung zu sich selbst und zu anderen, schwerpunktmäßig im alltäglichen Sinn: Konversationsthemen, Teilnahme an kommunalen Festen, Geburtstag feiern...
- Begleiten des Patienten bei der Auseinandersetzung mit seiner Erkrankung und ihren Folgen.
- Pflege des Klimas, der Atmosphäre, des Milieus, um Entwicklungen, Veränderungen überhaupt erst möglich zu machen.
- Beobachten und Wahrnehmen von Veränderungen, z. B. Symptome, Wirkung und Nebenwirkung von Medikamenten, soziales Verhalten, Fortschritte...
- Überwachung der Medikamenteneinnahme, Motivation zum eigenständigen Umgang mit Medikamenten.
- Pflegeprozeß anwenden: Lebenssituation und Interessen, Vorlieben und Abneigungen des Patienten mit ihm erarbeiten, Pflegebedarf erheben, sich mit dem Patienten auf erreichbare Ziele einigen, Maßnahmen festlegen und begleiten.
- Vermittelnde und entlastende Aufgaben zwischen dem Patienten, seinen Angehörigen, Nachbarn und Freunden mit dem Ziel, die Beziehungen aufrecht zu erhalten.
- Für Informationsfluß sorgen, mit anderen Diensten einschließlich Sozialstationen zusammenarbeiten.
- Auswertung, Dokumentation.

Die Aufgaben im einzelnen in Anlehnung an die Personalverordnung Psychiatrie sind im »Pflegeprofil – Grundriß psychiatrischer Pflege« im Anhang abgedruckt.

Ziel des pflegerischen Handelns ist es, daß die Eigenverantwortlichkeit des Patienten so gestärkt wird, daß die Intensität der Betreuung reduziert werden kann.

»So verstandene psychiatrische Pflege hat eigenständigen Charakter. Sie hat sich in den psychiatrischen Krankenhäusern entwickelt. Sie ist auch heute noch weitgehend auf die stationären und teilstationären Einrichtungen und auf den Heimbereich beschränkt. Im übrigen komplementären Bereich, erst recht im ambulanten Sektor sind Pflegekräfte mit psychiatrischer Kompetenz kaum vertreten... Will man aber ernsthaft eine Versorgung der chronisch psychisch Kranken und Behinderten außerhalb der Krankenhäuser und Heime erreichen, wird man das pflegerische Potential in den ambulanten Diensten erheblich verstärken müssen.« (Empfehlungen der Expertenkommission, S. 149)

Im stationären Bereich ist das Leistungsangebot und damit die Sichtweise psychiatrischer Pflege selbstverständlicher Bestandteil der Behandlung. Kein Mensch würde auf die Idee kommen, sich ein Krankenhaus ohne Schwestern und Pfleger vorzustellen. Im außerstationären Gebiet der Versorgung besteht großer Nachholbedarf, mit dem pflegespezifischen Zugang das Angebot – vor allem für chronisch psychisch Kranke – zu erweitern, um der Gefahr zu begegnen, daß gerade sie zu kurz kommen.

2 Konzepte, Modelle und Theorien
von Ruth Schröck

A   Konzepte   54

▋   Konzeptionelle Rahmen   55

B   Modelle   57

C   Theorien   59

▋   Merkmale einer Praxistheorie   60

▋   Pflegetheorien im Angebot   61

‖   Theorien mit großer Reichweite (Grand Theorien)   61

‖   Theorien geringerer Reichweite (Mikrotheorien)   62

‖   Theorien mittlerer Reichweite   63

D   Pflegetheoretikerinnen und ihre Modelle   63

▋   Virginia Henderson   64

▋   Nancy Roper, Winifred Logan und Alison Tierne   65

▋   Dorothea Orem   66

▋   Hildegard Peplau   68

▋   Schwester Callista Roy   69

▋   Dorothy Johnson   70

▋   Imogene King   71

▋   Betty Neuman   73

▋   Martha Rogers   74

Konzepte, Modelle und Theorien

von Ruth Schröck

Es gibt keine konzeptionslose Pflege noch irgendeinen anderen Lebensbereich, in dem Menschen ihre Wahrnehmungen und Entscheidungen nicht auch an Konzepten, Modellen und Theorien ausrichten, die sie für richtig und, zumindest in ihrer Erfahrung, für begründet halten.

Auch Pflegende haben individuelle *Alltagstheorien*, die sie oft mangels einer systematischen und methodischen Erarbeitung pflegerischer Konzepte und Modelle im Arbeitsalltag einsetzen. Um auf die Flut der Eindrücke und den Anforderungen des pflegerischen Alltags überhaupt reagieren zu können, nutzen Pflegende zusätzlich zu ihrem Alltagswissen zufällig, eher als im Rahmen einer Pflegemethodik, erworbene Wissensfragmente aus verschiedenen Wissensbereichen, z. B. der Psychologie, der Psychopathologie, der Psychiatrie.

Diese fügen sich jedoch nicht automatisch zu einem Pflegemodell zusammen, da sie sich nicht an den Phänomenen orientieren, die die Pflege bestimmen, sondern (berechtigterweise) an denen, die aus der Perspektive des Psychiaters oder der Psychologin wesentlich zu sein scheinen.

Das Phänomen der Angst zum Beispiel, die ein Mensch in einem ungewöhnlichen Ausmaß verspürt, wird vom Psychiater zuerst als eines der Symptome der zu diagnostizierenden und zu behandelnden Krankheit gesehen und von der Psychologin als eine Manifestation unterdrückter Wünsche oder eines unbewältigten emotionalen Traumas. Im Denkmodell des Psychiaters wird die »Angst« schon anders betrachtet als in dem der Psychologin. Wie soll der Pflegende nun dieses Phänomen einordnen? Es reicht nicht, um pflegerische Anforderungen zu erkennen und angemessen zu erfüllen, Angst als ein Symptom einer Krankheit oder als ein Element einer unbewältigten persönlichen Vergangenheit zu sehen. Daraus allein lassen sich keine Schlüsse auf pflegerisch effektive Handlungsstrategien ziehen. Im Mittelpunkt des pflegerischen Alltags steht die Frage: »Was soll ich *jetzt* tun?«

Die häufige Notwendigkeit einer unmittelbar erforderlichen pflegerischen Handlung (zu der natürlich auch Unterlassungen zählen) ergibt sich aus den Merkmalen, die die Pflege als helfende Handlung kennzeichnen – verglichen mit anderen Berufsgruppen im Gesundheitswesen. Dazu gehören u. a.

- längere *Kontaktzeiten* zwischen Pflegenden und Patienten / Klienten
- ständige *Präsenz* und damit *Verfügbarkeit* der Pflegenden im Alltagsleben der Patienten / Klienten (insbesondere in der stationären Versorgung)
- *Spontaneität* der Interaktionen zwischen Pflegenden und Patienten / Klienten
- eine hohe physische und emotionale *Intimität* mit Patienten / Klienten
- die Vermittlerfunktion der Pflege in einem gegebenen sozialen Kontext (Station, Pflegegruppe) und zum sozialen und professionellen Umfeld (Angehörige, andere Berufsgruppen).

Dies alles bedeutet nicht, daß Pflege rein zufällig reagiert und handelt. Sie ist voraussehbar und planbar, wie diese Arbeitshilfen zur Praxis der psychiatrischen Pflege in verschiedenster Weise darstellen und illustrieren. Von Pflegenden werden jedoch viele alltägliche Entscheidungen verlangt, die nicht bis zur nächsten Sprechstunde, Visite oder Therapie aufgeschoben werden können. Nach welchen Kriterien können die Ereignisse und Erfahrungen des pflegerischen Alltags geordnet werden und damit zum Verständnis dessen beitragen, welche pflegerischen Bedürfnisse (zusätzlich zu medizinisch-psychiatrischen oder klinisch-psychologischen) ein Mensch haben mag?

Wenn es noch an Reflexionen der pflegerischen Handlungsperspektive mangelt, kann sich der einzelne Pflegende nur auf Alltagstheorien beziehen, die seine Lebenserfahrung ihm als nützlich empfiehlt. Diese mögen zutreffen oder auch nicht. Es wird davon abhängen, wie er selbst, zum Beispiel, mit seinen eigenen Ängsten umgeht: drängt er sie in den Hintergrund, nur nicht daran denken, und empfiehlt auch dem angstgeplagten Patienten, sich abzulenken, oder geht er geradewegs auf sie zu wie mit einem Sprung ins kalte Wasser und ermuntert den Patienten zur Konfrontation mit seiner Angst? Vielleicht neigt er dazu, bedrohliche Gefühle zu rationalisieren – alles wäre möglich, doch nicht unbedingt hilfreich für andere.

Im folgenden soll aufgezeigt werden, daß alle Menschen ihr Leben mit Alltagstheorien zu ordnen suchen und welche Fähigkeiten sie dadurch schon mitbringen, auch in der beruflichen Lebenssphäre mit Konzepten, Modellen und Theorien umzugehen.

A   Konzepte

Ohne die Fähigkeit zu konzeptionalisieren wäre das menschliche Leben eine mühselige Sache, wenn nicht gar unmöglich. Schon frühzeitig lernt das Kind, Dinge, Personen und Ereignisse zu kategorisieren. Dabei zeigen die anfänglichen Unsicherheiten und Fehlzuordnungen, daß dies ein gradueller Prozeß ist. Dinge, in die etwas hinein getan werden kann oder gar soll, gehören in die Kategorie »Topf«. Es dauert ein bißchen, bis das Kind lernt, auch zwischen »Töpfen« verschiedener Art zu differenzieren. Ein zufällig auf dem Boden umgekehrter Hut dient eben nicht dem gleichen Zweck wie »das« Töpfchen; die Marmelade gehört nicht in den runden Obstkorb geschmiert. Es lernt, daß es Behältnisse verschiedenster Art gibt, die sich in wesentlichen Merkmalen unterscheiden und die, obgleich sie oft ähnlicher Gestalt sind, völlig unvereinbaren Zwecken dienen. Dann gibt es aber auch Dinge, die ganz unterschiedlich aussehen und sich völlig verschieden anfühlen, wenn man sie anfaßt, aber die alle einem Zweck dienlich zu sein scheinen. So gibt es Gegenstände aus Holz, Eisen, Plüsch, Leder und Plastik; mit einem, drei oder vier Beinen; niedrig oder höher; in jeglicher Farbe; mit einer Lehne und Armstützen oder auch nicht, die alle als »Stuhl« kategorisiert werden. Nur ein spezifisches Merkmal wird hier gebraucht, um die Zuordnung vorzunehmen, nämlich daß sich auf diesem Gegenstand sicher sitzen läßt.

Auch im Umgang mit anderen Menschen lernen wir, sie in Kategorien einzuordnen, die wesensbestimmend sind. Nicht alle Männer sind ein »Onkel«, und aus recht komplexen Erfahrungen bilden sich Konzepte wie Mutter, Familie, Freund, Nachbar und Lehrerin, die alle spezifisch sind und trotzdem miteinander in Verbindung stehen.

Die *Phänomene*, d. h. die Gegenstände, Personen und Ereignisse, die wir in unserer Welt (die wir als real betrachten) mit den Sinnen wahrnehmen können, müssen geordnet und dadurch mit einiger Sicherheit erkennbar und zuordnungsfähig gemacht werden. Ohne die Möglichkeit zu kategorisieren und zu konzeptionalisieren wären wir überflutet von Sinneseindrücken, auf die wir dann nicht mehr angemessen reagieren könnten.

Ein *Konzept* ist ein Mittel zu einer kognitiven (gedanklichen) Strukturierung der Realität, das von individuell wahrgenommenen Erfahrungen abgeleitet wird. Es ist eine Gedankenkonstruktion, ein vorstellbares Bild, das die verallgemeinerten Züge und wesentlichen Merkmale des Phänomens beinhaltet. Ein für die Pflege wesentliches und erfahrbares Phänomen ist das des Vertrauens oder sein Gegenteil, das Mißtrauen. Wir machen uns diese Erfahrungen gegenseitig begrifflich, indem wir ein gemeinsames Konzept entwickeln, das die spezifischen Züge des Verhaltens beinhaltet und uns zu dem Schluß kommen läßt: dieser Mensch vertraut mir oder vertraut mir nicht. Dazu könnte gehören, daß der Mensch, der mir vertraut, mir Informationen über sich selbst gibt, die ich auch zu seinem Nachteil nutzen könnte. Ein Mensch, der mir mißtraut, wird es zu vermeiden suchen, mehr über sich preiszugeben als unbedingt unvermeidbar ist. Hier muß ein abstraktes Konzept mit konkreten Inhalten gefüllt werden. Konzepte können mehr oder weniger abstrakt sein.

Je konkreter ein Konzept ist, desto höher ist wahrscheinlich die unmittelbare Übereinstimmung mit den Vorstellungen anderer Menschen von seiner Wesenhaftigkeit. Es gibt wohl weniger Auseinandersetzungen über das Konzept »Treppe« als über das der »Liebe« oder »Freiheit«.

▌ Konzeptionelle Rahmen

Gewisse Konzepte tauchen in unserer Erfahrung immer in einem ähnlichen Zusammenhang auf: Kochtöpfe und Kochstelle, Koch (Köchin) und Zutaten, Strom oder Gas, Rezept und Gericht.

Diese Konzepte sind spezifisch und unverwechselbar, doch scheinen sie der Erfahrung nach in einem Zusammenhang miteinander zu stehen. Sie sind, wie ein Bild von einem Ereignis, einem Geschehen, in einem Rahmen eingefangen. Dieser Rahmen könnte hier »Kochen« heißen. Wir könnten uns dieses Phänomen »Kochen« mit den *Schlüsselkonzepten* »Kochstelle«, »Koch«, »Rezept« usw. vorstellen, doch es möglicherweise auch mit ganz anderen Konzepten in Verbindung bringen. Wen »Kochen« primär als ein physikalisches Phänomen interessiert, bringt vielleicht Konzepte wie Flüssigkeit, Temperatur und molekulares Gewicht mit in das Bild, d. h. er oder sie hat einen ganz anderen konzeptionellen Rahmen.

Dem konzeptionellen Rahmen entsprechend werden auch durchaus unterschiedliche Aspekte des Phänomens wahrgenommen. Daraus ergeben sich dann auch unterschiedliche Fragestellungen.

Orientieren wir uns bezüglich des »Kochens« an einem sozialen Rahmen, könnte es interessieren, ob »Kochen« und »Backen« mit gleichen oder ähnlichen Schlüsselkonzepten organisiert, erklärt und verstanden werden könnten. In einem physikalischen Rahmen wäre es näherliegend, sich zu erkundigen, wie verschiedene Substanzen zum Kochen kommen und ob sie sich in irgendeiner Weise dadurch verändern. Ein Archäologe, der eine prähistorische Fundstelle entdeckt, braucht wiederum einen anderen konzeptionellen Rahmen, um das Phänomen »Kochen« mit für die Archäologie wichtigen Fragestellungen zu erkunden.

Ein für die Pflege besonders relevantes Konzept könnte »Essen« sein. Je nachdem, in welchem Rahmen man dieses unmittelbar recht klare und konkrete Konzept stellt, wird es unterschiedliche Komplexitäten enthüllen und uns zu stets wechselnden Wahrnehmungen führen. Wo die Vorbereitungen für das gemeinsame Essen in der Wohngemeinschaft zum Anlaß des »Hinschauens« werden, wird das Phänomen sehr wahrscheinlich aus einer sozialen Perspektive heraus betrachtet werden; denn es wird weniger um den Kaloriengehalt der Nahrungsstoffe als eher um zwischenmenschliche Konflikte gehen. Wo ein Mensch, aus welchem Grunde auch immer, die Nahrungsaufnahme bis an den Rand des Hungertodes verweigert, werden die physiologischen Bedürfnisse den Betrachtungsrahmen bestimmen. Ein historischer Rahmen wäre angebracht, um unterschiedlichen Erwartungen zum Essen und zum Umgang mit Nahrungsmitteln allgemein auf die Spur zu kommen. Wer eine Hungersnot überlebt hat, mag andere Wertigkeiten haben als jemand, der noch nie die Angst durchlitten hat, verhungern zu müssen.

Der *konzeptionelle Rahmen*, in dem ein Phänomen betrachtet wird, hängt also von dem *Zweck* ab, zu dem der Mensch sich dieser Betrachtung hingibt.

Je beständiger und wesensbestimmender die Schlüsselkonzeptionen sind, an denen sich menschliche Wahrnehmungen und Betrachtungen, die einem spezifischen Zweck dienen, orientieren, desto näher kommt man der Entwicklung eines Modells.

B Modelle

Wie Konzepte und konzeptionelle Rahmen ist die Entwicklung eines Modells ein weiteres Mittel, die Realität kognitiv zu strukturieren, um sie dadurch unmittelbar erfaßbarer, erklärbarer und voraussehbarer zu machen.

Wenn die Beziehungen zwischen den Schlüsselkonzepten vermutbar, erfaßbar und gedanklich (theoretisch) sowie praktisch (empirisch) nachvollziehbar werden, können diese Verhältnismäßigkeiten modellhaft dargestellt werden.

Ein *Modell* mit seinen Elementen (den Schlüsselkonzeptionen) ist immer eine auf wesentliche Merkmale reduzierte Darstellung. Diese hat *Symbolcharakter,* wobei die verwendete Symbolik mehr oder weniger abstrakt sein kann.

Mathematische Modelle sind wesentlich abstrakter als *verbale* Modelle. Diese wiederum haben einen höheren Abstraktionsgrad als *schematische* Modelle, die uns in Diagrammen, Zeichnungen und Bildern gegenständlicher sind. Nicht alle Modelle eignen sich für alle Zwecke. Einem verbalen Modell der Funktionsweise eines Videorecorders zu folgen – es an der Realität zu überprüfen – ist wesentlich schwieriger, als sich an einem schematischen Modell zu orientieren.

In der Darstellung von zwischenmenschlichen Gegebenheiten und Abläufen ist eine Kombination eines verbalen mit einem schematischen Modell oft hilfreich. Die Komplexität menschlichen Erfahrens und Handelns verlangt nach verbalen Beschreibungen, Erklärungen und Interpretationen; sie läßt sich kaum sinnvoll auf eine mathematische Symbolik reduzieren. Eine schematische Darstellung dagegen ergänzt manchmal notwendigerweise lange, ausführliche und sprachlich komplexe Ausführungen, indem sie das ganze Bild nicht nur visuell, sondern auch gedanklich erfaßbar macht. An den bildlich oder diagrammatisch dargestellten Elementen des Modells ermöglicht sich eine Orientierung, bei der auch immer die Zusammenhänge zwischen den Elementen im Blick bleiben können.

Konzepte, konzeptionelle Rahmen und Modelle sind das gedankliche Rüstzeug pflegetheoretischer Reflexionen. Allen Modellen, die in verschiedener Weise unterschiedliche Aspekte pflegerischer Praxis repräsentieren sollen, muß ein artikuliertes Verständnis von dem zugrunde liegen, was Pflege sein soll. In einer Erklärung des Arbeitskreises Pflege in der Deutschen Gesellschaft für Soziale Psychiatrie (DGSP 1994, S. 5) heißt es u. a.:

> »Zur Pflege gehört die Achtung vor dem Leben, vor der Würde und den Grundrechten des Menschen«, und »In der psychiatrischen Pflege steht die Begleitung von Menschen, die in ihrer Person als Ganzes von einer psychiatrischen Erkrankung betroffen sind, im Vordergrund.
>
> Psychiatrisch Pflegenden ist bewußt, daß jeder einzelne Patient auf der Basis seiner einzigartigen Biographie, seines sozialen Umfeldes und seiner individuellen Möglichkeiten und Ziele bzw. Lebensvorstellungen, begleitet und unterstützt wird. Die Unterstützung erfolgt so lange und so inten-

siv, wie der einzelne dies braucht, um sich mit der Krankheit auf den unterschiedlichsten Ebenen auseinanderzusetzen, Defizite zu kompensieren, seinen Alltag trotz Erkrankung zu bewältigen, kritische Situationen zu erkennen und sich darauf einzustellen, Ressourcen des sozialen Umfeldes und der psychosozialen Versorgung zu nutzen.

Dieser Prozeß kann sich auf lange Zeit erstrecken, ist möglicherweise von Rückschlägen beeinträchtigt, stagniert zeitweise, mündet manchmal in ein Leben mit Behinderung oder wird selten mit Suizid beendet. Darüber hinaus sind psychiatrisch Pflegende hin und wieder belastenden Situationen ausgesetzt, die jeden in unterschiedlichem Ausmaß an seine persönlichen Grenzen stoßen lassen (z. B. Behandlung gegen den Willen, Verwahrlosung, Gewalt).

Psychiatrisch Pflegenden ist deshalb bewußt, daß ständige Reflexion des beruflichen Alltags erforderlich ist, um trotzdem neugierig auf Menschen zu bleiben, die Ehrfurcht vor dem Leben zu bewahren.«

In allen Erklärungen dessen, was Pflege bedeutet, finden sich wesentliche Schlüsselkonzepte, die zu den, wenn auch in unterschiedlicher Formulierung, immer wiederkehrenden Elementen eines Pflegemodells gehören.

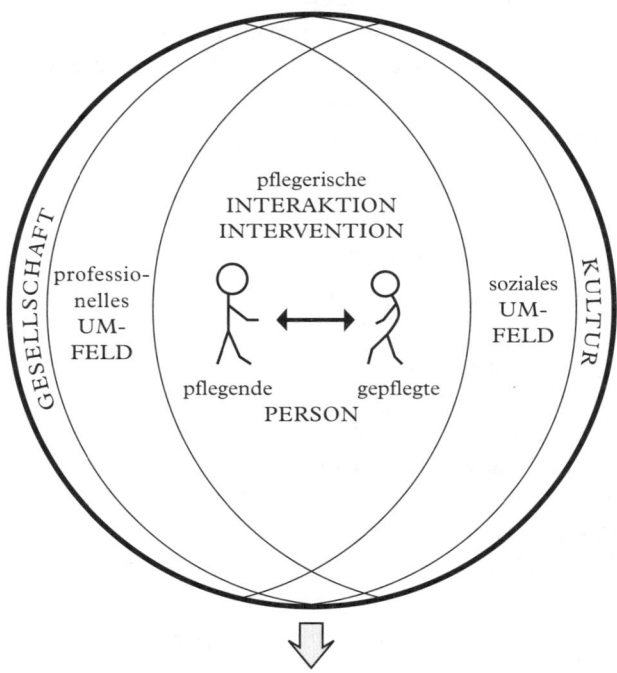

KONZEPTIONELLE ZUSAMMENHÄNGE

Pflegetheorieentwicklung

Der Gegenstand pflegerischer Praxis ist der *individuelle Mensch* in seinem *Lebensumfeld*, das von einer *Kultur* und gegebenen Strukturen der *Gesellschaft* geprägt ist, der pflegerische Hilfe zur Förderung oder Wiederherstellung seiner *Gesundheit* oder zur Verhütung von Krankheit und Linderung seiner Leiden braucht.

Eine modellhafte Darstellung dieser wesentlichen und zusätzlicher Konzepte, die in verschiedenen pflegerischen Situationen unterschiedlich bedeutsam sein können, kann in vielerlei Weisen hergestellt werden. Es ist sehr unwahrscheinlich, daß es *ein* Pflegemodell geben wird, das die Pflege insgesamt nachvollziehbar repräsentieren kann. Kein einziges Modell kann als ein Gedankenkonstrukt dienen, mit Hilfe dessen alle Probleme der pflegerischen Praxis identifiziert, artikuliert und gelöst werden können.

Wo es z. B. einem Patienten aufgrund seiner Krankheit zeitweilig an Selbstpflegekompetenz mangelt und er daher mit der Einnahme des Essens nicht zurechtkommt, könnte OREMS Selbstpflegemodell eine hilfreiche Orientierung bieten. Ist der Patient aber emotional zu belastet oder gestreßt, um überhaupt Interesse am Essen zu haben, obgleich es ihm keineswegs an der Kompetenz fehlt, es auszuwählen und einzunehmen, würde vielleicht ROYS Adaptionsmodell wesentliche Aspekte dieser pflegerischen Situation beleuchten (FRASER 1990, S. 2–3).

Modelle sind zudem immer nur vorläufig. Ihre Elemente müssen in Beziehung zueinander gebracht und in der Realität, die das Modell zu repräsentieren sucht, empirisch überprüft werden. Dabei werden sich Modifikationen des Modells ergeben. Grundsätzlich jedoch sind Modelle Ausgangspunkte zur Entwicklung von Pflegetheorien.

C Theorien

Theorien kann man als formelle Aussagen über miteinander verbundene Konzepte betrachten, die eine systematische Betrachtung eines Phänomens gestatten und die grundsätzlich zu Erklärungen und Voraussagen führen sollen. Der Verläßlichkeitsgrad der möglichen Voraussagen hängt von dem Ausmaß verfügbarer Forschungsresultate und der Fähigkeit der PflegetheoretikerInnen ab, pflegerisches Erfahrungswissen wissenschaftlich zu erfassen, konzeptionell zu integrieren und theoretisch weiterzuentwickeln.

Theorien sind gedankliche Konstruktionen, die Annahmen, Propositionen, Thesen und Hypothesen über Konzepte und ihre Beziehungen zueinander formulieren. Um theoretische Ansätze in der Pflege als potentiell mehr oder weniger nützlich bewerten zu können, braucht man einige Hinweise, wodurch sich eine Theorie auszeichnen soll (GEORGE 1985, S. 5–9).

■ Merkmale einer Praxistheorie

1. Eine Theorie kann relevante Praxiskonzepte in unterschiedliche Zusammenhänge bringen, die es ermöglichen, das zu betrachtende Phänomen in einer neuen Weise zu sehen. Die Konzepte müssen klar identifiziert und definiert sein, und die vermuteten Beziehungen müssen explizit gemacht werden. Das Geschehen oder die Erfahrung, die die Theorie zu (er)klären sucht, muß in der Darstellung (und auch in der Wahl der Sprache) von denen nachvollziehbar sein, die ihre Realität in der Theorie wiederfinden sollen. Sie müssen erkennen können, wie die Theorie die Möglichkeit schafft, Alltagserfahrungen in einer Weise zu betrachten, die über die Erfahrungsgrenzen des einzelnen hinausgehen und ihm neue Perspektiven eröffnen.

2. Eine Theorie muß logisch sein. Die Ansprüche der informellen Logik – klare Reihenfolgen, Konsistenz (z. B. der Bezeichnungen und Inhalte der Konzepte), keine Widersprüchlichkeiten – müssen erfüllt sein. Auch Gedankensprünge und Auslassungen, die zu argumentativen Lücken führen, müssen vermieden werden.

3. Eine Theorie muß relativ einfach und verallgemeinerbar sein. Trotz der Komplexität menschlicher Situationen soll die Theorie in größtmöglicher Einfachheit konstruiert sein, was auch dazu beiträgt, daß sich viele individuelle pflegerische Erfahrungen in ihr in abstrahierter Weise wiederfinden können.

4. Eine Theorie muß der Ausgangspunkt für Annahmen, Propositionen, Thesen und Hypothesen sein, die nachprüfbar sind. Wenn eine Theorie nicht nachprüfbar (und damit widerlegbar) ist, kann kein verläßliches Wissen gewonnen werden. Die Definitionen der Konzepte, der sich eine Theorie bedient, müssen präzise Ereignisse und Erfahrungen beinhalten, die in irgendeiner Weise beobachtet, gemessen oder demonstriert werden können.

5. Eine Theorie trägt in dem Maße zur Wissensvermehrung in der Pflege bei, als sie Forschung zu ihrer Überprüfung hervorruft. Theorien, die nicht empirisch (in der realen Situation, auf die sie sich beziehen, d. h. in der Praxis der Pflege) überprüft werden, tragen wenig bei zum Wissensbestand einer Disziplin. Nur wenn die Theorie Forschung hervorruft, werden die Forschung und die Theorie, auf die diese sich stützt, zur Wissensvermehrung beitragen. Jede Forschung bringt Resultate und wirft neue Fragen auf, die wiederum zu neuen Theorien führen.

6. Eine Theorie muß Orientierungshilfe für die Praxis bieten und deren Verbesserung ermöglichen. Das wesentlichste Merkmal einer Praxistheorie ist ihre Nützlichkeit für diejenigen, die diese Praxis ausüben. Eine Pflegetheorie muß das Ziel, das Resultat aufzeigen, das erreicht werden wird, wenn sich die Postulate der Theorie in der Realität als korrekt erweisen. Wenn die Theorie die Annahme zuläßt, daß sich das Eßverhalten des Patienten selbstbestimmender und gesundheitsfördernder gestalten wird, wenn Pflegende entsprechend den Konzeptionen vorgehen, die die Theorie vorgibt, dann muß das Ziel demonstrierbar erreicht werden und sich damit die Situation des Patienten verbessert haben.

▌ Pflegetheorien im Angebot

Es gibt langwierige wissens- und erkenntnistheoretische Auseinandersetzungen, wann eine gedankliche Konstruktion aufgrund ihrer Strukturen und Inhalte den Stand erreicht hat, daß man sie als eine »Theorie« bezeichnen darf oder soll.

Florence NIGHTINGALE hat ohne Zweifel pflegerische Konzepte identifiziert, wie z. B. Wärme, Licht, Essen und Trinken, Sauberkeit, Ruhe und Wohlbefinden. Diese überdachte und operationalisierte sie in einem Zusammenhang, der ein artikuliertes Verständnis von dem vermittelt, was für sie Pflege bedeutete.

Ihrer Ansicht nach bestand die Aufgabe der Krankenschwester darin, eine Umwelt für den Patienten zu schaffen, ob im Krankenhaus oder zu Hause, die optimale Bedingungen für den Heilungsprozeß bietet und dabei der Schlüsselkonzeptionen eingedenk zu sein, die sie in ihren »Notes on Nursing« darstellte.

Damit hatte sie einen konzeptionellen Rahmen geschaffen, an dem Pflegende sich orientieren konnten.

Man könnte die Ausführungen von Florence NIGHTINGALE durchaus als ein verbales Modell betrachten. DE GRAAF u. a. (1992, S. 125) bestätigen dies in einer gewissen Weise, wenn sie von Versuchen berichten, diesem verbalen Modell eine schematische Form zu geben. »Verschiedene Diagramme werden für die Theorie vorgeschlagen, die annehmen ließen, daß sie einfach logisch genug sind, um eine visuelle Darstellung zuzulassen.« Doch mit der Frage der »Theorie« – ist es eine oder ist es keine – kommen sie auch nicht so recht zu Rande. Im obigen Textzitat ist von der Theorie die Rede, zwei Sätze später heißt es: »Nightingale hat nicht beabsichtigt, eine Theorie zu erfinden, aber sie wollte die Krankenpflege definieren und Richtlinien für ihre Praxis und ihre Entwicklung festsetzen. Einfachheit der Theorie [sic] war daher notwendig und ist gegeben.« HARDY ist dagegen der Meinung, daß Florence NIGHTINGALE eine »Theorie mit großer Reichweite« entwickelt habe (HARDY 1978, S. 42–48).

Diese Art von Theorien werden auch als Grand Theorien bezeichnet. Damit kommt zum Ausdruck, daß Theorien in ihrem Umfang sehr weit gefaßt oder auf spezifische, eng begrenzte Phänomene ausgerichtet sein können.

▌▌ Theorien mit großer Reichweite (Grand Theorien)

Diese versuchen einen weiten Erkenntnisbereich einzufangen, zum Beispiel, Pflege schlechthin in all ihren Dimensionen zu erklären. Sie verdeutlichen die ideologische Basis, auf die sie sich stützen, das heißt, sie zeichnen ein Weltbild, eine ›Philosophie‹ auf, in der die Pflege eingebettet ist. Das kann in einer sehr zugänglichen Weise geschehen, wie es Florence NIGHTINGALE demonstriert hat. Denn in diesem wissenschaftstheoretischen Sinne hinsichtlich des Umfangs von Theorien sind ihre Aussagen über die Pflege von der allumfassenden, globalen Art, die Theorien mit großer Reichweite auszeichnet.

Florence NIGHTINGALE sah wenig Anlaß, eine spezifische Fachsprache zu erfinden; ihr genügten die klar definierbaren Begrifflichkeiten der gebildeten Umgangssprache, ein Umstand, der gewiß dazu beigetragen hat, daß ihre Schriften in vielen Sprachen weite Verbreitung gefunden haben. Florence NIGHTINGALES Texte sind fast mühelos zu übersetzen, denn praktisch alle Sprachen haben Begrifflichkeiten für die alltäglichen Dinge des Lebens, die für sie den Kern der Pflege ausmachten.

Es stimmt mit Sicherheit nicht, wie HARDY (1978, S. 42) behauptet, daß Grand Theorien sich durch vage und unzureichend definierte Konzeptionen auszeichnen, und noch weniger trifft es zu, daß, weil einige Pflegetheoretikerinnen sich ausnehmend gut verständlich machen können (NIGHTINGALE, HENDERSON, WIEDENBACH, LEININGER, BENNER), ihre Arbeiten als bona fide Theorien suspekt sind.

Man könnte mit einiger Berechtigung das Werk von Martha ROGERS zu den Theorien mit großer Reichweite rechnen, da sie ohne Zweifel den Versuch unternimmt, Pflege in einem universalen Zusammenhang zu betrachten, der Bezug nimmt auf »eine Wissensgrundlage, die aus der Anthropologie, Psychologie, Soziologie, Astronomie, Religion, Philosophie, Geschichte, Biologie, Physik, Mathematik, Literatur und anderen Quellen hervorgeht«. (DAILY u.a. 1992, S. 582) Es ist ein großer, kreativer, sogar atemberaubender Entwurf, dem es weder an Komplexität noch an, für die Pflege, neuen Formulierungen mangelt. Beeinflußt von Vorstellungen der klassischen Physik bis zu den Abstraktionen systemtheoretischer Ansätze, kommt einem Martha ROGERS Sprache vorerst unzugänglich vor. Das ist kein Grund, sich nicht um ihre Ansichten zu bemühen, aber es zeigt auf, daß Komplexität, Abstraktheit, neue Wortschöpfungen und Dichte der Sprache nicht ein grundlegendes Kriterium sein können, um Theorien zu klassifizieren oder sie gar als des Namens würdig oder nicht zu befinden.

Theorien mit großer Reichweite sind nützlich, ja, sogar unerläßlich, um im weitesten Sinne das ganze Feld zu illuminieren, in dem spezifische Phänomene in ihren komplexen Zusammenhängen erkannt und gründlicher mittels kleinerer Teiltheorien untersucht werden sollen.

II   Theorien geringerer Reichweite (Mikrotheorien)

Am anderen Ende des möglichen Umfangs einer Theorie stehen die Theorien geringerer Reichweite, die sich auf verhältnismäßig eng definierte Phänomene beziehen, die wiederum mehr oder weniger komplex sein können. Untersuchungen, zum Beispiel zum Schmerzerleben des Patienten aus einer pflegerischen Perspektive oder zur Aggression und Gewalt in der Praxis der Pflege, bedienen sich einiger weniger Schlüsselkonzepte in einem theoretischen Rahmen, der die zu betrachtenden Situationen in einer angemessenen und gültigen Weise identifizierbar macht und eine notwendige Orientierung für das Vorgehen und das Einordnen von Erkenntnissen bietet.

Ein wesentlicher Bestandteil von Mikrotheorien sind die theoretischen Aussagen, die es durch die Untersuchung zu bestätigen oder zu widerlegen gilt. Diese können die Form von Fragen, Annahmen, Postulaten, Thesen oder Hypothesen haben. Sie sind jedoch stets konkret und müssen in einer kriteriengebundenen Weise überprüfbar sein.

Auf der Handlungsebene der Wissenschaft, das heißt, in der Forschung und Umsetzung von Erkenntnissen, arbeitet man mit Theorien von geringerer Reichweite.

II   Theorien mittlerer Reichweite

Sie nehmen den Raum zwischen Grand Theorien (den großen Entwürfen) und Mikrotheorien ein. Sie sind keinesfalls eine Art Verlegenheitskategorie, als die sie manchmal erscheinen können. Sie stellen den unerläßlichen Versuch dar, die Komplexitäten der pflegerischen Situationen zu erfassen (ohne diese jedoch dabei gleich in das ganze Universum des Menschen einzuordnen zu suchen) und auf einer Abstraktionsebene zu verdeutlichen, die eine unmittelbare Ableitung handlungsleitender Mikrotheorien gestattet.

In Theorien mittlerer Reichweite können die kumulativen Erkenntnisse eines Wissensbereiches eingeordnet werden. Dabei wird es sich zeigen, ob zum Beispiel die Erkenntnisse, die aus verschiedenen Schmerzstudien gewonnen worden sind, miteinander kompatibel und auch mit den Erkenntnissen über andere, naheliegende Phänomene, zum Beispiel über Angst und Aggression vereinbar sind.

Die Arbeiten der meisten Pflegetheoretikerinnen sind wohl den Theorien mittlerer Reichweite zuzuordnen.

D   Pflegetheoretikerinnen und ihre Modelle

Wichtiger als jegliche Zuordnungsversuche und die sie oftmals begleitenden heftigen theoretischen Auseinandersetzungen ist für den Praktiker die Frage, welche Theorie ihm in seiner spezifischen pflegerischen Situation die beste Möglichkeit gibt, die pflegerischen Bedürfnisse des Patienten so klar wie möglich zu erkennen, pflegerische Strategien entwickeln zu können, die ihm und dem Patienten erfolgversprechend erscheinen und einen Maßstab zu finden, wie sich der Beitrag der Pflege zu der Gesamtversorgung des Patienten identifizieren und beurteilen lassen kann. Diesem Anliegen sollen die in diesem Buch angebotenen Arbeitshilfen zur psychiatrischen Pflege dienen.

An verschiedenen Beispielen wird aufgezeigt, wie unterschiedliche Pflegetheorien die Situation eines Menschen in ihrer Eigen- und Einzigartigkeit illuminieren und die Grundlage für eine methodische Pflegeplanung bieten können. Im Rahmen dieser Beispiele aus der psychiatrischen Pflegepraxis werden wesentliche Aspekte der ausgewählten Theorien in ihrer Umsetzung erläutert.

Hier folgt eine kurze Übersicht, in der die pflegetheoretischen Ansätze und Perspektiven der in diesem Buch erwähnten Pflegetheoretikerinnen sowie die einiger anderer, die insbesondere praxisnahe Akzente gesetzt haben, kurz beschrieben werden.

▌ Virginia Henderson

1955 veröffentlichte Virginia HENDERSON ihre Definition der Krankenpflege, die wohl nach Florence NIGHTINGALES »Notes on Nursing« weltweit den größten Widerhall gefunden hat. Sie gleicht in Direktheit und Klarheit der Sprache ihrer großen Vorgängerin, was sicher zu der oft vernommenen Reaktion praktizierender Krankenschwestern und Krankenpfleger beitrug, die, meinten sie, ihre Gedanken über die ihnen gestellte Aufgabe so ausgedrückt hätten, hätten sie die Worte dazu gefunden.

> »Die einzigartige Funktion der Krankenschwester besteht darin, dem Menschen, ob krank oder gesund, zu helfen, bei Handlungen, die zur Gesundheit oder deren Wiedererlangung beitragen (oder zu einem friedlichen Tod), die er ohne Hilfe ausführen würde, wenn er die notwendige Kraft, den Willen oder das Wissen hätte. Und das ist so zu machen, daß er so schnell wie möglich wieder unabhängig wird.« (MARRINER-TOMEY 1992, S. 139)

Virginia HENDERSON stellt die Bedürfnisse des Patienten in den Mittelpunkt pflegerischen Handelns. Sie identifiziert 14 Grundbedürfnisse, in deren Erfüllung sie die eigene und eigentliche Aufgabe der Krankenpflege sieht. Zu den physischen elementaren Bedürfnissen gehören das Atmen, Essen und Trinken, Ausscheiden, Bewegen, Schlafen und Ruhen, An- und Auskleiden sowie die Aufrechterhaltung einer normalen Körpertemperatur. Die persönlichen Hygiene- und Sicherheitsbedürfnisse leiten über zu psycho-sozialen Bedürfnissen wie Kommunizieren (mit der Notwendigkeit, Gefühle, Bedürfnisse, Ängste und Meinungen äußern zu können), seinen Glauben ausüben zu können, in einer Arbeit Erfüllung zu finden, zu spielen und sich zu erholen sowie zu lernen, zu entdecken und die Neugierde befriedigen zu können.

Virginia HENDERSON identifiziert das Kontinuum von völliger Abhängigkeit bis zu einer weitgehendsten Unabhängigkeit in den Parametern von Krankheit und

Gesundheit und differenziert die Beziehung der Krankenschwester zu dem Patienten auf drei Ebenen: als Ersatz, als Helferin und als Partnerin, wo sie in unterschiedlicher Weise etwas für und mit ihm tut und ihm schließlich als Partnerin Rat und Unterstützung in seinen autonomen Entscheidungen gewährt.

Virginia HENDERSON hat im Ansatz viele weitere Entwicklungen vorweggenommen, u. a. das Konzept der Selbstpflege in all den Lebensbereichen, in denen ein erwachsener Mensch seiner Kultur entsprechend autonom und selbstverantwortlich handelt. In dieser Hinsicht sieht sie den Patienten als ein selbständiges Individuum, doch eingebunden in die Familie und eine spezifische Umwelt.

Virginia HENDERSON hat immer die Auffassung vertreten, daß Begrifflichkeiten einem ständigen Wandel unterliegen, um relevant für die Erfahrung der Wirklichkeit des Menschen zu bleiben. Sie hat nie ihre Ideen als ein Modell bezeichnet, doch zweifellos könnte man ihre Ausführungen als ein verbales Pflegemodell auffassen. In diesem Sinne haben die Aktivitäten des täglichen Lebens (ATLs) – die man von den Grundbedürfnissen ohne Schwierigkeiten ableiten kann – als ein Pflegemodell insbesondere die Pflegepraxis und -ausbildung in Großbritannien geprägt.

◼ Nancy Roper, Winifred Logan und Alison Tierney

In den siebziger Jahren entwickelten ROPER, LOGAN und TIERNEY, die alle mit der Universität Edinburgh verbunden waren, in der die Pflege 1956 Einzug gehalten hatte, ein Modell, das sie selbst als weitgehend von Virginia HENDERSONs Vorstellungen über die Aufgaben der Pflege beeinflußt sehen.

HENDERSONs Pflegekonzept hatte zunehmende Beachtung und Zustimmung gefunden, da es einleuchtend war und durchaus praktikabel erschien. ROPER, LOGAN und TIERNEY sahen die Notwendigkeit, Hilfestellung bei der Umsetzung der für Pflegende sinnvollen Begrifflichkeit der *Aktivitäten des täglichen Lebens (ATLs)* zu geben.

Sie verbanden die Betrachtung der ATLs mit dem methodischen Vorgehen des *Pflegeprozesses*, wobei sie die ATLs auf zwölf reduzierten (verglichen mit HENDERSONs ursprünglich 14 Kategorien). Im wesentlichen lassen sich HENDERSONs Kategorien wiederfinden. Neu hinzu kamen die ATLs »Ausdruck für die eigene Sexualität finden« und »Sterben«.

Sie heben besonders hervor, daß alle ATLs in ihrer physischen, psychischen und sozialen Bedeutung erkannt werden müssen. Zum Beispiel weisen sie darauf hin, daß

> »Kleidung nicht nur dem körperlichen Schutz dient, sondern auch wichtige Aspekte von Kultur und Tradition reflektiert, sexuelle Assoziationen hervorruft und ein Mittel der non-verbalen Kommunikation ist«. (ROPER u. a., 1985, S. 21)

Hier wird auch offensichtlich, daß sich die Aktivitäten des täglichen Lebens aufeinander beziehen und voneinander abhängig sind.

Ein weiteres Element des Modells ist die *Spanne des Lebens* mit ihren komplexen physischen, intellektuellen, emotionalen und sozialen Veränderungen, die nicht nur die individuellen Bedürfnisse unterschiedlich gewichten, sondern auch spezifische Abhängigkeiten und Unabhängigkeiten mit sich bringen.

Krankheit und Behinderung haben zudem und offensichtlich einen Einfluß auf die Position, die ein Mensch im *Abhängigkeits- und Unabhängigkeits-Kontinuum* einnehmen kann. Es ist jedoch unerläßlich, den Abhängigkeits-Unabhängigkeitsgrad in jedem Bereich der ATLs spezifisch festzustellen, um einer Verallgemeinerung eines Defizits in einem Lebensbereich auf alle anderen vorzubeugen.

ROPER, LOGAN und TIERNEY heben die Bedeutsamkeit des Einflusses physischer, psychologischer, soziokultureller, umweltbezogener und politisch-ökonomischer Faktoren auf die ATLs hervor sowie die *Individualität* eines jeden Menschen. Diese zeigt sich u. a. in bezug auf die Aktivitäten des täglichen Lebens

- wie ein Mensch sie ausführt
- wie oft ein Mensch sie ausführt
- wo ein Mensch sie ausführt
- wann ein Mensch sie ausführt
- warum ein Mensch sie ausführt
- was ein Mensch über sie weiß
- was ein Mensch über sie glaubt
- welche Einstellung ein Mensch zu ihnen hat

(ROPER u. a., 1985, S. 26)

ROPER, LOGAN und TIERNEY stellen die Schlüsselbegriffe ihres Modells

- Aktivitäten des täglichen Lebens (ATLs)
- Lebensspanne
- Abhängigkeits-/Unabhängigkeitskontinuum
- Einflußfaktoren auf die ATLs
- Individualität des Lebens

in einem schematischen Modell dar und zeigen darin deutlich die Wechselbeziehungen, die zwischen ihnen bestehen.

▋ Dorothea Orem

Obwohl schon in HENDERSONs Modell der Pflege und dem von ROPER, LOGAN und TIERNEY die größtmögliche Unabhängigkeit des Patienten als ein wesentliches Ziel der Pflege erkannt werden kann, sind es zweifelsohne OREMS Arbeiten, die den Schlüsselbegriff der *Selbstpflege* klar artikuliert und verbreitet haben.

OREMS *Selbsthilfedefizittheorie* hat drei Dimensionen,

1. die Beschreibung und Erklärung der *Selbsthilfe*

2. die Beschreibung, Erklärung und Begründung der pflegerischen Hilfe in Situationen des *Selbsthilfedefizits*

3. die Beschreibung und Erklärung der Beziehungen, die eingegangen und aufrechterhalten werden müssen, damit Pflege im Rahmen eines *Pflegesystems* stattfinden kann.

An die Aktivitäten des täglichen Lebens (HENDERSON; ROPER, LOGAN & TIERNEY) erinnern OREMS allgemeine *Selbsthilfeerfordernisse:* Erhaltung von Luft, Wasser, Nahrung, Ausscheiden, Aktivität, Ruhe, Alleinsein, soziale Interaktion, Vermeidung von Gefahren und Förderung des menschlichen Funktionierens (MARRINER-TOMEY 1992, S. 191).

In einem Netzwerk menschlicher Beziehungen ist der einzelne der Selbstpflege fähig und trägt wiederum seinen Teil dazu bei, auch anderen diese Möglichkeit zu schaffen. Wenn diese Beziehungen durch Krankheit oder Behinderung gestört sind und Pflegende in das Netzwerk eintreten, müssen die Beziehungen neu geordnet werden.

OREM bedient sich dazu der Vorstellung von *drei Arten von Pflegesystemen,* eines vollständig kompensatorischen Systems, eines teilweise kompensatorischen Systems und eines unterstützend-erzieherischen Systems.

Vollständig kompensatorische Pflegesysteme werden benötigt, wenn der Patient weitreichende Selbsthilfedefizite aufweist und auf die sogenannte »therapeutische Selbstpflege« der Krankenschwester angewiesen ist, die durch ihre Handlungen die Unfähigkeit des Patienten, Selbstpflege zu leisten, kompensiert und ihn dabei unterstützt und schützt. Als Beispiel könnte der bewußtlose Patient dienen, aber auch der in einer tiefen Depression befangene Mensch.

Teilweise kompensatorische Pflegesysteme bestehen, wenn sowohl die Krankenschwester als auch der Patient tätig werden, um die Selbstpflegefähigkeiten des Patienten optimal zu nutzen und zu fördern. Der Patient leistet einige Selbstpflegemaßnahmen, reguliert die Selbstpflegehandlung und akzeptiert Pflege und Hilfe von der Krankenschwester. Diese leistet einige Selbstpflegemaßnahmen für den Patienten, wodurch sie seine noch bestehenden Selbstpflegedefizite kompensiert, doch darauf achtet, daß diese Hilfe nur in dem Maße umgesetzt wird als sie aus der Sicht des Patienten notwendig ist, um das therapeutische Ziel zu erreichen. In dieses System fallen sehr wahrscheinlich die meisten pflegerischen Interventionen, die nach dem Prinzip »so viel wie notwendig, so wenig wie möglich« abzuwägen sind, da nur auf diese Weise dem Patienten die Möglichkeiten autonomen Handelns hinsichtlich seiner Selbsthilfeerfordernisse gewährt werden, diese sozusagen »in eigener Regie« zu erfüllen, wo er dessen fähig ist.

Unterstützend-erzieherische Pflegesysteme sind

> »für Situationen gedacht, in denen der Patient in der Lage ist, die erforderlichen Maßnahmen der extern oder intern orientierten therapeutischen Selbstpflege auszuführen, oder es lernen kann oder muß, aber dies nicht ohne Hilfe machen kann«. (MARRINER-TOMEY 1992, S. 194)

Hier bezieht OREM eine Position, die zunehmend an Bedeutung gewinnt für die Menschen, die an Krankheiten leiden, welche zwangsläufig zu einem Teil ihres Lebens werden, in dem jedoch die Integrität ihrer Person und zumindest ein bedingtes Wohlbefinden gewährleistet werden sollen. Um diese Bedingungen zu schaffen, weist OREM ausdrücklich darauf hin, daß sich die Hilfestellung der Krankenschwester nicht darin erschöpft, für jemanden zu handeln oder etwas zu tun, sondern daß es zu ihren Aufgaben gehört, zu leiten, zu lehren, zu unterstützen und für eine die Entwicklung des Patienten fördernde Umwelt zu sorgen.

▌ Hildegard Peplau

Wenn in HENDERSONS und ROPERS, LOGANS und TIERNEYS Modellen der Pflege die Beziehung zwischen Pflegenden und Patienten eher implizit ist, macht OREM schon einige explizite Aussagen dazu in ihren drei Arten von Pflegesystemen und in ihrer spezifischen Benennung der verschiedenen Rollen (Helfer, Leiter, Lehrer, Berater), die in der pflegerischen Aufgabe realisiert werden müssen. PEPLAU rückt die *Krankenschwester-Patient-Beziehung* vollends in den Mittelpunkt ihrer Betrachtungen. Ihre jahrelangen Erfahrungen in der psychiatrischen Pflege beeinflußten sicherlich die Wahl der psychodynamischen Perspektive, aus der sie den Beziehungsprozeß zwischen Pflegendem und Gepflegtem darstellt. Auch der Titel ihres ersten Buches »Zwischenmenschliche Beziehungen in der Krankenpflege« (Interpersonal Relations in Nursing), das 1953 erschien, bekräftigt die Bedeutung, die die Beziehung zu dem Patienten in der Realisierung der pflegerischen Rolle hat.

PEPLAU beschreibt vier Phasen dieses Beziehungsprozesses.

In der *Orientierungsphase* ist sich der Patient einiger der Bedürfnisse bewußt, die er erhofft mit professioneller Hilfe befriedigen zu können. Die Krankenschwester identifiziert mit dem Patienten mögliche Probleme, um sein Hilfebedürfnis bestimmen zu können. Doch im wesentlichen treten sie sich als Fremde gegenüber, die möglicherweise vollkommen unterschiedliche persönliche (Patient) und berufliche (Schwester) Ziele haben könnten.

In der *Identifikationsphase* entsteht eine helfende Beziehung, in der der Patient sich vorerst mit denjenigen identifiziert, die ihm helfen könnten. Die individuellen Wahrnehmungen der konkreten Probleme, ihrer Ursachen und ihrer Bedeutung in der Erfahrung des Patienten sowie das Einordnen des jeweils anderen in der Problemsituation eröffnet pflegerische Perspektiven, aus denen dem Patienten Hilfsangebote, die seiner persönlichen Situation entsprechen, gemacht werden.

In der *Ausbeutungsphase* versucht der Patient, den für ihn ersichtlichen Nutzen aus der Beziehung zu ziehen. Die Krankenschwester erfährt möglicherweise häufig wechselnde und gelegentlich widersprüchliche Erwartungen. Mal scheint der Patient Fürsorglichkeit und Schutz, mal Begleitung und Austausch, mal partnerschaftliche Gleichstellung zu verlangen; hier bietet die Schwester oft Ersatzbeziehungen für den Patienten, die, wenn auch nicht immer unproblematisch, echte Lernmöglichkeiten darstellen. Man könnte dies auch als eine Phase des Ausprobierens ansehen, in der gegenseitiges individuelles Verstehen wachsen kann, wie und in welcher Wichtigkeit die Probleme des Patienten zu sehen sind, welchen Beitrag und in welchem Maße Schwester und Patient zu der Lösung beisteuern und welche gemeinsamen Gesundheitsziele verfolgt werden können. Es zeichnen sich anstelle der »Ersatz«rollen (zum Beispiel Mutter, Schwester, Freundin) professionelle Rollenanteile ab, wie Lehrerin, Beraterin, »neutrale Instanz«.

In der *Entschlußfassungsphase* gelingt es, klare Ziele, die beiderseitig und gemeinsam begründet und formuliert werden können, zu verfolgen. Es werden gemeinsame Anstrengungen unternommen, um Probleme zusammen und konstruktiv zu lösen. Die persönlichen Ziele des Patienten und die beruflichen Ziele der Krankenschwester erreichen eine hohe Kongruenz, und deren Erfüllung sollte die Pflege letztlich überflüssig machen, das heißt, die zwischenmenschliche Bindung wird und soll sich lösen.

Diese vier Phasen des Beziehungsprozesses zwischen Krankenschwester und Patient sind idealtypisch, das heißt, in der Realität lassen sie sich nicht immer so genau differenzieren, sie überschneiden sich und sind auch gelegentlich rückläufig. Was die aus dieser Betrachtungsweise resultierenden Erkenntnisse verbindet, ist die Darstellung der Krankenpflege als ein wechselseitiger Lernprozeß, in dem beide, die Krankenschwester und der Patient, ein persönliches Wachstum erfahren.

■ Schwester Callista Roy

Die bedürfnis- und beziehungsorientierten Pflegemodelle und die daraus abgeleiteten theoretischen Ansätze sind in ihrem hauptsächlichen Fokus individualistisch. Ihre Vertreter – HENDERSON, ROPER, LOGAN und TIERNEY, OREM und PEPLAU – weisen zwar auf die Umwelt hin und deren Bedeutung für den einzelnen Menschen, doch erst die systemorientierten Theoretikerinnen versuchen, einige der Prozesse zu identifizieren, die das Individuum und seine Umwelt verbinden.

ROY stellt den Schlüsselbegriff der *Adaption* in den Mittelpunkt ihrer Überlegungen. Sie sieht den Menschen als Teil eines komplexen *Systems*, das durch interne oder externe Veränderungen gestört werden kann, und das Ziel der Krankenpflege darin,

> »dem Menschen zu helfen, sich an Veränderungen seiner physiologischen Bedürfnisse, seines Selbstkonzeptes, seiner Rollenfunktion und seiner gegenseitigen Abhängigkeitsbeziehungen durch Krankheit und Gesundheit anzupassen. Die Krankenpflege erfüllt eine einzigartige Rolle als Förderer der Anpassung, durch das Bewerten des Verhaltens in jedem der vier Anpassungsmodifikationen und durch das Eingreifen bei der Bewältigung der beeinflussenden Stimulierungen«. (MARRINER-TOMEY, 1992, S. 483)

Zu den vier Anpassungsmodifikationen rechnet ROY die physiologischen Bedürfnisse, das Selbstkonzept, die Rollenfunktionen und Beziehungen mit gegenseitiger Abhängigkeit.

ROY sieht in dem menschlichen Verhalten eine Anpassung an die Umwelt und die organischen Kräfte. Jede Veränderung in dem System Mensch-Umwelt muß durch Anpassung ausgeglichen werden. Besondere Aufmerksamkeit schenkt sie den Beziehungen mit gegenseitiger Abhängigkeit, da nur durch diese die psychische Integrität durch die Erfüllung der Bedürfnisse nach Fürsorge und Zuneigung erhalten werden kann.

ROY bettet ihre systemtheoretischen Überlegungen in eher allgemeine humanistische Vorstellungen von dem Menschen als ein kreatives Individuum ein, dessen Verhalten zweckmäßig und nicht nur eine Kette von zufälligen Ursachen und Wirkungen ist. Als ein biopsychologisches Wesen steht er in einer konstanten Wechselbeziehung mit einer sich ständig verändernden Umwelt. Seine Ansichten und Meinungen sind wertvoll und die zwischenmenschlichen Beziehungen von besonderer Bedeutung in den ständigen Adaptionsprozessen.

▌ Dorothy Johnson

Zu den systemorientierten Theoretikerinnen gehört auch JOHNSON, die den Menschen als ein *Verhaltenssystem* konzipiert, das eine organisierte und integrierte funktionale Einheit bildet, die die Interaktion zwischen dem Menschen und seiner Umwelt bestimmt und begrenzt. Der Mensch als Verhaltenssystem versucht *Stabilität* und *Gleichgewicht* zu erreichen, die für ein effizientes und effektives Funktionieren notwendig sind.

Die *Anpassungen* und *Adaptionen*, die zu dieser Stabilität und diesem Gleichgewicht führen, verlaufen in sechs Teilsystemen, die miteinander verbunden sind.

Das *Bindungs-Zugehörigkeitssystem* bildet die Grundlage für die soziale Organisation des Menschen, in der er Überleben und Sicherheit findet. Auch für JOHNSON haben die zwischenmenschlichen Beziehungen eine grundlegende Bedeutung, um die Integrität des Menschen zu formen und zu bewahren.

Das *Abhängigkeitssystem* ermöglicht helfendes und fürsorgliches Verhalten. Wie auch ROY in den Beziehungen gegenseitiger Abhängigkeit, erkennt JOHNSON, daß ein gewisses Maß an gegenseitiger Abhängigkeit für das Überleben des einzelnen und das sozialer Gruppen notwendig ist.

Wenn Stabilität und Gleichgewicht des Menschen durch interne oder externe Einflüsse gestört sind, erfordert der Versuch, diese wiederherzustellen, einen ungewöhnlichen Aufwand an Energie, die nur aus den Bindungen an andere Menschen gewonnen werden kann.

Die *biologischen Systeme* erfüllen den offensichtlichen Zweck, das physische Überleben des Menschen zu sichern. Wie auch andere Pflegetheoretikerinnen betont JOHNSON ihren Zusammenhang mit sozialen und psychologischen Prozessen.

Das *sexuelle System* hat die Doppelfunktion von Fortpflanzung und Belohnung. Hier werden die biopsychosozialen Zusammenhänge besonders deutlich, zum Beispiel in der Entwicklung der geschlechtlichen Identität des Menschen.

Zum Selbstschutz und zur Selbstbewahrung bedient sich der Mensch des *aggressiven Systems*, dem jedoch durch soziale Normen Grenzen gesetzt sind, damit andere Menschen geschützt werden und ihr Eigentum respektiert wird. Inwiefern aggressive Verhaltensweisen erlernt sind oder zum angeborenen Handlungsrepertoire des Menschen gehören, bleibt eine offene Frage.

Das *Leistungssystem* umfaßt intellektuelle, physische, kreative, mechanische und soziale Fähigkeiten des Menschen, die ihm gestatten, seine Umwelt zu manipulieren und sie durch besondere Leistungen zu kontrollieren und zu beherrschen.

Ein für die spezifischen Ziele der Krankenpflege wichtiger Schlüsselbegriff ist das *Gleichgewicht*. Es wird

> »als ein stabilisierter, aber mehr oder weniger vorübergehender, ruhender Zustand definiert, bei dem das Individuum in Harmonie mit sich selbst und mit seiner Umwelt ist«. (MARRINER-TOMEY 1992, S. 461)

JOHNSON weist ausdrücklich darauf hin, daß dieser Zustand nicht identisch mit dem Begriff der Gesundheit ist, da er in Gesundheit und Krankheit erreichbar ist.

Auftretende *Spannungen* sind ein Hinweis darauf, daß das Gleichgewicht gestört ist und eine adaptive Veränderung notwendig sein wird. Spannungen sind nicht mit den Störfaktoren, den *Stressoren* gleichzusetzen, sondern sind eine konstruktive Reaktion auf eben diese Stressoren, die Adaptionen hervorrufen und damit möglichen Schaden für den Menschen verhindern.

Für JOHNSON ist die Krankenpflege eine der Energieressourcen, die der Mensch in Zeiten von Streß nutzen kann, um Erkenntnisse über Ordnung, Störung und Kontrolle im Erfahrensbereich von Gesundheit und Krankheit zu gewinnen und die über eindrucksvolle Regulationsmechanismen verfügt, effektive Hilfe während der Störung des Systemgleichgewichtes anzubieten.

▌ Imogene King

KING reiht sich selbst unter die Pflegetheoretikerinnen ein, die einen systemtheoretischen Ansatz nutzen, wenn sie sagt:

> »Wenn das Ziel der Krankenpflege die Sorge um die Gesundheit des einzelnen und die Gesundheitsvorsorge von Gruppen ist, und wenn man die Prämisse akzeptiert, daß Menschen offene Systeme sind, die mit der Umwelt interagieren, dann muß ein konzeptionelles Bezugssystem für die Krankenpflege organisiert werden, um diese Ideen aufzunehmen.« (MARRINER-TOMEY 1992, S. 507)

Sie betrachtet das Individuum als ein persönliches System, das in Gruppen lebt, die die zwischenmenschlichen Systeme darstellen und die wiederum eingebettet sind in die Gesellschaft, das heißt, in größere, weiterreichende soziale Systeme. KING hält diese systemorientierte Perspektive für nützlich, um die Veränderungen und die Komplexität in ›Gesundheitspflegeorganisationen‹ zu verstehen. Auf allen Systemebenen – Individuen, Gruppen, Gesellschaft – bilden Menschen das Grundelement, die Bedeutungen, Energien und Informationen mit anderen Individuen und der Umwelt austauschen.

Ihre Schlüsselbegriffe sind Wahrnehmung, Selbst, Körperbild, Entfaltung und Entwicklung sowie Zeit und Raum, deren Bedeutung man verstehen muß, um den Menschen als *Person* verstehen zu können. Auf die Person und ihre *Zielsetzungen* konzentriert sich KING insbesondere, womit sie ein interaktionelles Element als den Kern pflegerischen Handelns klar herausstellt.

In einer Reihe von Behauptungen läßt sich KINGs zielorientierte Denkweise verdeutlichen (MARRINER-TOMEY 1992, S. 513).

1. Wenn es in einer Krankenschwester-Klienten-Interaktion zu genauen Wahrnehmungen kommt, finden interpersonelle Transaktionen statt.

2. Diese Transaktionen zwischen Krankenschwester und Klienten dienen der Erreichung von Zielen.

3. Wenn Ziele erreicht werden, sind beide – Krankenschwester und Klient – zufrieden.

4. Wenn Ziele erreicht werden, findet effektive Pflege statt.

5. Durch die Transaktionen in Krankenschwester-Klienten-Interaktionen wird das Wachstum und die Entwicklung beider gefördert.

6. Damit es zu effektiven Transaktionen zwischen Krankenschwester und Klient kommt, müssen die Rollenerwartungen und die Rollenausführung als kongruent wahrgenommen werden.

7. Wenn Krankenschwester, Klient oder beide einen Rollenkonflikt erfahren, kommt es zu Streß in den Krankenschwester-Klienten-Interaktionen.

8. Wenn die Krankenschwester mit speziellem Wissen und Fähigkeiten dem Klienten geeignete Informationen übermitteln kann, werden gemeinsame Zielsetzungen möglich, die auch erreicht werden können.

KINGs Theorie der Zielerreichung im zwischenmenschlichen System illuminiert insbesondere die Interaktionen und Transaktionen der Zweierbeziehung Krankenschwester-Klient.

> »Sowohl der Klient als auch die Krankenschwester nehmen durch den Prozeß wahr; sie kommunizieren, schaffen so Handlungen. Diese Handlungen führen zu Reaktionen, und falls es eine Störung gibt, können Ziele gesetzt werden. An diesem Punkt werden Möglichkeiten zur Erreichung des Ziels untersucht und darüber abgestimmt, Transaktionen durchgeführt und es kommt zum Erreichen des Ziels.« (MARRINER-TOMEY 1992, S. 515)

KINGS zielorientiertes Interaktionsmodell ist möglicherweise unter den systemtheoretischen Ansätzen am zugänglichsten und am besten in der Praxis nachvollziehbar.

∎ Betty Neuman

Die allgemeine Systemtheorie fundiert auf der Annahme, daß sich die Elemente eines natürlichen, offenen Systems in ständiger Interaktion befinden und
damit die Eigenartigkeit eines jeglichen Systems hervorbringen.
NEUMAN konstruierte ein komplexes Systemmodell, das diese Interaktionen
zwischen der Grundstruktur des Individuums, den internen und externen
Stressoren, der Reaktion, Intervention und Wiederherstellung (Adaption) sowie der Bedeutung von Interventionen als primäre, sekundäre und tertiäre
Prävention herstellt. Es braucht einige Zeit, sich in diese Komplexität hinein-
zudenken, doch eröffnen sich dadurch bedeutsame Perspektiven, die in anderen Modellen nicht so klar hervortreten. Hier seien insbesondere zwei hervor-
gehoben.
NEUMAN verbindet die bekannten Präventionsebenen mit der Krankenpflege
weit über die als spezifisch prophylaktisch eingestuften Handlungsabläufe hinaus
zu einer Vorstellung von *Prävention als sinnvolle pflegerische Intervention,* die dem
Klienten hilft, Systemstabilität zu erlangen oder zu bewahren.
In der *primären Prävention* wird ein Stressor vermutet oder entdeckt, dessen Risi-
kograd noch unbekannt sein mag und der noch keine Reaktion bei dem Individuum ausgelöst hat. Neuman meint, daß nun alle pflegerischen Handlungen darauf zielen sollten, die Möglichkeiten zu verringern, daß der Patient auf diesen
Stressor trifft und eine Reaktion seinerseits gar nicht erst ausgelöst wird. Im
Prinzip könnte man hier davon sprechen, daß alle pflegerischen Handlungen
streßreduzierend oder streßvermeidend sein sollten.
Sekundäre Prävention wird notwendig, wenn als eine Folge von Stressoren Reaktionen aufgetreten sind, die die Stabilität des Individuums bedrohen (zum Beispiel Krankheitssymptome, Unwohlsein). Alle pflegerischen Handlungen sollten
auf eine Mobilisierung der internen und externen Ressourcen des Patienten zielen, die zur Systemstabilisierung genutzt werden können. Dazu gehört die Stär-
kung interner Faktoren, die dem Patienten helfen, sich unbeschadet einem Stressor aussetzen zu können (zum Beispiel ein effektives Immunreaktionssystem).
NEUMAN spricht hier von flexiblen Widerstandslinien, die durch entsprechende
pflegerische Maßnahmen gestärkt werden können.
Die *tertiäre Prävention* bezieht sich auf die erneute Anpassung und Wiederherstellung der Stabilität des Individuums. Pflegerische Interventionen sollten den Widerstand gegen Stressoren, die den Patienten zu instabilisieren drohen, durch
gesundheitserzieherische Maßnahmen stärken, so daß er sie entweder in Zukunft
vermeiden kann (zum Beispiel unregelmäßige Nahrungsaufnahme) oder ihnen

gestärkter begegnen kann (zum Beispiel mit einem gefestigteren Selbstbild und einem höheren Selbstwertgefühl).

Interessant ist auch die Vorstellung NEUMANs von *normalen und flexiblen Verteidigungslinien*, die der Mensch nutzt, um mit internen und externen Stressoren angemessen und effektiv umgehen zu können.

Die *normalen Verteidigungslinien* sind das Ergebnis von verschiedenen Verhaltensweisen des Menschen, die in der Form von Copingstrategien und Lebensstilen als effektive Adaptionen gegen innere und äußere Stressoren den Gleichgewichtszustand bewahren oder ihn rasch wieder herstellen können.

> »Es ist grundsätzlich die Art und Weise, in der das Individuum mit Stressoren umgeht, während es nach dem kulturellen Muster funktioniert, in dem es geboren wurde und an das es sich anzupassen versucht.« (MARRINER-TOMEY 1992, S. 533)

Ohne Zweifel wird diesen normalen Verteidigungslinien in der Pflege zuwenig Aufmerksamkeit gewidmet und der Patient angehalten, sich auf eine für ihn ungewohnte und damit zusätzlich belastende Weise mit Stressoren auseinanderzusetzen.

Die *flexiblen Verteidigungslinien* beruhen auf weniger fest etablierten Verhaltensmustern, sie sind dynamisch und können schneller geändert werden. Die Beziehungen zwischen physiologischen, psychologischen, soziokulturellen, entwicklungspotentiellen und spirituellen Einflußfaktoren können ein reichhaltiges Spektrum an Handlungsalternativen bieten, mit denen der Mensch seine flexible Verteidigungslinie stärken kann, um negative Reaktionen auf Stressoren vermeiden zu können. Man denke hier an die vielerlei Möglichkeiten, den unerwünschten Reaktionen auf Schlafmangel oder Schlafstörung vorbeugen zu können. Die Aufgabe der Pflege besteht darin, mit dem Patienten zielorientierte Handlungsschritte und -muster zu erkunden, die nicht nur einer augenblicklichen Streßreduzierung dienen, sondern auch durch Einübung zu einem Bestandteil der normalen Verteidigungslinie des Menschen werden können und dies um so mehr, wenn die Stressoren nicht ausgeschaltet werden können (zum Beispiel wiederkehrende ungewöhnliche Sinneswahrnehmungen).

▌ Martha Rogers

In einem nahezu globalen Entwurf, der in seinem Bezug von der Astronomie über die biologischen und sozialwissenschaftlichen Wissensbereiche bis zur Geschichte, Philosophie und Religion reicht, und auch die Mathematik und Literatur nicht unberücksichtigt läßt, entwickelt ROGERS ihr Modell vom einheitlichen Menschen und seiner Umwelt als Energiefelder, die wesentlich für den Lebensprozeß sind. ROGERS' *einheitlicher Mensch* befindet sich in seiner *Ganzheit* in einem kontinuierlichen Prozeß, in einer Wechselbeziehung zu seiner Umwelt.

Der Mensch als Ganzes kann nicht verstanden werden, wenn er auf Einzelteile reduziert wird. Menschen sind mehr als ihre in einer reduktionistischen Sichtweise wahrgenommenen Einzelfunktionen und -eigenschaften. Sie verhalten sich als ein alle diese Einzelfunktionen und -eigenschaften integrierendes Ganzes, wobei dies mehr und anders ist als die Summe all seiner Teile.

ROGERS versucht aufzuzeigen, daß das Prinzip der Nichtreduzierbarkeit des Wesens des Ganzen auf seine Teile nicht nur auf das Individuum zutrifft, sondern als universelles Prinzip in Gruppen, in der Gesellschaft, ja, im Universum waltet. Ihre Hinweise auf die Relativitätstheorie, auf die allgemeine Systemtheorie, auf die Elektro-Dynamische Lebenstheorie und vieles mehr dieser Art, das ihr Verständnis von der Natur des Menschen untermauern und belegen soll, kann für den Leser etwas schwer verdaulich und ein wenig hinderlich sein. Doch je näher sie der Individualebene kommt, desto verständlicher und nachvollziehbarer werden ihre Aussagen.

Es ist eine interessante Idee, den Menschen in seiner Ganzheit als ein *Energiefeld* zu sehen, das mit einem anderen Energiefeld, nämlich seiner Umwelt, in einem ständigen Austausch steht. Die Begrifflichkeit der Energie stellt die Dynamik dar, die den Menschen und seine Umwelt charakterisiert, in der die Dimensionen von Raum und Zeit zu einer Entwicklung führen, die nie wiederholbar ist, da mit jeder Veränderung des Menschen ein neues Selbst in einer neuen Umwelt entsteht. Diese eher einer Spirale als einem Kreis vergleichbare Entwicklung, die kontinuierlich ist, aber sich nicht wiederholen kann, weil sie ständig neue (individuelle und umweltbezogene) Strukturen erzeugt, bezeichnet ROGERS als *Helizität*.

Mit dem Begriff der *Resonanz* bezeichnet ROGERS einen Anreicherungsprozeß, der die soeben betrachtete Entwicklung des Energiefeldes Mensch und des Energiefeldes Umwelt begleitet. Mit fortschreitenden Jahren in der Zeitdimension der Lebensspanne steigt die Komplexität des Lebens, erhöht sich die Dynamik des Austausches zwischen den beiden Energiefeldern Mensch und Umwelt.

Die Krankenpflege hat die Aufgabe

> »eine harmonische Interaktion zwischen der Umwelt und dem Menschen zu fördern, die Kohärenz und Integrität der Menschen zu stärken sowie die Struktur der Interaktion zwischen Mensch und Umwelt zur Verwirklichung des maximalen Gesundheitspotentials zu leiten und umzustellen«.
> (MARRINER-TOMEY 1992, S. 587)

ROGERS sieht in der ständigen Veränderung des Menschen in seinem Umfeld die Notwendigkeit einer kontinuierlichen Wissensentwicklung in der Pflege. Informationen müssen ständig den neuen Gegebenheiten angepaßt werden. Es gibt für ROGERS kaum etwas Vergänglicheres als durch neue Situationen überholte und irrelevant gewordene Daten. Wer heute noch das Wohlbefinden des Patienten mit dem Fieberthermometer ergründen will, verstößt in erster Linie gegen die Vorstellung des einheitlichen Menschen, der als Ganzes und nicht nur mit einem Teilsystem an den Veränderungen teilnimmt.

Schließlich sieht ROGERS

> »die Krankenschwester als wesentlichen Teil der Umgebung des Klienten. Sie betrachtet die Krankenpflege auch als einen einzigartigen Dienst, der sich mit ›einheitlichen Menschen‹ beschäftigt, die sich von der Summe ihrer Teile unterscheiden. Das unterscheidet die Krankenpflege von anderen Berufen und Grundwissenschaften«. (MARRINER-TOMEY 1992, S. 594)

3 Grundlagen psychiatrischer Pflege

A Selbstwahrnehmung 81

B Kommunikation 84

■ Definitionen 84

■ Grundlagen effektiver Kommunikation 85

■ Schritte des Kommunikationsprozesses 86

‖ Präsent sein 86

‖ Wahrnehmen und beobachten 88

‖ Zuhören 88

‖ Reagieren und antworten 90

‖ Erklären und Auslegen – Interpretieren 91

‖ Überprüfen und Reflektieren 92

■ Weiteres Pflegewissen 96

‖ Gezielte Anwendung nonverbaler Kommunikation 96

‖ Gesprächsformen 97

‖ Fragen und Antworten 100

‖ Feedback (Rückmeldungen) 103

‖ Kommunikationsebenen 105

‖ Anatomie einer Nachricht 110

‖ Das Modell der Transaktionsanalyse als Hilfsmittel 113

‖ Nachricht und Entscheidungsfreiheit des Empfängers 116

C Beziehung 118

■ Sich selbst kennen 118

■ Definitionen 121

3

■ Ziele der Beziehungsgestaltung (Grobziele) 122

■ Pflegerische Zugangswege zum Patienten 122

■ Phasen einer Arbeitsbeziehung 124

■ Pflegerische Rollen in der Beziehung zum Patienten 126

■ Verhaltensweisen, die in eine Sackgasse führen 127

■ Siezen und Duzen 128

D Die Gruppe 130

■ Der Sinn der Gruppe beim menschlichen Zusammenleben 130

■ Normen 131

■ Rollen 131

II Gruppenrollen und Funktionen 132

II Entwicklungsphasen einer Gruppe 133

II Aufgaben eines Gruppenleiters 133

■ Der Gruppenprozeß 135

■ Vorbereitung einer neuen Gruppe 137

■ Gruppen im Aufgabenbereich psychiatrischer Pflege 139

E Milieu 140

■ Einführung 140

■ Schädigende Milieufaktoren 144

■ Pflegerische Ziele des Milieus, das wir gestalten 145

■ Pflegerisches Handeln in Beispielen 148

▮▮ Äußere Umgebung   148

▮▮ Demokratisierung   151

▮▮ Zwischenmenschliche Kultur   154

▮▮ Rollenverständnis   157

▮▮ Nähe – Distanz   162

▮ Hilfsmittel   168

F   Rahmenbedingungen   169

▮ Teamarbeit   170

▮▮ Teamarbeit – notwendiges Übel oder Bereicherung   171

▮▮ Was fördert, was hindert Teamarbeit   172

▮▮ Aufgaben eines Teams   173

▮▮ Im System eingebaute Schwierigkeiten   174

▮ Fort- und Weiterbildung   ´75

▮▮ Fortbildung   175

▮▮ Weiterbildung   176

▮ Supervision   178

▮▮ Definitionen   178

▮▮ Wozu dient Supervision   179

▮▮ Formen von Supervision   179

▮▮ Rahmenbedingungen   180

▮▮ Wozu Supervision verleiten kann   181

Grundlagen psychiatrischer Pflege

Im Unterschied zu manchen anderen Fachgebieten der Pflege beschränkt sich das Instrumentarium psychiatrischer Pflege im wesentlichen auf die eigene Person und das eigene Verhalten. Mit psychisch Kranken begegnen uns Menschen, deren Beziehung zu sich selbst und zur Umgebung durch veränderte Wahrnehmung beeinträchtigt ist und die sich deshalb im zwischenmenschlichen Beziehungsgeflecht schlecht orientieren können. Viele von ihnen haben es nicht gelernt, mit ihren Gefühlen konstruktiv umzugehen, sie für andere verständlich zu äußern und leiden an ihrer ausgeprägten Sensibilität. Um auf hilfreiche Weise mit dem Patienten Kontakt aufzunehmen, die Arbeitsbeziehung zu gestalten und Orientierung zu erleichtern, muß ich selbst orientiert sein über mein eigenes Kontaktverhalten und mich damit auseinandersetzen, was sich zwischen mir und dem anderen abspielt.

Die Grundlagen dazu werden in nachfolgenden Abschnitten beschrieben.

A   Selbstwahrnehmung

Wenn ich anderen Menschen begegnet wäre,
dann wäre ich ein anderer geworden.
Hätte ich andere Bücher gelesen,
würde ich anderes denken.
Als Sohn eines anderen Landes
hätte ich andere patriotische Gefühle.
Von einer anderen Religion umfangen,
spräche ich andere Gebete.
In einem anderen Jahrhundert beheimatet,
strebte ich anderen Idealen nach.
Wäre ich auf andere Fragen gestoßen,
würde ich andere Antworten suchen.
Von welchen Voraussetzungen bin ich abhängig?
Welche Fäden halten mich am Leben?
An welchen Bedingungen hängt meine Existenz?

OTTO BETZ

»Wie geht es dir?«

Eine ehrliche Antwort auf diese Frage bedeutet eine momentane Bestandsauf-nahme des geistigen, körperlichen und seelischen Befindens, die jeder Mensch – auch ohne Nachfrage – für sich selbst immer wieder und in der Beziehung zu sich selbst beantwortet. »Ich bin müde«, »ich bin durstig«, »ich bin glücklich«, »ich habe Pläne«, »ich habe Schmerzen« sind Schlußfolgerungen dieser Selbstprü-fung, die nicht immer bewußt vonstatten geht, sondern oftmals unauffällig unser Leben lenkt.

Die Gefühle, die ich habe, die ein anderer in mir auslöst, dienen in der Begegnung mit psychisch kranken Menschen als das grundlegende Handwerkszeug. Sie müssen mir bewußt werden, damit ich sie sinnvoll einsetzen kann. So wie ein Handwerker lernt, für seine Aufgabe das richtige Handwerkszeug hervorzuho-len, lerne ich, meine Gefühle wahrzunehmen, zu überlegen, woher sie kommen und wann und wie ich sie einsetzen kann. Wenn ich die Bestandsaufnahme ins Bewußtsein hole und nicht dem Zufall überlasse, bekomme ich die wichtigsten Instrumente in die Hand. Nachfolgende oder ähnliche Fragen an mich selbst können mir dabei helfen.

Sich selbst wahrnehmen

- Was kann ich gut, was macht mir Spaß?
- Was fällt mir schwer, wann muß ich mich zu etwas zwingen?
- Mit welchen meiner Verhaltensweisen gehe ich anderen Menschen auf den Wecker?
- Wie gehe ich mit eigenen Problemen um?
- Wann und wo hole ich mir Hilfe?
- Welche körperlichen Signale zeigen mir, daß ich ein ungelöstes Problem mit mir herumschleppe?
- Wann wird mir das Zusammensein mit Menschen zuviel, woran merke ich das?
- Wann macht mir die Arbeit in der Gruppe Spaß, wann würde ich am liebsten flüchten?
- Wann kehre ich Konflikte gerne unter den Teppich, welche scheinen mir un-lösbar?
- Bei welchen Schlampereien von anderen platzt mir der Kragen?
- Welche Haltungen und Wertvorstellungen sind mir besonders wichtig?
- Was kann ich aushalten und ertragen, was lehne ich ab?
- Wie erkenne ich meine Defizite und Grenzen, wie mache ich sie anderen deut-lich?
- Wie schütze ich meine wunden Punkte vor Verletzungen?

▬   Sich selbst und andere respektieren, tolerieren und akzeptieren

▪ Was und wer hilft mir dabei, neugierig zu bleiben auf einen Menschen mit seiner Lebensgeschichte, seinen psychischen Störungen und seiner jetzigen und zukünftigen Lebenssituation?

▪ Wie geht es mir, wenn ich einem Menschen begegne, der ungepflegt oder verwahrlost ist?

▪ Was empfinde ich, wenn jemand so viel redet, daß ich nicht mehr zu Wort komme?

▪ Was geht in mir vor, wenn mir jemand von seinen Wahnvorstellungen erzählt?

▪ Was geht in mir vor, wenn ich einem abhängigen Patienten begegne? Kann es sein, daß ich Abhängigkeit ablehne? Wenn ja, warum? Warum werde ich wütend auf abhängige Patienten?

▪ Was erschwert mir den Umgang mit hilflosen alten Menschen?

▪ Warum reagiere ich mit Angst und Abwehr auf die Mitteilung eines Patienten, er wolle nicht mehr leben?

▪ Welche Unterstützung brauche ich, damit ich mich diesem Problem stellen kann?

▪ Wie reagiere ich in unvorhergesehenen und unvorhersehbaren Situationen?

▪ Welche psychiatrischen Behandlungsmöglichkeiten halte ich für gut, welche für schlecht oder gefährlich?

▪ Wie sehe ich psychiatrische Institutionen, wie bewerte ich ihre Qualität, welche Dienstleistungen erwarte ich von ihnen?

▪ Warum fällt es mir schwer hinzunehmen, daß sich ein Patient mir nicht anvertrauen will?

▪ Wie soll einem mir nahestehenden Menschen bei psychischer Erkrankung begegnet werden?

▪ Was hindert mich daran, liebenswerte Eigenschaften bei einem Menschen mit mich störenden Verhaltensweisen zu erkennen?

▪ Welche allgemein gültigen Normen sind für mich unumstößlich und wie kann ich sie verteidigen, bei welchen diskutiere ich oder lasse sie in Frage stellen?

▪ Warum fällt es mir schwer, einem Patienten sein Tempo und den ihm angemessenen Weg selbst finden zu lassen?

▪ Unter welchen Bedingungen bleibe ich bei mich erschöpfendem Verhalten eines Patienten geduldig, wo kann ich meinen Ärger loswerden?

Unsere Grundhaltung gegenüber Psychiatrie und psychisch kranken Menschen ist verschiedenen Einflüssen, wie z. B. Vorbildern, eigenen Erfahrungen, Lektüre oder politischen und sozialen Strömungen ausgesetzt und damit der Modifikation unterworfen. Damit wir diesen Einflüssen nicht vollständig ausgeliefert sind, ist es notwendig, sich immer wieder aktiv und bewußt mit der eigenen Grundhaltung auseinanderzusetzen.

B Kommunikation

»*Man kann nicht* nicht *kommunizieren.*«   PAUL WATZLAWICK

Erklärung: Ein Mensch sitzt alleine im Warteraum eines Bahnhofs und scheint ein Buch zu lesen. Ein zweiter betritt den Warteraum, die beiden kennen sich nicht. Sie sprechen nicht miteinander, aber sie kommunizieren, sie senden Signale.

Der erste kann den Kopf heben und den zweiten ansehen. Er signalisiert damit, daß er wissen will, wer hereingekommen ist. Er kann mit dem Kopf nicken, was einer Begrüßung gleichkommt. Er kann weiterlesen und demonstriert damit, daß ihn der andere nicht interessiert. Er kann sich so drehen, daß er dem anderen den Rücken zukehrt, und macht damit deutlich, daß er nicht angesprochen werden will. Er kann die neben ihm stehende Tasche auf den Schoß nehmen. Das kann bedeuten, daß er entweder Angst um sein Eigentum hat oder dem anderen Platz machen will.

Was kann der zweite tun? Lassen Sie sich etwas einfallen!

▌ Definitionen

»Kommunikation« ist ein häufig gebrauchtes Wort in unserer Gesellschaft. Kommunikation ist ein sozialer Prozeß, bei dem, Schritt für Schritt aufeinander folgend, Handlungen durchgeführt werden, die ein bestimmtes geplantes Ziel erreichen sollen. Kommunikation ist das Mittel, das wir benutzen, um uns aufeinander zu beziehen und Gedanken, Gefühle, Haltungen, Bedürfnisse, Wünsche, Schmerzen, Probleme und Krisen miteinander zu teilen. In der Kommunikation werden Sprache und Signale verwendet, die unterschiedlich verstanden werden und interpretierbar sind. Kommunikation besteht aus verbalen und averbalen Anteilen.

Kommunikation kann zu Problemlösung und damit zu Zufriedenheit führen, jedoch kann sie auch frustrierend und belastend ablaufen. Kommunikation ist

- ein sozialer und dynamischer Prozeß, der dem Austausch von Ideen, Meinungen und Gedanken zwischen Menschen dient;
- eine Möglichkeit, Gefühle auszudrücken und mit ihnen umzugehen;
- ein System von Handlungen, das dazu dient, Meinungen zu befördern durch u. a. Sprache, Mimik, Gestik, Zeichen; verbale und averbale Kommunikation laufen gleichzeitig ab und lassen sich nicht trennen;
- ein Mittel, mit dessen Hilfe Informationen weitergegeben, empfangen und verstanden werden;
- ein Mittel, Beziehungen herzustellen und sie positiv oder negativ zu gestalten.

In der psychiatrischen Arbeit werden alle Formen der Kommunikation zielgerichtet eingesetzt und ständig auf ihre Wirksamkeit hin überprüft: Verbale und averbale Kommunikation, Konversation, Gesprächstechniken, Beratungs- und Informationsgespräche, Gruppengespräche, gemeinsames Tun.

▌ Grundlagen effektiver Kommunikation

Ich bin mir darüber im klaren, daß Wörter und Gesten vieldeutig sind.

Viele Dialektausdrücke, z. B. Schimpfwörter, bedeuten je nach Region etwas völlig anderes: Der Götz von Berlichingen gilt in Norddeutschland als Beleidigung, im Schwäbischen als Ausdruck freudiger Überraschung. Deshalb wähle ich Wörter und Sätze so aus, daß mein Gesprächspartner sie verstehen kann. Ich vergewissere mich, ob wir unter einem Begriff dasselbe verstehen. Wenn ich unsicher bin, bitte ich den anderen, mit seinen Worten zu wiederholen, was er verstanden hat und was nicht, so können Mißverständnisse gleich geklärt werden.

Ich erkenne Kommunikationsmuster bei anderen und bei mir selbst.

Jeder Mensch erlernt in seiner Sozialisation Kommunikations-Schemen, die er in heiklen Lagen immer wieder anwendet, z. B. wenn ihm ein Thema unangenehm ist, wenn er Informationen nicht preisgeben will. Diese Muster werden verbal und averbal sichtbar. Sie stehen häufig einer offenen Kommunikation im Weg. Wenn z. B. ein Patient wiederholt bei einem bestimmten Thema dem Blickkontakt ausweicht, sich räuspert oder das Thema wechselt, habe ich ein solches Kommunikationsmuster entdeckt und kann mit überlegen, was es für diesen Patienten bedeutet. Wenn ich meine eigenen Stereotypien kenne, merke ich im Kontakt schneller, daß ich mich jetzt gerade unbehaglich fühle.

Ich weiß, daß sich die Lebensgeschichte mit ihren Erfahrungen auf die Kommunikation und ihre Interpretation auswirkt.

Die Wahrnehmung jedes Menschen von dem, was wie mitgeteilt bzw. empfangen wird, ist beeinflußt von seinen jetzigen und früheren Erfahrungen und seinen Erwartungen an die Zukunft.

Beispiel: Frau J. wird einmal pro Woche von ihrem Vater auf der Station besucht. Jedes Mal weint sie nach den Besuchen. Ich kann interpretieren, daß sie traurig über den Abschied ist. Wenn ich jedoch weiß, daß Frau J. in ihrer Jugend vom Vater sexuell mißbraucht wurde, werde ich mir ihr Weinen anders erklären: Sie könnte erleichtert sein, daß der Besuch endlich vorbei ist, oder traurig darüber, daß sie es wieder nicht geschafft hat, ihren Vater auf die Vergangenheit anzusprechen oder ihn einfach wegzuschicken oder . . . oder . . .

Beispiel: Wenn eine Angehörige – Tante oder Großmutter – mit ihrer depressiven Verstimmung eine große Rolle in meiner Kindheit und Jugend gespielt und sich dann schließlich das Leben genommen hat, werde ich mit größerer Angst oder Abwehr auf einen depressiven und/oder suizidalen Patienten reagieren.

Ich beachte die Tatsache, daß der Umfang, zu dem der Patient in der Lage ist zu abstrahieren und Sachverhalte in Begriffe zu fassen, den Kommunikationsprozeß prägt.

Begriffsbildung und Abstraktionsvermögen sind intellektuelle Leistungen, die große Unterschiede aufweisen, abhängig von Sozialisation, psychologischen und physiologischen Faktoren. Bei schwer kranken psychiatrischen Patienten sind diese Fähigkeiten durch die Erkrankung beeinträchtigt: Manch ein akut psychotischer Patient schützt sich vor Reizüberflutung durch Halluzinationen oder illusionäre Verkennungen; ein schwer depressiver Patient kann komplexe Sachverhalte nicht aufnehmen, weil sich seine Gedanken nur um seine eigene Existenzbedrohung drehen; ein chronisch alkoholkranker Patient erweckt den Eindruck, daß er alles versteht – erst wenn ich dieses überprüfe, merke ich, wie wenig angekommen ist. Oft ist es notwendig herauszuspüren, welche Botschaften die eigentlich wichtigen und welche sekundär sind. Nur wenn ich mich auf die aktuelle Fähigkeit des Patienten zu abstrahieren einstelle, kann ich vermeiden, ihn dauernd zu überfordern, was einer therapeutisch wirksamen Kommunikation im Wege stünde.

▌ Schritte des Kommunikationsprozesses

Es ist noch kein Meister vom Himmel gefallen. Niemandem ist es in die Wiege gelegt worden, sich therapeutisch wirksam zu verhalten. Die Fähigkeiten und Kenntnisse dazu müssen erlernt bzw. erworben werden. Dazu dienen die folgenden sechs Schritte, die sowohl für verbale wie für averbale Kommunikation gelten.

▌▌ Präsent sein

Unser Verhalten zeigt dem Patienten, daß wir fast immer ansprechbar sind. Dazu teilen wir in großem Umfang den Alltag der Patienten: Mahlzeiten, Fernsehen, Frühsport, Einkauf, Arztbesuch, Kuchen backen, Konversation, Putzen... Die Personalverordnung Psychiatrie sieht vor, daß wir 60% unserer Arbeitszeit mit dem Patienten verbringen (direkte Pflege) und nur 40% mit den Aufgaben indirekter Pflege zubringen. Vielen Patienten fällt es leichter, beim

Spaziergang oder beim Geschirr-Spülen Themen anzuschneiden, die ihnen wichtig sind – geht's uns selber nicht genauso? Viele bedeutsame Gespräche entstehen zufällig und ungeplant. Mit gemeinsamem Tun schaffen wir Gelegenheiten dazu. Der Patient soll dabei spüren, daß ich jetzt aufmerksam bin, mich auf ihn konzentriere, daß ich seine Anliegen ernstnehme.

Zum Präsent-Sein gehört die Kehrseite: Patienten wissen, wann ich nicht ansprechbar bin oder wann sie mich bei einer anderen Tätigkeit unterbrechen können. Wenn ich einen Kontakt aus aktuellem Anlaß abbreche, erkläre ich dies und vereinbare, wann unser Gespräch weitergehen kann.

Bei geplanten Interaktionen weiß ich, welche Ziele ich verfolge und welche Mittel ich dazu einsetze.

= **Störungen:**

- Wenn ich dem Patienten nicht mitteile, daß ich im Augenblick nur halb bei der Sache bin, weil mich andere Dinge beschäftigen oder ich mich körperlich unwohl fühle, er dies jedoch spürt, fühlt er sich nicht ernstgenommen.
- Wenn ich mir vornehme, Zeit beim Patienten zu verbringen, jedoch nicht dafür sorge, daß z. B. jemand anderes das Telefon bedient, werde ich immer wieder gestört und bin nirgendwo richtig da.
- Wenn ich unter Druck stehe, weil noch soviel andere Arbeit anliegt, werde ich vielleicht ungeduldig und bin nicht genügend aufnahmefähig.
- Wenn ein Patient mir aus dem Weg geht, weil er mich nicht mag, kann ich ihm meine Präsenz nicht aufzwingen.

Anmerkung: Aus einer vergleichenden Untersuchung von R. W. SANSON-FISHER et al. aus dem Jahr 1978 geht hervor, daß auf einer psychiatrischen Station am Allgemeinkrankenhaus in der Zeit von 9 Uhr bis 21 Uhr Schwestern und Pfleger 21,5 % ihrer Arbeitszeit in der Interaktion mit Patienten verbringen, jedoch 42,9 % in der Interaktion mit Kollegen und anderen Mitarbeitern. Es sind nach dieser Untersuchung die Beschäftigungstherapeuten, die mit 33,9 % den höchsten Anteil ihrer Arbeitszeit mit den Patienten verbringen. Aus derselben Untersuchung geht hervor, daß psychiatrische Mitarbeiter, egal welcher Berufsgruppe, sich zu 28,5 % ihrer Arbeitszeit im Territorium der Patienten aufhalten, aber zu 56,3 % in Dienstzimmern, Büros oder Konferenz- und Pausenräumen. Vor dem Hintergrund dieser Untersuchung und eigener Beobachtungen zweifeln wir so lange an der häufig aufgestellten Behauptung, daß Schwestern und Pfleger den intensivsten Kontakt zu Patienten haben, wie das Gegenteil nicht untersucht und bewiesen ist. Wir fänden es lohnend, im eigenen Arbeitsbereich dieser Frage genauer nachzugehen.

II   Wahrnehmen und beobachten

Wenn ich in vielen unterschiedlichen Zusammenhängen Zeit mit dem Patienten verbringe, werde ich eine Fülle von Einzelheiten über sein Kommunikationsverhalten erfahren: z. B. ob er sich anderen Menschen gegenüber anders verhält als mir gegenüber, ob er es in strukturierten Gruppen leichter hat, sich zu äußern, oder in unstrukturierten, wie er reagiert, wenn ihm etwas an die Nieren geht, ob er leicht Bekanntschaften schließt oder eher für sich bleibt, wie er mit Angehörigen oder Freunden umgeht, wie er sich selbst sieht.

Ich nehme mit meinen fünf Sinnen und meinem Gespür wahr, so wie jeder andere Mensch, und erkenne die Gefühle, die das Beobachtete in mir auslöst. Gleichzeitig benutze ich mein Fachwissen und meine Vorerfahrungen, um die Eindrücke zu einem Bild zusammenzustellen, das von anderen Mitarbeitern korrigiert und ergänzt wird. Mit Hilfe dieser Informationen entscheide ich, wie ich mein Kommunikationsverhalten auf das des Patienten einstelle, damit es für ihn hilfreich wird.

≡   Störungen:

- Wenn ich Vorurteile habe, z. B. gegen eine bestimmte Art, sich zu kleiden, bleibt meine Fremdwahrnehmung ungenau.
- Wenn ich, aus welchen Gründen auch immer, zu viele Gefühle verdränge, ist meine Selbstwahrnehmung lückenhaft.
- Wenn ich meine inneren Bilder nicht durch andere ergänzen lasse oder vorwiegend alleine arbeite, steigt das Risiko von Fehlern.
- Wenn ich schlecht höre oder sehr schlecht sehe, kann ich nur unvollständig beobachten.

II   Zuhören

Hör zu

Wenn ich Dich bitte, mir zuzuhören,
und Du anfängst, mir Ratschläge zu geben,
hast Du nicht getan, worum ich gebeten habe.

Wenn ich Dich bitte, mir zuzuhören,
und Du anfängst mir zu erzählen, warum ich mich nicht so fühlen sollte,
trampelst Du auf meinen **Gefühlen** *herum.*

Wenn ich Dich bitte, mir zuzuhören,
und Du meinst, Du müßtest etwas **tun**, *um mein Problem zu lösen,*
liegst Du daneben, so sonderbar das scheinen mag.

Pass auf! Alles, was ich wollte, war, daß Du zuhörst,
nicht, daß Du redest oder etwas tust – nur, daß Du mich hörst.
Ratschläge sind billig: Für ein paar Groschen sind sie
in jeder Illustrierten und in der Bild-Zeitung zu haben.
Ich kann für mich selbst sorgen; ich bin nicht hilflos.
Vielleicht bin ich mutlos und zögerlich, aber nicht hilflos.

Wenn Du etwas für mich tust, **das ich für mich selbst**
tun kann und **muß***, trägst Du zu meiner Angst und meiner Schwäche bei.*

Aber – wenn Du es einfach hinnimmst, daß ich wirklich fühle, was ich fühle,
egal wie hirnrissig es scheint, dann brauche ich Dich nicht mehr davon überzeugen,
und kann mich dranmachen zu verstehen,
was hinter meinen Gefühlen steckt.
Und wenn das klar ist, sind die Antworten klar,
und dann brauche ich keinen Rat.

Unsinnige Gefühle bekommen ihren Sinn, wenn wir verstehen,
was hinter ihnen steckt.

Vielleicht ist das der Grund, daß Gebete helfen, manchmal, für manche Leute,
weil Gott stumm ist und er keinen Rat gibt oder versucht,
Dinge in Ordnung zu bringen. »ER« hört einfach zu und läßt dich
deine eigene Antwort finden.

Also bitte hör zu und höre nur mich. Und wenn Du was erzählen möchtest,
warte einen Moment, bis Du dran bist; dann will ich Dir zuhören.

ANONYM*

Dem Gedicht ist nur noch wenig hinzuzufügen. Im Alltag wird oft vergessen, daß Zuhören eine Kunst ist, die jedoch gelernt werden kann.
Man unterscheidet zwischen defensivem, selektivem und aktivem Zuhören.
Beim *defensiven* Zuhören werden empfangene Botschaften nach eigenen Bedürfnissen gefiltert oder *sofort* beim Empfang mit negativer Bewertung versehen oder mit eigenen Vorurteilen verknüpft. Die Ursachen für defensives Zuhören liegen in Schuldgefühlen, Scham, Angst und schwach ausgeprägtem Selbstwertgefühl. Es führt zu Mißverständnissen und verhindert die Beziehung.
Selektives Zuhören praktizieren alle Menschen. Dabei werden nur die Botschaften empfangen, die man hören will, oder man hört zwischen den Zeilen Dinge, die überhaupt nicht ausgesprochen wurden. Beim selektiven Zuhören stehen die

---

* Übertragung: Ulrike VILLINGER, Lee SEBRANEK
 Aus: PERKO / KREIGH: Psychiatric and Mental Health Nursing, S. 248.

Bedürfnisse des Hörers im Vordergrund. Es schadet dem therapeutischen Prozeß und führt zu Distanz und Verzerrung.

Beide Formen des Zuhörens sind von Professionellen zu vermeiden. Wir sollten sie beim Patienten jedoch bemerken und nach den Ursachen suchen.

Beim *aktiven* Zuhören bin ich aufmerksam und konzentriere mich vollständig auf Wörter, Sätze, Tonfall, Gestik, Mimik, Körpersprache und Pausen meines Gesprächspartners. Ich zeige ihm durch meine eigene Körperhaltung, dadurch, daß ich Zeit und Ruhe habe, gegebenenfalls Blickkontakt halte, mein Interesse an ihm und dem, was er besprechen will. Wenn der Gesprächspartner dies spürt, wird er sich eher öffnen und leichter weitersprechen können. Ich überprüfe in mir selbst und bei Bedarf beim Gesprächspartner, ob ich ihn richtig verstanden habe. Ich versuche, das Problem aus dem Blickwinkel des Gesprächspartners zu betrachten. Ich bemühe mich darum, meine eigenen Wertvorstellungen, Gedanken und Ideen in den Hintergrund zu rücken.

=   Störungen:

- Der häufigste und schwerwiegendste Fehler, der aktivem Zuhören im Weg steht, ist auch der alltäglichste: Während mein Gesprächspartner erzählt, überlege ich parallel, was ich als nächstes fragen oder antworten könnte. Dieses Verhalten hat seine Daseinsberechtigung in politischen Diskussionen oder Konferenzen, nicht jedoch im persönlichen Gespräch. Reflexionsaufgabe: Überlegen Sie, wie der Mensch zuhört, mit dem Sie am liebsten Ihre Probleme besprechen.
- Wenn ich voraussetze, daß mein Gesprächspartner ohnehin ähnlich denkt wie ich, sich auf meiner Wellenlänge befindet, werde ich nicht mehr hören, was er sagt oder zwischen den Zeilen ausdrücken will.
- Wenn ein Thema aus der eigenen Biographie mich selbst sehr berührt, wird meine Fähigkeit, aktiv zuzuhören, beeinflußt.
- Wenn ich mich ablenken lasse durch stereotype Redewendungen meines Gesprächspartners, durch die Flecken auf seinem Pullover oder den Pickel auf seiner Nase, kann ich nicht zuhören.

Reflexionsaufgabe: Von welchen kleinen Äußerlichkeiten bei Ihnen selbst lassen Sie sich so irritieren, daß Sie kaum noch zuhören können?

II   Reagieren und antworten

Zuallererst gebe ich dem Sender zu verstehen – verbal oder averbal –, daß seine Botschaft bei mir angekommen ist, auch wenn ich sie vielleicht noch nicht verstanden habe. Meine Reaktionen und Antworten können folgende Ziele verfolgen: Ich kann die gewünschte Information auf eine entsprechende Frage geben; ich versuche zu klären, wo sich Standpunkte und Sichtweisen unterscheiden; ich frage nach, um ein Problem vollständiger zu erfassen; ich gebe Rückmeldung über das, was ich verstanden habe, und lasse dies bei Bedarf korrigieren; dadurch versuche ich, Vertrauen zu fördern. Ich spiegele dem Patienten, wie seine Botschaften bei mir ankommen und was sie in mir auslösen.

Reagieren und Antworten sind keine impulsiven Erwiderungen, sondern bestehen aus überlegter und ausgewählter Anwendung von Wissen auf eine spezifische Situation zu einem gegebenen Zeitpunkt. Ich bin mitverantwortlich dafür, daß der Patient schrittweise den Stellenwert und die Bedeutung seines Kommunikationsverhaltens begreift.

≡ Störungen:

■ Wenn ich alltägliches Verhalten wie vorschnelles Antworten, Ins-Wort-Fallen oder gutgemeinte Ratschläge im beruflichen Zusammenhang anwende, wird der Patient die Interaktion wahrscheinlich schnell beenden, weil er sich zurückgestoßen fühlt.

■ Wenn ich mich nicht auf die sprachliche Ebene meines Gesprächspartners begeben kann, kommt es zu Mißverständnissen, und wir reden aneinander vorbei.

■ Wenn ich die wunden Punkte in meiner Biographie nicht kenne oder nicht gelernt habe, sie in mein berufliches Handeln zu integrieren, werde ich auf ähnlich gelagerte Probleme beim Patienten inadäquat reagieren und dem Kommunikationsprozeß schaden.

■ Wenn meine Reaktionen und Antworten aus vorschnellen Interpretationen bestehen, die als Feststellungen formuliert sind, werde ich mein Gegenüber verletzen und vertreiben.

■ Wenn ich darauf beharre, einen Sachverhalt zu klären, der nur mir wichtig erscheint, und nicht erkenne, daß mein Gegenüber mir signalisiert, daß er dies für sich behalten möchte, bringe ich den Kommunikationsprozeß zum Stillstand.

II Erklären und Auslegen – Interpretieren

»Du sollst dir kein Bildnis machen.
... In gewissem Grad sind wir wirklich das Wesen, das die andern in uns hineinsehen, Freunde wie Feinde. Und umgekehrt! auch wir sind die Verfasser der andern; wir sind auf eine heimliche unnd unentrinnbare Weise verantwortlich für das Gesicht, das sie uns zeigen, verantwortlich nicht für ihre Anlage, aber für die Ausschöpfung dieser Anlage. Wir sind es, die dem Freunde, dessen Erstarrtsein uns bemüht, im Wege stehen, und zwar dadurch, daß unsere Meinung, er sei erstarrt, ein weiteres Glied in jener Kette ist, die ihn fesselt und langsam erwürgt. Wir wünschen ihm, daß er sich wandle, o ja, wir wünschen es ganzen Völkern! Aber darum sind wir noch lange nicht bereit, unsere Vorstellung von ihnen aufzugeben. Wir selber sind die letzten, die sie verwandeln. Wir halten uns für den Spiegel und ahnen nur selten, wie sehr der andere seinerseits eben der unsres erstarrten Menschenbildes ist, unser Erzeugnis, unser Opfer.« MAX FRISCH

Wir gestalten dauernd innere Bilder vom anderen, die unsere Begegnung mit ihm beeinflussen. Wenn ich mir dessen bewußt bin, werde ich manches zusammengefügte Bild hinterfragen und vom Patienten selbst, von Kollegen und/oder dem Supervisor korrigieren lassen.

Ich begreife meine Bilder als Bruchstücke, die ich dem Patienten wohldosiert zur Überprüfung anbiete. Er entscheidet selbst, ob und was er damit anfangen will. Ich weiß, daß es immer mehrere Möglichkeiten gibt, Verhalten und Kommunikationsstil eines Menschen zu erklären und zu verstehen.

Reflexionsaufgabe: Überlegen Sie sich, welche Interpretationen Ihres eigenen Verhaltens durch andere Sie in letzter Zeit gestört oder gekränkt, welche Ihnen geholfen haben.

II   Überprüfen und Reflektieren

Der komplexeste Schritt des Kommunikationsprozesses besteht darin, aus der Fülle der möglichen Interpretationen die nächstliegenden auszuwählen und zu überprüfen, ob sie zutreffen. Meistens werde ich den Patienten direkt danach fragen. »Sie sehen müde aus, stimmt das?« Überprüfe ich Gefühle, die bei mir ankommen, wähle ich meine Worte besonders sorgfältig aus. »Ich habe den Eindruck, daß Sie aller Mut verlassen hat, daß Sie ganz verzweifelt sind. Ist das so ähnlich?« Wenn ich das Ziel erreichen will, auf meine Fragen eine ernsthafte Antwort zu bekommen, werde ich genau darauf achten, daß ich sie dem Patienten am richtigen Ort und zur richtigen Zeit stelle und seine Stimmungslage berücksichtige.

Ich überprüfe meine Interpretationen nicht nur mit dem Patienten, sondern auch mit den anderen Mitarbeitern oder in der Supervision. Dabei wird das Verhalten des Patienten reflektiert, aber auch mein Kommunikationsverhalten kritisch beleuchtet. Kollegen und/oder Supervisor helfen mir dabei, die Interaktion mit einem Patienten von außen zu betrachten, so daß ich die nötige Balance zwischen Nähe und Distanz halten kann. Wenn meine Kollegen und der Supervisor ihre Sache gut machen, werde ich dazulernen und sicherer mit Patienten interagieren können.

=   Störungen:

- Wenn wichtige Informationen nicht in das Gesamtbild einfließen, werden voreilige Schlüsse gezogen, der Patient wird nicht verstanden.
- Wenn ich mich mit Problemen von Patienten überidentifiziere, kann ich sie nicht mehr von außen betrachten und stelle fest, daß ich die nötige Distanz verloren habe.

▪ Störungen des gesamten Kommunikationsprozesses

▪ Wenn ich mich nicht authentisch verhalte, d. h. wenn meine Äußerungen und Handlungen nicht übereinstimmen, kann mein Gegenüber nicht sicher sein, woran er mit mir ist.

▪ Wenn ich meinen Status in den Vordergrund stelle, meine eigene Meinung als einzige gelten lasse, mich in meiner Funktion zu wichtig nehme, verhindere ich, daß Kommunikation auf horizontaler Ebene ensteht, und mißbrauche meine Macht.

▪ Wenn ich die unterschiedlichen Wertesysteme, die jeden einzelnen durch Kultur und sozialen Hintergrund geprägt haben, zu wenig berücksichtige, werde ich wahrscheinlich falsch interpretieren, werde nicht feststellen können, wenn wir aneinander vorbeireden, und nicht nachfragen, um Mißverständnisse zu klären.

Wirksam kommunizieren lernen ist wie laufen lernen: Man lernt erst krabbeln, dann aufstehen und stehenbleiben, und schließlich macht man die ersten unabhängigen Schritte. Diese ersten Schritte gleichen einem Eiertanz, man fällt immer wieder auf die Nase. Um bei der Kommunikation die erforderliche Gewandtheit zu erwerben, braucht man Geduld, Praxis und Beharrlichkeit: »Der Weg entsteht beim Gehen.«

Im folgenden Beispiel wird ein konstruierter Gesprächsverlauf wiedergegeben, um Störungsquellen und Alternativen zu veranschaulichen. Die Mißgriffe und die Alternativen sind willkürlich ausgewählt und nicht vollständig dargestellt.

Nr.: = Nummer des Schrittes, Sp.: = Sprecher, S.: = Schwester, P.: = Patient, A.: = Alternative

Nr.	Sp.	Interaktion	Kommentar
1.	S.:	Herr V., Sie hatten gesagt, daß Sie mit mir reden wollen. Jetzt habe ich Zeit.	Eine offene Einladung an den Patienten, sein Thema anzuschneiden.
2.	P.:	Ich weiß nicht recht, wie ich anfangen soll.	
3.	S.:	Das ist Ihre Sache, das weiß ich auch nicht.	Sie nimmt die Ratlosigkeit des Patienten nicht wahr, würgt das Gespräch ab.
4.	A.:	sieht ihn an und schweigt	Sie signalisiert, daß sie da ist und Zeit hat.
5.	A.:	Lassen sie sich Zeit, es hat keine Eile.	
6.	P.:	Schweigt	
7.	S.:	Was geht Ihnen jetzt durch den Kopf?	Sie zeigt ihr Interesse.
8.	P.:	Wissen Sie, mir geht's nicht gut, ich bin immer so alleine.	

Nr.	Sp.	Interaktion	Kommentar
9.	S.:	Das geht doch gar nicht, hier auf der Station sind doch ständig Leute.	Sie nimmt die emotionale Botschaft nicht zur Kenntnis, bezieht sich nur auf den Inhalt, versucht ihn zu korrigieren, weist den Patienten zurück.
10.	A.:	Sie leiden darunter, daß Sie so wenig Kontakt finden. Stimmt das?	Sie nimmt den emotionalen Anteil auf und vergewissert sich, ob sie richtig verstanden hat.
11.	P.:	Ja. Ich kann mit keinem reden. Die anderen sind immer so vergnügt und kennen sich so gut. Ich sitze allein rum.	
12.	S.:	Das ist mir auch schon aufgefallen, daß Sie immer für sich sind. Ich war mir aber nicht sicher, ob Sie das so wollen, oder ob Ihnen etwas anderes lieber wäre.	Sie teilt ihre Beobachtung mit und lädt den Patienten indirekt ein, seine Gefühle genauer zu beschreiben, weil sie nicht wissen kann, was in ihm vorgeht.
13.	P.:	Ich habe mir schon immer gewünscht, daß ich leichter mit anderen reden kann. Ich habe damit große Probleme.	
14.	S.:	Aber jetzt haben Sie mich angesprochen, das freut mich.	Rückmeldung
15.	P.:	Das ist mir sehr schwer gefallen. Ich sitze immer herum und brüte, wie ich jemand ansprechen kann, und mir fällt nichts ein.	
16.	S.:	Vielleicht können wir zusammen überlegen, wann es Ihnen leichter fällt und wann schwerer, jemand anzusprechen, wenn Sie einverstanden sind.	Sie signalisiert Interesse, das Problem vollständiger zu erfassen, vergewissert sich, ob der Patient dies will.
17.	P.:	Ja. Am schlimmsten ist es in der Morgenrunde, wenn jeder gefragt wird, wie es ihm geht. Das ist genauso schlimm wie früher in einem Vorstellungsgespräch. Da ist es mir immer heiß und kalt geworden, wenn ich was von meinem beruflichen Weg erzählen sollte.	
18.	S.:	Das kann ich gut verstehen. Mir geht's bei Vorstellungsgesprächen genauso.	Sie überträgt das Problem auf sich und verläßt damit das ursprüngliche Anliegen, sein Problem besser zu verstehen.
19.	A.:	Vielleicht fällt Ihnen eine Situation ein, in der es Ihnen leichter gefallen ist, über sich zu sprechen.	Sie versucht, detailliertere Informationen zu bekommen, überläßt ihm die Auswahl des Inhaltes.
20.	P.:	Als ich vorgestern mit Ihrem Kollegen spazieren war, hat er mich ziemlich viel gefragt, und ich hab von allem möglichen erzählt. Ich trau mich nie, andere Leute so auszufragen.	

Nr.	Sp.	Interaktion	Kommentar
21.	S.:	Was könnte denn passieren, wenn Sie andere Leute ausfragen?	Die offene Frage zielt darauf ab, daß der Patient auf die Suche geht, welche Befürchtungen ihn davon abhalten, mit anderen zu kommunizieren.
22.	P.:	Ich weiß es nicht.	
23.	S.:	Herr V., Sie haben eben gesagt, daß Sie sich nicht trauen, auf andere Leute zuzugehen und sie auszufragen. Was geht in Ihnen vor, wenn Sie es versuchen?	Sie faßt das Gesagte zusammen und stellt eine offene Frage, die sich mehr auf den Patienten bezieht als die vorherige.
24.	P.:	Immer wieder lege ich mir Sätze zurecht, die mir dann im Hals stecken bleiben. Ich kriege kein Wort heraus und werde rot. Wenn ich das merke, schäme ich mich und gehe weg.	
25.	S.:	Das heißt, Ihnen fehlt es an Selbstwertgefühl. Sie sind völlig unsicher. Wie wär's mit einem Selbstsicherheits-Training?	Sie interpretiert vorschnell, fällt ein Urteil über den Patienten. Es kann ihn nur verletzen, dies in dieser Härte von außen zu hören, weil ihm wahrscheinlich ähnliche Gedanken schon häufig durch den Kopf gegangen sind. Der Ratschlag ist nicht annehmbar, weil er den Patienten klein macht, ihn in die Problemlösung nicht einbezieht.
26.	A.:	Es muß schlimm für Sie sein, sich mit anderen Menschen so unwohl zu fühlen. Mich interessiert, welche Möglichkeiten Sie bisher in Betracht gezogen haben, dieses Problem anzugehen.	Sie nimmt die emotionale Mitteilung auf und akzeptiert sie. Mit der indirekten Frage läßt sie dem Patienten Spielraum und gibt nur die ungefähre Richtung vor.
27.	A.:	Wie fühlen Sie sich jetzt in unserem Gespräch? Geht es Ihnen jetzt genauso?	Sie nimmt die emotionale Botschaft auf und bezieht sie auf die aktuelle Situation »hier und jetzt«.
28.	P.:	Nein, mit Ihnen ist das anders. Jetzt habe ich den Berg des Anfangens geschafft. Nun fühle ich mich sicherer. Neulich in der Morgenrunde haben Sie mich in Schutz genommen, daß ich nichts sagen mußte. So hat das meine Mutter auch immer gemacht, da konnte ich mich verstecken.	
29.	S.:	Neulich bei der Morgenrunde ist es Ihnen noch wesentlich schlechter gegangen als heute. Deshalb habe ich dafür gesorgt, daß Sie nicht überfordert werden.	Sie antwortet auf der Inhaltsebene und klammert die Beziehungsebene aus.
30.	A.:	Ich habe den Eindruck, daß Sie mir jetzt eine ähnliche Rolle zuschreiben wie Ihrer Mutter, die offensichtlich sehr viel *für* Sie tut.	Sie antwortet auf der – meist wichtigeren – Beziehungsebene und spiegelt ihm ihren Eindruck.

Nr.	Sp.	Interaktion	Kommentar
31.	P.:	Das verstehe ich nicht, Sie haben doch mit meiner Mutter nichts zu tun.	
32.	S.:	Dann beschreibe ich genauer, was ich meine. Sie haben mir eben erzählt, daß Sie sich im Schutz Ihrer Mutter wohlgefühlt haben. Vielleicht ist es so, daß Sie sich jetzt auch sicherer fühlen als sonst, weil ich sie in Schutz genommen habe.	Offensichtlich war die vorige Antwort dem Abstraktionsvermögen des Patienten nicht angemessen.
33.	P.:	Ich glaube, da muß ich erstmal drüber nachdenken, das ist mir noch nie aufgefallen.	
34.	S.:	Antwortet prompt: Dann tun Sie das mal.	Sie antwortet vorschnell und wieder mit einem direktiven Ratschlag, der den Spielraum des Patienten einengt.
35.	A.:	Das finde ich eine gute Idee. Nachdem wir darüber gesprochen haben, fallen Ihnen vielleicht mehr Dinge in dieser Richtung auf. – Pause – Der Grund, weshalb Sie mich sprechen wollten, daß Sie immer so alleine sind, ist bisher zu kurz gekommen.	Sie bestärkt den Patienten in seinem Vorhaben. Sie stellt die indirekte Frage, ob er das Gespräch über das ursprüngliche Thema fortsetzen will, ohne sich zeitlich festzulegen.
36.	P.:	Ja, da haben Sie recht. Aber vielleicht können wir ein anderes Mal darüber sprechen, sonst wird es mir zu viel.	
37.	S.:	Dann machen wir am besten gleich einen Zeitpunkt aus.	

▌ Weiteres Pflegewissen

Nachfolgend schildern wir weitere Bausteine des Pflegewissens zum Thema Kommunikation, die uns nützlich erscheinen und die weite Verbreitung gefunden haben. Eine ausführliche Beschreibung würde den Rahmen dieses Buches sprengen, deshalb verweisen wir zur Vertiefung des Themas am Ende des Kapitels auf weiterführende Literatur.

▌▌ Gezielte Anwendung nonverbaler Kommunikation

Oben wurde festgestellt, daß sich verbale und averbale Kommunikation parallel zueinander abspielen, nicht voneinander zu trennen sind und daß z. B. schon die Anwesenheit eines Mitarbeiters im Aufenthaltsraum einer Station einen Schritt des Kommunikationsprozesses darstellt.

Im psychiatrischen Setting werden je nach Bedarf averbale Kommunikationsmittel gezielt eingesetzt, um die Beziehungsgestaltung zu einem schwer kommunikationsgestörten Patienten zu erleichtern oder überhaupt möglich zu machen. Dabei werden gemeinsames Tun, Mimik, Gestik und Körperhaltung sowie Berührung überlegt angewandt:

- Bei einem Patienten, der sich mit seinen Gedanken ständig im Kreis dreht und/oder sich nicht äußern kann, werde ich z. B. an seinem Bett sitzen, ohne zu reden, um ihm zu zeigen, daß er nicht alleine ist; neben ihm auf der Couch sitzen und in einer Illustrierten blättern; mit ihm spazieren gehen.
- Mit einem Patienten, zu dem wegen seiner Ideenflucht kaum Kontakt herzustellen ist, werde ich z. B. Geschirr spülen oder Tischtennis spielen.
- Mit einem verwirrten alten Patienten werde ich je nach Biographie z. B. Kuchen backen oder Halma spielen.
- Mit einem Patienten, der ganz zurückgezogen und eingeengt ist, werde ich z. B. gemeinsam fernsehen.
- Einen im Gespäch ins Stocken geratenen Patienten werde ich durch einen aufmunternden Blick und meine Körperhaltung ermutigen weiterzusprechen.
- Einen zögernden Patienten werde ich z. B. durch eine entsprechende Geste einladen, sich zu mir zu setzen.
- Wenn ein Patient mir zu nahe kommt oder bedrohlich wird, zeige ich ihm durch mein Zurückweichen, daß ich Abstand brauche.
- Einem ängstlichen Patienten werde ich z. B. beim Spazierengehen anbieten, sich unterzuhaken.
- Einem weinenden Patienten werde ich z. B., wenn ich ihn gut kenne, meine Hand auf die Schulter legen.

II Gesprächsformen

Konversation dient im Alltag wie in der Psychiatrie der Unterhaltung und hat den Zweck, daß Menschen sich besser kennenlernen. Man tauscht sich aus über Vorlieben und Abneigungen, Interessen, Politik, Kochrezepte, Sport, Wetter, Urlaubserlebnisse, Verwandte und Freunde, Ereignisse und Klatsch. In unserem Alltag bringen wir eine Vielfalt von Themen zur Sprache, um den Patienten abzulenken, ihn aus seiner Reserve zu locken, ihn zu bestätigen, seine Fähigkeiten zur Konversation zu erhalten oder zu fördern. Wenn es uns gelingt, ein Thema zu finden, an dem sich mehrere Patienten beteiligen können, haben wir unser Ziel, die Kommunikation unter den Patienten anzuregen, erreicht. Wir vermitteln auf diese Weise, daß seine oder ihre derzeit im Vordergrund stehenden Probleme nur einen Teil seiner/ihrer Lebenswelt ausmachen.
Aus unserer Sicht würde mehr Konversation in der Psychiatrie zur Psycho-Hygiene beitragen.

Beispiel einer Sternstunde: An einem 1. September vor ein paar Jahren habe ich auf einer psychiatrischen Langzeitstation mit vorwiegend älteren chronisch schizophrenen, sehr zurückgezogenen und schweigsamen Patienten am Ende des Abendbrotes an das Datum des Kriegsbeginns 1939 erinnert. Daraufhin entwikkelte sich eine lebhafte Unterhaltung zwischen mehreren Patienten, die von ihren Erlebnissen als Soldaten, als Gefangene, von der Versorgungslage und den Bombennächten in der Heimat berichteten. Alle Beteiligten blieben nach dem Abendbrot noch eine ganze Stunde sitzen, um entweder nur zuzuhören oder selbst Erfahrungen beizutragen. Ich habe nur den Anstoß gegeben, manchmal eine Frage gestellt oder kleine Erinnerungen meiner Eltern oder Großeltern beigesteuert. Bei dieser Gelegenheit erfuhren Menschen, die seit Jahren auf engem Raum zusammenleben mußten, die aber wenig voneinander wußten, in einer Stunde viel über einander.

Ein *Informationsgespräch* findet statt, wenn der eine der Gesprächspartner etwas weiß, was der andere wissen will oder soll. Klassisches Beispiel: Ich gehe ins Reisebüro und lasse mich über die verschiedenen Wege, nach Irland zu reisen, informieren, einschließlich der Kosten. Der Angestellte im Reisebüro macht seine Sache dann gut, wenn er sich auf mein Vorwissen und meinen Geldbeutel einstellt, mir die Dinge so erklärt, daß ich sie verstehe und mir Vor- und Nachteile der diversen Möglichkeiten schildert.

In unserem beruflichen Alltag kommen Informationsgespräche vor, wenn wir z. B. einem Patienten den Tages- und Wochenablauf einer Station erklären, die Räumlichkeiten zeigen, ihn über Selbsthilfegruppen informieren, ihn über die Nebenwirkungen von Medikamenten aufklären oder ihm den Ablauf einer bevorstehenden Untersuchung erläutern. Wie der Berater im Reisebüro stelle ich mich auf die Konzentrationsfähigkeit, die sprachliche Ebene und das Vorwissen meines Gegenübers ein.

Bei *Beratungsgesprächen* unterscheidet man direktive und klientenzentrierte.

Ein *direktives Beratungsgespräch* wird dann gebraucht, wenn der Patient vorübergehend oder dauernd nicht in der Lage ist, eigene Überlegungen anzustellen oder eigene Entscheidungen zu treffen, weil er z. B. minderbegabt ist. »Ich fände es gut, wenn Sie zur Geburtstagsfeier Ihrer Mutter hingehen. Sie hat Sie so nett eingeladen und freut sich sicher.« Das direktive Beratungsgespräch sollte nur dann angewandt werden, wenn es gute Gründe dafür gibt. Es ist aber säuberlich zu trennen von *Handlungsdirektiven*, die wir einem Schwerkranken geben, der andernfalls handlungsunfähig und orientierungslos ist.

Das *klientenzentrierte Beratungsgespräch* soll es dem Klienten ermöglichen, »... zu einem Verständnis seiner selbst in einem Ausmaß zu gelangen, das ihn befähigt, aufgrund dieser neuen Orientierung positve Schritte zu unternehmen«. (Carl ROGERS 1942/1972, zit. nach Hanko BOMMERT 1977, S. 15)

Beim klientenzentrierten Beratungsgespräch sind unsere Aufgaben:

- ein akzeptierendes Klima zu schaffen, in dem es dem Patienten/Klienten möglich wird, über sich zu sprechen;

- aktiv zuzuhören und sich durch Rückfragen und gegebenenfalls Wiederholungen zu vergewissern, daß wir den Patienten/Klienten richtig verstanden haben;
- durch geschicktes Fragen dem Patienten/Klienten dabei zu helfen, daß er selbst sein Problem vollständiger wahrnimmt und von allen Seiten beleuchtet;
- mit dem Patienten/Klienten nach seinen Problemlösungswegen zu suchen;
- ihn dazu zu ermutigen, die verschiedenen Möglichkeiten daraufhin zu überprüfen, welche für ihn tauglich ist.

Die Rolle des Beraters ist also die eines Moderators, nicht die eines Ratgebers.

Techniken: (Die Ziffern in Klammern beziehen sich auf das Gesprächsbeispiel S. 93 f.)

1. Aktives Zuhören (4, 5, 7, 16)

2. Paraphrasieren: Dabei werden die Äußerungen des Gesprächspartners mit den eigenen Worten wiederholt, um sicherzustellen, daß ich ihn richtig verstanden habe und er mich korrigieren kann (10, 23). Er wird damit indirekt ermutigt, seine Gedanken und Gefühle deutlicher wahrzunehmen und auszudrücken. »Sie haben eben erzählt, daß Sie sich beim letzten Besuch bei Ihrer Mutter über Kleinigkeiten gestritten haben. Ist das richtig? Ich habe noch nicht ganz verstanden, wie Sie sich dabei gefühlt haben.« Mit der Frage nach den begleitenden Gefühlen entgehe ich der Gefahr, daß der Gesprächspartner sich auf die äußeren Sachverhalte beschränkt.

3. Verbalisieren emotionaler Inhalte: Während wir beim Paraphrasieren den ganzen Inhalt der Aussage des Gesprächspartners mit eigenen Worten wiederholen, sprechen wir hier nur die dahinter liegenden Gefühle an, wenn er es nicht von sich aus tut (10, 26, 27). Beispiel: »Meine Mutter nörgelt doch immer an allem herum, nichts kann ich ihr recht machen.« »Das scheint Sie wütend zu machen, ist das so?« Es ist jedoch nur in entspannter und akzeptierender Atmosphäre denkbar, Gefühle anzusprechen. Wenn unser Tonfall fragend ist, wird der Gesprächspartner eher den Inhalt der Äußerung aufgreifen und bei Bedarf richtigstellen, wenn unser Tonfall dem einer Feststellung entspricht, wird er sich diagnostiziert oder ertappt fühlen und eher ablehnend reagieren. Das Verbalisieren emotionaler Inhalte beschränkt sich auf die aktuell wahrgenommenen Gefühle, nach dahinterliegenden Konflikten kann höchstens gefragt werden. Wenn durch das Aussprechen von Gefühlen Angst beim Gesprächspartner entsteht, wenden wir wieder Aktives Zuhören und Paraphrasieren an, um wieder eine entspannte Atmosphäre herzustellen.

Das *Konfliktgespräch* wird im Abschnitt »Kommunikationsebenen« behandelt.

II   Fragen und Antworten

»Wie man in den Wald hineinruft, so schallt's heraus.« Durch die Art, wie wir fragen und antworten, beeinflussen wir die Kommunikation mit Menschen. Je nach dem Ziel, das wir verfolgen, wenden wir die dazu passenden Formen von Fragen und Antworten an. Hier einige Informationen dazu. (Die Ziffern in Klammern beziehen sich auf das Gesprächsbeispiel S. 93 f)

Offene Fragen lassen dem Gesprächspartner Spielraum, zu antworten, was er für wichtig hält. Sie sind breit angelegt, so daß der Gefragte weit ausholen kann, wenn er will. Daher können Dinge zur Sprache kommen, auf die der Fragende nicht abgezielt hatte. Offene Fragen dienen dazu, möglichst vielfältige Informationen und Meinungsäußerungen zu bekommen (7, 21, 23, 27). Die meisten W-Fragen, d. h. diejenigen, die z. B. mit wie, warum, weshalb anfangen, sind offene Fragen.

- Erzählen Sie mir etwas von Ihren Kindern?
- Wie ist das für Sie, jetzt in der Klinik zu sein?

Geschlossene Fragen zielen auf eine kurze, präzise Antwort ab, meist eine JA- oder NEIN-Antwort. Sie engen den Gesprächspartner ein, werden aber dann gebraucht, wenn dieser kaum oder nicht in der Lage ist, sich zu äußern, um überhaupt ein paar wenige Informationen zu erhalten. JA oder NEIN kann auch averbal signalisiert werden (27/2).

- Haben Sie heute nacht gut geschlafen?
- Haben Sie Schmerzen?

Eine *Alternativfrage* zwingt den Beantworter, sich zwischen vorgegebenen Möglichkeiten zu entscheiden, andere als die vorgegebenen Alternativen werden ausgeschaltet. Der Fragesteller wählt die richtigen Alternativen aus. Die Alternativfrage wird angewandt, wenn der Beantworter sonst zu keiner Entscheidung kommt, z. B. bei einem manischen Patienten oder bei einem alten Menschen.

- Wollen Sie mit meinem Kollegen spazierengehen oder mit mir?
- Möchten Sie lieber Tee, Kaffee oder Wasser trinken?

Bohrende Fragen befriedigen die Neugier des Fragenden, nehmen jedoch auf die Befindlichkeit des Befragten keine Rücksicht. Sie lenken das Gespräch in die Richtung, die der Fragende sich ausgedacht hat, drängen den Befragten und sind häufig indiskret, ohne daß die dazu erforderliche Vertrauensbasis vorhanden ist. Hinzu kommt, daß solche Fragen oft zwischen Tür und Angel und in Eile gestellt werden. Bei ihnen besteht die Gefahr, daß der Befragte sich bloßgestellt fühlt.

Suggestivfragen beinhalten bereits eine eigene Meinung, zu der der Fragende Zustimmung erwartet. Er beeinflußt das Gespräch, ohne daß sich der andere dessen bewußt ist. Da sie den anderen manipulieren, sollten sie nur benutzt werden, wenn beabsichtigt ist, eine gute Stimmung zu schaffen.

- Meinen Sie nicht auch, daß dies ein wunderschöner Ausflug war?
- Das haben wir doch heute gut hingekriegt, meinen Sie nicht auch?

Eine *Fangfrage* ist so gestellt, daß jede mögliche Antwort gegen den Befragten verwendet werden kann. Sie wird zur Fangfrage durch den Kontext, in dem sie gestellt ist, und durch die averbale Mitteilung, von der sie begleitet wird. Mit Fangfragen wird versucht, die Position des anderen zu schwächen oder seine Wachsamkeit und sein Mißtrauen zu fördern. Sie haben bei einem Verhör bei der Polizei ihren Platz, werden bei uns jedoch nur angewandt, wenn wir »kriminalistisch« tätig sind.

- Wem sind Sie heute am Kiosk begegnet? (Frage an einen alkoholabhängigen Patienten)
- Wie war denn dein Geburtstagsfest gestern? (Frage an einen übernächtigten Kollegen)

Bei *multiplen Fragen* werden mehrere Fragen auf einmal gestellt. Sie können ältere Menschen oder Patienten mit Konzentrationsstörungen nur verwirren. Meistens wird nur eine davon beantwortet, und zwar die letzte, die anderen werden vergessen. Multiple Fragen sollten vermieden werden, sie sind ein Zeichen dafür, daß der Fragende ungeplant vorgeht und nicht weiß, was er will. In jedem Fall hat der Fragende das falsche Tempo für den Empfänger.

- Wie war denn Ihr Wochenendurlaub? Haben Sie die Treppe geputzt? Haben Sie Ihren Nachbarn besucht?

Eine *indirekte Frage* wird nicht als Frage, sondern als Feststellung formuliert, aber in fragendem Tonfall geäußert. Sie greift meist den emotionalen Anteil einer Aussage des Gesprächspartners auf. Sie wird angewandt, um dem Befragten den nötigen Spielraum für seine Gedanken und Gefühle zu lassen, ihn zu ermutigen diese auszusprechen, ihm eine unfähre Richtung vorzuschlagen und ihm zu vermitteln, daß der Fragende aufmerksam ist. Indirekte Fragen dienen dazu, dem Befragten seine Gefühle bewußter zu machen (12, 16, 19, 26, 32).

- Sie sind ganz traurig, weil Sie die kostbare Vase Ihrer Mutter kaputtgemacht haben.
- Sie freuen sich, daß es Ihnen besser geht und Sie diese Woche nach Hause können.

Wertende Antworten gehen von einem moralischen Standpunkt aus und enthalten ein ablehnendes oder zustimmendes Urteil. Der Gesprächspartner reagiert wahrscheinlich mit Schuldgefühlen, Auflehnung oder Verheimlichen (3, 25).

- In Ihrem Alter weiß man doch, was man will, und versteckt sich nicht hinter anderen.

Interpretierende Antworten, die als Feststellungen formuliert werden, drücken aus, wie sich der Antwortende das Verhalten des Gesprächspartners mit seinem Verstand erklärt. Sie verzerren die Aussage des Partners und verfremden seinen Gedankengang. Er reagiert wahrscheinlich gekränkt, fühlt sich nicht verstanden und wendet sich ab.

- Ihr eigentliches Problem ist, daß Sie sich nicht von Ihrem Elternhaus lösen können.

Mit *tröstenden Antworten* versucht der Berater, den Klienten zu beruhigen und das Problem zu bagatellisieren. Damit schiebt der Berater den Klienten mit seinem Problem – vielleicht ohne dies zu wollen – von sich weg und beruhigt sich selber. Der Klient fühlt sich wahrscheinlich nicht ernstgenommen und lehnt die falsche Anteilnahme ab (9, 18).

- Das ist alles halb so schlimm, in einer Woche sieht die Welt wieder anders aus.
- Ich finde Ihre Lebenssituation nicht so aussichtlos, sie haben Ihre Familie, die zu Ihnen steht und die Ihnen hilft.

Mit *Antworten*, die eine *sofortige Lösung* des Problems vorschlagen, drängt der Berater den Klienten zur sofortigen Tat. Die Lösungsvorschläge entsprechen den Bedürfnissen des Beraters, nicht den Möglichkeiten und Vorstellungen des Klienten. Der Klient wird damit entmündigt, er fühlt sich entweder abgefertigt oder akzeptiert passiv die vorgeschlagene Lösung (34).

- Ich an Ihrer Stelle würde mich von Ihrer Frau trennen.

Suchende Antworten liegen indirekten Fragen sehr nahe. Sie spiegeln dem Klienten das Bemühen des Beraters wider, sich weitgehend in die Probleme des Klienten zu versetzen. Sie ermutigen den Klienten zum weiteren Erzählen, weil er sicher sein kann, daß der Berater aktiv zuhört (12, 16, 19, 23, 26, 32, 35).

- Ich habe nicht verstanden, wie es zu dem Streit mit ihrer Frau gekommen ist.
- Mir ist noch nicht klar, was Sie gestern abend so beschäftigt hat, daß Sie nicht schlafen konnten.

Mit *spiegelnden Antworten* wird der Klient damit konfrontiert, wie seine Aussagen oder sein Verhalten beim Berater ankommen. Sie sprechen die Diskrepanz zwischen Eigen- und Fremdwahrnehmung aus. Sie dienen dazu, die Selbstwahrnehmung des Klienten zu ergänzen, ihm mitzuteilen, wie er auf andere wirkt, und seinen Bezug zu der ihn umgebenden Realität zu verstärken. Spiegelnde Antworten werden besonders sorgfältig formuliert und angewandt, damit sie vom Klienten angenommen werden können.

- Sie haben mir eben gesagt, daß es Ihnen gut geht. So verkrümmt, wie Sie mir gegenübersitzen, merke ich eine ziemliche Anspannung bei Ihnen und frage mich, was dahintersteckt.
- Sie haben mich eben nach einer Flasche Wasser gefragt. Mit dem Ton, in dem Sie das getan haben, ist dies bei mir wie ein Befehl angekommen.

Bestärkende Antworten haben die Aufgabe, zum positiven Selbstwertgefühl des Klienten beizutragen. Sie sind damit fast identisch mit positiven Rückmeldungen (14, 35).

- Ich finde es gut, daß Sie auf dieses heikle Thema zu sprechen kommen.
- Ich glaube, daß Sie es schaffen können, Ihre Kritik in der Morgenrunde anzubringen.

II   Feedback (Rückmeldungen)

»Durch Rückmeldungen erfährt der einzelne, wie andere sein Verhalten wahrnehmen und erleben. Rückmeldungen verbessern die soziale Wahrnehmung und ermöglichen ein wirksames Lernen im Beziehungsbereich.«   OTTO MARMET

Rückmeldungen spielen sich in der Kommunikation zwischen Menschen ständig ab, meist averbal (Mimik, Gestik, Körpersprache), nicht geplant. Diese Signale sind häufig mehrdeutig, interpretierbar und können zur Verunsicherung in Beziehungen beitragen. Wenn z. B. der eine Gesprächspartner unruhig auf seinem Stuhl hin- und herrutscht, kann der andere interpretieren, daß er vom Thema gelangweilt ist, sich nicht konzentrieren kann, weil er andere Sorgen hat, unter Zeitdruck steht oder Rückenbeschwerden hat. Von dem beschriebenen Krankheitsverständnis ausgehend, daß eine wesentliche Erscheinung psychischer Erkrankung die gestörte Beziehung des Patienten zu sich selbst und zu seiner Umgebung ist, hat die Beziehungspflege und ihre bewußte Gestaltung besondere Aufmerksamkeit verdient. Es ist erforderlich, durch eigenes Verhalten den Bereich der Interpretierbarkeit von Signalen so weit als möglich zu reduzieren, um Eindeutigkeit in Beziehungen und damit Sicherheit herzustellen.
Als Handwerkszeug dazu dienen Feedback-Regeln, nach denen Rückmeldungen an Patienten bewußt und gezielt gegeben werden. Sie sind jedoch auch hilfreich, wenn sie in der Zusammenarbeit mit Kollegen angewandt werden.

Feedback wird in der ICH-Form mitgeteilt, nicht per MAN oder WIR.

Begründung: Die Inhalte von Feedback sind vorwiegend bestimmt durch die subjektive Wahrnehmung und die Wertvorstellung dessen, der die Rückmeldung äußert. Der Empfänger kann die Inhalte leichter annehmen, wenn sie auch subjektiv mitgeteilt werden und so kein Urteil über ihn besprochen wird.

Beispiel: Frau Mayer, mich ärgert es, daß Sie heute schon wieder ungewaschen, ungekämmt und im Bademantel zum Frühstück kommen, obwohl wir in den letzten Tagen mehrfach darüber geredet haben. Mir ist unklar, ob Sie mich ärgern wollen.

Feedback wird in der aktuellen Situation gegeben, in engem zeitlichen Zusammenhang oder überhaupt nicht.

Begründung: Nur in der aktuellen Situation oder kurz danach ist ein Ereignis beiden Gesprächspartnern so gegenwärtig, daß sein Ablauf von beiden vollständig erinnert wird, und sie die unterschiedlichen Gefühle vergleichen können, die dadurch ausgelöst werden. Schon einige Zeit später wird das Ereignis in der Erinnerung verändert.

Beispiel: Ich komme dazu, als Herr Becker das für einen Mitpatienten zurückgestellte Essen hastig ißt. Obwohl ich weiß, daß er z. Zt. kaum Grenzen kennt, ist es mir wichtig, ihn auf die Realität aufmerksam zu machen: »Herr Becker, ich finde es nicht in Ordnung, daß sie das zurückgestellte Essen Ihres Zimmerkollegen weggenommen haben, obwohl ein Zettel dranhängt. Ich finde, Sie hätten zumindest vorher fragen können.«

Feedback wird in dem Umfang gegeben, der dem aktuellen Aufnahme- und Konzentrationsvermögen des Gegenübers entspricht.

Begründung: Weniger ist oft mehr, weil es vom Patienten besser angenommen werden kann. Gleichzeitig braucht der Empfänger Zeit und Gelegenheit, für sich zu überprüfen, ob er das Gesagte zutreffend findet.

Beispiel: Ich habe mich am Morgen wegen verschiedener Dinge über Frau Mayer geärgert, es blieb jedoch keine Gelegenheit, sie direkt anzusprechen. Deshalb habe ich mir die drei Punkte für mittags aufgehoben. Als sie aus der BT kommt, spreche ich sie an: »Frau Mayer, mich hat's gestört, daß Sie heute früh das Bad so schmutzig hinterlassen haben.« Als ich zum zweiten Punkt ansetzen will, merke ich, daß Frau Mayer abwesend wirkt und vielleicht was anderes im Kopf hat. »Ich hab den Eindruck, daß Sie gar nicht zugehört haben. Stimmt das?« Frau Mayer bejaht dies und erzählt mir, was in der BT vorgefallen ist.

Feedback bezieht sich nur auf beobachtbares Verhalten. Deutungen und Interpretationen unterbleiben.

Begründung: Deutungen und Interpretationen können den Empfänger verletzen, werden als Urteile über die eigene Person erlebt und führen dazu, daß er sich verschließt. Wenn vom Feedback-Geber konkrete angenehme oder unangenehme Verhaltensweisen beschrieben werden, hat der Empfänger die Möglichkeit zu entscheiden, ob er etwas ändern möchte. Dem Empfänger bleibt es überlassen, ob er nach Erklärungen für sein Verhalten suchen will.

Beispiel: Herr Becker stürmt ins Stationszimmer und fordert nachdrücklich, er wolle jetzt sofort zum Kiosk begleitet werden, er brauche sofort Zigaretten, »sonst fliegen die Fetzen!« Ich gebe zurück: »Ich fühle mich von Ihnen unter Druck gesetzt, wenn Sie androhen, daß gleich die Fetzen fliegen. Ich finde Ihr Verhalten sehr fordernd, Ihre Lautstärke ist mir zu viel. Ich will nicht, daß Sie so mit mir umgehen.«

Feedback umfaßt auch positive Gefühle und Wahrnehmungen.

Begründung: Zur vollständigen Wahrnehmung eines Menschen gehört das Erkennen von positiven Verhaltensweisen. Im Alltag wird dies dem Gegenüber viel zu selten mitgeteilt. Jedoch hat zu viel Bestätigung noch keinem geschadet.

Beispiel: »Frau Mayer, es gefällt mir, daß Sie heute zwei Rezepte zum Kuchenbacken vorgeschlagen haben. Ich finde es prima, daß Sie ihre beiden Zimmerkolleginnen dazu gekriegt haben, dabei mitzumachen. Ich glaube, das hätte ich nicht geschafft.«

Feedback gibt Information und trägt damit zur Klärung einer Beziehung bei.

Begründung: Der Feedback-Geber informiert den Empfänger über seine Vorlieben und Abneigungen mit dem Ziel, die zwischenmenschliche Orientierung zu verbessern. Primäres Ziel darf es nicht sein, das Verhalten des anderen zu verändern. Bei gegenseitiger Klarheit in der Beziehung bestehen mindestens zwei Möglichkeiten: daß der Geber das Verhalten des Empfängers besser versteht und dann leichter tolerieren kann, oder daß der Empfänger sein Verhalten ändert.

Beispiel: Ich merke, daß Herr Becker mir seit Tagen den Hof macht. Jetzt kommt er vom Spaziergang zurück und überreicht mir eine rote Rose. »Danke, die ist aber schön. Ich habe den Eindruck, daß Sie mir in den letzten Tagen etwas den Hof machen. Stimmt das?« Herr Becker: »Ja, ich mag Sie besonders gern.« Ich: »Ich befürchte, daß Ihre Gefühle über Sympathie hinausgehen, daß Sie ein bißchen in mich verliebt sind. Kann das sein?« Herr Becker: »Ja, so eine Frau wie Sie habe ich immer gewollt.« Ich: »Mir wird Ihre Zuneigung zu dicht, weil ich nicht in Sie verliebt bin.« Herr Becker: »Schade, dann habe ich schon wieder Pech.« Ich: »Ich hoffe, daß Sie trotzdem weiter mit mir arbeiten können, auch wenn Sie jetzt enttäuscht sind.«

II   Kommunikationsebenen

Jede Kommunikation spielt sich auf zwei Ebenen ab, der *Sachebene,* auch *Inhaltsebene* genannt, und der *Gefühlsebene*, auch als *Beziehungsebene* bezeichnet. Die Begriffe werden häufig synonym verwandt, auch wenn sie nicht identisch sind.

»Wenn man untersucht, was jede Mitteilung enthält, so erweist sich ihr Inhalt vor allem als Information. Dabei ist es gleichgültig, ob diese Information wahr oder falsch, gültig oder ungültig oder unentscheidbar ist. Gleichzeitig aber enthält jede Mitteilung einen weiteren Aspekt, der viel weniger augenfällig, doch ebenso wichtig ist – nämlich einen Hinweis darauf, wie ihr Sender sie vom Empfänger verstanden haben möchte. Sie definiert also, wie der Sender die Beziehung zwischen sich und dem Empfänger sieht, und ist in diesem Sinne seine persönliche Stellungnahme zum anderen.

... Wenn Frau A auf Frau Bs Halskette deutet, und fragt: ›Sind das echte Perlen?‹, so ist der Inhalt ihrer Frage ein Ersuchen um Information über ein Objekt. Gleichzeitig aber definiert sie damit auch – und sie kann es nicht *nicht* tun – ihre Beziehung zu Frau B. Die Art, wie sie fragt (der Ton ihrer Stimme, ihr Gesichtsausdruck, der Kontext usw.), wird entweder wohlwollende Freundlichkeit, Neid, Bewunderung oder irgendeine andere Einstellung zu Frau B ausdrücken. B kann ihrerseits nun diese Beziehungsdefinition akzeptieren, ablehnen oder eine andere Definition geben, aber sie kann unter keinen Umständen – nicht einmal durch Schweigen – nicht auf As Kommunikation antworten. Für unsere Überlegungen wichtig ist die Tatsache, daß dieser Aspekt der Interaktion zwischen den beiden nichts mit der Echtheit von Perlen zu tun hat (oder überhaupt mit Perlen), sondern mit den gegenseitigen Definitionen ihrer Beziehung, mögen sie sich auch weiter über Perlen unterhalten.

...Um Mißverständnisse hinsichtlich des eben Gesagten zu vermeiden, muß klargestellt werden, daß Beziehungen verhältnismäßig selten bewußt und ausdrücklich definiert werden. Im allgemeinen ist es so, daß die Definition der Beziehung um so mehr in den Hintergrund rückt, je spontaner und ›gesunder‹ die Beziehung ist, während ›kranke‹ (d.h. konfliktreiche) Beziehungen u.a. durch wechselseitiges Ringen um ihre Definition gekennzeichnet sind, wobei der Inhaltsaspekt fast völlig an Bedeutung verliert.« (Paul WATZLAWICK et al.: Menschliche Kommunikation, S. 53ff.)

Beispiel: Frau K. war in den letzten Wochen nur mit viel Nachdruck und Unterstützung zu ihrer Körperpflege zu bewegen. Mir ist bekannt, daß sie, wenn es ihr gut geht, viel Wert auf ihr Äußeres legt, täglich duscht und regelmäßig zum Friseur geht. Da wir ihren Anspruch an sich selber kennen, eine gepflegte, elegante Frau zu sein, haben wir in der Pflegebesprechung vereinbart, daß Frau K. mindestens jeden zweiten Tag duschen und die Kleidung wechseln muß, auch wenn es harte Auseinandersetzungen kostet. Sie kennt diesen Beschluß.

Bei der nachfolgenden Darstellung des Gesprächsverlaufs wird deutlich, daß häufig in einem Satz Inhalts- und Beziehungsebene enthalten sind, manchmal jedoch nur die Inhaltsebene. Es ist hilfreich zu wissen, auf welcher Ebene ich mich mit einem Gesprächspartner gerade befinde. Wenn wir im richtigen Moment gezielt die Ebene wechseln, sind unsere Aktionen häufig erfolgreich. Die Bedeutung averbaler Kommunikation liegt fast ausschließlich auf der Beziehungsebene.

A.: = Akteur, S.: = Schwester, P.: = Frau K., B.: = Beziehungsebene, I.: = Inhaltsebene

A.	**Interaktion**	**Ebene und Bedeutung**
S.:	Frau K., es ist Zeit zum Duschen. Suchen Sie bitte Ihre Sachen zusammen, ich komme gleich wieder.	I.
P.:	Frau K. dreht sich im Bett zur Wand.	B.: Ich will nichts von dir wissen.
S.:	Kommentiert das Verhalten nicht, geht raus.	B.: Ist mir im Moment egal.
S.:	Stehen Sie bitte jetzt auf. Sie wissen, daß heute Duschen dran ist. Sie machen es uns beiden leichter, wenn Sie alleine aufstehen. Ich mag mich nicht schon wieder mit Ihnen streiten.	I. B.: Ich möchte nicht, daß du mir so viel zumutest.

A.	Interaktion	Ebene und Bedeutung
P.:	Ich will heute nicht duschen, ich bin zu müde. Ich bin auch nicht schmutzig, lassen Sie mich in Ruhe.	I. B.: Du kannst mir den Buckel runterrutschen oder: Siehst du denn nicht wie schwach ich bin.
S.:	Nein, ich lasse Sie nicht in Ruhe, das wissen Sie. Ich komme in fünf Minuten wieder. Wenn Sie bis dahin nicht alleine aufgestanden sind, helfe ich Ihnen dabei. (Geht raus, kommt nach fünf Minuten wieder.)	B.: Von dir lasse ich mich nicht abwimmeln, an diesem Punkt werde ich mich durchsetzen.
P.:	Liegt immer noch im Bett.	
S.:	Sie stehen jetzt auf und ich helfe Ihnen dabei. (Richtet die Patientin auf)	B.: Ich lasse dir jetzt keine Wahl mehr, meine Geduld ist zu Ende.
P.:	Warum machen Sie das mit mir, bei anderen sind Sie doch auch nicht so streng. Ich muß nicht duschen, wenn ich nicht will.	B.: Ich bin nicht dein Kleinkind, du hast mir nichts zu befehlen.
S.:	Wenn ich mich nach Ihrem Willen richten würde, hätten Sie in den letzten Wochen nicht ein einziges Mal geduscht.	I.
P.:	Woher wollen Sie denn das wissen!	I.
S.:	So habe ich das in den letzten Wochen erlebt.	I.
P.:	Sie waren doch gar nicht immer da.	I.
S.:	Aber ich habe die Informationen von den anderen Kollegen.	I.
P.:	Ihre Informationen stimmen nicht.	I.

Wenn ich auf der Inhaltsebene bleibe, kann ich diese Auseinandersetzung noch eine Weile fortsetzen, ohne daß dies zu einem Ergebnis führt, weil die Beziehungsebene nicht berücksichtigt wird.

A.	Interaktion	Ebene und Bedeutung
P.:	Warum machen Sie das mit mir, bei anderen sind Sie doch auch nicht so streng. Ich muß nicht duschen wenn ich nicht will.	B.: Ich bin nicht dein Kleinkind, du hast mir nichts zu befehlen.
S.:	Sie verhalten sich jetzt so, daß mir gar nichts anderes übrigbleibt, als streng zu sein. Mir wäre das anders auch lieber. Jetzt stehen Sie vollends auf und holen Ihre Sachen.	B.: Ich möchte, daß du dich erwachsener verhältst. I.
P.:	(Steht auf und geht an den Schrank) Sie können gehen, ich mach das alleine.	I. B.: Ich will nicht dauernd kontrolliert werden.
S.:	Nein, ich bleibe da, bis Sie alle Sachen beinander haben. Ich glaube, daß Sie sich sonst wieder ins Bett legen.	I. B.: Ich traue dir nicht.

A.	Interaktion	Ebene und Bedeutung
P.:	Ich muß mir aber heute die Haare nicht waschen.	B.: Ich will dich runterhandeln.
S.:	Jetzt machen Sie dasselbe wie vorher, daß Sie mich dazu bringen wollen, die strenge Mutter zu sein.	B.: Ich will unsere Rollen definieren.
P.:	Ja? (Holt frische Kleidung aus dem Schrank.) Meine Haare sind ganz trocken. Es schadet ihnen, wenn ich sie heute schon wieder wasche.	B.: Ich will aber nicht dein Kind spielen – oder vielleicht doch?
S.:	Frau K., Sie kennen mich so gut. Ich weiß nicht, wie Sie darauf kommen, daß ich heute weniger von Ihnen verlange als sonst.	B.: Du weißt, wo du mit mir dran bist, ich mag diese Spielchen nicht.
P.:	(Zuckt mit den Schultern und holt Seife und Shampoo.)	B.: Du hast mich ertappt, du hast ja recht. Ich habe wohl keine Wahl.
S.:	Prima, daß Sie jetzt weitermachen.	B.: Ich will dich bestärken.

Die meisten Menschen versuchen, ihre alltäglichen Differenzen ausschließlich auf der Inhaltsebene anzugehen und wundern sich, daß dieses häufig nicht gelingt. Viele unserer Kollegen und Kolleginnen, vor allem, wenn sie Anfänger in der Psychiatrie sind, erkennen erst im Lauf der Zeit den Stellenwert der Beziehungsebene und lernen, damit umzugehen, d. h. im richtigen Moment die Ebene zu wechseln. Der gezielte Wechsel auf die Beziehungsebene führt in den meisten Fällen dazu, daß Probleme klarer werden und zu einer Lösung kommen.

Wie jede einzelne Mitteilung spielt sich auch jeder *Konflikt* auf den beiden Kommunikationsebenen ab. Sogar in jedem Wahlkampf, bei dem es doch ausschließlich um die Vermittlung von Sachthemen und deren potientielle Lösungen an die Wähler gehen sollte, wird deutlich, daß die Emotionen, die die Politiker bei den Wählern auslösen, bei der Stimmenauszählung ins Gewicht fallen.

Wenn wir davon ausgehen, daß jeder Mensch seine eigenen Interessen und Bedürfnisse hat, sind Meinungsverschiedenheiten und Konflikte etwas Normales. Die Scheu, Konflikte anzugehen, hängt wahrscheinlich damit zusammen, daß die meisten Menschen unzählige Male in ihrem Leben versucht haben, eine Differenz auf der inhaltlichen Ebene zu klären und damit gescheitert sind, weil sie die Beziehungsebene außer acht gelassen haben.

Besteht das Interesse, einen Konflikt anzugehen, ist es sinnvoll, ihn zunächst auf seine Bestandteile hin zu untersuchen: Wo liegen die inhaltlichen Gegensätze, welche Störungen bestehen auf der Beziehungsebene, welche Motive haben die Beteiligten.

▬   Eine Möglichkeit, einen Konflikt anzugehen, sind die nachfolgenden fünf Schritte:

1. Aussprechen des Problems: Einer der Konfliktpartner äußert, was ihn stört und wie er sich dabei fühlt. Dies geschieht, ohne den anderen Vorwürfe zu machen. Alle Konfliktpartner sind bereit, nach Lösungsmöglichkeiten zu suchen.

2. Klärung der Bedürfnisse: Alle Konfliktpartner akzeptieren, daß jeder einzelne unterschiedliche Interessen und Bedürfnisse hat und schildern möglichst vollständig ihre Bedürfnisse bezüglich des Problems. Jeder versucht, die Bedürfnisse des anderen möglichst umfassend zu verstehen und sich in dessen Lage zu versetzen. In dieser Phase geht es noch nicht um Lösungsvorschläge.

3. Umformulieren in Wünsche: Alle Konfliktpartner drücken ihren Ärger in konkreten Wünschen an den/die anderen aus. Die Wünsche werden so formuliert, daß die anderen dazu Stellung nehmen können.

4. Sammeln von Lösungsvorschlägen: Alle Konfliktpartner schlagen alle nur erdenklichen Lösungen vor, die ihnen einfallen. Die Vorschläge werden gesammelt und nicht auf ihre Durchführbarkeit überprüft. Auch Unsinniges wird in die Sammlung aufgenommen, weil es die Phantasie beflügelt.

5. Einigung auf die beste Lösung: Alle Konfliktpartner einigen sich auf eine Lösung, von der sie glauben, daß sie den meisten Bedürfnissen entspricht. Jeder prüft seine möglichen Einwände gegen die Lösung und sucht solange weiter, bis ein Kompromiß gefunden wird, mit dem alle einverstanden sind. Wenn alle Konfliktpartner sich in ihren Interessen und Bedürfnissen ernstgenommen fühlen, sind sie eher geneigt, einer Kompromißlösung zuzustimmen.

Die meisten Konflikte lassen sich nur dann lösen, wenn sich die Beteiligten auf eine Definition ihrer Beziehung einigen können. Wird dies nicht erreicht, bleibt der Konflikt bestehen.

▬ Fragen zur Selbstwahrnehmung:

- Wann und bei welchen Personen fällt es mir leicht, einen Sachverhalt anzusprechen, der mich stört?
- Mache ich meine Gefühle dabei den anderen deutlich?
- Wann kann ich meine Gefühle nicht aussprechen oder bin nicht bereit dazu?
- Wann und von wem habe ich mich in letzter Zeit durch seine Kritik angegriffen gefühlt?
- Bin ich bereit, bei Konflikten nach Lösungen zu suchen?
- Wie unterscheiden sich Kompromisse, bei denen es mir leicht fällt, mich daran zu halten, von denen, mit denen ich mich schwer tue?
- Unter welchen Bedingungen fallen mir keine Lösungsvorschläge ein?
- Bin ich bereit, mich in die Lage der anderen zu versetzen?
- Bin ich nach der Klärung eines Konfliktes in der Lage, mich versöhnlich zu zeigen?

▬ Pseudostrategien bei der Konfliktlösung (nach ZÖCHBAUER, F. u. HOEKSTRA, H.: Kommunikationstraining, S. 47)

1. Interpretation: Konflikte werden als Mißverständnisse uminterpretiert. Es fällt der Satz: »Eigentlich sind wir gar nicht so weit auseinander.« Oder: »Im Grunde genommen sind wir uns doch einig.« Die Folge ist, daß der Konflikt früher oder später zurückkehrt.

2. Dissoziation (Abspaltung): Konfliktthemen werden nicht besprochen, sie werden tabuisiert und damit vermieden. Über bestimmte Themen nicht zu sprechen, wird zur stillschweigenden Norm gemacht.

3. Gewichtsverlagerung: Wird ein Mensch gegensätzlichen und daher konflikterzeugenden Aussagen ausgesetzt, dann löst er häufig den Konflikt durch unterschiedliche Gewichtung der Aussagen bzw. der Quellen der Aussage. Er wertet die Quelle oder den Inhalt einer gegensätzlichen Aussage ab und braucht sich daher nicht mehr damit auseinanderzusetzen.

4. Räsonieren: Widersprüchliche Aussagen werden so lange zerredet, bis ein Pseudokonsens erreicht wird. Dieser muß mit dem Konfliktthema überhaupt nichts mehr zu tun haben. Auch diese Strategie kann Konflikte nicht lösen.

5. Verschieben: Der Konflikt wird auf Nebenschauplätze verschoben, z. B. auf andere Personen, Gruppen oder Themen.

Hinweis: In vielen Familien von psychisch Kranken herrschen Pseudostrategien der Konfliktlösung vor oder der Patient selbst hat keine anderen Lösungsmöglichkeiten gelernt.

II   Anatomie einer Nachricht (Botschaft) nach F. SCHULZ VON THUN

Friedemann SCHULZ VON THUN bietet in seinem Buch »Miteinander reden 1« Hilfsmittel an, die uns geeignet erscheinen, die Komplexität von Nachrichten zu untersuchen. Dazu gibt er folgende Einführung: »Da ist ein Sender, der etwas mitteilen möchte. Er verschlüsselt sein Anliegen in erkennbare Zeichen – wir nennen das, was er von sich gibt, seine Nachricht. Dem Empfänger obliegt es, diese wahrnehmbaren Gebilde zu entschlüsseln. In der Regel stimmen gesendete und empfangene Nachricht leidlich überein, so daß eine Verständigung stattgefunden hat. Häufig machen Sender und Empfänger von der Möglichkeit Gebrauch, die Güte der Verständigung zu überprüfen: Dadurch, daß der Empfänger zurückmeldet, wie er die Nachricht entschlüsselt hat, wie sie bei ihm angekommen ist und was sie bei ihm angerichtet hat, kann der Sender halbwegs über-

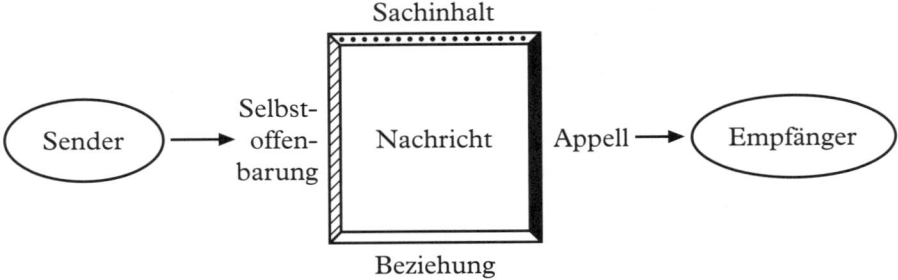

Die vier Seiten (Aspekte) einer Nachricht –
ein psychologisches Modell der zwischenmenschlichen Kommunikation
Aus: SCHULZ VON THUN, S. 30

prüfen, ob seine Sende-Absicht mit dem Empfangsresultat übereinstimmt (Feedback)... Schauen wir uns die ›Nachricht‹ genauer an: Ein und dieselbe Nachricht enthält stets viele Botschaften gleichzeitig. Daß jede Nachricht ein ganzes Paket mit vielen Botschaften ist, macht den Vorgang der zwischenmenschlichen Kommunikation so kompliziert und störanfällig, aber auch so aufregend und spannend.« (S. 25 f) SCHULZ VON THUN unterscheidet vier seelisch bedeutsame Seiten einer Nachricht: 1. Sachinhalt, 2. Selbstoffenbarung, 3. Beziehung, 4. Appell (s. Graphik).

≡   An folgender Aussage werden die vier Seiten dargestellt: »Es ist Zeit für Ihre Gruppe.«

1. Worüber ich informiere – Sachinhalt
Jede Nachricht enthält eine Sachinformation. Der Empfänger erfährt, daß die Gruppe gleich beginnt, daß es die entsprechende Tageszeit dafür ist.
2. Was ich von mir selbst mitteile – Selbstoffenbarung
Jede Nachricht enthält Informationen über den Sender. In dem Beispiel erfährt man über ihn, daß er auf die Uhr gesehen hat, daß er auf Zeiten achtet und wahrscheinlich auf Pünktlichkeit Wert legt usw. Mit jeder Nachricht gibt der Sender etwas über sich preis, was sowohl die gewollte Selbstdarstellung, als auch die unfreiwillige Selbstenthüllung einschließt.
3. Was ich von dir halte und wie wir zueinander stehen – Beziehung
Jede Nachricht enthält Informationen darüber, wie Sender und Empfänger zueinander stehen. Sie gehen aus der gewählten Formulierung, dem Tonfall und anderen nichtsprachlichen Begleitsignalen hervor. In dem Beispiel traut der Sender dem Empfänger nicht zu, von sich aus pünktlich in die Gruppe zu gehen. Er vermittelt dem Empfänger, daß er ihn für so unselbständig hält, daß er auf seine Hilfestellung angewiesen ist. Die Beziehungsseite der Nachricht enthält Du-Botschaften (Du bist hilfsbedürftig) und Wir-Botschaften (wir sind Hilfsbedürftige und Helfer, so stehen wir zueinander). Bei diesem Teil der Nachricht hört der Empfänger besonders gut hin, weil er selbst betroffen ist. Möglicherweise ist er mit der Botschaft des Senders, daß er so hilflos sei, nicht einverstanden, dann entsteht ein Ringen um die Definition ihrer Beziehung.
4. Wozu ich dich veranlassen möchte – Appell
Fast alle Nachrichten haben die Funktion, auf den Empfänger Einfluß zu nehmen. In dem Beispiel heißt die Aufforderung vielleicht, daß der Empfänger diesmal pünktlich sein und nicht schon wieder zu spät kommen soll. Die Nachricht dient also auch dazu, den Empfänger zu veranlassen, bestimmte Dinge zu tun oder zu unterlassen, zu denken oder fühlen. Dieser Versuch, Einfluß zu nehmen, kann mehr oder minder offen oder versteckt sein.

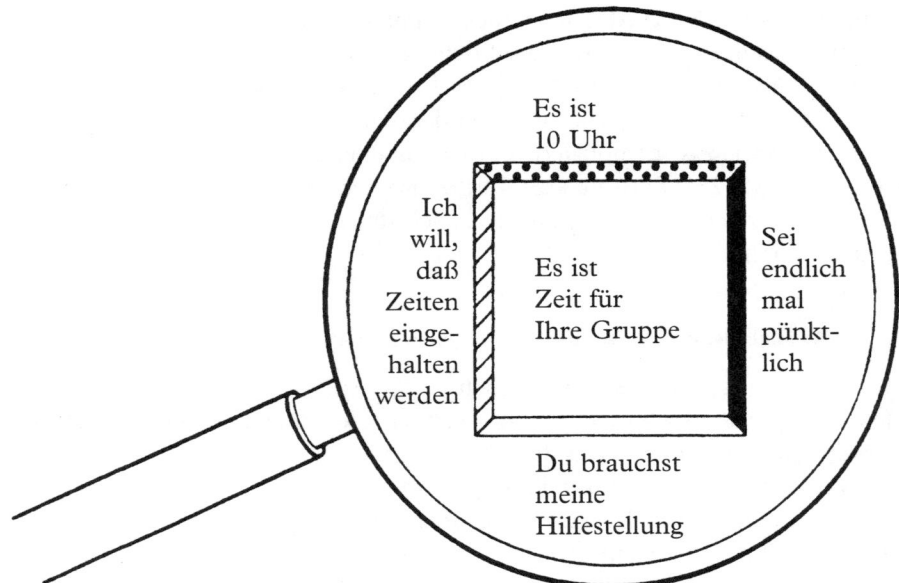

Das Botschaftsgeflecht einer Nachricht, wie es unter der kommunikationspsychologischen Lupe sichtbar wird.
Nach SCHULZ VON THUN, S. 31

Anregung: Versuchen Sie, die folgenden Nachrichten nach dem beschriebenen Schema aufzuschlüsseln:
- Heute mittag kommt die Pflegedienstleitung.
- Der Dienstplan ist fertig.
- Der Zigarettenautomat ist an der Ecke.
- Der Essenswagen ist gekommen.

Bisher wurde eine Nachricht aus der Sicht des Senders betrachtet. Dasselbe Quadrat kann benutzt werden, um eine Nachricht aus Sicht des Empfängers zu untersuchen.
- Welche Information will er mir geben? (Sachinhalt)
- Was ist das für ein Mensch, was ist mit ihm los? (Selbstoffenbarung)
- Was hält er von mir, wie steht er zu mir, wie behandelt er mich? (Beziehung)
- Was will er von mir, was sollte ich am besten tun? (Appell)

Je nach persönlicher Prägung und momentaner Verfassung hat ein Empfänger alle vier Ohren oder nur eines auf Empfang geschaltet. Dadurch entsteht selektives Hören, das dem Empfänger oft nicht bewußt ist. Ein Gespräch nimmt dann einen völlig anderen Verlauf, als wenn alle Ohren angeschaltet sind.

Was ist das
für einer?
Was ist mit ihm?

Wie ist
der Sachverhalt
zu verstehen?

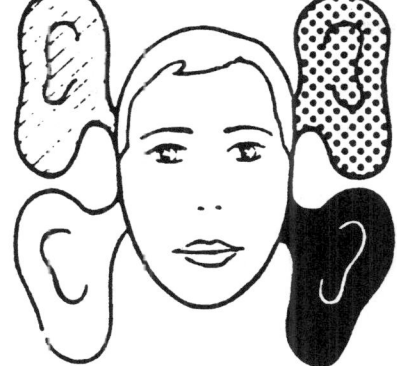

Wie redet der
eigentlich mit mir?
Wen glaubt er vor
sich zu haben?

Was soll ich tun,
denken, fühlen
auf Grund seiner
Mitteilung?

Der »vierohrige Empfänger«
Aus: SCHULZ VON THUN, S. 45

II   Das Modell der Transaktionsanalyse als Hilfsmittel

Als weiteres Hilfsmittel, sich darüber klar zu werden, was sich im Kommunikationsprozeß zwischen Menschen abspielt, dient das Modell der *Transaktionsanalyse*. Sie geht davon aus, daß in jedem von uns drei Persönlichkeitsinstanzen (Ich-Zustände) vorhanden sind: Das Eltern-Ich, das Kindheits-Ich und das Erwachsenen-Ich. Je nach Sozialisation, Persönlichkeitsstruktur, augenblicklicher Stimmung und momentaner sozialer Situation kommen die verschiedenen Ich-Zustände mehr oder weniger zum Tragen. Wenn ich das älteste von vielen Geschwistern bin, wird wahrscheinlich auch im Erwachsenenalter mein Eltern-Ich aus alter Gewohnheit häufiger im Vordergrund stehen. Wenn ich mit meinen Kindern mit dem Fahrrad um die Wette fahre, lebe ich mein Kindheits-Ich aus. Wenn ich beim Autohändler mich über die Leasing-Bedingungen für ein neues Auto und deren Vor- und Nachteile informiere, benutze ich mein Erwachsenen-Ich.

Das *Eltern-Ich* enthält alle Ge- und Verbote, Wert- und Moralvorstellungen, Hilfe und Fürsorglichkeit, Ideale und Vorstellungen, was andere von mir erwarten, die Eltern, Lehrer und andere Personen mir als Kind mitgegeben haben. Das Eltern-Ich hat zwei Bestandteile: den fürsorglichen und den kritisch-moralisierenden Teil. »Nehmen Sie einen Schirm mit, es könnte regnen.« (fürsorglich); »Herr Doktor, wenn Sie einmal rechtzeitig Blut abnehmen würden, müßten die Patienten nicht dauernd warten.« (kritisch-moralisierend)

Im *Kindheits-Ich* stecken noch alle Gefühle und Reaktionen von damals. Es enthält Empfindungen, Tagträume, Phantasie, Wünsche und Begeisterungsfähigkeit, aber auch Trotz, Enttäuschungen und Haß. Es kommt in dreierlei Formen daher: Spielerisch (»Hurrah, ich hab' gewonnen.«), rebellisch (»Ich habe keine Lust darauf, immer zu machen, was du sagst.«) und angepaßt (»Ja, ich werde mich bessern.«).

Im *Erwachsenen-Ich* werden die Tatsachen der Realität ausgewertet und die Impulse aus dem Eltern- und Kindheits-Ich daraufhin überprüft, ob sie der momentanen Situation angemessen sind. Das Erwachsenen-Ich ist sachlich, informiert, stellt fest, analysiert, holt Auskunft ein und spricht den Partner auf der gleichen Ebene an. »Welche Erfahrungen hast du mit deinem neuen Computer gemacht?«

Zu einer erwachsenen Persönlichkeit gehören alle drei Ich-Zustände. Wenn der Umgangsstil mit anderen partnerschaftlich sein soll, werden Erwachsenen-Ich, Teile des spielerischen Kindheits-Ichs und ein wenig fürsorgliches Eltern-Ich von Nutzen sein. Das kritisch-moralisierende Eltern-Ich, das rebellische und das angepaßte Kindheits-Ich stehen einem partnerschaftlichen Umgang im Wege.

Zurück zu unserem Beispiel »Es ist Zeit für ihre Gruppe«. Je nach Tonlage kann die Mitteilung als sachliche Information an das andere Erwachsenen-Ich gehen, als Aufforderung vom Erwachsenen-Ich an das andere Kindheits-Ich oder als Mißbilligung vom kritischen Eltern-Ich an das andere Kindheits-Ich gerichtet sein.

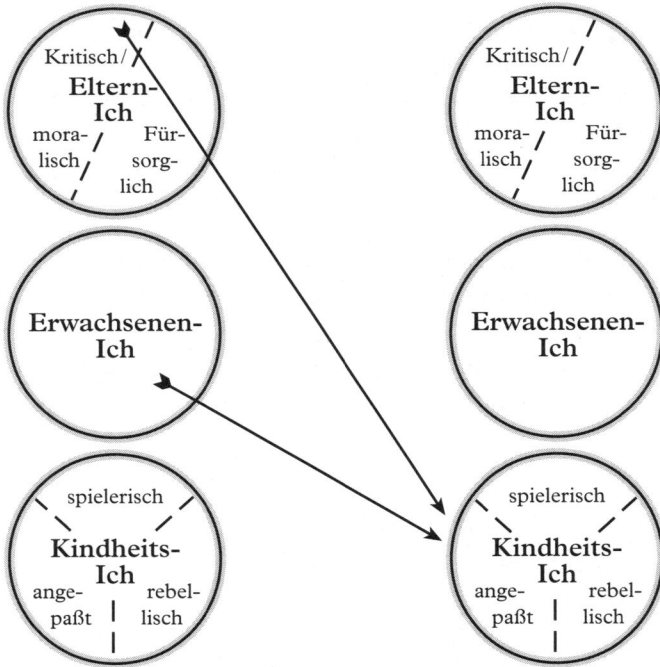

In unserem Beispiel hat der angesprochene Patient, je nachdem, wie die Nachricht bei ihm ankommt, verschiedene Möglichkeiten zu antworten:

a. Ach, entschuldigen Sie, das hätte ich beinahe vergessen (angepaßtes Kindheits-Ich an kritisches Eltern-Ich).

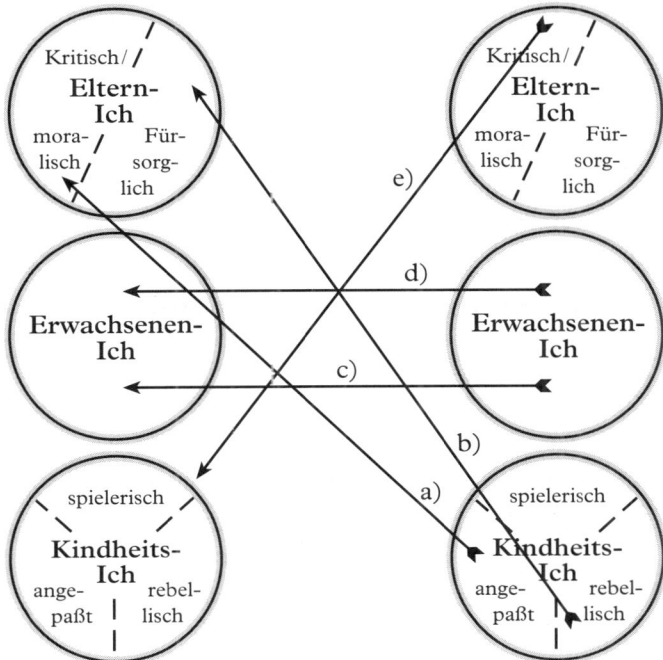

b. Ich kann selbst die Uhr lesen (rebellisches Kindheits-Ich an fürsorgliches Eltern-Ich).

c. Ja, danke (Erwachsenen-Ich an Erwachsenen-Ich).

d. Ich bin erwachsen und brauche keine Vorschriften (Erwachsenen-Ich an Erwachsenen-Ich).

e. Es gehört sich nicht, einen Erwachsenen dauernd zu gängeln (kritisches Eltern-Ich an Kindheits-Ich).

Viele Nachrichten, die vordergründig nur eine Sachinformation von einem zum anderen Erwachsenen-Ich enthalten, werden so geäußert, daß unterschwellig z. B. das kritische Eltern-Ich das Kindheits-Ich des anderen anspricht. Der Empfänger steht dann vor der Frage, wie diese Nachricht gemeint ist und wird eher auf die unterschwellige Botschaft reagieren.

Selbst wenn der Sender vom Eltern-Ich aus das Kindheits-Ich des Empfängers anspricht, läßt sich der Kommunikationsfluß solange ohne Störung aufrechterhalten, wie der Empfänger von seinem Kindheits-Ich aus dem Eltern-Ich des Senders antwortet, solange die Kommunikation also parallel verläuft. (Diese Art der Transaktion brauchen wir bei allen schwer kranken Patienten.) Sobald einer der Partner die Transaktionsebene wechselt, z. B. weil es ihm wieder besser geht, also die Transaktion des anderen durchkreuzt, entstehen Mißverständnisse und Störungen des Kommunikationsprozesses.

II   Nachricht und Entscheidungsfreiheit des Empfängers

Wie an verschiedenen Stellen in diesem Kapitel schon beschrieben, erzeugen Wortwahl und Tonfall einer Nachricht unterschiedliche Reaktion beim Empfänger. Je nach Pflegesituation wollen wir dem einen Patienten möglichst viel Entscheidungsspielraum lassen, bei einem anderen müssen wir ihn aus fachlichen Gründen verringern oder für ihn entscheiden.

=   **Hier ein Handlungsvorschlag am Beispiel der Einladung zum Essen.**

1. »Das Essen ist da.« – Formulierung und Tonfall als Informationsweitergabe.
Hier wird der Patient nur informiert. Er braucht die Information, um überhaupt entscheiden zu können, ob er essen will oder nicht. Die Formulierung überläßt ihm alleine die Entscheidung. Die meisten Patienten sind dazu in der Lage. Durch unsere berufliche Sozialisation (fürsorgliches Eltern-Ich) wird die Gewohnheit begünstigt, den Entscheidungsspielraum von erwachsenen Menschen unbegründet einzuengen.

2. »Das Essen ist da, wollen Sie kommen?« – Formulierung und Tonfall als Frage.
Hier wird der Patient informiert und gleichzeitig eingeladen, zum Essen zu kommen. Die Formulierung der Frage macht deutlich, daß der Sender ein »Nein« des Empfängers akzeptieren wird. Die Tatsache, daß die Frage gestellt wird, enthält die vorsichtige Aufforderung an den Patienten, zum Essen zu kommen. Mancher Patient braucht diese kleine Anregung, um sich entscheiden zu können.

3. »Das Essen ist da, kommen Sie bitte?« – Die Formulierung hat Aufforderungscharakter, der Tonfall ist fragend.
Hier wird der Patient informiert und aufgefordert, der Einladung zum Essen zu folgen. Die Formulierung der Einladung impliziert, daß der Patient es begründen muß, wenn er ablehnt. Sein Entscheidungsspielraum ist bei dieser Frage geringer. Diese Art der Frage wenden wir an, wenn wir es z.B. mit einem antriebslosen oder sehr zurückgezogenen Patienten zu tun haben, den wir in das Gruppengeschehen integrieren wollen.

4. »Das Essen ist da, Sie kommen jetzt bitte.« – Formulierung und Tonfall als freundliche Feststellung.
Hier wird der Patient zwar informiert, die Formulierung der Einladung läßt ihm jedoch kaum noch Entscheidungsspielraum. Das »bitte« am Ende mildert die Härte der Feststellung etwas ab und eröffnet dem Patienten noch eine kleine Möglichkeit, mit guten Gründen Nein zu sagen. Diese Art der Einladung ist angebracht z.B. bei abgemagerten depressiven Patienten, anderen Patienten, die nicht weiter abnehmen dürfen oder bei alten Menschen, bei denen es auf regelmäßige Nahrungsaufnahme ankommt.

5. »Das Essen ist da, Sie essen jetzt.« – Formulierung und Tonfall als freundliche Feststellung.

Hier wird der Patient zwar informiert, jedoch gleichzeitig mit der Tatsache konfrontiert, daß er keine Wahlmöglichkeit mehr hat. Solche Feststellungen treffen wir z. B., wenn die vierte Formulierung nicht erfolgreich war oder bei anorektischen Patienten.

6. »Wir essen jetzt.« – Formulierung und Tonfall als freundliche Feststellung.

Die einzige Pflegesituation, in der Wir-Formulierungen erlaubt und fachlich richtig sind, ist die Pflege eines entscheidungsunfähigen katatonen Patienten, wenn er Nahrungszufuhr braucht. Häufiger wird jedoch nur auf die Flüssigkeitszufuhr geachtet werden müssen. Im Einzelfall kann dies heißen, daß ich mit dem Patienten esse oder trinke. Mit der Wir-Formulierung übernehmen wir die Entscheidung vollständig und die Verantwortung dafür. In anderen Pflegesituationen stellen Wir-Formulierungen einen Pflegefehler dar.

Weiterführende Literatur:
BERNE, Eric: Spiele der Erwachsenen, Reinbek 1970
SCHULZ VON THUN, Friedemann: Miteinander reden 1, Reinbek 1981
SCHWÄBISCH, Lutz und SIEMS, Martin: Anleitung zum Sozialen Lernen, Reinbek 1974
WATZLAWICK, Paul et al.: Menschliche Kommunikation, Bern 1990

C Beziehung

»Wenn wir, sagtest du, die Menschen nur nehmen wie sie sind, so machen wir sie schlechter; wenn wir sie behandeln, als wären sie, was sie sein sollten, so bringen wir sie dahin, wohin sie zu bringen sind.« JOHANN WOLFGANG VON GOETHE

»Es gibt gar kein Individuum, sondern was mir gegenüber tritt, ist ein Teil einer Familie, einer Nachbarschaft, eines Arbeitskollektivs. Indem ich in eine solche Begegnung eintrete, übernehme ich auch die Zuständigkeit für alle Mitglieder der Familie, der Nachbarschaft, des Arbeitskollektivs, die alle unter der Situation gleich viel leiden und die alle wieder zu sich selbst finden wollen. Zu jeder psychiatrischen Begegnungssituation gehören also mindestens drei unterschiedliche Menschen-Sorten: ein psychisch Kranker, ein Angehöriger und ein psychiatrisch Tätiger. Dadurch ist die psychiatrische Begegnung von vornherein nie nur eine lineare Beziehung zwischen zwei Menschen, sondern immer ein trianguläres, ein zirkuläres Gebilde...« KLAUS DÖRNER

Dinge und Menschen beziehen sich immer und überall aufeinander: Dieser Schrank ist schöner als der andere. Ich mag am liebsten Musik von Mozart. Ich gehe gerne im Wald spazieren und genieße den Vogelgesang. Der Blumentopf steht auf der Fensterbank. Auf diesem Foto ist meine Cousine zu sehen. Das englische Wort für Beziehung ist »relationship«. Es hat den gleichen Ursprung wie »relative«, auf deutsch »verwandt«. Jeder Mensch hat Verwandte. Gleichgültig, ob die Beziehung zu ihnen gut oder schlecht ist oder war, er hat immer eine. Das heißt, daß ebenso, wie wir nicht *nicht* kommunizieren können, es unmöglich ist, *keine* Beziehung zu anderen Menschen und Dingen zu haben. Weil dies so ist, können wir nicht *keine* Beziehung zu einem Patienten oder Mitarbeiter haben, sondern höchstens eine schlechte oder gestörte. Der psychiatrische Patient kommt in unsere Betreuung, weil seine Beziehung zu sich selbst und zu anderen gestört ist. Daraus ergibt sich, daß der Kern unserer Arbeit darin besteht, daß wir die Beziehung zum Patienten so gestalten, daß sie ihm nützt.

▌ Sich selbst kennen

Die wichtigste Voraussetzung, um eine Beziehung überlegt gestalten zu können, besteht darin, daß ich weiß, wer ich bin, welche Stärken und Schwächen, Vorlieben und Abneigungen, Wertvorstellungen und Grenzen ich habe. Ich kann einem Patienten sein Anderssein und seine Einzigartigkeit dann zugestehen, wenn ich mich selber in meiner Einmaligkeit verstehe und akzeptiere. Dann kann ich mich authentisch verhalten, d. h. daß meine geäußerten Wertvorstellungen mit meinen Handlungen übereinstimmen. J. CAMPBELL beschreibt vier Komponenten, in denen wir uns unseres Selbst bewußt werden (aus: STUART & SUNDEEN, S. 98; Übersetzung durch die Autorinnen):

1. Die psychologische Komponente umfaßt, die eigenen Gefühle, Motivationen, Eigenheiten und das eigene Selbstbild zu kennen. Das heißt, gegenüber den eigenen Gefühlen sensibel zu sein und Stressoren zu erkennen, die diese Gefühle beeinflussen.

2. Die physikalische Komponente besteht darin, die eigene und die allgemeine Physiologie zu kennen, das eigene Körperschema und Veränderungen wahrzunehmen und zu wissen, was man körperlich leisten kann.

3. Die Umgebungskomponente des Ichs setzt sich zusammen aus der eigenen sozialen Umgebung, den Beziehungen zu anderen Menschen und dem Wissen über die Beziehung zwischen Mensch und Umwelt.

4. Die philosophische Komponente enthält die Bedeutung des eigenen Lebens. Das heißt, sich über die eigene Haltung gegenüber Leben und Tod klar zu werden, die Welt, in der wir leben, und eigene religiöse Überzeugungen einzubeziehen und unser ethisches Verhalten danach zu richten.

Im Lauf der beruflichen Tätigkeit erweitern wir unsere Kenntnisse über uns selbst, indem wir unzählige einzelne Situationen reflektieren und die Ergebnisse in unser zukünftiges Handeln einbeziehen. Dieser Prozeß beginnt damit, daß wir erkennen, was in uns selbst vorgeht, eigene Gefühle, Bedürfnisse, Gedanken und Impulse wahrnehmen und akzeptieren. Er ist nicht möglich, ohne daß wir anderen zuhören und von ihnen lernen. Voraussetzung dafür ist, daß wir anderen gegenüber und dem, was sie uns zurückmelden, offen sind. Eine weitere Voraussetzung zur Erweiterung der Selbsterkenntnis besteht darin, daß wir uns anderen als Personen zu erkennen geben und Dinge von uns preisgeben. Erst wenn der andere weiß, mit wem er es zu tun hat, kann er auf mich reagieren. Aus seinen Reaktionen erfahre ich etwas über mich selbst.

1 mir selbst und anderen bekannt	2 nur ande- ren bekannt
3 nur mir bekannt	4 weder mir noch ande- ren bekannt

Johari-Fenster: Jedes Quadrat
– oder jede Fensterscheibe –
zeigt einen Aspekt der Person

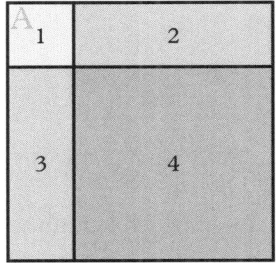

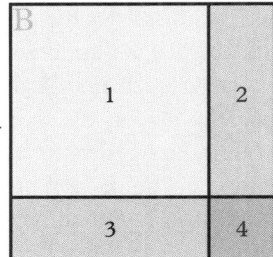

Johari-Fenster, die das unterschiedliche Ausmaß der Selbsterkenntnis zeigen.
A: Person mit wenig Selbsterkenntnis
B: Person mit umfassender Selbsterkenntnis

Aus: STUART und SUNDEEN, S. 99 (Übers.: U. VILLINGER)

Unser tägliches Handeln wird von unseren eigenen Wertvorstellungen bestimmt. Wenn uns bewußt ist, wo die Prioritäten unserer eigenen Werte liegen, können wir rationale Entscheidungen in der Beziehungsgestaltung mit dem Patienten treffen und erkennen, daß ihm andere Dinge wichtig sind als mir. Damit entgehe ich eher der Gefahr, meine Vorstellungen auf andere zu projizieren. Wenn ich selbst z. B. überzeugt bin, daß eine Ehe unauflöslich ist, werde ich es schwer haben, einen Patienten in seinem Anliegen, sich scheiden zu lassen, zu unterstützen. Wenn mir dies klar ist, kann ich meine eigene Überzeugung zurückstellen und mit ihm besprechen, was ihn zu seinem Wunsch geführt hat.

Unser tägliches Handeln wird von unseren Gefühlen bestimmt. Wenn ich wahrnehme, welche Gefühle andere Menschen in mir auslösen, kann ich mir die Gründe dafür überlegen und mich entsprechend verhalten. Das Erkennen der eigenen Gefühle gibt mir wichtige Informationen über den Patienten. Wenn z. B. ein Patient mir erklärt, daß es ihm gut geht und ich spüre, daß ich mißtrauisch werde, kann das bedeuten, daß er seine Verzweiflung vor mir verbergen will.

Es ist hilfreich, wenn ich mir darüber im klaren bin, warum ich einen helfenden Beruf ergriffen habe und welches meine Motive sind, in der psychiatrischen Versorgung zu arbeiten. Das schützt mich davor, mich ausnützen zu lassen und einem falsch verstandenen Altruismus zu unterliegen, d. h., ich kann die humanitären Anliegen meines Berufes vertreten und gleichzeitig auf adäquater Bezahlung und Anerkennung bestehen.

Nur wenn ich meine Fähigkeiten und Grenzen in einer Arbeitsbeziehung kenne, kann ich verantwortlich handeln, z. B. mir rechtzeitig Hilfe bei anderen holen. Mir ist dabei klar, daß ich für mein Handeln und Nicht-Handeln geradestehe.

=   Anregungen zu Fragen zur Selbstwahrnehmung:

- Welchen Anteil meiner Person bin ich bereit mit anderen Menschen zu teilen?
- Mache ich meinen Mitmenschen verständlich, warum ich wann ärgerlich bin?
- Welche Mittel stehen mir zur Verfügung, um die notwendige Distanz zu halten oder Nähe herzustellen?
- Woran erkenne ich bei mir selbst rechtzeitig, daß mir die Beziehung zu einem bestimmten Menschen zu viel wird?
- Welche Ereignisse aus meiner Biographie und welche Winkel meiner Persönlichkeit möchte ich vor anderen verbergen?
- Wann belastet mich eine Beziehung so sehr, daß ich sie beenden will?
- Wie erreiche ich es, daß ich von anderen Menschen mehr Rückmeldungen erhalte, damit die Art der Beziehung klarer wird?
- Wie wünsche ich mir, daß mein »Ratgeber« mir seinen fachlichen Rat vermittelt, daß ich etwas damit anfangen kann?
- Wie hat sich meine Einstellung in bezug auf Duzen und Siezen im Lauf der Zeit verändert?

- Unter welchen Umständen bin ich in der Lage, Beziehungen langfristig aufrechtzuerhalten?

Das Kennen meiner eigenen Person und meiner momentanen Befindlichkeit hilft mir bei der Entscheidung, welche aus der Palette meiner Beziehungsmöglichkeiten ich einem Patienten anbieten kann, wann ich mich eher zurückhalte und das Beziehungsangebot einem Kollegen überlasse.

▌ Definitionen

Im Herkunftswörterbuch steht unter dem Stichwort »Beziehung« der Hinweis, man möge bei »ziehen« nachsehen. Dort steht, daß »ziehen« in seiner Wurzel aus dem indogermanischen »Deuk«, lateinisch »ducere = ziehen, führen« sich herleitet. Aus dieser sprachlichen Wurzel kommen auch Begriffe wie Dusche, Zaum, Zeuge, zögern, Zögling, Zucht und zucken. Die Vorsilbe »be-« heißt »bei« oder »um – herum«. Unter dem Stichwort »Beziehung« selbst steht »innerer Zusammenhang«.

Wir meinen, daß eine Beziehung zu einem anderen Menschen so vielschichtig sein kann, wie die verschiedenen oben genannten Entwicklungen aus dem Herkunftswort dies andeuten, obwohl diese Folgerung sprachlich unzulässig ist.

Um eine effektive Arbeitsbeziehung zum Patienten aufzubauen, ist es notwendig, eine Verbindung (Draht, Rapport) zu ihm herzustellen. Verbindung ist:

- die gemeinsame Haltung der beteiligten Personen, das Menschsein miteinander zu teilen, d. h. das Wissen, daß Menschen immer aufeinander angewiesen sind;
- die Bereitschaft, sich auf den anderen einzulassen;
- eine Haltung, die es dem anderen erlaubt, sich so zu zeigen, wie er ist, ohne daß er befürchten muß, daß er wegen seines So-Seins abgelehnt wird;
- aufmerksam für die eigenen Empfindungen und die des anderen zu sein und dies einander zu vermitteln;
- sich gegenseitige Akzeptanz und Wachstum der Individualität zu wünschen;
- das Ergebnis von Sorge und Anteilnahme an einem anderen.

Verbindung ist kein greifbarer Gegenstand, sondern ein Gefühlszustand, der zwischen Menschen erfahren und oft mit »sich wohl fühlen« umschrieben wird. Sie ist die Voraussetzung für eine Beziehung, die zu einer Atmosphäre von gegenseitigem Vertrauen und Respekt führt. Wenn eine Verbindung entstehen soll, ist die Bereitschaft und die Mitarbeit des Patienten erforderlich. Jedoch fühlen wir uns dafür zuständig, damit anzufangen.

▌ Ziele der Beziehungsgestaltung (Grobziele)

- Der Patient erkennt, in welchen Situationen er sich wohlfühlt und kann dies benennen.
- Der Patient fühlt sich im Kontakt zunächst mit Pflegepersonen, dann mit einigen anderen Menschen sicher.
- Der Patient findet heraus, in welcher Situation er wieviel Distanz braucht bzw. er wieviel Nähe zulassen kann und kann mit dem Widerspruch zu seinen Wünschen umgehen.
- Der Patient ist in der Lage, seine Gefühle zu erkennen und zu beschreiben.
- Der Patient nimmt wahr, welche Gefühle andere in ihm auslösen und kann sich entsprechend verhalten.
- Der Patient weiß, welche Verbindungen er im Lauf seiner Erkrankung stark belastet hat. Er findet Mittel und Wege, sie wieder zu festigen, wenn sie ihm wichtig sind.
- Der Patient erkennt Mißverständnisse und kann sie klären.
- Der Patient wählt zu ihm passende Verhaltensmuster aus und erprobt sie.
- Der Patient kann neue Beziehungen aufnehmen, gestalten und halten.
- Der Patient erkennt, wenn er krankheitsbedingt den Bezug zu sich und zur Umgebung zu verlieren droht und sucht rechtzeitig Hilfe.

Die Feinziele werden individuell erstellt. Viele Grobziele sind nur in Ansätzen oder auf lange Sicht erreichbar.

▌ Pflegerische Zugangswege zum Patienten

Zur Beziehungsaufnahme mit Patienten, deren Beziehungsfähigkeit gestört ist, beschreiten wir folgende Wege:

Beim *körpernahen Zugang* fragen wir den Patienten z. B. nach Hunger und Durst, stellen fest, wenn er humpelt, bieten ihm Creme für die spröden Lippen an, sorgen dafür, daß er trinkt, wenn er exsikkiert ist, überreden ihn zum Baden, wenn er streng riecht, sprechen ihn an, wenn er müde aussieht, fragen, wo er seine blauen Flecken her hat, überzeugen ihn davon, daß die Fußpflegerin bestellt werden muß, kümmern uns um seine Verdauungsbeschwerden, sorgen dafür, daß er sich ausreichend bewegt, machen ihn auf zu enge Kleidung aufmerksam und sagen ihm, wenn er sich unserer Meinung nach besonders chic gemacht hat. Wir brauchen den körpernahen Zugang besonders bei Menschen, die keinen oder wenig Bezug zum eigenen Körper haben, die ihre Grundbedürfnisse nicht oder nicht ausreichend wahrnehmen oder die stark in sich gekehrt sind.

Beim *gemeinsamen Tun* teilen wir Zeit mit dem Patienten, in der geredet werden kann, aber nicht muß. Wir gehen z. B. zusammen spazieren oder einkaufen, bakken einen Kuchen oder kochen miteinander, arbeiten beim Geschirrspülen Hand in Hand, beziehen gemeinsam das Bett, räumen zusammen die Wohnung auf. Wir spielen Tischtennis oder Malefiz, sehen zusammen Nachrichten und blättern in einem Bildband, trinken zusammen Kaffee und essen gemeinsam. Wir brauchen das gemeinsame Tun als Zugang besonders bei Menschen, die so durcheinander sind, daß wir ihre verbalen Äußerungen kaum verstehen können, die stark antriebsgestört sind, die so isoliert sind, daß es sonst keine Gemeinsamkeiten gibt, die ihre Fähigkeiten und Stärken nicht zeigen können.

Bei der *Konversation* knüpfen wir an allgemeine Gepflogenheiten an. Überall, wo Menschen zusammenkommen, wird geplaudert. Wir versuchen, Themen zu finden, die den Patienten interessieren, worüber er etwas weiß, über die er etwas mitteilen kann und will. Wir sprechen z. B. über das Wetter, politische und sportliche Ereignisse, die neueste Mode, Autos und Handarbeiten, Lieblingsgerichte und Rezepte, Freizeitgestaltung und Freunde, Berufsausbildung und Arbeitslosigkeit, Traditionen in Familie und Heimat, die neuesten lokalen Nachrichten aus der Zeitung. Bei der Konversation machen wir uns dem Patienten kenntlich, indem wir unsere Ansichten äußern und mitdiskutieren. Wir brauchen Konversation als Zugang besonders bei Menschen, die sich scheuen, über sich selbst zu sprechen, die andere mit ihren Problemen nicht belasten wollen, die sich hier und jetzt nur noch schwer zurechtfinden, die sich mit ihren Problemen nur im Kreis drehen. Wir achten darauf, daß abhängige Patienten sich nicht vollständig hinter Konversationsthemen verstecken.

Beim *problemorientierten* Zugang stehen die inneren und äußeren Konflikte des Patienten im Mittelpunkt. Wir führen Gespräche mit dem Patienten oder handeln stellvertretend für ihn. Inhalte unserer Gespräche können z. B. sein: das Suchtverhalten, die Probleme in der Familie oder mit Nachbarn, die Schwierigkeiten am Arbeitsplatz, die Einsamkeit, die subjektiv erlebte Wertlosigkeit, die fehlenden Zukunftsaussichten, Konflikte mit Mitpatienten oder anderen Mitarbeitern, Ängste oder Niedergeschlagenheit, Aggressionen oder Wut des Patienten. Beim stellvertretenden Handeln sprechen wir z. B. von uns wahrgenommene Gefühle aus, die er im Moment nicht äußern kann, wir treffen Entscheidungen für ihn, wenn er sie im Augenblick nicht selbst treffen kann, und informieren ihn darüber, wir stellen Kontakt zu anderen Berufsgruppen oder Angehörigen her, wenn er dazu nicht selbst in der Lage ist. Wir brauchen den problemorientierten Zugang besonders bei Menschen, die ihre Probleme negieren oder bagatellisieren, die ihre Gefühle nicht oder nicht genügend wahrnehmen und äußern, die Konflikten aus dem Weg gehen, die von ihren Problemen erdrückt werden.

Beim *medizinnahen Zugang* benutzen wir medizinisches Handwerkszeug, um eine Verbindung zum Patienten herzustellen. Wir messen z. B. Blutdruck und Temperatur, fühlen den Puls, teilen dem Patienten Untersuchungsbefunde mit, sprechen mit ihm über eine bevorstehende Untersuchung, erklären ihm Krankheitssymptome, Wirkung und Nebenwirkungen von Medikamenten. Den medizinnahen Zugang brauchen wir besonders bei Menschen, die im Stupor verharren, die ihre psychische Erkrankung negieren, die nur über diesen Weg Nähe zulassen können.

Je nach augenblicklichem Zustand und Persönlichkeit des Patienten setzen wir Anteile aller Zugangswege flexibel ein.

▌ Phasen einer Arbeitsbeziehung

Schon *im Vorfeld*, d. h. bevor ich einem Patienten begegne, gibt es Faktoren, die meine Beziehung zu ihm beeinflussen. Gleichgültig, ob ich ihn schon von mehreren Behandlungen her kenne oder ob er mir völlig fremd ist, prägt meine innere Haltung die Beziehung zu ihm. Wenn ein Patient zur stationären Aufnahme angekündigt wird, der zu Hause mit harten Gegenständen auf seine Angehörigen geworfen hat, werde ich bei der ersten Begegnung mit ihm Abstand halten. Meine früheren positiven oder negativen Erlebnisse mit einem Patienten werden meine jetzige Beziehungsaufnahme mitbestimmen, egal wie er sich heute verhält. Wenn ich erschöpft bin und urlaubsreif oder wenn mich private Probleme belasten, werde ich nicht ausreichend interessiert auf den Patienten zugehen können. Die Beantwortung folgender Fragen soll dabei helfen, sich über den eigenen Anteil klar zu werden, der die Beziehungsaufnahme stören könnte:

- Etikettiere ich einen Patienten mit den negativen Merkmalen, die allgemein einer bestimmten Gruppe von Menschen zugeschrieben werden?
- Ist mein Bedürfnis, bei Patienten beliebt zu sein, so groß, daß ich verärgert oder verletzt reagiere, wenn er sich unverschämt, feindselig, ablehnend oder unkooperativ verhält?
- Fürchte ich mich vor der Verantwortung, die ich in der Beziehung zum Patienten übernehmen muß? Begrenze ich deshalb die Wahrnehmung meiner eigenständigen Aufgaben?
- Verstecke ich meine Angst zu unterliegen hinter einer arroganten Fassade?
- Ist mein eigenes Bedürfnis nach Anteilnahme, Wärme und Beschütztwerden so groß, daß ich im Zweifelsfall den Patienten mit meiner Anteilnahme und meinem Schutz überschütte?
- Fürchte ich selbst Nähe so sehr, daß ich mich abweisend, gleichgültig oder unterkühlt verhalte?
- Bin ich darauf angewiesen, ständig gebraucht zu werden? Verhindere ich deshalb, daß Patienten unabhängig von mir werden?
- Weiß ich, bei welchen Patienten mir die Beziehungsaufnahme besonders schwer fällt und aus welchen Gründen?
- Befürchte ich, daß mich die Probleme eines Patienten nicht mehr loslassen?

In der *Orientierungsphase* geht es darum, daß der Patient und ich uns kennenlernen. Aus dem, was der Patient mir erzählt, wie er mir begegnet, wie er sich gegenüber anderen verhält, was andere über ihn berichten und welche Fähigkeiten und Defizite ich wahrnehme, setzt sich in mir ein vorläufiges Bild über seinen Hilfebedarf zusammen. Es kommt darauf an, daß ich mich als Person dem Patienten so zeige, daß er in etwa weiß, was er von mir erwarten kann, d. h. er soll meine Aufgaben, meine Fähigkeiten und meine Möglichkeiten kennenlernen, ihn zu unterstützen, und mein Beziehungsangebot bemerken. Die weitere Entwicklung der Beziehung hängt davon ab, ob meine Äußerungen mit meinem Handeln übereinstimmt, wie ich den Patienten informiere, was und wieviel ich von mir erzähle, wie ich ihn beim gemeinsamen Tun ermutige oder eingrenze, welche Haltung ich seinen Problemen gegenüber einnehme und ob er sich von mir respektiert fühlt.

Am Ende der Orientierungsphase kommen der Patient und ich meist zu einem Arbeitsbündnis, das während der Arbeitsphase ergänzt und erweitert wird.

Während der *Arbeitsphase* der Beziehung findet der größte Teil der pflegerischen Arbeit statt. Ich versuche, mit dem Patienten herauszufinden, was ihm wichtig ist, wie er seine Fähigkeiten für sich nutzen kann, wann er sich besonders unter Druck fühlt, wo ihm seine Wahrnehmungen und Gefühle beim Handeln im Weg stehen, welche Schritte er unternehmen kann, um wieder handlungsfähig zu werden, wie er seine Verbindungen zu anderen Menschen wieder aufnehmen und/oder stabilisieren kann. Wenn sich meine Wahrnehmung von den Fähigkeiten und Möglichkeiten des Patienten von seiner wesentlich unterscheidet, setze ich mich mit ihm darüber auseinander und versuche, einem Weg zu finden, den wir beide für begehbar halten. Finden wir keinen Kompromiß, bleiben unsere beiden Meinungen nebeneinander stehen. Ich unterstütze den Patienten dabei, seine Erkenntnisse in alltägliches Handeln zu übertragen und die auf diesem Weg erworbenen Erfahrungen in sein Leben zu integrieren, sofern ich seine Ziele für realistisch halte. Ich diene dem Patienten als Modell, an dem er sich orientieren kann, und berate bzw. korrigiere ihn, wenn er sich durch sein Verhalten sozialen Schaden zufügt. Wenn er vorübergehend oder für längere Zeit nicht fähig ist, für sich zu entscheiden und/oder zu handeln, übernehme ich dies für ihn, trage die Verantwortung dafür und begründe ihm mein Verhalten. Sonst helfe ich dem Patienten dabei, seine Angst zu überwinden, unabhängig zu entscheiden, die Verantwortung für sich und sein Handeln zu übernehmen und für sich Strategien zu entwickeln, wie er mit Konflikten und Frustrationen besser umgehen kann. Im Mittelpunkt steht, daß der Patient sein Verhaltensrepertoire so gestalten kann, daß er mit den alltäglichen Notwendigkeiten eines selbständigen Lebens zurechtkommt, seine Bedürfnisse befriedigt und mit Angehörigen und Freunden auskommt.

Die *Ablösungsphase* beginnt, wenn der Patient anfängt, selbständige erwachsene Entscheidungen zu treffen und seine Autonomie schrittweise zurückgewinnt oder wenn ich durch mein Verhalten zu mehr Selbständigkeit dränge, vorausgesetzt, daß ich der Meinung bin, daß er mehr Verantwortung für sich übernehmen kann. Dabei stelle ich mir ähnliche Fragen wie die im Vorfeld der Beziehungsaufnahme. Die bisher erreichten Ziele und die noch zu leistende Arbeit werden gemeinsam mit dem Patienten in regelmäßigen Abständen überprüft und reflektiert. Ich versuche, mit dem Patienten herauszufinden, wie er sich seine Zukunft ohne oder mit reduzierter Betreuungsintensität vorstellt, welche anderen als pflegerische Hilfen er in Anspruch nehmen will und kann. Zwischen mir und dem Patienten entsteht eine gleichrangige erwachsene Beziehung.

Beim Betrachten der zurückliegenden Zeit und der nahen Zukunft spielen emotionale Anteile der Beziehung eine große Rolle. Wenn ich weiß, daß Gefühle wie Erleichterung oder Trauer über den bevorstehenden Abschied, sich allein gelassen fühlen, Angst vor der Zukunft in der Ablösungsphase auftreten können, werde ich auch kleine Anzeichen davon rechtzeitig wahrnehmen und ansprechen. Dabei kann es hilfreich sein zu wissen, wie der Patient frühere Verluste von wichtigen Personen oder Abschiede bewältigt hat.

Bei jedem Abschied bzw. oder bei der Verringerung der Betreuungsintensität ist es uns wichtig, sie so zu gestalten, daß sich die Beziehung jederzeit wieder anknüpfen läßt.

Die Unterteilung in vier Phasen ist eine theoretische und dient als Reflexionshilfe: Sie befähigt uns dazu, zu einem frei gewählten Zeitpunkt zu überprüfen, welchen Schwerpunkt die Beziehung zu einem bestimmten Patienten im Moment hat. Selbstverständlich ist bei jedem Patienten immer wieder eine neue Orientierung erforderlich, Arbeitsphase und Ablösungsphase finden parallel statt. Nicht umsonst heißt es, daß die Entlassungsvorbereitung am Tag der Beziehungsaufnahme beginnt.

▮ Pflegerische Rollen in der Beziehung zum Patienten

In Anlehnung an Hildegard PEPLAU beschreiben wir nachfolgend verschiedene Rollen, die wir dem Patienten gegenüber einnehmen.

In der Rolle des *Fremden* bieten wir dem Patienten die Gelegenheit, uns kennenzulernen.

In der Rolle des *Ansprechpartners* geben wir dem Patienten die Informationen, die er braucht bzw. haben möchte. Wir stellen ihm unser Fachwissen zur Verfügung, klären ihn über Behandlung, gesundheitsförderndes Verhalten, Krankheitsverlauf oder soziale Hilfsdienste auf.

In der Rolle des *Stellvertreters* übernehmen wir Entscheidungen oder Handlungen, zu denen der Patient momentan wegen der Schwere seiner Krankheit nicht in der Lage ist.

In der Rolle des *Gegners* befinden wir uns, wenn wir andere Interessen und Ziele verfolgen als der Patient. Diese Rolle nehmen wir überwiegend ein, wenn der Patient akut krank ist. Bei fast allen psychiatrischen Begegnungen gehen wir davon aus, daß sie von seiten des Patienten unfreiwillig zustande kommen. »Die anfängliche Unterstellung einer Gegnerschaftlichkeit zwischen uns, die sich im Verlauf der Begegnung auch ändern kann, schützt mich davor, daß aus einem zu früh als Freund erklärten Menschen ein Feind wird. Anders ausgedrückt: Aus einer Distanz, die die Würde des anderen respektiert, kann Nähe werden; aber aus zu viel Nähe kann nie mehr eine konstruktive Distanz werden.« (Klaus DÖRNER in Gabriele BORSI, S. 152)

In der Rolle des *Beraters* regen wir durch unser Gesprächsverhalten den Patienten dazu an, seine gegenwärtige Situation mit früheren Erlebnissen zu vergleichen mit dem Ziel, daß er sie in sein Leben integrieren kann, d. h. die jetzige Situation als Bestandteil seiner Biographie zu erkennen (siehe auch »Beratungsgespräch« im Kapitel Kommunikation, S. 98).

In der Rolle des *Ersatzspielers* übernehmen wir die Rolle einer wichtigen Bezugsperson aus der Biographie des Patienten, die dieser uns zuweist. Unsere Aufgabe dabei ist es, frühzeitig zu erkennen, welche Rolle er uns zuschiebt, und wann der geeignete Zeitpunkt eintritt, dies mit ihm zu besprechen, damit er mit dieser Erfahrung arbeiten kann. Wir spielen die Rolle des Ersatzspielers mit einer zeitlichen Befristung und sind uns darüber im klaren, daß wir nie wirklicher Ersatz werden können und sollen.

In der Rolle als *Modelle* leben wir dem Patienten eine Palette verschiedener Möglichkeiten vor, wie man sich bei Konflikten, im alltäglichen Zusammensein, bei der Arbeit, in der Freizeit oder bei der persönlichen Hygiene verhalten kann. Dadurch bekommt der Patient die Chance, die zu ihm passenden Handlungen auszuwählen, auszuprobieren und gegebenenfalls für sich abzuwandeln.

■ Verhaltensweisen, die in eine Sackgasse führen

Hildegard PEPLAU hat einige Verhaltensweisen beschrieben, die gestörtes Verhalten beim Patienten aufrecht erhalten können:

- Wenn wir uns unreflektiert von Patienten mit Gefälligkeiten bedienen lassen, die dies früher als einzigen Weg gelernt haben, Anerkennung zu bekommen, verhindern wir ihre Weiterentwicklung.
- Wenn wir einem Patienten Geschichten über unser abwechslungsreiches Privatleben überstülpen, ihn zum Publikum degradieren und kein Interesse an seinen Belangen vermitteln, entwerten wir ihn.
- Wenn wir ihn mit billigem Trost abspeisen, nehmen wir seine Probleme nicht ernst.
- Wenn wir manche Patienten zu Lieblingen erklären, sie dadurch in unserer Abhängigkeit halten und dies andere Patienten spüren lassen, spalten wir die Patientengruppe und verhindern soziales Lernen.
- Wenn wir bei Streitigkeiten zwischen zwei Patienten Partei ergreifen, fühlt sich der »Verlierer« benachteiligt und wendet sich ab.
- Wenn wir die unausgesprochenen Wünsche nach Abhängigkeit verstärken, bestätigen wir damit das Selbstbild des Patienten erneut, daß er hilflos und abhängig sei.

- Wenn wir das geringe Selbstwertgefühl und seine unausgesprochenen Wünsche nach Bestrafung vermehren, erhärten wir damit das Selbstbild des Patienten.
- Wenn wir zulassen oder fördern, daß ein Patient andere anschwärzt, verstärken wir seine »Informantenrolle«, begünstigen seine Isolierung in der Gruppe und verhindern, daß er sich konstruktiv mit anderen auseinandersetzen lernt.
- Wenn wir erlauben, daß in unserer Anwesenheit über andere Mitarbeiter hergezogen wird, leisten wir einer Spaltung im Patienten und im Team Vorschub.
- Wenn wir in einen kumpelhaften Umgangston einwilligen, wecken wir Erwartungen, die wir nicht erfüllen.
- Wenn wir auf Angstzustände von Patienten unreflektiert mit hoher Bedarfsmedikation oder Isolierung reagieren, anstatt die Ursachen herauszufinden, verhindern wir andere Lernerfahrungen.
- Wenn unser Verhalten und unser Kommunikationsstil mehrdeutig sind, schaden wir dem Patienten, weil er nicht weiß, woran er ist und sich nicht orientieren kann.

(nach Hildegard PEPLAU in STUART & SUNDEEN, S. 126, übersetzt durch die Autorinnen)

- Wenn ich nicht bemerke, daß ein Patient mich anhimmelt oder daß ich die Distanz zum ihm verliere, geht die Arbeitsbeziehung verloren.
- Wenn ich aus falschem Ehrgeiz heraus die Arbeit mit einem Patienten fortsetze, von dem ich weiß, daß er mich in sein Krankheitsgeschehen einbezogen hat, erhalte ich seine Krankheit aufrecht.
- Wenn wir Regeln, wie z. B. Pünktlichkeit, selbst nicht einhalten, dies aber von Patienten erwarten, qualifizieren wir sie ab und behindern die Arbeitsbeziehung.
- Wenn wir auf der Einhaltung von Regeln beharren, ohne die Einzelsituation zu berücksichtigen, machen wir den Patienten zum unmündigen Kind.
- Wenn wir uns so verhalten, daß Patienten befürchten müssen, daß wir die Schweigepflicht nicht einhalten, werden sie sich einer offenen Arbeitsbeziehung verweigern.
- Wenn wir den zeitlichen und den persönlichen Spielraum des Patienten unbegründet einengen, kann er die Arbeitsbeziehung nicht nach seinen Bedürfnissen beeinflussen.

▌ Siezen und Duzen

Lange bestand in psychiatrischen Institutionen die Gewohnheit, daß Mitarbeiter die Patienten duzten, gleichzeitig jedoch erwarteten, daß sie gesiezt wurden. Damit wurde unter anderem die unerwachsene abhängige Rolle der Patienten verstärkt und dokumentiert, daß ihre Meinung nicht zählte. Dieser Mißstand wurde während der Psychiatrie-Reform-Diskussion heftig angeprangert. Gleichzeitig setzte sich das Duzen unter jungen Menschen gesellschaftlich durch. In die psychiatrischen Universitätskliniken kamen eine Menge Studenten aus Arbeitskreisen und Initiativen, die davon überzeugt waren, daß die Beziehungsaufnahme mit Patienten besser gelingt, wenn man sich duzt und damit verdeutlicht, daß man sich mit ihnen auf der gleichen Ebene befindet.

Wir plädieren dafür, daß wir in unserem Arbeitsbereich alle Patienten siezen.

Begründung:

- Meine Beziehung zum Patienten wird durch das Duzen nicht gleichrangig. Der Patient kommt unfreiwillig in meine Betreuung, weil er krank ist, und er ist von mir abhängig. Die reale Abhängigkeit wird durch das Duzen vertuscht.
- Durch das Duzen wird Vertrautheit und Privatheit vorgetäuscht, die nicht existiert: Ich bekomme mein Gehalt und gehe nach acht Stunden in meine private Umgebung.
- Wenn ich von einem Patienten erwarte, daß er seine erwachsenen Verhaltensweisen anwendet und/oder ausbaut, muß ich ihn als Erwachsenen mit »Sie« ansprechen.
- Das »Sie« kann mich davor schützen, weiter in den Patienten einzudringen, als er dies zulassen will. Gleichzeitig hat er es leichter, sich von mir abzugrenzen.
- »Du-Du‹ kreiert eine persönliche Nähe, die die distanzierte Betrachtung der Probleme erschwert.
- Wer sich duzen läßt, muß den Respekt für seine Privatheit erst wieder einklagen.« (Gerhard AMENDT 1995)

Wir wissen, daß es in wenigen Einzelfällen Ausnahmen geben kann, die dann jedoch gründlich überlegt, diskutiert und begründet werden müssen.

Die Gewohnheiten aus anderen Kulturkreisen, z. B. England oder USA, wo es sprachlich keine Unterscheidung zwischen Du und Sie gibt und man sich schnell mit dem Vornamen anredet, lassen sich auf den deutschen Sprachraum nicht übertragen. Dort existieren andere subtile Mechanismen, Distanz deutlich zu machen und zu wahren.

D Die Gruppe

»Der einzelne Mensch wird in der Gruppe Teil eines neuen Ganzen, dessen Charakter von den Eigenschaften aller Gruppenteilnehmer bestimmt wird. Jedes Ich in der Gruppe nimmt etwas vom anderen und gibt etwas her.« ADOLF FRIEDEMANN

▌ Der Sinn der Gruppe beim menschlichen Zusammenleben

Ihr ganzes Leben lang leben Menschen in Gruppen. Die kleinste Gruppe besteht aus zwei Menschen. In der Psychiatrie verstehen wir unter arbeitsfähigen Kleingruppen sechs bis zwölf Teilnehmer, je nach Aufgabe.

Ein Kind beginnt seine Gruppenerfahrung, wenn es in die Familie zu Eltern und Geschwistern kommt. Ein Erwachsener arbeitet mit Kollegen zusammen und verbringt seine Freizeit im Freundes- und Bekanntenkreis. Das Zusammensein mit anderen Menschen ist für jeden lebensnotwendig. Für die psycho-soziokulturelle Entwicklung des Individuums sind Gruppenerfahrungen unentbehrlich. Sie erlauben, daß der einzelne reifere Beziehungen zwischen sich und der Gesellschaft herstellt.

═ Was der einzelne von sozialen Gruppen profitieren kann, und was sie ihm bieten können:

- Er kann sich mit Gleichgesinnten identifizieren.
- In der Gruppe werden seine zwischenmenschlichen Bedürfnisse nach Akzeptanz, Anerkennung und Rückmeldung befriedigt.
- Die Gruppe bietet ihm den Freiraum, so zu sein, wie er ist, und zu sagen, was er will, ohne Gefahr zu laufen, daß er getadelt oder zurückgewiesen wird, d. h. er kann sich von den anderen Mitgliedern unterscheiden, solange er die Gruppennormen einhält.
- In der Gruppe hat er die Chance, einzelne andere Personen auszuwählen und mit ihnen eine engere Beziehung zu gestalten.
- In der Gruppe kann er seine Eigenständigkeit zeigen, ohne zu befürchten, daß seine Bedürfnisse nach Zugehörigkeit zu kurz kommen.
- Er kann in der Gruppe seine sozialen Fähigkeiten erweitern.
- Die Gruppe kann ihm dabei helfen, seine Chancen, zu lernen und etwas zu erreichen, kritisch zu beurteilen.
- In der Gruppe kann er sich über seine Haltungen, Wertvorstellungen und über seine Ziele klar werden.
- Die Gruppe bietet ihm die Möglichkeit, Neues auzuprobieren.

> Jede Gruppe hat zwei grundlegende Funktionen: Zum einen, eine gemeinsame Aufgabe zu bewältigen, und zum anderen, die sozialen und emotionalen Bedürfnisse ihrer Mitglieder zu befriedigen. Wird die Gruppe einer der beiden Funktionen nicht mehr gerecht, bricht sie auseinander, wenn die Funktion nicht rechtzeitig wiederhergestellt wird.

In jeder Gruppe entsteht im Laufe der Zeit eine Struktur. Die Beteiligten definieren ihre Beziehungen zueinander, es werden Rollen verteilt und Gruppenziele für die gemeinsame Aufgabe entwickelt, auch wenn sie nicht ausgesprochen werden.

Normen

Es entstehen Normen und Regeln, deren Nichteinhaltung sanktioniert, deren Einhaltung belohnt wird. In einer Familie wird erwartet, daß jedes Familienmitglied zur warmen Mahlzeit pünktlich erscheint. Viele Normen und Regeln werden stillschweigend vereinbart, oft erkennt sie der einzelne erst, wenn er sie übertreten hat. Zu einer Änderung bestehender Normen kommt es im allgemeinen dann, wenn sie kaum mehr beachtet werden, oder wenn sie den Bedürfnissen vieler Gruppenmitglieder nicht mehr entsprechen. Normen erleichtern der Gruppe, ihre Aufgabe zu erfüllen, regeln Konflikte, fördern den Zusammenhalt der Gruppe, engen aber auch jedes Mitglied ein.

Rollen

Die Rolle, die der einzelne in der Gruppe einnimmt oder die ihm zugeschrieben wird, setzt sich aus den Erwartungen zusammen, die an ihn gestellt werden. Während Normen für alle Gruppenmitglieder gelten, richten sich Rollenerwartungen an den einzelnen und seine Position in der Gruppe. Von einer Stationsschwester wird erwartet, daß sie fachkompetent handelt. Tut sie dies nicht, wird sie als Leitung in Frage gestellt. Die Rolle, die der einzelne bekommt, ist abhängig von seiner Persönlichkeitsstruktur, seiner Beliebtheit in der Gruppe, seinem Kommunikationsverhalten, der Gruppengröße, der Aufgabe der Gruppe und davon, wie dieser einzelne zu der Aufgabe steht. Die Autoren K. D. BENNE und P. SHEATS nennen drei Kategorien von Rollen, die von Individuen in Gruppen eingenommen werden können:

- Gruppenbildende und -erhaltende Rollen befassen sich mit den Gruppenprozessen und -funktionen.
- Aufgabenbezogene Rollen befassen sich mit der Bearbeitung der Gruppenaufgabe.

- Individuelle Rollen befassen sich nicht mit der Gruppenaufgabe oder den Gruppenprozessen, sie können Ich-bezogen sein und den Gruppenprozeß stören.

II   Gruppenrollen und Funktionen

Gruppenbildende und -erhaltende Rollen	Funktion in der Gruppe
Der Mutmacher	übt einen positiven Einfluß auf die Gruppe aus
Der Harmonisierer	erhält oder schafft Frieden
Der Kompromißler	reduziert Konflikte, indem er nach Alternativen sucht
Der Torhüter	bestimmt die Vorgaben, nach denen einzelne Gruppenmitglieder akzeptiert werden
Der Mitläufer	dient als interessierter Zuhörer
Der Normenbestimmer	stellt die Gruppenregeln auf
Der Problemlöser	löst die Probleme, damit die Gruppe an ihrer Aufgabe weiterarbeiten kann

Aufgabenbezogene Rollen	Funktion in der Gruppe
Der Leiter	gibt die Richtung vor
Der Fragensteller	klärt die Sachlage und holt Informationen ein
Der Bündler	sorgt dafür, daß die Gruppe bei der Aufgabe bleibt
Der Resümierer	stellt den Stand der Aufgabenlösung fest
Der Auswerter	beurteilt die Leistung der Gruppe
Der Initiator	regt die Gruppendiskussion an

Individuelle Rollen	Funktion in der Gruppe
Das Opfer	lenkt die Verantwortlichkeit von sich selber ab
Der Alleinherrscher	versucht, durch ununterbrochenes Reden die Gruppe zu kontrollieren
Der Verführer	hält Distanz und gewinnt daduch Aufmerksamkeit
Der Schweiger	kontrolliert die Gruppe passiv durch stumm sein
Der Miesmacher	entmutigt positive Arbeit durch sein Jammern und sorgt für Ärger in der Gruppe
Der Unpünktliche/Schwänzer	vermindert die Bedeutung der Gruppe
Der Moralist	richtet über Recht und Unrecht in der Gruppe

Aus: STUART & SUNDEEN, S. 819; Übersetzung durch die Autorinnen

Das einzelne Gruppenmitglied kann eine oder mehrere der beschriebenen Rollen einnehmen oder zugeschrieben bekommen. Es kann im Verlauf einer Gruppe andere Rollen übernehmen. Wenn die Mitglieder mit gruppenbildenden Rollen ihre Sache gut machen, werden die Mitglieder mit individuellen Rollen integriert oder rechtzeitig neutralisiert, bevor die Gruppe arbeitsunfähig wird.

Jeder Mensch nimmt in seinen sozialen Bezügen verschiedene Rollen ein. Er kann z. B. am Arbeitsplatz der Leiter sein, in der Familie der Kompromißler, im Freundeskreis der Schweiger, im Sportverein der Fragensteller und im Fortbildungsseminar der Verführer.

II   Entwicklungsphasen einer Gruppe

Zu diesem Abschnitt siehe bitte die Tabelle auf der nächsten Seite.

II   Aufgaben eines Gruppenleiters

»Führung als Rollenfunktion kann sich aus der Gruppe selbst entwickeln. Sie dient der Verwirklichung von Zielen und der Förderung des Gruppenzusammenhaltes. Führungsfunktionen können von verschiedenen Gruppenmitgliedern abwechselnd übernommen werden.«   OTTO MARMET

Der Leiter ist ein Koordinator. Er sollte organisatorische und zwischenmenschliche Fähigkeiten besitzen, die Stärken der Gruppenmitglieder erkennen und im Sinne der Gruppenaufgabe einsetzen. Er verteilt die Aufgaben, für die jeder einzelne zuständig und verantwortlich ist. Ein erfolgreicher Leiter zeigt Verantwortlichkeit, Disziplin, Initiative, Verläßlichkeit, Flexibilität und Sensibilität für das Gruppenklima. Folgende Aufgaben sollte ein Gruppenleiter übernehmen:

- Initiative ergreifen,
- Themen aufgreifen,
- Ziele im Auge behalten,
- Informationen geben, die die Gruppe braucht, den Informationsaustausch fördern,
- Sachverhalte vermitteln und zusammenfassen,
- Hilfestellung geben, damit jedes Mitglied seine Rolle findet,
- Gemeinsamkeiten suchen, um Polarisierungen zu vermeiden,
- Rückmelden, wie die Gruppe vorwärts kommt,
- Gruppenmitglieder ermutigen und anerkennen,
- Fördern der aktiven Beteiligung aller Gruppenmitglieder, auch derjenigen, die mit ihrer Ansicht in der Minderheit sind,
- effektive Kommunikation unterstützen,

Entwicklungsphasen einer Gruppe

Phase	Definition	Aufgabenbezogene Aktivität	Zwischenmenschliche Aktivität
Die Gruppe bildet sich	Die Gruppenmitglieder versuchen, sich untereinander zurechtzufinden und sich mit der Aufgabe zu befassen.	Die Gruppe legt die Aufgabe und ihren Umfang fest.	Die Gruppenmitglieder tasten sich ab, wie sie zueinander stehen und wo ihre Grenzen liegen. Die Rolle der Leiter und ihre Beziehung zu den übrigen Gruppenmitgliedern wird festgelegt oder die Gruppe übernimmt bereits bestehende Gruppenformen.
Die Gruppe setzt sich auseinander.	Die Gruppenmitglieder wehren sich gegen die Aufgabe und gegen den Einfluß der Gruppe.	Die Gruppenmitglieder lehnen die Aufgabe teils emotional ab oder stimmen ihr zu.	Konflikt in der Gruppe.
Die Gruppe rauft sich zusammen.	Die Mitglieder überwinden ihren Widerstand gegen die Gruppe.	Die Gruppenmitglieder sprechen ihre persönlichen Standpunkte bezüglich der Aufgabe aus.	Die Rollen werden in der Gruppe neu verteilt. Es entwickeln sich andere Gruppengefühle, der Gruppenzusammenhalt entsteht.
Die Gruppe ist arbeitsfähig.	Die Probleme werden phantasievoll angegangen. Lösungen werden vorangetrieben.	Die Gruppenmitglieder richten ihre Energie auf die Bewältigung der Aufgabe.	Die zwischenmenschliche Struktur der Gruppe wird so eingesetzt, daß die Aufgabe konstruktiv gelöst wird. Die Rollen verteilen sich flexibel und zweckmäßig.

Aus: STUART & SUNDEEN, S. 821; Übertragung durch die Autorinnen

- den Entscheidungs- und Problemlösungsprozeß ermöglichen,
- den Gruppenverlauf festhalten und untersuchen,
- den Gruppenmitgliedern dabei helfen, den Gruppenprozeß zu verstehen,
- ein Klima von gegenseitigem Vertrauen, Respekt und Wärme schaffen.

Diese Aufgaben werden in vielen Gruppen von mehreren Personen übernommen. Wenn ein Gruppenleiter die meisten der genannten Aufgaben an sich reißt oder von den Mitgliedern zugeschoben bekommt, wächst seine Macht, die er dann mißbrauchen kann, wenn die Gruppenmitglieder dies zulassen.

Die geschilderten Abläufe gelten für *alle* sozialen Gruppen, allerdings mit unterschiedlichen Schwerpunkten. Ein Team einer psychiatrischen Station wird z. B. eine festere Rollenzuordnung brauchen als eine Gruppe von Frauen, die regelmäßig miteinander schwimmen gehen, um in Form zu bleiben. In meiner Schwimmgruppe möchte ich schwimmen, Spaß haben und mich mit meinen Freundinnen wohlfühlen. Bei meiner psychiatrischen Arbeit steht bei der Betrachtung fester und zufälliger Gruppen nicht mehr die Aufgabenerfüllung (Schwimmen) im Mittelpunkt, sondern der Gruppenprozeß und die Frage, wie ich ihn gestalten und beeinflussen kann, damit er den Beteiligten soziales Lernen ermöglicht.

▌ Der Gruppenprozeß

═   **Ein für die Mitglieder nützlicher Gruppenprozeß ist gekennzeichnet durch**

- ein offenes und akzeptierendes Gruppenklima. Es erleichtert es dem einzelnen, seine Haltungen und Gefühle zu äußern, gleichgültig ob es sich um freundliche oder feindselige handelt;
- regelmäßige und engagierte Teilnahme. Sie zeigt die innere Beteiligung der Mehrheit der Gruppenmitglieder in bezug auf das gesetzte Ziel;
- Schritte zur Zielerreichung. Es werden Prioritäten gesetzt, persönliche Ziele werden hinten angestellt;
- Problemlösung. Sie wird möglich, wenn die Gruppenmitglieder die unterschiedlichen Sachverhalte ermitteln, sie untersuchen, Lösungsvorschläge machen, Vor- und Nachteile von Alternativen abwägen und zuletzt eine Lösung finden, die für alle annehmbar ist;
- Entscheidungsfindung im Konsens, der Handeln folgt. Sie entsteht, wenn die Argumente von sowohl Minderheit wie Mehrheit beleuchtet, akzeptiert und verstanden werden. Wenn eine Entscheidung im Konsens zustandekommt oder zumindest als Mehrheitsentscheidung, ist die Wahrscheinlichkeit höher, daß die Gruppenmitglieder sich bei der Aufgabenerfüllung engagieren;
- das Gruppenergebnis. Es wird bedeutender, wenn die Gruppe reift und besser zusammenhält. Die Gruppe kann sich dann komplexere Aufgaben vornehmen;

- die Fähigkeit, sich Rat von innerhalb und außerhalb der Gruppe zu holen. Sie wächst im Lauf der Gruppenentwicklung;
- die Auswertung. Dazu wird Rückmeldung benutzt, wobei beide Gruppenebenen – Inhalts- und Beziehungsebene – beleuchtet werden;
- die Begabung, Grenzen zu akzeptieren. Sie wird größer, je mehr die Gruppe zusammenhält und sich auf die beiden Gruppenaufgaben konzentriert.

=   Merkmale und Fragen, die dabei helfen, sich über den Gruppenprozeß klarzuwerden:

Beteiligung der Gruppenmitglieder/Rollenverteilung
- Wer redet am meisten, wer am wenigsten?
- Verändert sich die Beteiligung im Verlauf der Gruppe und warum?
- Wie verhalten sich die Schweiger, und wie werden sie von den anderen behandelt?
- Wer nimmt die Rolle des Initiators ein, wer fördert die Lösung der Gruppenaufgabe?
- Wer entmutigt die Gruppe und übernimmt die Rolle des Miesmachers?
- Gibt es ein Gerangel um die Leitungsfunktion?
- Welche Rollen bekomme ich zugeschoben?

Kommunikation
- Verlaufen alle Kommunikationsstränge über den Leiter, oder tauschen sich die Mitglieder auch untereinander aus?
- Gibt es zwischen einzelnen Mitgliedern konstante Unterstützung oder Ablehnung?
- Gibt es Untergruppen?
- Wird eher auf der Sachebene oder auf der Gefühlsebene miteinander gesprochen?
- Hören sich die Mitglieder gegenseitig zu oder unterbrechen sie sich ständig?
- Wann habe ich das Bedürfnis einzugreifen?

Atmosphäre
- Werden andere Meinungen akzeptiert?
- Welche Mitglieder sind besonders unruhig, welche entspannt?
- Wer verläßt die Gruppe und kommt wieder?
- Ist das Klima anregend oder lähmend?
- Nehmen die Teilnehmer Blickkontakt auf, wenn sie miteinander reden?

Konflikt
- Auf welcher Grundlage wird von den Mitgliedern festgestellt, daß ein Konflikt besteht?
- Handelt es sich um einen Dauerkonflikt?
- Unter welchen Umständen taucht er wieder auf?
- Wie gehen die einzelnen Mitglieder damit um?

- Wird zugelassen, daß der Konflikt persönlich verletzend ausgetragen wird, oder wird versucht, ihn gemeinsam zu lösen?
- Ist das Klima dazu geeignet, daß Konflikte ohne Scheu angesprochen werden können?
- Welche Konfliktlösungsstrategien beherrschen die Mitglieder, welche nicht?
- Werde ich Pseudostrategien der Konfliktlösung rechtzeitig erkennen?

Entscheidungsfindung

- Gibt es eine Tendenz, von Thema zu Thema zu springen, und keines zu entscheiden?
- Welches Mitglied neigt dazu, für andere zu entscheiden? Wie gehen die anderen damit um?
- Welche Mitglieder bemühen sich darum, Entscheidungen im Konsens zu treffen?
- Werden Fakten gesammelt, Alternativen diskutiert?
- Wie werden Entscheidungen in der Gruppe verhindert oder boykottiert?
- Wann neige ich dazu, Entscheidungen zu forcieren?

Normen und Regeln

- Sind Normen und Regeln für alle Mitglieder durchsichtig und bekannt?
- Werden Regeln wie Höflichkeit, Pünktlichkeit, Akzeptanz von allen Mitgliedern eingehalten?
- Was passiert, wenn Regeln gelegentlich durchbrochen werden?
- Halten sich die Mitarbeiter in ausreichendem Maß an die vorhandenen Regeln?
- Was geschieht, wenn eine Norm vollständig außer acht gelassen wird?
- Wie werden Normen und Regeln geändert, wie werden neue aufgestellt?

▌ Vorbereitung einer neuen Gruppe

Wir halten es für sinnvoll, eine neu zu installierende Gruppe schriftlich vorzubereiten. Dabei wird man sich über die Zielsetzung und die dafür geeigneten Methoden und Arbeitsmittel klar. Alle Mitarbeiter wissen, worum es bei der neuen Gruppe geht. Es wird regelmäßig überprüft, ob die anfangs festgelegten Kriterien noch gelten oder ob sie angepaßt werden müssen. Dazu kann z. B. ein Formblatt dienen (s. nächste Seite).

GRUPPENPLAN

1. Begründung für die Gruppe: ....

....

2. Ziele der Gruppe ....

primäre Ziele ....

sekundäre Ziele ....

3. Gruppenleitung, (Urlaubs-)Vertretung ....

Vorerfahrung der Gruppenleiter ....

4. Welche theoretischen Hilfsmittel werden angewandt, um die Ziele zu erreichen?

....

....

5. Welche Patienten sollen an der Gruppe teilnehmen? ....

....

6. Auf welchem Weg werden die Patienten für die Gruppe ausgewählt und angemeldet?

....

....

7. Beschreibung des Gruppenrahmens:

Ort: ....

Zeit: ....

Dauer eines Treffens: ....

Zahl der Teilnehmer: ....

Soll die Gruppe zeitlich begrenzt werden? ....

....

Wahrscheinliches Verhalten der Teilnehmer: ....

....

Wahrscheinliches Verhalten der Leiter: ....

....

8. Mit welchen Methoden wird jede Gruppensitzung/-aktivität ausgewertet?

....

9. Welche Materialien werden gebraucht? ....

....

10. Wie wird die Gruppe finanziert? ....

....

11. Unter welchen Bedingungen sollte die Gruppe wieder aufgegeben werden?

....

12. Sonstiges: ....

❚ Gruppen im Aufgabenbereich psychiatrischer Pflege

Da die Chancen für den einzelnen, etwas zu lernen, neues Verhalten einzuüben, in einer Gruppe größer sind, weil es mehr Meinungen, Vorbilder, Hilfestellung, Auseinandersetzung und Erfahrungsaustausch gibt, bieten wir viele
Aktivitäten in Gruppen an, die auch zu zweit denkbar sind. Die meisten Gruppen
können sowohl im stationären, wie im komplementären und ambulanten Bereich
stattfinden. Hier einige Beispiele:

- Patienten kommen in psychiatrische Behandlung, weil sie aufgrund ihrer Symp-
tome ihren Alltag nicht mehr bewältigen können. Für sie kommen folgende
Gruppen in Frage: Kochen, backen, nähen und flicken, Umgang mit Geld und
Bankgeschäften, Schuhe putzen, Raumpflege, Haushaltsplanung etc.
- Viele Patienten können aus unterschiedlichen Gründen mit ihrer Freizeit
nichts anfangen. Sie brauchen ein entsprechendes Angebot zur Anregung: Eine
Gruppe, in der aktuelle Ereignisse diskutiert werden, Spielgruppen, Patienten-
club, Theatergruppe, Ausflüge, Stammtisch, Vorbereitung und Besuch von Fe-
sten, Kino etc.
- Zur Erweiterung der Selbstwahrnehmung und des sozialen Lernens sind Sta-
tionsversammlung, problemorientierte Gesprächsgruppen, Schminkgruppe,
Männer- und Frauengruppen, Entspannungsübungen, geplante und zufällige
Gruppen zur Förderung der Kommunikation geeignet.
- Entlassungsvorbereitungsgruppen, Frühsport, Gesundheits- und Ernährungs-
beratung, eine Gruppe zum Erfahrungsaustausch über Krankheitssymptome,
das Anstoßen einer Selbsthilfegruppe, eine Informationsgruppe über das psych-
iatrische Versorgungsnetz dienen als Anregung für Patienten, ihre Gesundheit im
Blick zu behalten.
- Aktivitäten und Gruppen mit Angehörigen und/oder Laienhelfern beziehen
das Umfeld ein und ergänzen das Angebot.

Alle Gruppenangebote werden in Abständen daraufhin überprüft, ob sie den zu
betreuenden Menschen noch gerecht werden, ihre wirtschaftlichen und sozialen
Belange berücksichtigen, und ob die zuständigen Mitarbeiter noch genügend en-
gagiert sind oder besser die Gruppenleitung wechselt. Dabei werden Stolper-
steine der Gruppenarbeit entdeckt und Wege, sie zu beseitigen.
Auch auf der Mitarbeiterseite hat sich Arbeit in Gruppen bewährt. Themen und
Probleme werden vielseitiger angegangen, es enstehen vielfältigere Ideen und
Phantasien. Die vorgeschlagenen Lösungen werden von mehr Mitarbeitern ge-
tragen.

E Milieu

»Die Milieugestaltung. Wir haben es hierbei im Grunde genommen noch gar nicht mit ›Therapie‹, sondern nur mit einer Forderung elementarster psychischer Hygiene zu tun. Von jedem allgemeinen Krankenhaus verlangt man heute als etwas ganz Selbstverständliches, daß in ihm die Forderungen der modernen Hygiene einwandfrei erfüllt sind, und daß die Kranken darin nicht Infektionsgefahren und anderen Schädlichkeiten ausgesetzt sind. Im höchsten Grade schädlich und eine psychische Infektionsquelle schlimmster Art sind aber für alle Arten von Psychisch-Kranken« die Umgebungsfaktoren, *»die sie zu erdulden haben...«* HERMANN SIMON

▌ Einführung

Die Frage, wie Umgebungsfaktoren und Be-Handlung die psychischen Störungen von Menschen günstig beeinflussen, wurde im Lauf der Psychiatriegeschichte sehr unterschiedlich beantwortet. Hier einige Schlaglichter.

Soweit bekannt ist, wurden schwer psychisch Kranke während der letzten 2000 Jahre bis ins letzte Jahrhundert entweder in Ketten gehalten – vor allem im Mittelalter – oder aus der Gemeinschaft vertrieben.

Jedoch gab es in dem gesamten Zeitraum auch andere Ansichten darüber, wie psychisch Kranke versorgt werden sollten und was ihnen helfen könnte. So verdammte ASKLEPIADES, der Vater der Psychiatrie, bereits im 1. Jahrhundert v. Chr. die Einschränkung der Patienten mit mechanischen Mitteln und empfahl einfache diätische Maßnahmen: ausgewogene Ernährung, entspannende Bäder und Massagen. Die Spuren seines milieutherapeutischen Ansatzes sind heute – wieder – zu finden: so findet z. B. die moderne Musiktherapie ihren antiken Vorgänger in harmonischer Musik von Flöte, Lyra und Chorgesang, die heute angewandte Hydrotherapie im Einsatz von langsam fließendem Wasser in friedlicher ästhetischer Umgebung. Um den Geist anzuregen und die Seele zu beruhigen, wurde schon in der Antike die Lektüre, vor allem von Gedichten empfohlen.

Das Christentum stellte sich die Aufgabe, Kranke und Schwache zu versorgen, wogegen wissenschaftliche Erkenntnisse verdammt wurden. Während der Entwicklung der westlichen Zivilisation mit ihrem technischen Fortschritt wurde die Haltung gegenüber psychisch Kranken moralisch: Gesundheit wurde mit Gutsein gleichgesetzt, Krankheit mit Sünde. Im großen ganzen wurden psychisch Kranke gefoltert, lächerlich gemacht oder in Verließe eingesperrt. Die Armenhäuser, Gefängnisse und die zahlreichen Asyle waren voll von armen, mitleidserregenden Kreaturen, deren einziges »Verbrechen« darin bestand, daß sie anders waren.

Die Freiheitsbewegungen in Amerika und Frankreich brachten auch für psychisch Kranke einen Hoffnungsschimmer. Schon in ihrem Vorfeld waren Emanzipationsgedanken weit verbreitet. Als Kaiser Josef II. »in den Jahren 1781–1783 die Leibeigenschaft aufhob, ein Toleranzpatent erließ und die Judenemanzipation einleitete, kam er im Zuge der Säkularisierung von ca. 700 Klöstern dem Brauch der Wiener Kapuziner auf die Spur, wahnsinnig gewordene Klosterbrüder nach erfolgloser Teufelsaustreibung auf Lebenszeit in unterirdischen Verließen fasten und verschwinden zu lassen. Ein bemerkenswertes Dekret von 1783 verfügte, daß künftig alle irren Klosterinsassen dem Kreisamt anzuzeigen seien, ›und solle jedes Kloster beyderley Geschlechts für die Seinigen, die mit Narrheit befallen werden, Sorge tragen, so als wenn sie an einer anderen Krankheit litten.‹ Hier werden also für einen beschränkten Bereich die Irren erstmals mit anderen Kranken gleichgestellt«. (DÖRNER, K., 1969, S. 224–225) Philippe PINEL machte 1793 in Frankreich Geschichte, als er zunächst zwölf geisteskranke Männer und später zwölf Frauen von ihren Ketten befreite. Er war davon überzeugt, daß ihr destruktives Verhalten von ihrer stinkigen Umgebung und ihrer grausamen Behandlung verursacht würde.

Der Begriff des Non-Restraint wurde durch John CONOLLY 1839 in England bekannt. Angeregt durch einen Besuch im Lincoln Asylum bei Edward P. CHARLESWORTH und Robert Gardiner HILL, die seit 1823 die Indikationen von Zwangsmaßnahmen systematisch reduziert hatten, setzte CONOLLY deren Ansätze im Hanwell Asylum um und hatte Erfolg damit. Die psycho- und sozialhygienische Organisation der Anstalt nach den drei Faktoren Ernährung, körperliche Gesundheit und Erziehung sollte therapeutisch wirksam werden. »An die Stelle des Zwangs – 600 Zwangsinstrumente werden in Hanwell außer Funktion gesetzt – tritt die Reorganisation des Äußeren: Ernährung (den Reichen weniger, den Armen mehr als gewohnt), Ventilation, Bäder, Erhöhung der Zahl und Bezahlung der Wärter. Für alle Einzelheiten werden Regeln erlassen, Register geführt, Statistiken ausgearbeitet. Gleichsam ›zwanghafte‹ Reinlichkeit wird Gebot.« (DÖRNER 1969, S. 129) Diese strenge Reglementierung brachte den psychisch Kranken jedoch noch keinen individuellen Spielraum oder Bürgerrechte.

Von Anfang des letzten Jahrhunderts bis in unser Jahrhundert hinein sind zwei Faktoren bedeutsam für die Entwicklung der psychiatrischen Versorgung in Europa:

1. Die Psychiatrie wurde zum eigenständigen medizinischen Fachgebiet.

2. Die Industrialisierung mit ihren von Maschinen vorgegebenen Anforderungen führte zur immer deutlicher werdenden Unterscheidung zwischen dafür brauchbaren und unbrauchbaren Menschen. Die engen katastrophalen Wohnverhältnisse in den Industriezentren und die Hungerlöhne erlaubten nicht, daß »nutzlose« Familienmitglieder dort bleiben konnten. Die Stadtasyle platzten aus allen Nähten.

Als Ersatz dafür entstanden in ländlichen Gebieten, oft in säkularisierten Klöstern, psychiatrische Landesheil- und Pflegeanstalten, die späteren Landeskrankenhäuser.

Diese Entwicklung trennte Anfang dieses Jahrhunderts die wissenschaftliche Psychiatrie (Universitätspsychiatrie), die von nun an die akut Kranken versorgte, von der Anstaltspsychiatrie, die sich verarmt um die chronisch Kranken kümmerte. Mit der Trennung von vermeintlich »heilbaren« und »unheilbaren« psychisch Kranken wurde in Deutschland dem Gedanken der »nutzlosen Esser« der Weg bereitet, der im 3. Reich in die Ermordung der Patienten mündete. Nach der Maxime »aus den Augen, aus dem Sinn« wurde das Leiden individueller Menschen unsichtbar, sie wurden zu Objekten der Willkür, die abtransportiert werden konnten oder die man verhungern lassen konnte.

Nach 1945 blieb die Haltung, die Menschen verdinglicht, erhalten: zu viele maßgebliche Mitarbeiter blieben auf ihren Posten und negierten und verdrängten die Verbrechen. Träger und Verwaltungen, jedoch nicht nur sie, verhinderten den Einblick in die jüngste Geschichte. Die deutsche Psychiatrie verpasste den Anschluß an die internationale Entwicklung, sie blieb kustodial wie in den 20er und 30er Jahren.

▬   Merkmale der Anstaltspsychiatrie

Merkmale der Anstaltspsychiatrie, die zum Teil noch bis weit in die 70er Jahre hinein verbreitet waren, sind:

- Die Patienten trugen Anstaltskleidung, die an Sträflingskleidung erinnerte.
- Sie waren in großen Schlafsälen ohne Schränke und Nachttische untergebracht, die tagsüber abgeschlossen wurden.
- Der Zugang zu Waschräumen oder Bädern war zeitlich eng begrenzt, die Patienten wurden streng beaufsichtigt. Sie durften sich nur in Anwesenheit vieler Mitpatienten waschen oder wurden wie am Fließband gebadet.
- Der einzelne Patient hatte zu seinem persönlichen Eigentum keinen Zugang, falls er überhaupt welches besaß.
- Die meisten Patienten saßen den ganzen Tag untätig im Tagesraum oder auf langen Fluren herum. Nur wenige hatten das Privileg, einer Arbeit oder Beschäftigung nachgehen zu dürfen.
- Essen und Trinken wurde zum Teil in Blech-, später in Plastikgeschirr ausgegeben, die Patienten hatten nur Löffel zu Verfügung. Deshalb mußte das Fleisch schon geschnitten sein, Brote wurden mit dem Löffel beschmiert oder vom Personal vorbereitet.
- Besuche von Angehörigen, schon durch die geographische Lage der Anstalten beschwerlich, waren unerwünscht. Diese durften nur an Sonn- und Feiertagen für eine oder zwei Stunden kommen, wurden nicht auf die Stationen gelassen, sondern im Besucherzimmer empfangen. Wegen der Anzahl der Menschen im Besucherzimmer und der Aufsicht durch Pfleger oder Schwestern wurde der persönliche Kontakt zwischen Patient und Angehörigen stark beeinträchtigt und riß in vielen Fällen schließlich ab.
- Die gesamte ein- und ausgehende Post von Patienten wurde geöffnet, vielfach zurückgehalten.
- Die Anstalten wurden strikt nach Geschlechtern getrennt geführt. Frauen und Männer begegneten sich selten, höchstens bei der Arbeit oder bei Festen.

- Verletzungen von Regeln konnten willkürliche Sanktionen nach sich ziehen. Die Regeln waren allerdings den Patienten häufig nicht bekannt.
- Die zeitliche Struktur von Tages- und Wochenablauf orientierte sich an den Bedürfnissen der Institution, nicht an denen der Patienten. So wurde das Frühstück um 7 Uhr, das Mittagessen um 11 Uhr, das Abendbrot um 16.30 Uhr verteilt. Die meisten Patienten waren um 19 Uhr im Bett.
- Das Leben beschränkte sich im wesentlichen auf die Station oder das Gelände der Anstalt, es bestanden keine Verbindungen zur Außenwelt.
- Die Institution und ihre Mitarbeiter entschieden in allen Lebensbereichen für und über die Patienten.

Die Folgen der aufgeführten Lebensbedingungen sind schwere Hospitalismusschäden, auch als Anstaltsneurose bezeichnet, die als solche erst spät erkannt und beschrieben wurden.

Auf der anderen Seite gingen von den Landeskrankenhäusern in den 20er Jahren dieses Jahrhunderts mit den Versuchen der »aktiven Krankenbehandlung« durch Arbeits- und Beschäftigungstherapie (SIMON 1929), durch die Entwicklung der Außenfürsorge, der Familienpflege und durch die Gründung von Hilfsvereinen wichtige Impulse aus, die sich jedoch nicht flächendeckend durchsetzen konnten (z. B. BLEULER, GRIESINGER).

Erst durch die soziologischen Untersuchungen von Erving GOFFMAN (Asyle, 1961), der Störungen von Gefängnisinsassen mit denen von Patienten psychiatrischer Anstalten verglich und weitgehende Übereinstimmungen feststellte, wurden mehr Psychiatriemitarbeiter auf das Phänomen der Hospitalisierungsschäden, bedingt durch Umgebungsfaktoren, aufmerksam. Vor allem in Großbritannien und in den Vereinigten Staaten von Amerika wurden daraufhin einzelne umfangreiche Forschungsergebnisse vorgelegt, die sich in unterschiedlichen Ansätzen mit Milieufaktoren befaßten. So beschrieb z. B. R. BARTON die Ursachen, die Behandlung und die Prävention von Hospitalisierungsschäden, G. W. BROWN und J. K. WING legten vergleichende Untersuchungen über den klinischen Zustand und die soziale Situation von Patienten in drei psychiatrischen Krankenhäusern vor (»Institutionalismus und Schizophrenie«), J. CUMMING und E. CUMMING untersuchten die Auswirkungen von Milieufaktoren auf die Ich-Entwicklung beziehungsweise -Stabilisierung (»Ich und Milieu«).

In der Bundesrepublik geriet das Thema durch Veröffentlichungen von F. FISCHER und G. WALLRAFF ins Blickfeld, die als Hilfspfleger bzw. Patient getarnt sich in Landeskrankenhäuser einschleusten und über erschreckende, unmenschliche Zustände berichteten (»Irrenhäuser – Kranke klagen an«, »Dreizehn unerwünschte Reportagen«). Anderenorts entstanden Konzepte mit verschiedenen Ansätzen, die das Ziel verfolgten, durch Veränderung des Milieus den Gesundheitszustand und die Lebensbedingungen von Patienten zu verbessern (z. B. M. JONES: Die Therapeutische Gemeinschaft; B. BETTELHEIM: Der Weg aus dem Labyrinth; J. FOUDRAINE: Wer ist aus Holz; E. HEIM: Praxis der Milieutherapie).

Das Ergebnis der Untersuchungen und der Arbeit mit neuen Konzepten war die

Erkenntnis, daß viele Verhaltensweisen und Störungen von Patienten, die bis dahin als Krankheitssymptome angesehen wurden, durch schädigende Umgebungsfaktoren hervorgerufen waren. Durch gezielte Einflußnahme auf die Milieugestaltung ließ sich ein Teil der entstandenen Hospitalisierungsschäden wesentlich bessern.

▌ Schädigende Milieufaktoren

R. BARTON unterscheidet 1966 sieben sich teilweise überschneidende Bereiche des Anstaltsmilieus, die sich schädigend auf den Patient auswirken (Quelle: FINZEN, 1974):

1. Fehlender Kontakt zur Außenwelt

Darunter fallen heute: Entfernung des Krankenhauses zum Wohnort, Einschränkungen von Ausgang und Urlaub, geschlossene Stationstüren, mangelnde Telefon- und Briefkontakte, Beschränkungen der Besuchszeiten, vernachlässigte äußere Erscheinung von Patienten und Stationen.

2. Erzwungene Untätigkeit

Darunter fallen heute: Die Vollversorgung im Krankenhaus durch Essen, Wäsche, Leistungen von Handwerkern und Putzfrau; Warten auf verabredete Termine (Unpünktlichkeit); Abnehmen von Tätigkeiten, die der Patient selbst durchführen könnte, durch die pflegerischen Mitarbeiter; fehlendes Programmangebot, vor allem am Abend und am Wochenende.

3. Autoritäres Verhalten der Mitarbeiter

Darunter fallen heute: Fehlende Information des Patienten, mangelhafte oder keine Begründung für vorgeschlagene Maßnahmen, Entscheidungen, in die der Patient nicht einbezogen wird, ausgeprägte Hierarchie unter den Mitarbeitern.

4. Verlust von Freunden, persönlichem Besitz und Privatleben

Darunter fallen heute: Fehlende Unterstützung bei der Wiederaufnahme von Kontakten zu Freunden, Nachbarn, Arbeitskollegen, die krankheitsbedingt abgebrochen sind; unreflektierte Routinemaßnahmen, z. B. dem Patienten persönliche Dinge abzunehmen und wegzuschließen; fehlende verschließbare, für den Patienten zugängliche Schränke und Wertfächer; fehlende Einzelzimmer; unzureichende Möglichkeiten für die Patienten, ihre persönlichen Lebensgewohnheiten aufrechtzuerhalten.

5. Medikamente

Darunter fallen heute: Fehlende Überlegung, welche Alternativen zu sedierenden Medikamenten angewandt werden können; unzureichende abendliche Angebote, die zu einem normalen Tages- und Nachtrhythmus führen; ungenügende Kenntnisse über Psychopharmakologie.

6. Anstaltsatmosphäre

Darunter fallen heute: Lieblose, gedankenlose Anordnung der Möbel, eingetrocknete Topfpflanzen, schmuddelige Tischdecken, schlechte Beleuchtung, fehlender Wandschmuck, laute Musik, verrauchte, ungelüftete und überheizte Räume, anonymer Umgangston, robuste Umgangsformen, fehlende gemeinsame Verantwortlichkeit für die Umgebung und für den Ablauf des Tages.

7. Mangelnde Zukunftsaussichten außerhalb der Anstalt

Darunter fallen heute: Arbeitslosigkeit, Wohnungsnot, drohende Armut, Angst vor der Einsamkeit, Angst vor den Vorurteilen gegenüber psychisch Kranken, kaum Gelegenheiten, am gesellschaftlichen Leben teilzunehmen, die Angst, wieder krank zu werden.

▌ Pflegerische Ziele des Milieus, das wir gestalten

1. Der Patient orientiert sich an Normen und Regeln, er fühlt sich sicher und geborgen.
Dazu erforderliche Haltungen und Handlungen:

- Wir vermitteln unsere Erwartungshaltung an andere, Patienten wie Mitarbeiter, daß allgemein gültige Normen und Regeln eingehalten werden.
- Wir machen deutlich, daß wir die geltenden Stationsregeln und Vereinbarungen ernst nehmen, indem wir ihre Einhaltung von allen Beteiligten einfordern.
- Wir informieren den Patienten über alle Angelegenheiten, die ihn betreffen könnten und die ihm die Orientierung in einer ihm fremden Umgebung erleichtern.
- Wir überlegen, an welchen Punkten wir weitere Mittel und Wege finden, die Intimsphäre des Patienten zu schützen, und die es ihm erlauben, zeitweilig für sich zu sein.
- Wir tragen mit Vorschlägen oder Handlungen zur behaglichen Gestaltung der räumlichen Umgebung des Patienten bei.
- Wir zeigen dem Patienten unsere Bereitschaft, jederzeit Ansprechpartner zu sein, und unsere Aufmerksamkeit für eintretende Veränderungen und unvorhergesehene Situationen.
- In Notfällen handeln wir fachkompetent und erklären danach dem Betroffenen selbst und den Mitpatienten unsere Maßnahmen und Entscheidungen (z. B. Tür abschließen, fixieren).

2. Der Patient erhält seine Beziehungen aufrecht, stellt neue her.
Dazu erforderliche Haltungen und Handlungen:

- Wir erleichtern die Anfangsschwierigkeiten der Kontaktaufnahme zu Mitpatienten und Mitarbeitern.
- Wir schaffen Gelegenheiten, in denen sich Patienten untereinander und sie uns besser kennenlernen können.
- Wir bemühen uns um akzeptierende und höfliche Umgangsformen, wobei auch angespannte Konstellationen anerkannt werden, nach denen sich jeder für erfolgte Mißgriffe entschuldigen kann.
- Wir vermitteln dem Patienten und seinen Angehörigen und Freunden, daß

Besuche willkommen sind, und unterstützen den Patienten darin, seine Verbindungen außerhalb aufrechtzuerhalten.

■ Bei auftretenden Mißverständnissen fördern wir deren Klärung, indem wir verdeutlichen, daß wir die Beteiligten für fähig halten, ihre Meinungsverschiedenheiten selbst zu bereinigen, daß wir jedoch bereit sind einzugreifen, wenn die Auseinandersetzung in eine Sackgasse gerät.

3. Der Patient nimmt seine Individualität wahr.

Dazu erforderliche Haltungen und Handlungen:

■ Wir achten die Einzigartigkeit des Patienten und seiner Lebensgeschichte.

■ Wir respektieren das Recht jedes Patienten, uns Informationen vorzuenthalten, den Kontakt mit uns zu vermeiden und Hilfsangebote abzulehnen.

■ Wir tragen dazu bei, daß die Integrität und die Wertschätzung des Patienten geschützt wird.

■ Wir selbst zeigen uns als unterschiedliche Personen und machen unsere ungleichen Fähigkeiten und Belastungsgrenzen sichtbar.

■ Wir erkennen Fähigkeiten, Fertigkeiten, Gewohnheiten, Vorlieben und Abneigungen des Patienten und beziehen sie in unser Handeln ein.

■ Wir ermutigen den Patienten, eigene Problemlösungswege zu gehen, auch wenn sie nicht sofort erfolgreich sind.

■ Wir akzeptieren die derzeitigen Grenzen des Patienten und lassen ihm die Zeit, die er braucht, um seinen Weg zu finden.

■ Wir schätzen die Wertvorstellungen und Prioritäten, nach denen ein Mensch lebt, als Ausdruck seiner Einmaligkeit. Wir versuchen, mit ihm zusammen herauszufinden, wo er seinen Lebensraum verändern oder erweitern will.

4. Der Patient handelt eigenverantwortlich.

Dazu erforderliche Haltungen und Handlungen:

■ Wir überlegen zusammen mit dem Patienten, welche Lernschritte zu gehen sind.

■ Wenn wir teilweise oder ganz für ihn planen und handeln, wenn er hilflos oder schwer erkrankt ist, prüfen wir regelmäßig, wann und wie wir ihm seine Verantwortung zurückgeben.

■ Wir sorgen dafür, daß der Patient die Folgen seiner Entscheidungen in größtmöglichem Umfang selbst trägt.

■ Wir respektieren Entscheidungen des Patienten, auch wenn sie uns im Moment nicht einleuchten, und versuchen, mit ihm darüber ins Gespräch zu kommen.

■ Wir sind uns darüber im klaren, daß wir die Bedingungen und Gründe, die zu einer Entscheidung des Patienten führen, nie vollständig erfassen können.

■ Wir erwarten vom Patienten, daß er die im Stationsablauf übernommenen Aufgaben und Pflichten erfüllt. Wenn er dazu aus guten Gründen nicht in der Lage ist, wollen wir, daß er selbständig oder mit uns gemeinsam nach Lösungen sucht.

■ Wir tragen dazu bei, daß der Patient zu seinem Recht auf fachkompetente Behandlung und Pflege kommt und helfen ihm dabei, seine Rechte einzufordern.

- Wir belassen die Verantwortung für sein Eigentum beim Patienten. Nur mit individueller Begründung unterstützen wir ihn mit geeigneten Maßnahmen bei der Verwaltung seines Besitzes.

5. Der Patient erkennt den Sinn, am Tages- und Wochenablauf teilzunehmen.

Dazu erforderliche Haltungen und Handlungen:

- Wir erklären dem Patienten den Sinn des Tages- und Wochenplanes.
- Wir beraten ihn, welche Aktivitäten ihm am ehesten nutzen oder welche zur Zeit ungünstig für ihn sind.
- Wir sorgen dafür, daß das aufgestellte Programm pünktlich und regelmäßig stattfindet.
- Wir begrüßen es, wenn Patienten das vorhandene Programm kritisieren und Vorschläge machen, es zu verändern oder zu ergänzen. Wir erklären den Sinn von einzelnen Programmpunkten und versuchen, mit dem Patienten herauszufinden, warum ihm die Teilnahme schwerfällt.
- Wir nehmen Gelegenheiten wahr, besondere Tage hervorzuheben, und geben ihnen einen allgemein üblichen Rahmen (Geburtstage, Feste).

6. Der Patient ist Teil einer tätigen Gemeinschaft.

Dazu erforderliche Haltungen und Handlungen:

- Wir vermitteln unsere Haltung, daß jeder dafür mitverantwortlich ist, daß die Atmosphäre angenehm ist.
- Wir informieren über Veränderungen am Programm, in der Organisation oder bei der Zusammensetzung der Gruppe.
- Wir nehmen am Alltag der Patienten teil (Mahlzeiten, Frühsport, Unterhaltung...).
- Wir führen die anfallenden Aufgaben gemeinsam mit den Patienten durch. Wir suchen nach Mitteln und Wegen, den gemeinsamen Aufgabenbereich zu erweitern (viele Dinge, die ich bisher allein tue, können zur gemeinsamen Aufgabe gemacht werden).
- Wir entscheiden mit den Patienten gemeinsam, was, wann, wie und von wem durchgeführt wird. Dabei fördern wir den Entscheidungsfindungsprozeß und tragen zu notwendigen Kompromissen bei.
- Wir achten darauf, daß keiner der Beteiligten über- oder unterfordert wird.
- Wir handeln nach dem Grundsatz »Irren ist menschlich«, damit jeder sich trauen kann, ein Risiko einzugehen und seine Grenzen auszuprobieren.
- Wir sind uns darüber im klaren, daß Patienten sich an unserem Verhalten orientieren.
- Wir sind neugierig darauf, von den Patienten etwas zu lernen.

7. Der Patient verläßt sich darauf, daß er unterstützt und begleitet wird, wenn er es braucht.

Dazu erforderliche Haltungen und Handlungen:

- Wir zeigen dem Patienten, daß wir Zeit für ihn haben, gehen auf ihn zu, auch wenn er kein Anliegen geäußert hat.

- Wir informieren ihn, wer von uns schwerpunktmäßig für ihn zuständig ist (Bezugspflege). Wenn sich herausstellt, daß Bezugsperson und Patient nicht miteinander zurechtkommen, wird dies einvernehmlich geändert.
- Wir finden in der Beziehung mit ihm heraus, wovor er Angst hat, was ihm schwerfällt und welche Problemlösungsstrategien ihm angemessen sind.
- Wir vergleichen unsere Auffassung über das Ausmaß seiner Hilfsbedürftigkeit mit seiner Meinung.
- Bei Unternehmungen, die dem Patienten schwerfallen, bleiben wir bei ihm, halten uns aber so lange zurück, wie er alleine zurechtkommt.
- Wir ermutigen den Patienten, neues Verhalten auszuprobieren, geben ihm dazu Anleitung, wenn er sie braucht und bieten den Rahmen, in dem nicht immer alles auf Anhieb gelingen muß.
- Wir reflektieren, in welcher Rolle wir uns dem Patienten gegenüber befinden und ob die derzeitige Rollenkonstellation seine Autonomie fördert oder behindert.

8. Der Patient orientiert sich an der Realität.
Dazu erforderliche Haltungen und Handlungen:
- Wir rücken bei unzähligen alltäglichen Kleinigkeiten die Realität ins Blickfeld des Patienten.
- Wir setzen unsere Realität als Korrektiv ein, indem wir sie ihm mitteilen.
- Wir stellen Situationen her, in denen er von Mitpatienten, Angehörigen, anderen Mitarbeitern deren Realität erfährt.
- Wir machen Pläne und führen gezielte Handlungen durch, mit deren Hilfe der Patient verlorengegangene soziale Kompetenzen wiedererwerben kann.

■ Pflegerisches Handeln in Beispielen

Milieugestaltung als eine zentrale pflegerische Aufgabe besteht aus unzähligen Einzelheiten und Kleinigkeiten. Ihre Aufzählung erscheint uns langweilig, deshalb haben wir uns entschlossen, mit Hilfe von Beispielen die wichtigsten Aspekte zu beschreiben. Die Einteilung in fünf Schwerpunkte erfolgt nach pflegerischen Gesichtspunkten.

II   Äußere Umgebung

Beispiel 1: Frau Gebhardt, Mitte 50, lebt alleine in einer kleinen Wohnung, kommt einmal wöchentlich zum Arztgespräch auf die Station. Seit Wochen geht es ihr schlechter, unter anderem pflegt sie sich nicht mehr. Deshalb bieten die Ärztin und ich ihr seit Wochen immer wieder an, auf der Station zu baden. Heute kann ich sie nach einer Tasse Kaffee dazu überreden, mit mir ins Bad zu gehen.

Dort angekommen macht Frau Gebhardt beinahe auf dem Absatz kehrt, weil ihr das Badezimmer zu kalt und zu kahl ist. Sie betont, das Bad in ihrer Wohnung sei viel gemütlicher. Dort habe sie ihre Utensilien griffbereit, hier sei ja nichts vorhanden. Ich lasse Badewasser mit dem stationsüblichen Zusatz ein, bitte sie, die Temperatur zu prüfen, lege Handtücher und Waschlappen bereit. Sie bittet mich rauszugehen, während sie sich auszieht, und nachher eine Bürste mitzubringen, mit der ich sie abschrubben soll. Wenig später genießt sie das Abbürsten und erzählt dabei, wie es in ihrem Badezimmer aussieht: Es habe gelbe Kacheln und Wände, einen grünen Vorhang und eine grüne Badematte, sie habe sich erst kürzlich grüne und gelbe Frottierhandtücher angeschafft. Der Heizstrahler über der Badewanne werde im Nu warm. In einem Regal neben der Badewanne bewahre sie alles auf, was sie zur Körperpflege und dem damit verbundenen Wohlbefinden brauche, Badezusätze, Cremes, Nagelnecessaire, Schminksachen, Parfums. Ihr Farn gedeihe im Bad am besten. An die Tür habe sie einen großen Spiegel gehängt, in dem sie sich ganz sehen könne. Ich bestätige ihr, daß nach ihren Beschreibungen ihr Bad sehr einladend sei, das hiesige dagegen dringend verschönerungsbedürftig.

In diesem Moment wird die Tür aufgerissen und die Putzfrau steht in der Tür. Frau Gebhardt beschwert sich, daß man hier noch nicht mal zuschließen kann.

Trotz der ungünstigen Umstände bedankt sie sich nach dem Baden für die Hilfestellung.

Am selben Abend betrachte ich mir das Bad unserer Station zum ersten Mal seit längerer Zeit mit kritischen Augen und stelle fest, daß es mit relativ geringem Aufwand wesentlich einladender gestaltet werden könnte und nehme mir vor, dies in den nächsten Wochen in die Wege zu leiten.

Anmerkungen: Die Mehrzahl der Badezimmer auf psychiatrischen Stationen sind reine Zweckräume, die oft zusätzlich noch als Abstellräume mißbraucht werden. Ein verschönertes und verschließbares Badezimmer verfolgt zwei pflegerische Ziele: Erstens wird die Motivation zur Körperpflege erleichtert und zweitens die Intimsphäre von Patienten besser geschützt. Eine ausführliche und anregende Schilderung, welche Sorgfalt der Gestaltung eines Badezimmers gewidmet werden kann, ist in »Der Weg aus dem Labyrinth«, S. 171–177 von B. BETTELHEIM nachzulesen.

Beispiel 2: Frau Klaus, Ende 40, lebt seit dem Tod ihres Mannes alleine. Seit acht Jahren wird sie wegen chronischem Alkoholabusus vom Sozialpsychiatrischen Dienst mehrmals wöchentlich besucht. Für heute ist wie an jedem Montag mit ihr verabredet, gemeinsam die Wohnung in Ordnung zu bringen. Diesmal öffnet sie nach meinem zweiten Klingeln die Tür. Frau Klaus bietet mir sofort nach der Begrüßung eine Tasse Nescafé an, während ich versuche, mir einen Überblick über die heutige Unordnung zu verschaffen: Es sieht wieder grauenhaft aus, leere und angebrochene Flaschen, Töpfe mit Essensresten, überall benutztes Geschirr, dazwischen Müll und dreckige Wäsche, das Bett ist verschmutzt. Ich lehne den Kaffee ab mit der Begründung, daß wir wie immer erst unsere gemeinsame Arbeit verrichten und dann Kaffee trinken können, wenn noch Zeit bleibt.

Ich fordere Frau Klaus auf, ihr Bett abzuziehen, während ich mit einem Korb die herumliegende Schmutzwäsche einsammle. Ich bringe die Wäsche ins Bad, sie setzt die Waschmaschine in Gang. Danach werfen wir die Essensreste in eine Abfalltüte und weichen das ganze Geschirr ein. Ich dränge Frau Klaus, alle Flaschen zusammenzutragen, die Reste wegzugießen und frage nach, wo sie noch weitere versteckt hat. Da sie jedoch, wie ich beoachten konnte, schon an ihrem Kleiderschrank und am Backofen war, nehme ich an, daß die Flaschen aus ihren Verstecken dabei sind. Aus meiner Tasche hole ich einen blauen Sack, um mit ihr den Müll einzusammeln. Jetzt protestiert Frau Klaus, sie wolle nun Kaffee trinken, den Rest mache sie später alleine.

Ich erinnere sie daran, daß sie es bisher nur mit mir zusammen geschafft hat, die Wohnung aufzuräumen. Außerdem würde ich mich lieber in einer ansprechenderen Umgebung mit ihr hinsetzen. Sie willigt schließlich ein, die Flaschen und den Müll mit mir wegzubringen. Auf dem Rückweg brechen wir im Vorgarten ein paar Blütenzweige ab, die Frau Klaus in ein Wasserglas stellt.

Ich bespreche mit ihr, was noch ansteht und wie wir die Aufgaben verteilen: Ich spüle das Geschirr, sie kehrt inzwischen die Wohnung und kommt dann zum Abtrocknen. Während sie Wasser für den Kaffee heiß macht, fallen mir die Flekken auf der Tischdecke auf. Ich frage sie, ob ich eine frische auflegen soll, dies möchte sie lieber selbst tun. Wir trinken Kaffee, sie äußert sich erleichtert, daß das Zimmer jetzt wieder einigermaßen wohnlich aussieht. Dabei planen wir, beim nächsten Hausbesuch Lebensmittel einkaufen zu gehen und kommen auf hessische Spezialitäten und unsere Lieblingsgerichte zu sprechen. Bevor ich mich verabschiede, beziehen wir noch das Bett und hängen gemeinsam die Wäsche auf.

Anmerkungen: Der Ablauf des beschriebenen Hausbesuches ist nur auf dem Hintergrund einer langjährigen Beziehung denkbar. Er ist von der Einstellung geprägt, daß, obwohl die Patientin und ihre Wohnung beim nächsten Mal voraussichtlich in einem ähnlichen Zustand vorgefunden werden, die Durchführung der Aufgabe lohnend ist, weil sich die Patientin – zumindest kurzfristig – wohler fühlt. Wie ich in die Privatsphäre eines Patienten eindringe und mit welcher Nachdrücklichkeit ich meine Ziele verfolge, hängt ausschließlich von der Tragfähigkeit der Beziehung ab, sie wird unterstützt und gestaltet durch u. a. Verläßlichkeit, gemeinsames Arbeiten, Kaffee trinken und Plaudern.

Beispiel 3: Herr Schuster, Mitte 20, zur Entgiftung von Drogen auf der Station, erwartet heute nach zwei Wochen Kontaktsperre seine Freundin zu Besuch. Er ist sehr aufgeregt. Er kommt zu mir ins Dienstzimmer mit der Sorge, daß der Besuch schwierig verlaufen könnte, weil er so viele Dinge mit seiner Freundin noch nicht bereinigt habe. Wir überlegen zusammen, was ihm die Lage erleichtern könnte. Er meint, er wolle am liebsten ungestört mit seiner Freundin sprechen, aber im Schlafzimmer ginge das ja nicht wegen der Hausordnung, Ausgang habe er auch keinen. Ich rege an, die beiden Mitpatienten, die sich zur Zeit im kleinen Aufenthaltsraum unterhalten, zu bitten, ihm den Raum für den Besuch zu überlassen. Er könne Kaffee vorbereiten und von der Station eine Packung Kekse haben. Herr Schuster äußert Bedenken, ob es nicht unverschämt sei, die Mitpatienten zu vertreiben, er traue sich nicht, sie alleine anzusprechen. Er ist erleichtert, als ich ihm anbiete, mitzugehen und einzuspringen, wenn er es nicht alleine schafft.

Wir gehen in den kleinen Aufenthaltsraum, Herr Schuster spricht die Mitpatienten mit Namen an und beschreibt sein Anliegen: Er könne heute erstmals für eine Stunde Besuch bekommen, seine Freundin komme und er wolle einiges mit ihr besprechen. Ob er für diese Zeit den Raum haben könne. Die beiden Mitpatienten stehen sofort auf mit der Bemerkung, er habe ja auch noch keinen Ausgang.

Herr Schuster geht in die Küche und trifft die restlichen Vorbereitungen. Inzwischen kommt die Freundin an, ich kontrolliere ihre Mitbringsel und bringe sie dann zu ihm in die Küche. Die Freundin ist über den Empfang überrascht und freut sich.

Anmerkungen: Im vorliegenden Beispiel werden die vorhandenen räumlichen Möglichkeiten – offene Küche, Kaffee und Kekse, kleiner Aufenthaltsraum – genutzt, damit ein Patient seinen Besuch angemessen empfangen und dabei die Gastgeberrolle übernehmen kann. Auch unter räumlich ungünstigen Bedingungen gibt es bei genügend Phantasie viele Chancen, Nischen und Winkel zu nutzen, in denen der Patient zu seinem Recht auf Privatheit kommt.

Der Ruf der Psychiatrie hängt auch davon ab, inwieweit sich Besucher auf den Stationen willkommen und ernstgenommen fühlen.

II   Demokratisierung

Beispiel 1: Herr Zimmermann, Anfang 30, seit Monaten in stationärer Behandlung, verläßt nach dem Mittagessen die Station, ohne sich abzumelden. Er versäumt seine Beschäftigungstherapie-Gruppe ohne Entschuldigung. Zum Abendbrot taucht er wieder auf der Station auf und tut, als sei nichts gewesen. Als er nach dem Abendbrot in der Sitzecke seine Zigarette raucht, setze ich mich zu ihm und frage ihn, was denn gewesen sei. Er fragt zurück, was ich denn meine. Ich erkläre ihm, daß er sich zum Ausgang nicht abgemeldet und ohne Entschuldigung seine BT-Gruppe versäumt habe. Beides gehöre zu den Stationsregeln. Er erzählt mir, ursprünglich habe er nur kurz frische Luft schnappen wollen, dann sei ihm eingefallen, daß er noch Zahnpasta kaufen müsse. Dann habe er vergessen auf die Uhr zu sehen, und an die Gruppe habe er auch nicht mehr gedacht, als er einen Freund getroffen habe, mit dem er ins Café gegangen sei. Ich erwidere, daß ich verstehen könne, daß es angenehmere Dinge gebe, als seinen Verpflichtungen nachzukommen. Andererseits könne ich mir nicht vorstellen, daß ihm den ganzen Nachmittag nicht eingefallen sei, daß er vergessen habe, sich abzumelden. Er hätte ja zumindest anrufen können. Herr Zimmermann schmollt, er sei doch kein Kleinkind, er könne doch machen was er wolle. Außerdem habe ihm Frau Pfeiffer, seine

Bezugsschwester, auch nicht Bescheid gesagt, daß sie für zwei Wochen in Urlaub ist. Ich stimme ihm zu, daß ich es auch nicht in Ordnung finde, daß meine Kollegin ihn nicht über ihren Urlaub informiert hat und bitte ihn, nach ihrer Rückkehr mit ihr darüber zu reden und seinen Unmut deutlich zu machen. Das sei meiner Ansicht nach jedoch dasselbe Versäumnis wie seines am Nachmittag.

Anmerkungen: Rechte und Pflichten gelten sowohl für die Patienten als auch für die Mitarbeiter. Wenn beide Parteien über die erforderlichen Informationen verfügen, können sie ihre Interessen vertreten. Damit werden zwar die bestehenden unterschiedlichen Rollen, Machtverhältnisse und Abhängigkeiten nicht abgeschafft, der Umgang damit wird jedoch partnerschaftlicher und demokratischer.

Beispiel 2: In der morgendlichen Übergabe erfahre ich, daß gestern abend Frau Sommer fixiert wurde. Mein Kollege Herr Werner, der gestern Spätdienst hatte, berichtet, daß Frau Sommer den ganzen Nachmittag schon sehr gespannt und unruhig gewesen sei, daß er keinen Zugang zu ihr gefunden habe. Es sei im Lauf des Abends immer schlimmer geworden. Als er sie aufgefordert habe, ihre Abendmedikamente einzunehmen, habe sie ihn mit derben Worten beschimpft und schließlich mit allem um sich geworfen, was sie greifen konnte. Die Fixierung sei für alle Beteiligten sehr unangenehm verlaufen, da die wenigen zur Verfügung stehenden Mitarbeiter auch noch schlecht zusammengewirkt hätten. Die meisten Patienten der Station hätten das Ereignis miterlebt. Ich weiß, daß wir in der heutigen Morgenrunde ein Klima herstellen müssen, in dem jeder seine Gefühle und Beobachtungen äußern kann.

Die Morgenrunde fängt pünktlich an, außer mir nehmen Herr Werner und Frau Graf, Beschäftigungstherapeutin, von seiten der Mitarbeiter teil. Frau Sommer ist nicht dabei, weil sie noch schläft. Nach der Eröffnung der Morgenrunde sage ich: »Ich finde es am besten, wenn wir zuerst über die Fixierung von Frau Sommer gestern abend reden würden. Einige von Ihnen haben beim Frühstück angesprochen, wie schlimm Sie den Ablauf gefunden haben.« Frau Lauer: »Wo ist denn Frau Sommer jetzt?« Frau Vogt: »Als ich gerade im Zimmer war, hat sie noch geschlafen.« Herr Roth: »Das war ja gestern ein fürchterliches Durcheinander, keiner wußte, wo anpacken. Ich glaube auch, daß der ganze Zirkus nicht nötig war.« Frau Vogt: »Was hättest du denn gemacht, wenn Tassen durch die Gegend fliegen? Ich habe Angst gehabt, daß ich etwas abkriege.« Herr Roth: »Ich hab das den ganzen Nachmittag schon kommen sehen, und keiner hat was gemacht.« Herr Werner: »Ich habe auch gemerkt, daß Frau Sommer immer angespannter geworden ist. Ich bin aber nicht an sie rangekommen.« Frau Bittermann: »Frau Sommer kann Sie auch nicht leiden.« Frau Graf: »Ich fände es gut, wenn einer von Ihnen erzählen würde, was vorgefallen ist.« Herr Mausbach: »Ich habe mitbekommen, daß Frau Sommer den ganzen Nachmittag immer unruhiger geworden ist und hin- und hergerannt ist. Sie hat mit keinem gesprochen, nur manchmal laut vor sich hingeschimpft. Beim Abendbrot war sie nicht dabei, ihren Küchendienst hat sie auch nicht gemacht. Als der Herr Werner sie zum Medikamente einnehmen geholt hat, sind dann auf einmal die Fetzen geflogen.« Herr Herbst: »Ich habe Angst vor Frau Sommer. Man weiß nie, was sie als nächstes macht.« Frau Lauer: »Ich möchte nicht festgebunden werden, da hätte ich die meiste Angst davor.« Ich: »Das verstehe ich gut, das geht mir genauso, ich möchte auch nicht festgebunden werden. Es ist mir auch jedes Mal unangenehm, wenn ich es tun muß.« Herr Roth: »Dann lassen Sie doch die Festbinderei!« Frau Graf: »Wie hätte man denn gestern anders vorgehen können? Fällt Ihnen vielleicht etwas ein?« Frau Lauer: »Herr Werner, Sie haben Frau Sommer ganz schön bedrängt, als sie keine Medikamente nehmen wollte. Hätten Sie sie nicht in Ruhe lassen können?« Herr Werner: »Ich habe gedacht, sie braucht sie dringend, weil sie doch so gespannt war.« Herr Mausbach: »Wenn man irgend etwas nicht will, braucht man doch nicht gleich mit Tassen schmeißen.« Frau Vogt: »Mir geht das auch unter die Haut, daß Ingrid fixiert worden ist. Aber nach einer Stunde, als sie durch die Medikamente ruhiger war, ist sie losgemacht worden und hat dann geschlafen.« Herr Roth: »Medikamente hätte die schon nachmittags reichlich kriegen müssen, so wie die war.« Ich: »Ich habe Frau Sommer nachmittags ja noch gesehen, da hat es keinen Grund gegeben, ihr gegen ihren Willen Medikamente zu geben.« Herr Werner: »Genau das habe ich immer wieder versucht. Aber vielleicht ist auch dadurch die Situation noch mehr eskaliert.«

Soweit der Auszug aus der Morgenrunde.

Anmerkungen: Nach belastenden Ereignissen haben die Patienten ebenso wie die Mitarbeiter das Bedürfnis, darüber zu sprechen, ihre Gefühle zu äußern, zu überlegen, ob es eine bessere Lösung gegeben hätte. Für uns geht es darum, 1. zum eigenen Handeln zu stehen, 2. dies so gut wie möglich zu erklären, ohne 3. dabei die Schweigepflicht zu verletzen. Wenn Patienten unser Vorgehen in kritischen Situationen besser verstehen, können sie sich vor Willkürmaßnahmen sicherer fühlen.

Beispiel 3: Herr Herzog, ungefähr 70 Jahre alt, leidet unter der Alzheimerschen Krankheit. Er wird von seiner Frau zu Hause versorgt. Er ist jetzt in einem Zustand, in dem er nicht mehr alleine gelassen werden kann. Als Krankenschwester in der psychiatrischen Ambulanz habe ich zur Entlastung von Frau Herzog einen Zivildienstleistenden vom Roten Kreuz gebeten, in regelmäßigen Abständen die Einkäufe für sie zu übernehmen. Nach vierzehn Tagen teilt er mir mit, daß Frau Herzog ihn nicht einkaufen lasse. Beim nächsten Hausbesuch frage ich nach den Gründen. Sie meint dazu, daß der Zivildienstleistende zu jung sei, um alles nach ihren Wünschen einkaufen zu können. Sie traue ihm auch nicht zu, mit ihrem Mann sorgsam umzugehen, wenn sie weggehe und selber einkaufe. Die gemeinsame Überlegung, ob jemand anderes ihr das Einkaufen abnehmen könnte, bleibt erfolglos. Schließlich vereinbaren wir, daß ich mich zweimal wöchentlich um ihren Mann kümmern werde, während sie einkauft. Beim ersten verabredeten Termin sagt Frau Herzog, daß sie noch genügend Vorräte habe und heute nicht einkaufen müsse. Nachdem ich bei drei weiteren Terminen unverrichteter Dinge wieder abziehen muß, begreife ich im Gespräch, daß Frau Herzog auf der einen Seite Hilfe braucht und vielleicht auch will, aber nicht weiß wie, auf der anderen Seite durch die langdauernde intensive Pflegesituation sich nicht mehr vorstellen kann, ihren Mann stundenweise jemand anderem zu übergeben. Außerdem hat sie über Jahre ihre eigenen Bedürfnisse so in den Hintergrund gestellt, daß ihr jetzt nichts mehr einfällt, was sie mit der gewonnenen Zeit anfangen könnte. Ich brauche also noch viel mehr Zeit und Geduld, um vielleicht eine Entlastung von Frau Herzog zu erreichen.

Anmerkungen: An diesem Beispiel wird deutlich, daß die Ausgangspositionen, so dicht beieinander sie zunächst scheinen mögen, doch weit auseinander liegen. Wir haben keine andere Wahl, als gegensätzliche Standpunkte zu akzeptieren. Die Kunst besteht darin, die Gegensätze hinzunehmen, sich in festgefahrenen, aber veränderungsbedürftigen Situationen nicht zurückzuziehen, sondern auf eine Gelegenheit zu warten, die Bewegung zuläßt.

II   Zwischenmenschliche Kultur

Beispiel 1: Herr Naumann, 35 Jahre alt, wegen einer Schizophrenie zum siebten Mal in unserer stationären Behandlung, wird diesmal nach einem schweren Suizidversuch aufgenommen und ist jetzt sieben Wochen da. Ich habe ihn in sehr unterschiedlichen Verfassungen erlebt, von weinerlich und zurückgezogen über angepaßt und wohlerzogen bis hin zu auftrumpfend, verächtlich und andere verletzend. Ich kenne seine Lebensgeschichte, seinen familiären Hintergrund und seine Lebenssituation gut. Bis auf geringfügige Meinungsverschiedenheiten bin ich bisher problemlos mit ihm zurechtgekommen.

Heute empfängt er mich schon beim Wecken mit Beschimpfungen. Im Lauf des Vormittags läßt er keine Gelegenheit aus, mich weiter mit Kraftausdrücken zu traktieren, die immer obszöner werden. Zunächst reagiere ich gelassen und frage, was denn heute mit ihm los sei und erinnere ihn daran, daß dies doch bisher nicht unser Umgangsstil gewesen sei. Mit der Zeit werde ich ungehalten und verbitte mir weitere Beschimpfungen. Herr Naumann entgegnet darauf, daß ich das doch gewöhnt sein müsse, wir seien hier schließlich in der Klapsmühle, dafür würde ich ja letztendlich bezahlt. Er würde mich weiter beschimpfen, solange es ihm passe. Daraufhin versuche ich, ihm aus dem Weg zu gehen, indem ich mit meinem Kollegen abspreche, daß ich jetzt die Schreibtischarbeiten mache. Mein Kollege versucht, auf Herrn Naumann einzuwirken, mich in Ruhe zu lassen, was dieser mit weiteren über den Flur gebrüllten Kraftausdrücken beantwortet, die an meine Adresse gerichtet und weit unter der Gürtellinie sind.

Jetzt halte ich es nicht mehr aus und mir platzt der Kragen. Ich stürze auf den Flur und schreie ihn mit aller Lautstärke an, zu der ich fähig bin, jetzt reiche es mir vollkommen. Er solle in seinem Zimmer verschwinden und erst wieder herauskommen, wenn er sich auf seine gute Kinderstube besonnen habe. Mein Kollege hält Herrn Naumanns Zimmertür auf und bedeutet ihm durch Gesten, sich zu verziehen, was er auch tut. Dabei poltert er zurück, er habe keine Kinderstube.

Erst am nächsten Tag begegne ich Herrn Naumann wieder, mit äußerst gemischten Gefühlen meinerseits. Er behandelt mich freundlich und tut, als ob nichts gewesen sei. Ich brauche einige Zeit, bis ich mich dazu entschließen kann, ihn auf den gestrigen Vormittag anzusprechen. Als er am späten Vormittag alleine in der Sitzecke sitzt und eine Zigarette raucht, stelle ich mich dazu und frage ihn, was denn gestern losgewesen sei. Solche Ausbrüche würde ich von ihm überhaupt nicht kennen. Er meint, ich solle das doch alles nicht so tragisch nehmen, er habe gestern einen fürchterlichen Brass gehabt und ihn irgendwo loswerden müssen. Ich kenne ja seine schreckliche Lebenslage und müsse doch verstehen, daß er dies zeitweise nicht mehr aushalte. Ich halte ihm entgegen, daß seine schwierige Lebenslage die eine Seite sei, die andere jedoch sein Umgang mit mir. Ich sei nicht in der Lage und auch nicht bereit, solche Ausfälle zu ertragen.
Einige Tage später können wir wieder entspannt und wie gewohnt miteinander sprechen.

   Anmerkungen: Grenzüberschreitungen kommen im psychiatrischen Setting relativ häufig vor. Mitarbeiter wie Patienten haben das Recht und auch die Pflicht, ihre Grenzen zu zeigen und sich gegen Grenzüberschreitungen zu wehren. Das Zusammensein im psychiatrischen Setting entschuldigt schlechtes Benehmen nicht. Allerdings müssen wir auch bereit sein, Wege zu suchen, auf denen nach Konflikten die Beziehungen sich wieder normalisieren lassen.

   Beispiel 2: Frau Saric, 58 Jahre alt, alleinstehend, lebt seit etwa 20 Jahren in Deutschland, als Putzfrau tätig. Sie ist wiederholt in stationärer Behandlung gewesen, jetzt aber seit drei Monaten wieder zu Hause. Sie wohnt in einem großen alten Mietshaus, in dem noch viele ausländischen Mieter leben. Alleine ist sie nicht in der Lage, die Verbindung zu Nachbarn wieder aufzunehmen, die wegen paranoider Ängste und entsprechenden Äußerungen abgebrochen ist. Frau Saric fühlt sich besonders einer Nachbarin gegenüber unwohl, mit der sie sich früher häufiger getroffen hat, die sie aber kurz vor ihrer letzten stationären Aufnahme übelst beschimpft hatte.
Immer wieder habe ich während der letzten Wochen Frau Saric Vorschläge gemacht, wie sie mit Frau Costa ins Gespräch kommen könnte, alle waren offensichtlich für sie zu schwierig. Ihr bevorstehender Geburtstag bietet jetzt einen neuen Ansatzpunkt. Frau Saric traut sich nicht, Frau Costa wie sonst üblich zum Geburtstagskaffee einzuladen, da sie befürchtet, daß diese entweder ablehnt zu kommen oder ihr Vorwürfe wegen ihrer Äußerungen macht. Nach drei vorbereitenden Gesprächen stellt sich heraus, daß Frau Saric den Gang zu Frau Costa nicht alleine packt. Auf mein Angebot, sie dabei zu begleiten, reagiert sie erleichtert. Frau Costa nimmt die Einladung freundlich, jedoch eher zurückhaltend und verunsichert an, so daß Frau Saric anschließend große Bedenken kommen, wie der Kaffeeklatsch verlaufen wird. Obwohl ich im Lauf der Woche vor dem Besuch alle Einzelheiten der Vorbereitung und des möglichen Verlaufs mit ihr durchspreche, wird sie immer aufgeregter, so daß ich befürchte, daß Frau Saric im letzten Moment die Spannung nicht aushalten und den Besuch scheitern las-

sen wird. Deshalb schlage ich ihr vor, ihr bei den Vorbereitungen zu helfen und beim Kaffeetrinken dabeizusein. Dies scheint sie etwas zu beruhigen.

Nachdem alles soweit geklappt hat, sitzen wir zu dritt am Tisch. Die Begrüßung war freundlich, Frau Costa hat einen Blumentopf mitgebracht, Frau Saric hat sich bedankt und ihn auf den Tisch gestellt. Jetzt kommt kein Gespräch in Gang. Ich habe den Eindruck, daß die Vorfälle vor der Aufnahme lähmend im Raum stehen. Frau Saric blickt mich hilfesuchend an. Deshalb mache ich den Anfang: »Ich glaube, jetzt ist es für Sie beide schwierig, unbefangen miteinander zu reden, weil viele Dinge unausgesprochen sind. Sie, Frau Costa, verstehen wahrscheinlich nicht genau, warum Frau Saric Sie vor ein paar Monaten so beschimpft hat. Und Ihnen, Frau Saric, fällt es schwer, dies zu erklären. Vielleicht können Sie erzählen, wie Sie sich in der Zeit gefühlt haben.« Frau Saric zögert noch etwas und berichtet dann, daß sie zunehmend die Angst gehabt habe, daß alle Mitbewohner sie ablehnen und sie loswerden wollen. Sie habe immer schlechter geschlafen, nachts häufig laut Radio gehört, sei mißtrauisch geworden und habe zufällig aufgeschnappte Sätze alle auf sich bezogen und als gegen sich gerichtet verstanden. Deshalb sei sie immer gereizter geworden. Jetzt sehe sie das alles anders und schäme sich für ihr Verhalten. Frau Costa erinnert sich, daß dies ja vor einigen Jahren ähnlich gewesen sei, das falle ihr jetzt wieder ein. Frau Saric und Frau Costa vergleichen den Beginn der Erkrankung vor ein paar Jahren mit dem vor einigen Monaten. Frau Costa stellt fest, daß es wohl ein schlechtes Zeichen sei, wenn Frau Saric nachts das Radio lautdreht. Dann wechseln sie das Thema, die Atmosphäre hat sich entspannt, ich kann mich verabschieden.

Anmerkungen: Im vorliegenden Beispiel werden drei wesentliche Aspekte pflegerischen Handelns deutlich: 1. Bei dem Versuch, Frau Sarics Kontakte wiederherzustellen, wird erst im Lauf der Zeit erkennbar, welche helfende Methode erfolgreich sein wird (nach OREM: s. S. 195 f. Wechsel der helfenden Methode von 5. jemanden lehren, belehren zu 2. und 3. jemanden führen/leiten und jemanden unterstützen). 2. Es wird Wert darauf gelegt, daß an früheren Gewohnheiten angeknüpft wird und der Geburtstag wieder den alten Stellenwert bekommt. 3. Nur wenn die Mitmenschen unverständliches Verhalten besser einordnen können, sind sie bereit, trotz Kränkungen die Beziehung wieder aufzunehmen und zu halten. Deshalb wird dafür gesorgt, daß der Patient selbst sein Verhalten und seine Stimmung erklärt.

Beispiel 3: Herr Fischer und Frau Walter sind heute zum Küchendienst eingeteilt. Herr Fischer bekommt am Nachmittag überraschend Besuch von zwei Freunden, die er schon lange nicht mehr gesehen hat. Die drei beschließen, Pizza essen zu gehen, deshalb entschuldigt sich Herr Fischer fürs Abendessen und meldet sich bis 21 Uhr bei mir ab. Erst bei der Vorbereitung des Abendbrotes fällt mir wieder ein, daß er ja Küchendienst hat. Ich überlege, ob ich unter den anderen Patienten einen Freiwilligen suche oder ob ich selbst mit Frau Walter die Arbeit erledige. Ich entschließe mich zu letzterem, weil sie zur Zeit sehr in sich gekehrt ist und keinen Kontakt zu Mitpatienten hat. Außer Herrn Fischer fällt mir keiner ein, der Frau Walter freundlich in die Aufgabe einbeziehen und ihre jetzige Stimmung berücksichtigen würde. Als ich sie auffordere, zum Küchendienst zu kommen, jammert sie, das könne sie nicht. Ich biete ihr meinen Arm zum Einhängen an, und wir gehen in die Küche. Ich gebe ihr jeweils eng umgrenzte Tätigkeiten, von denen ich vermute, daß sie sie bewältigen kann. Wenn sie eine abgeschlossen hat, bleibt sie ratlos stehen und sieht auf den Boden. Nach dem Abendessen spüle ich, sie trocknet ab. Jetzt fragt sie, in welchen Schrank sie das Geschirr räumen soll und sieht mich dabei an.

Ich nehme mir vor, Herrn Fischer nach seiner Rückkehr auf den vergessenen Küchendienst anzusprechen und ihn zu bitten, das nächste Mal sich selbst um eine Vertretung zu kümmern.

Anmerkungen: Wenn Patienten Ämter übernehmen und Verpflichtungen eingehen, sind sie auch verantwortlich für die Durchführung: das heißt Zeiten einzuhalten, im Bedarfsfall für Vertretung zu sorgen und bei Verhinderung Termine rechtzeitig abzusagen. Von pflegerischer Seite ist darauf zu achten, wer mit wem Aufgaben durchführen und wie gegebenenfalls kompensatorisch eingegriffen werden kann. Im vorliegenden Beispiel dient die gemeinsame Durchführung des Küchendienstes der Kontaktaufnahme zu einer zurückgezogenen Patientin.

II   Rollenverständnis

Beispiel 1: An einem heißen Sommertag kommt unsere neue Kollegin Frau Schütz in Radlerhosen und trägerlosem Top zum Spätdienst. Während der Übergabe wird von einigen Mitarbeitern nonverbal signalisiert, daß sie über die Freizeitkleidung erstaunt sind. Nach der Übergabe nehme ich als Vorgesetzte Frau Schütz beiseite und erkläre ihr, daß sie so bekleidet nicht arbeiten kann. Ich begründe dies wie folgt:

▪ Sie vermittle mit ihrer Kleidung, daß sie nicht aus dienstlichen Gründen, sondern in ihrer Freizeit oder in ihrem Urlaub hier anwesend sei. Patienten wie Besucher hätten es dadurch schwer, sich mit einem Anliegen an sie zu wenden.

▪ Die durch ihre Kleidung vorgegaukelte private Nähe mache ihr den ohnehin schon schwierigen Balanceakt zwischen professioneller Nähe und Distanz unmöglich.

▪ Einzelne Patienten könnten ihre freizügige Kleidung als Angebot oder Aufforderung zu privater oder sexueller Kontaktaufnahme verstehen, ohne daß sie dazu bereit sei. Diese Bereitschaft vermittle sie jedoch (double-bind-Botschaft).

▪ Manche Patienten hätten Schwierigkeiten damit, sich situationsgerecht zu kleiden. Wir als Mitarbeiter hätten die Aufgabe, auch mit unserer Kleidung als Modell zu dienen.

▪ Jeder Dienstleistungsbetrieb, so auch ein Krankenhaus oder ein Sozialpsychiatrischer Dienst, lege Wert darauf, durch seine Mitarbeiter und Mitarbeiterinnen adäquat repräsentiert zu werden.

Ich bitte sie daraufhin, nach Hause zu gehen, sich umzuziehen und in angemessener Kleidung wiederzukommen.

Anmerkungen: Wir gehen davon aus, daß im psychiatrischen Setting alle Mitarbeiter Zivilkleidung tragen und nur bei speziellen Tätigkeiten Schutzkittel überziehen. Dadurch wird betont, daß die Patienten es mit unterschiedlichen Personen, nicht nur mit Berufsrollen zu tun haben. Dem persönlichen Geschmack und Lebensstil sind jedoch bei Zivilkleidung im Dienst Grenzen gesetzt. Sie hat folgenden Anforderungen Rechnung zu tragen:

- Sie darf allgemein gültige Tabus nicht verletzen.
- Sie darf Patienten keine zweideutigen Botschaften vermitteln, keine unrealistischen Erwartungen wecken.
- Sie muß so gepflegt sein, daß sich Patienten daran orientieren können.
- Sie soll situationsangepaßt sein (Feste, Fasching, hohe Feiertage).
- Sie soll dabei individuell sein und zu keiner neuen Uniformierung führen.

Beispiel 2: Herr Weiß, ungefähr 50 Jahre alt, lebt seit fünf Jahren im Wohnheim für psychisch Kranke. In dieser Zeit war er zweimal wegen einer manischen Phase in stationärer psychiatrischer Behandlung. Seit etwa zehn Tagen fällt zunehmend auf, daß er weniger Wert auf sein Äußeres legt, täglich mit großen Einkäufen aus der Stadt zurückkommt, sich in jedes Gespräch im Wohnzimmer einmischt und großzügig Geld verteilt. Zwei Mitbewohner haben sich gestern über die laute Musik, die er auch nachts abspielt, beschwert.

Ich vermute, daß Herr Weiß in seinem jetzigen Zustand seine Medikamente unregelmäßig einnimmt, daß er schlecht schläft, daß das ihm monatlich zur Verfügung stehende Geld bald aufgebraucht ist, obwohl erst der 10. des Monats ist, daß er seine Wäsche nicht wäscht und daß es in seinem Zimmer abenteuerlich aussieht. Ich befürchte, daß er bald wieder in die Klinik muß, wenn sich sein Zustand und seine Handlungen weiter in derselben Richtung entwickeln. Deshalb teile ich ihm meine Vermutungen mit. Er geht jedoch auf Einzelheiten nicht ein, sondern betont, daß es ihm sehr gut gehe, er sei froh, so viel unterwegs sein zu können, das sei für ihn in Ordnung, und ich solle mich um meinen Kram kümmern.

Am liebsten würde ich jetzt direktiv vorgehen, indem ich Herrn Weiß sage, was zu geschehen habe. Die Bewohner des Wohnheims haben allerdings das Recht darauf, daß ihre Privatsphäre respektiert wird, daß sie die Verantwortung für sich selbst behalten, daß z. B. Mitarbeiter die Zimmer nur betreten, wenn sie dazu eingeladen werden. Wenn diese Regel durchbrochen wird, muß dies im Team erst besprochen werden. In der Teamsitzung bringe ich mein Anliegen vor. Es entsteht eine lebhafte und kontroverse Diskussion. Folgende Positionen kristallisieren sich heraus:

- Wenn das Wohnheim sein Konzept von Eigenverantwortlichkeit verläßt, unterscheidet es sich nicht mehr von der Klinik.
- Direktes Eingreifen in die Privatsphäre eines Klienten muß der Klinik vorbehalten bleiben.
- Das Wohnheim hat die Aufgabe, den Bewohnern dabei zu helfen, ihren Alltag zu bewältigen. Wenn sie ganz eigenverantwortlich zurechtkommen würden, wären sie nicht hier.

■ Wenn ein Bewohner in eine Krise gerät, müssen die Mitarbeiter versuchen, diese mit ihm in seiner jetzigen Wohnsituation durchzustehen.

Anmerkungen: Wenn sich psychiatrische Versorgung an der Befindlichkeit des einzelnen psychisch Kranken orientiert, steht dessen individueller Bedarf an Hilfestellung im Vordergrund. Nach diesem Prinzip werden Konzepte gestaltet. Unsere berufliche Rolle als pflegerische Mitarbeiter richtet sich demzufolge nach dem individuellen Hilfebedarf des einzelnen und erst in zweiter Linie nach Konzepten.

Beispiel 3: Frau Polanski, 80 Jahre alt, ist seit einigen Wochen auf der Station. Sie wurde aufgenommen, weil sie nur mit einem Nachthemd bekleidet im Treppenhaus ihres Hauses angetroffen worden war und sich von den Nachbarn nicht dazu bewegen ließ, wieder in ihre Wohnung zu gehen, weil sie Angst vor Einbrechern hatte. Bei dieser Gelegenheit hatte sie eine Nachbarin geohrfeigt. Bei der Aufnahme war sie völlig verwahrlost und ausgetrocknet. Die beiden Kolleginnen, die mit Frau Polanskis Einverständnis einige Tage später in ihre Wohnung gehen, um Kleidung zu holen, berichten, daß die Wohnung in einem erbarmungswürdigen Zustand ist.

Während der ersten Tage wird Frau Polanski zunehmend freundlicher, vermutlich weil sie jetzt ausreichend trinkt und ißt. An ihrer mangelhaften Orientierung ändert sich jedoch kaum etwas: Manchmal finden wir sie im Bett eines anderen Patienten, häufig findet sie die Toilette nicht rechtzeitig und ist auch nicht in der Lage, jemand danach zu fragen. Zum größten pflegerischen Problem wird aber ihre Sammelleidenschaft. In der Pflegebesprechung tragen wir alle vorhandenen Informationen zusammen und überlegen, wie wir vorgehen wollen.

Unsere Beobachtungen:

■ Frau Polanski sammelt Papierhandtücher, eingepackte Zuckerstückchen, abgepackte Butter, Wurst und Käse, Milchbeutel, beschmierte Marmeladebrötchen und ähnliches.

■ Sie verteilt die gehorteten Sachen im Nachttisch, auf der Fensterbank, im Kleiderschrank, am Waschbecken, in ihrer Handtasche und vor allem in ihrer Kleidung: demjenigen von uns, der ihr abends beim Ausziehen hilft, fallen Butter, Zucker und Handtücher durcheinander entgegen.

■ Wenn sie die Toilette nicht rechtzeitig gefunden und eingenäßt hat, wehrt sie sich meist heftig dagegen, frische Kleidung anzuziehen. Wir vermuten, daß sie befürchtet, daß ihr das »Eigentum« weggenommen wird. Vielleicht möchte sie sich nicht dabei ertappen lassen, daß sie Butterstücke im Schlüpfer verstaut.

■ Eine Kollegin ist dazugekommen, als Frau Polanski verdorbene Milch getrunken hat. Auf die entsprechende Frage sagte sie, daß sie noch gut schmecke. Sie bekam jedoch später Durchfall. Eine andere Kollegin fand verschimmeltes Obst zwischen der Wäsche.

■ Unsere Versuche, ihr in konkreten Situationen zu zeigen, wo sie Lebensmittel aufbewahren und sich jederzeit etwas zu essen und zu trinken holen kann, sind bisher erfolglos.

Unsere Überlegungen:

- Wir müssen erreichen, daß Frau Polanski keine verdorbenen Lebensmittel verzehrt und ein vertretbares Maß an Schmuddeligkeit nicht überschritten wird.
- Die einfachste Lösung wäre, ihr den Zugang zu Kleiderschrank, Schlafzimmer und Küche zu verwehren und ihr den Schlüssel und die Handtasche abzunehmen.
- Dem stehen jedoch unsere Berufsethik und die in der Klinik beschlossenen Pflegeleitlinien entgegen.
- Bezogen auf Frau Polanski bedeutet dies: Sie muß ihre Lebensgewohnheiten beibehalten können, soweit sie sich damit nicht gefährdet. Sie hat in ihrem Alter sicher viele Notlagen erlebt, die jetzt verständlich machen, warum sie Vorräte anlegen muß.

Unsere Beschlüsse:

- Wir werden Frau Polanski so weit als möglich ihre Sammelleidenschaft lassen.
- Wir werden versuchen, ihr in geduldigen und zähen Auseinandersetzungen verderbliche Lebensmittel dann abzuhandeln, wenn sie sie einstecken will, und ihr alternativ Gegenstände anzubieten, die sie mitnehmen kann.
- Wir werden – falls nötig – Konstellationen herstellen, in denen wir in Anwesenheit von Frau Polanski Einblick in ihren Kleiderschrank bekommen und Lebensmittel entfernen können (z. B. während der Unterstützung bei der Morgentoilette, wenn sie frische Wäsche braucht). Wenn diese Vorgehensweise scheitert, werden wir erneut beraten, ob wir in ihrer Abwesenheit ihren Kleiderschrank kontrollieren müssen.
- Sie äußert häufig ihre Wünsche und ihren Willen klar und eindeutig. Wir wollen dies so weit als möglich respektieren.

Anmerkungen: Das Eigentum von Patienten bleibt in der Verwaltung und Verantwortlichkeit des Betroffenen. Wenn wir davon abweichen und unsere fürsorgliche und / oder kontrollierende Rolle einnehmen, muß dies in jedem einzelnen Schritt individuell abgewogen und fachlich begründet sein. Kontrollen können notwendig sein bei abhängigen Patienten, in suizidalen Krisen oder bei manchen verwirrten Menschen. Sie werden den Patienten begründet und finden in deren Anwesenheit statt. Die Verwaltung von Eigentum, z. B. Geld eines manischen Patienten, wird nur in Absprache mit ihm für begrenzte Zeit übernommen. Es wird regelmäßig überprüft, ob das Handeln für den Patienten weiterhin angezeigt ist und gerechtfertigt werden kann. Wenn andere Patienten nachlässig mit ihrem Eigentum umgehen, tragen sie das Risiko selbst, so wie jeder andere Erwachsene.

Beispiel 4: Bei meinem samstäglichen Einkauf auf dem Wochenmarkt werde ich durch lautes Zetern am übernächsten Stand auf eine mir bekannte Stimme aufmerksam. Ich erkenne Frau Haas, die ich seit Jahren ambulant betreue, die den Standinhaber heftig beschimpft. Aus der Entfernung kann ich nicht verstehen, worum die Auseinandersetzung geht. Sie klingt sehr aufgeregt, ihre Stimme überschlägt sich immer wieder. Mir fällt dabei ein, daß sie nur dann anfängt zu streiten, wenn es ihr schlecht geht. Mein erster Impuls ist hinzugehen und einzugreifen. Gleichzeitig wird mir klar, daß es sich bei dem Streit auch um eine ganz legitime Meinungsverschiedenheit handeln könnte, die nur etwas heftig ausgetragen wird. Dann hätte ich in meiner professionellen Rolle dort nichts zu suchen.

Während ich noch überlege, verläßt Frau Haas wütend den Stand. Daraufhin wähle ich eine Route zwischen den Marktständen, auf der sie mir begegnen muß. Wenn sie mich begrüßt, kann ich ihr vielleicht anbieten, zusammen Kaffee trinken zu gehen. Ich will es auf jeden Fall ihr überlassen, ob sie auf mich zukommen will. Frau Haas geht, ohne nach links oder rechts zu sehen, rasch an mir vorbei. Für den nächsten Hausbesuch nehme ich mir vor, ihr zu erzählen, daß ich am Samstag auf dem Markt war und sie gesehen habe. Dann hat sie die Wahl, mir zu sagen, was vorgefallen ist oder dies zu verschweigen.

Anmerkungen: Bei zunehmender Integration der psychiatrischen Versorgung in die Gemeinde kommen wir immer häufiger in die Lage, daß sich unsere professionelle Rolle mit der privaten überschneidet. Wir laufen Gefahr, im beruflichen Zusammenhang erworbene Kenntnisse auf öffentliche alltägliche Ereignisse anzuwenden und damit die privaten Grenzen von Patienten zu verletzen. Im vorliegenden Beispiel wäre ich als Bürger, wenn ich Frau Haas nicht gekannt hätte, nur dann aktiv geworden, wenn es zu Tätlichkeiten gekommen wäre, indem ich z. B. die Polizei gerufen hätte. In meiner Rolle als Krankenschwester überlege ich, ob ich im Sinne des Patienten eingreife, wenn er dabei ist, sich sozialen Schaden zuzufügen und später vielleicht darunter leidet, wenn meine Beziehung zu ihm das erlaubt. Es geht darum, sich dieser Gratwanderung zwischen Übergriffen und Vernachlässigung bewußt zu bleiben.

Beispiel 5: Herr Papandreou, Mitte 20, ist seit vier Wochen auf unserer Station. Als während seines Aufenthalts zum ersten Mal die Betten bezogen werden sollen, beharrt er darauf, daß dies Aufgabe der Schwestern sei, sie würden schließlich dafür bezahlt. Außerdem sei dies Aufgabe von Frauen. Nach einer langen Diskussion haben wir den Eindruck, daß er einsieht, warum Betten beziehen zu den Alltagsaufgaben auf der Station gehört. Erst jetzt kommen wir dahinter, daß er es jeweils geschafft hat, eine der älteren Mitpatientinnen dazu zu überreden, ihm diese unmännliche Tätigkeit abzunehmen. Als er damit konfrontiert wird, betont er, daß entweder seine Mutter oder eine seiner Schwestern dies immer für ihn gemacht haben, das sei keine Arbeit für einen richtigen Mann. In den folgenden Wochen bemühen wir uns vergeblich darum, daß Herr Papandreou sein Bett selbst bezieht, auch unser männlicher Kollege bleibt erfolglos.

Anmerkungen: Das unterschiedliche Verständnis der Rollen von Männern und Frauen in den verschiedenen Kulturen führt im Kontakt zwischen Schwestern und Patienten häufig zu Differenzen. Es kann nur beim einzelnen ausländischen Mitbürger in dessen Lebenszusammenhang entschieden werden, welche kulturellen Anpassungsleistungen er braucht, um seinen Alltag zu bewältigen. Im vorliegenden Beispiel findet der Patient zwar Menschen, die für ihn tätig werden, er muß jedoch akzeptieren lernen, daß es dazu unterschiedliche Auffassungen gibt.

Beispiel 6: Frau Yilmaz, 23 Jahre alt, Zahnarzthelferin, befindet sich wegen einer akuten paranoid-halluzinatorischen Schizophrenie in stationärer Behandlung. Wichtige Daten aus ihrer Lebensgeschichte: Sie ist in Anatolien geboren, kommt als Kleinkind zu ihren Eltern nach Deutschland und wächst hier mit vielen Geschwistern auf. Ihr Herkunftsland kennt sie nur durch dort verbrachte Ferien. Sie schließt die Schule mit Mittlerer Reife ab und absolviert anschließend ohne Schwierigkeiten eine Ausbildung zur Zahnarzthelferin. Sie bekommt eine feste Stelle in der Praxis und benutzt ihr erstes selbst verdientes Geld, um den Führerschein zu machen. Mit 22 Jahren heiratet sie, wie schon zehn Jahre zuvor zwischen den Familien vereinbart, einen jungen Mann in ihrem Dorf in Anatolien, der gerade seinen Militärdienst abgeleistet hat. Er kommt mit ihr nach Deutschland, findet eine Stelle als Kfz-Mechaniker und kann bisher nur wenige Brocken deutsch.

Den Mitarbeitern auf der Station fällt auf: Je nachdem, welchen Besuch Frau Yilmaz erwartet, kleidet sie sich unterschiedlich. Kommt ihr Ehemann oder ihre Familie, zieht sie Pluderhosen an und bindet ein Kopftuch um. Auf der Station und beim Besuch von Arbeitskolleginnen hat sie Jeans und ein T-Shirt an. Entsprechend wandelt sich auch ihr Verhalten zwischen mädchenhaft sich anpassender Rolle und selbstbewußter und selbständiger junger Frau, die weiß, was sie will. Im Gespräch bezeichnet Frau Yilmaz diesen Konflikt als spannungsgeladen, sieht aber keine Möglichkeit, ihn zu lösen.

Anmerkungen: Wir neigen dazu, in einer Konfliktsituation wie der beschriebenen, aber auch in ähnlich gelagerten Familienkonstellationen, die emanzipatorischen Bedürfnisse des Patienten in den Mittelpunkt zu stellen, weil dies unserem kulturelle Hintergrund entspricht, ohne den traditionellen oder familiären Bindungen das Gewicht zu geben, das ihnen für Menschen anderer Kulturkreise zukommt. Dabei vernachlässigen wir sein Bedürfnis, seine Rolle – und damit kulturelle Identität in seiner Herkunftsfamilie – zu behalten und den Zwiespalt, den Migration mit sich bringt. Erst wenn der Patient uns zeigt, wie und wo er seine Rolle verändern will, können wir ihn darin unterstützen.

II   Nähe – Distanz

Beispiel 1: Frau Schreiber, 42 Jahre alt, wohnt alleine in einer Zwei-Zimmer-Wohnung. Sie ist seit fünf Jahren berentet und arbeitet in der Werkstatt für Behinderte. Seit dieser Zeit wird sie ambulant von uns betreut.

Bei meinem Hausbesuch vor zehn Tagen war sie schon wortkarger als sonst, sie wirkte antriebslos, sagte aber, daß es ihr gut gehe. Seit einer Woche ist sie nicht mehr in der Werkstatt gewesen, sie hat sich noch mehr zurückgezogen, sie redet kaum noch, sie scheint nur noch im Sessel zu sitzen. Meine bisherigen Versuche, sie dazu zu bewegen, zu ihrem Psychiater zu gehen, um sich krankschreiben und behandeln zu lassen, schlugen fehl. Jetzt bestehen die Mitarbeiter der Werkstatt darauf, daß Frau Schreiber ihre Krankmeldung abgibt.

Für den heutigen Hausbesuch überlege ich mir, welches Hilfsmittel ich einsetzen kann, um zum Ziel zu kommen. Ich weiß, daß sie Wert darauf legt, adrett auszusehen, auch wenn es ihr schlecht geht, und daß sie sich noch miserabler fühlt, wenn ihr das nicht von sich aus gelingt. Ich rufe sie deshalb an und teile ihr im Lauf des kurzen Telefonates mit, daß ich eine Stunde früher komme als vorgesehen und ihr die Haare wasche und eindrehe. Ich frage sie, ob sie dazu alle Utensilien zu Hause hat oder ob ich auf dem Weg noch etwas mitbringen soll. Obwohl sie sagt, sie habe alles, besorge ich ihren gewohnten Farbfestiger und eine Schachtel Zigaretten.

Bei meinem Eintreffen stelle ich fest, daß ihr Zustand sich weiter verschlechtert hat und stelle deshalb nur geschlossene Fragen, auf die sie zögernd und einsilbig mit Ja und Nein antwortet, dabei raucht sie eine Zigarette. Ich helfe ihr vom Sessel hoch, nehme sie am Arm und gehe mit ihr ins Bad. Nach dem Haare-Waschen mache ich uns Kaffee, den wir beim Eindrehen der Haare und Föhnen trinken. Während der gesamten Prozedur lockert sich Frau Schreibers Mimik sichtlich auf, ihre Antworten werden etwas länger, schließlich reicht sie mir die Haarnadeln an. Aus ihren Antworten entnehme ich, daß sie seit mindestens vier Wochen nicht mehr bei ihrem Psychiater war und auch den letzten Depot-Spritzen-Termin nicht wahrgenommen hat. Sie bestätigt, daß sie das Haus kaum noch verlassen konnte und im Haushalt alles liegengeblieben ist. Als die Haare trocken und ausgekämmt sind, sagt sie mit einem Seufzer: »Das ist besser.« Daraufhin teile ich ihr mit, daß ich jetzt den Arzt anrufe, um ihm unser Kommen anzukündigen, sie möge inzwischen ihre Schuhe anziehen und ihre Handtasche holen

Auf dem Rückweg kaufen wir noch einige Lebensmittel ein und vereinbaren, daß wir uns beim Besuch in zwei Tagen gemeinsam um den Haushalt kümmern.

Anmerkungen: In vielen Situationen – z. B. wenn ein Patient schwer depressiv, substupurös oder angstvoll ist – läßt sich die notwendige Nähe mit verbalen Mitteln alleine nicht herstellen. Dann können wir auf eine Vielzahl von Hilfsmitteln zurückgreifen: Angebote zur Körperpflege, gemeinsames Durchführen von Haushaltsaufgaben, Spazierengehen, Blutdruck messen, Essen und Trinken anbieten, gemeinsame Mahlzeiten, gemeinsame Erledigungen, Vorlesen etc. Nach Möglichkeit werden die Hilfsmittel so ausgewählt, daß sie zu den Bedürfnissen des Patienten passen. Patienten, deren Entscheidungsfreiheit durch psychiatrische Symptome stark eingeschränkt ist, reagieren meist entlastet auf unsere fachlich begründeten Direktiven, wenn sie entsprechend formuliert und in freundlichem Ton mitgeteilt werden. Natürlich besteht dabei die Gefahr, daß ich den Patienten überfahre. Dies wird sich nicht immer vermeiden lassen. Wichtig ist es, zu einem späteren Zeitpunkt mit dem Patienten zu erörtern, ob es geeignetere Mittel gegeben hätte, die erforderliche Nähe herzustellen.

Beispiel 2: In meinem Nachtdienst bringt der Krankentransport nach telefonischer Ankündigung durch den psychiatrischen Dienstarzt einen hilflosen alten Mann auf die Station, von dem weder Name, Alter noch Adresse bekannt sind. Die Polizei hatte ihn vor einem Lokal liegend aufgefunden und ins Krankenhaus gebracht. Er liegt auf der Trage, murmelt vor sich hin. Kleidung, Gesicht und Hände sind extrem verschmutzt, er riecht nach Alkohol, Kot, Urin und Erbrochenem. Mir ist der Anblick und der Gestank so zuwider, daß ich mich dazu überwinden muß, in die Nähe der Trage zu gehen, um mich vorzustellen. Bei dem Gedanken, daß ich diesen Mann jetzt säubern muß, wird mir übel, womöglich hat er auch noch Ungeziefer. Erst bei meiner dritten, ziemlich lauten Frage nach seinem Namen reagiert er schließlich, spricht aber so undeutlich, daß ich ihn nicht verstehen kann. Unter diesen abstoßenden Umständen bringe ich es gerade noch fertig, zu tun, was notwendig ist, jedoch nicht sehr freundlich. Zusammen mit dem Kollegen, der pflegerischen Bereitschaftsdienst hat, und ausgerüstet mit Schutzkitteln, Handschuhen, OP-Hauben und Jakutin bringen wir den Patienten ins Bad. Auf seine Proteste reagieren wir nicht. Beim Anblick des nacktem, verschmierten, stinkenden Mannes, dem Berg verwahrloster, dreckiger Kleidung ekele ich mich so, daß ich am liebsten weglaufen möchte.

Erst als der Patient strahlend sauber, immer noch nach Alkohol riechend, in seinem weißen Bett liegt, bin ich der Lage, ihm Tee anzubieten und seine Schürfwunden zu versorgen. Dabei frage ich ihn erneut nach seinem Namen und verstehe die Antwort: Er heißt Herr Binder.

Obwohl ich nach dem Dienst selber ausgiebig bade, werde ich den Geruch nicht los.

Anmerkungen: Verwahrloste Patienten zwingen uns zu einem Ausmaß an Nähe, das *so* keiner haben will. Wir können das dann ertragen, wenn wir uns gegenseitig stützen, die unangenehmsten Aufgaben gerecht verteilen und die unterschiedlichen Empfindlichkeiten einkalkulieren. Aus der Erfahrung, daß vielfach später aus dem Verwahrlosten ein Mensch mit liebenswerten Seiten wird, sind diese ekelerregenden Tätigkeiten eher zu verkraften. Deshalb fällt es uns leichter, Menschen, die wir schon kennen, zu helfen, wenn sie verwahrlost sind.

Beispiel 3: Herr Garcia, Mitte 30, geschieden, Bürokaufmann, wurde gestern wegen akuter Suizidalität zum dritten Mal innerhalb von wenigen Monaten auf unserer Station aufgenommen. Er war wegen einer schizoaffektiven Psychose schon häufig in psychiatrischer Behandlung. Erst bei den letzten stationären Aufenthalten hat sich herausgestellt, daß er zusätzlich massive Alkoholprobleme und eine Spielsucht hat.

Es ist Samstagabend und ruhig auf der Station, einige Patienten sind fürs Wochenende beurlaubt. Ich habe gerade mit zwei Patienten ein Kartenspiel beendet, als Herr Garcia mich fragt, ob er mit mir reden könne. Wir holen uns jeder eine Tasse Tee und setzen uns in die Sitzecke.

Kaum sitzen wir, beginnt er zu berichten, wie es ihm seit der letzten Entlassung vor acht Wochen ergangen ist. Wenige Tage nach der Entlassung habe er wie geplant seine neue Stelle angetreten. Während der ersten drei Wochen sei er von einem Kollegen sehr gut in die neue Tätigkeit eingeführt worden, leider sei dieser dann in Urlaub gegangen. Von da an habe er zunehmend das Gefühl gehabt, seinen Aufgaben nicht gewachsen zu sein, daß die anderen Kollegen dies sehen, ihm aber nicht sagen. Er sei zunächst länger geblieben, um allem gerecht zu werden, habe abends wieder angefangen zu trinken, um zur Ruhe zu kommen, und sei schließlich seit drei Wochen von der Arbeit weggeblieben. Gleich zu Anfang habe er sich von dem Arbeitgeber einen Kredit von 5000 DM geben lassen, den er inzwischen restlos verspielt habe. Seit einer Woche habe er keinen Pfennig mehr und seine Miete sei auch nicht bezahlt. Deshalb habe er vorgestern und gestern nicht mehr gewußt, wie es weitergehen könne.

Ich erinnere ihn daran, daß die Umstände bei der Aufnahme die letzten beiden Male ähnlich waren. Da sei er anfangs ganz kleinlaut gewesen, habe jeweils einer Entwöhnungsbehandllung zugestimmt, um dann nach kurzer Zeit seinen Entschluß zu revidieren. Er stimmt mir zu und beteuert, daß er diesmal sein Suchtproblem in Angriff nehmen werde. Es sei ihm während der letzten drei Wochen immer klarer geworden, daß er so nicht weiterleben könne. Dabei fängt er beinahe an zu weinen. Ich denke spontan, er drückt auf die Tränendrüse, weil er wieder mal seine Miete nicht bezahlen kann. Ich weiß aber gleichzeitig, daß es für ihn schwer ist anzunehmen, daß er mehrere Krankheiten hat und sich mit ihnen auseinandersetzen muß, und daß er Zeit dazu braucht. Ich versuche, ihm klar zu machen, daß nur er selber entscheiden könne, wie es mit seinem Leben weitergeht, daß er auch selbst die Verantwortung für seine Entscheidungen trage. Ich könne ihm versprechen, ihn darauf aufmerksam zu machen, wenn er wieder anfange, seine Probleme zu bagatellisieren und getroffene Entscheidungen verwerfe. Ich frage ihn, ob er denn diesmal bereit sei, am Suchtprogramm der Klinik teilzunehmen und den Suchtvertrag zu unterschreiben. Er stimmt zu und bittet um ein Exemplar des Vertrages. Er wolle ihn durchlesen, wenn er weitere Fragen habe, würde er sich morgen nochmal an mich wenden. Er verspreche mir, diesmal den Vertrag einzuhalten.

Anmerkungen: An diesem Beispiel zeigt sich, wie wichtig personelle und institutionelle Kontinuität in der Behandlung ist. Wenn die Mitarbeiter der Patienten kennen, gemeinsam durchgestandene Krisen beide verbinden, fällt es leichter zu entscheiden, wieviel Verantwortung dem Patienten zugemutet werden kann. Dem Patienten gelingt es, seine Probleme beim Namen zu nennen und seine Bedrängnis zu zeigen. Die Mitarbeiter können gezielt und schnell darauf eingehen. Ziele sind von vornherein für beide Seiten klarer.

Beispiel 4: Frau Köster, 23 Jahre alt, Berufskollegin, ist zum dritten Mal in stationärer Behandlung wegen einer paranoid-halluzinatorischen Schizophrenie. Sie hat für sich in den letzten drei Wochen nach einem gescheiterten Arbeitsversuch keine Chancen gesehen, in ihrem Beruf je wieder Fuß fassen zu können und vor vier Tagen in ihrer Verzweiflung auf der Station versucht, sich zu strangulieren. Sie ist weiterhin akut gefährdet und braucht 24 Stunden am Tag eine Sitzwache. Nachdem ich gestern bereits sechs Stunden dafür zuständig war, trifft es mich heute wegen der Erkrankung einer Kollegin schon wieder, da außer mir nur noch eine Auszubildende im Dienst ist. Aufgrund meiner Erfahrung von gestern, wo es mir nicht gelungen ist, ein anderes Gesprächsthema als die Sinnlosigkeit ihres Lebens zu finden, fühle ich mich jetzt schon überfordert: Ich weiß nicht, wie ich es über eine weitere Schicht aushalten soll, so nahe bei Frau Köster zu sein, ohne ein Thema zu finden, das mir weniger unter die Haut geht und mich so anstrengt. Beklommen gehe ich in das Zimmer und erkläre ihr, daß ich ab jetzt für sie zuständig bin. Sie scheint froh darüber zu sein und sagt, daß wir dann ja unser gestriges Gespräch fortsetzen können. Ich entgegne ihr, daß jetzt erst mal Dusche und Frühstück anstehen. Meine Anwesenheit bei ihrer Morgentoilette ist mir peinlich, ich glaube vor allem deshalb, weil sie eine Berufskollegin ist. Beim gemeinsamen Frühstück lockert sich meine Spannung etwas, andere Patienten sind mit dabei.

Ich bespreche mit Frau Köster, daß sie an der jetzt folgenden Morgenrunde teilnimmt, die heute vom Sozialarbeiter geleitet wird. In dieser halben Stunde möchte ich Abstand von ihr haben, mich entlasten und nur dann einspringen, wenn sie die Gruppe vorzeitig verläßt.

Am Ende der Morgenrunde setze ich mich zu ihr in den Aufenthaltsraum und gebe ihr die neueste Ausgabe von »Emma« aus unserem Pausenraum, weil ich weiß, daß sie sich für feministische Themen interessiert. Sie blättert lustlos darin herum und legt die Zeitschrift schließlich zur Seite mit dem Kommentar, daß ihr dies jetzt nichts mehr bedeutet. Die Zeit bis zum Mittagessen vergeht damit, daß ich immer wieder Gelegenheiten suche, ihr andere Themen oder Tätigkeiten zur Ablenkung anzubieten, ohne Erfolg. Auf meine zweimalige direkte Bitte, das Thema zu wechseln oder eine Pause einzulegen, geht sie nicht ein. Ihr ständiges Kreisen um Suizid und Todeswünsche geht mir an die Substanz, ich fühle mich völlig ausgelaugt. Ich beschließe deshalb, diese extreme Belastung auf viele Schultern zu verteilen und dies zu organisieren, wenn ich abgelöst werde.

Anmerkungen: Es ist leider vielerorts an der Tagesordnung, die schwierigsten und zehrendsten Aufgaben wie Sitzwachen und Einzelbetreuung an Auszubildende und Aushilfen zu delegieren. Zu beidem braucht es so viel Erfahrung und Fachlichkeit, daß nur die kompetentesten Mitarbeiter aller Berufsgruppen einer Abteilung sie qualitativ angemessen durchführen können. Die Spannung zwischen erzwungener Nähe und Distanzierungswünschen ist für einen einzelnen Mitarbeiter nur zeitlich begrenzt auszuhalten. In unserem Beispiel ist die Konstellation besonders heikel, weil die Patientin eine Berufskollegin ist.

Beispiel 5: Frau Özkan, 28 Jahre alt, ist vor einer halben Stunde wegen einer Psychose, die nach einer Entbindung aufgetreten ist, von der Gynäkologie zu uns verlegt worden. Sie begrüßt alle Mitarbeiter und Patienten wie alte Bekannte. Auf meine Frage nach ihrem Namen meint sie etwas ärgerlich, das wisse ich doch schon immer, sie brauche ihn mir nicht zu sagen, wir seien doch Nachbarn. Ähnliche Berührungspunkte äußert sie gegenüber anderen Mitarbeitern und Patienten. Ich habe den Eindruck, daß meine Versuche, meine Realität dagegen zu setzen, z. B. daß ich sie heute zum ersten Mal in meinem Leben sehe und sie nicht kenne, von ihr ignoriert werden. Plötzlich verabschiedet sie sich überschwenglich, sie gehe jetzt und besuche uns in den nächsten Tagen wieder. Auf meine Frage, was sie vorhabe, erwidert sie: »Das wissen Sie doch, Sie kennen mich doch in- und auswendig und wissen genau, was ich denke und was in mir vorgeht, tun Sie doch nicht so dumm!« Daraufhin lade ich sie ein, mit mir Tee zu trinken.

Anmerkungen: Nicht immer haben wir es so leicht wie in diesem Beispiel festzustellen, daß der Patient seine Ich-Grenzen verloren hat oder daß sie brüchig geworden sind. Mit eindeutigem Verhalten versuchen wir, Realität zu vermitteln und Ich-Grenzen wieder aufzurichten. Gelingt dies nicht im direkten verbalen Kontakt, geht es vielleicht durch den Wechsel des Settings, Realität und Distanz zu schaffen.

Beispiel 6: Seit einigen Tagen fällt mir auf, daß Herr Fuchs, ein 45jähriger Patient, der seit zwei Wochen auf der Station ist, sich sehr um meine Kollegin Frau König bemüht, die seit einem Jahr hier arbeitet. Ich kann mir vorstellen, daß er sich in sie verliebt hat, sie dies jedoch bisher nicht bemerkt hat. In einem ruhigen Moment spreche ich sie an und frage sie, ob dies sein könne. Sie erzählt, daß Herr Fuchs von Anfang an ihr gegenüber sehr aufmerksam gewesen sei, sie dies als angenehm erlebt und als Zeichen gegenseitiger Sympathie verstanden habe. Seit knapp einer Woche sei sie zunehmend in Bedrängnis geraten, weil ihr klar geworden sei, daß von seiner Seite aus mehr dahinter stecke. Sie habe sich bisher nicht getraut, im Kollegenkreis darüber zu reden und wisse nicht, wie sie Herrn Fuchs ansprechen solle, weil sie ihn nicht verletzen und den guten Kontakt aufrechterhalten wolle. Ich teile ihr meine Auffassung mit, daß ich es für dringend notwendig halte, daß sie mit Herrn Fuchs spricht und klärt, daß sie seine Gefühle nicht erwidert. Allerdings müsse sie damit rechnen, daß er sich enttäuscht zurückzieht. Ich biete ihr an, ihr bei der Unterredung zu helfen, falls sie es sich nicht alleine zutraut. Frau König will sich überlegen, ob sie sich ein Gespräch mit Herrn Fuchs alleine vorstellen kann. Zwei Stunden später bittet sie mich, das Gespräch zu dritt zu führen. Sie befürchte, daß sie sich nicht klar genug ausdrücke und habe auch Angst davor. Wir entscheiden, daß ich das Gespräch eröffne, und bitten Herrn Fuchs, in den Pausenraum der Mitarbeiter zu kommen.

Er wirkt überrascht und fragt, worum es gehe. Ich beginne: »Frau König und ich möchten mit Ihnen über etwas sprechen, was uns sicher allen dreien nicht leicht fällt.« Ich beschreibe ihm sein Verhalten gegenüber Frau König, das ich selbst beobachtet habe und sage dann: »Kann es sein, daß Sie sich in Frau König verliebt haben?« Herr Fuchs wird verlegen: »Na und, ist das schlimm?« Frau König: »Nein, natürlich nicht. Ich habe Ihre Aufmerksamkeit und Ihre Höflichkeit anfangs als reine Sympathie gesehen. Als Sie dann angefangen haben, mir viele Komplimente zu machen, ist mir klar geworden, welche Gefühle Sie wahrscheinlich für mich haben.« Herr Fuchs: »Mir geht es so, daß ich mich zum ersten Mal seit langer Zeit richtig verknallt habe. Ich habe gar nicht gedacht, daß ich das noch könnte. Jetzt finde ich es schön.« Frau König: »Auch wenn Sie jetzt enttäuscht sind, ist es glaub' ich wichtig, daß Sie wissen, daß ich nicht in Sie verliebt bin. Sonst machen Sie sich Hoffnungen, die sich nicht erfüllen.« Herr Fuchs:

»Das ist doch nur so, weil ich hier Patient bin.« Frau König: »Das kann sein, aber ich glaube nicht, daß es anders wäre, wenn ich Ihnen woanders begegnet wäre.« Ich bestärke Herrn Fuchs darin, wie schön es sei, verliebt zu sein. Er werde es vielleicht mit der Zeit akzeptieren können, daß Frau König seine Gefühle nicht erwidere. Dies sei sicher enttäuschend für ihn. Wenn es ihm zu schwer werde, könne er jederzeit einen von uns ansprechen.

Anmerkungen: Menschen verlieben sich, auch in der Psychiatrie. Verliebtheit stellt die größte denkbare Nähe her, macht jeden Menschen dünnhäutiger, die Grenzen zwischen Menschen verschieben sich. Im Beispiel wird die einseitige Zuneigung schnell erkannt, die erfahrene Kollegin sorgt dafür, daß offen darüber gesprochen wird und die Gefühle des Patienten ernstgenommen werden.

Wenn eine Liebesbeziehung zwischen einem Mitarbeiter und einem Patienten entsteht, muß der Zustand der therapeutischen Abhängigkeit beendet werden. Ein Liebesverhältnis in der Situation von Abhängigkeit ist nicht möglich.

▌ Hilfsmittel

Als Hilfsmittel zur Gestaltung des Milieus werden eigene Verhaltensweisen eingesetzt, die sich nach den Erfordernissen der Situation und nach den Vorlieben und Fähigkeiten des einzelnen Mitarbeiters richten. Als Beispiele seien hier erwähnt:

- Mit der offenen Tür des Dienstzimmers zeige ich, daß ich ansprechbar bin.
- Wenn der Dienstplan aushängt, kann sich ein Patient informieren, wann seine Bezugsperson im Dienst ist.
- Wenn ich mir, bevor ich an einer Mahlzeit teilnehme oder mich zu Patienten in den Aufenthaltsraum setze, allgemeine und aktuelle Themen überlege, steigt die Chance, daß eine gemeinsame Unterhaltung zustande kommt.
- Ich kann ein Klima herstellen, in dem es selbstverständlich wird, daß Patienten sich untereinander helfen, z. B. einkaufen.
- In mancher Aufnahmesituation kann ich den neuen Patienten darauf aufmerksam machen, daß ein bestimmter Mitpatient sich besonders gut auskennt.
- Bei Botengängen nehme ich einen sehr zurückgezogenen Patienten mit.
- Wenn ich alle nur möglichen Büroarbeiten im Aufenthaltsraum erledige, bin ich für Patienten präsent, die Schreibarbeiten verlieren an Wichtigkeit.
- Viele Themen, nicht alle, die jetzt hinter verschlossenen Türen im Team besprochen werden, können mit der gesamten Patientengruppe verhandelt werden.
- Nur wenn ich in der Lage bin, meine eigenen Fehler und Irrtümer zuzugeben, kann ich dies auch vom Patienten erwarten.

F Rahmenbedingungen

Wenn von Milieugestaltung die Rede ist, fallen uns zunächst immer alltägliche Situationen ein. Es existieren jedoch eine Vielzahl von Rahmenbedingungen, die einen erheblichen Einfluß auf das Milieu haben und an deren Modifizierung wir aktiv mitwirken.

Das Milieu jeder Institution wird geprägt durch den ungeschriebenen Konsens der Mitarbeiter über Wertvorstellungen, Menschenbild, Arbeitsauftrag, berufliches Rollenverständnis, Vorstellungen von Zusammenarbeit, Stil der Problemlösung und der Kultur der Auseinandersetzung und Diskussion. Dazu gehört zum Beispiel, daß

- der Patient das Recht hat, uns Informationen vorzuenthalten,
- wir uns darüber im klaren sind, häufig nicht zu wissen, was gut für den Patienten ist,
- wir die eigene/andere Meinung des Patienten zulassen oder fördern,
- wir bereit sind, den Patienten als eigentlichen Experten im Umgang mit seiner Erkrankung wahrzunehmen und von seinen Erfahrungen zu lernen,
- wir den Alltag des Patienten in dem Umfang teilen, in dem er es zuläßt, und Situationen herstellen, in denen gemeinsames Tun und Erleben möglich wird.
- der Patient so viel Verantwortung behält, wie ihm angemessen ist,
- wir allen Patienten als erwachsenen Personen begegnen und deshalb das »Sie« selbstverständlich ist,
- das Klima fehlerfreundlich ist, d. h. der Patient Neues ausprobieren kann, bei Fehlentscheidungen die nötige Unterstützung bekommt, diese zu revidieren,
- wir eine erneute Krise als Chance für Veränderung verstehen,
- wir bei ungünstigen Krankheitsverläufen, z. B. häufiger Wiedererkrankung, sozialem Abstieg, Verlust sozialer Kompetenzen motiviert sind, wieder von vorne anzufangen und nicht zu resignieren,
- wir unsere Arbeit von Nutzern, Angehörigen, fachlichen und politischen Gremien überprüfen lassen,
- wir uns als Einzelpersonen engagieren und unsere Funktion in den Hintergrund stellen,
- es selbstverständlich ist, daß angemessene Privatkleidung im Dienst getragen wird und nur bei entsprechenden Tätigkeiten Schutzkleidung.

Räumliche Gegebenheiten, deren Gestaltung und die geographische Lage einer Einrichtung wirken sich auf das Milieu aus. Dazu gehört zum Beispiel, daß

- die Institution gut erreichbar ist und so gekennzeichnet, daß jeder sie findet,
- entsprechend der Aufgabe der Einrichtung sich in der näheren Umgebung Geschäfte, Friseur, Apotheke, Park, Telefonzelle, Taxistand und öffentliche Verkehrsmittel befinden,
- die zur fachlich angemessenen Erfüllung des Arbeitsauftrags notwendigen

Räumlichkeiten zur Verfügung stehen (z. B. Bad und Küche im Sozialpsychiatrischen Dienst, Einzelzimmer in der Klinik, Gemeinschaftsräume im Wohnheim),
■ die einzelnen Räume so eingerichtet sind, daß sie Rückzug, Kommunikation, Wohlfühlen, Aktivität erlauben, daß sie einladend sind und darüber hinaus zweckmäßig.

Der Qualitätsanspruch, mit dem die Verantwortlichen den gesellschaftlichen Auftrag der psychiatrischen Versorgung einer Gemeinde übernehmen, hat nachhaltige Auswirkungen auf das Milieu jeder beteiligten Einrichtung. Dazu gehört zum Beispiel, daß
■ die optimale Versorgung der Menschen, die am schwersten von Krankheit und/oder Behinderung betroffen sind, mit den erforderlichen Dienstleistungen im Mittelpunkt der Aufmerksamkeit steht,
■ formelle und informelle Kontakte zu Mitarbeitern aller beteiligten Institutionen geschaffen und gepflegt werden, in bestehenden Arbeitskreisen und Gremien mitgearbeitet wird,
■ Zuständigkeiten und Verantwortlichkeiten der einzelnen Einrichtungen geklärt sind und wahrgenommen werden, ihre Konzepte festgelegt und untereinander bekannt, bei Bedarf jedoch veränderbar sind,
■ bei neu auftretenden Problemen im gemeindepsychiatrischen Verbund Lösungen gefunden werden, dabei nach Möglichkeit die Kontinuität der Betreuung gewahrt wird,
■ ein Patient von der Aufnahme bis zur Entlassung aus stationärer Behandlung auf derselben Station bleibt, bei Wiederaufnahme möglichst auf die ihm vertraute Station kommt, keine Verlegungen innerhalb der Klinik stattfinden, es deshalb keine spezialisierten Stationen gibt, die Stationsgröße bei maximal 12 bis 15 Patienten liegt,
■ bei der notwendigen Öffentlichkeitsarbeit und Kooperation mit anderen Institutionen wie z. B. Ämtern und Polizei der erforderliche Datenschutz gewahrt wird.

▌ Teamarbeit

>>Die Löffel
Ein Rabbi kommt zu Gott: »Herr, ich möchte die Hölle sehen und auch den Himmel.«
– »Nimm Elia als Führer«, spricht der Schöpfer, »er wird dir beides zeigen.« Der Prophet nimmt den Rabbi bei der Hand. Er führt ihn in einen großen Raum. Ringsum Menschen mit langen Löffeln. In der Mitte, auf einem Feuer kochend, ein Topf mit einem köstlichen Gericht. Alle schöpfen mit ihren langen Löffeln aus dem Topf. Aber die Menschen sehen mager aus, blaß, elend. Kein Wunder: Ihre Löffel sind zu lang. Sie können sie nicht zum Munde führen. Das herrliche Essen ist nicht zu genießen. Die beiden gehen hinaus. »Welch seltsamer Raum war das?« *fragt der Rabbi den Propheten.* »Die Hölle«, *lautet die Antwort.*

Sie betreten einen zweiten Raum. Alles genau wie im ersten. Ringsum Menschen mit langen Löffeln. In der Mitte, auf einem Feuer kochend, ein Topf mit einem köstlichen Gericht. Alle schöpfen mit ihren langen Löffeln aus dem Topf. Aber – ein Unterschied zu dem ersten Raum: Diese Menschen sehen gesund aus, gut genährt, glücklich.
»Wie kommt das?« – Der Rabbi schaut genau hin. Da sieht er den Grund: Diese Menschen schieben sich die Löffel gegenseitig in den Mund. Sie geben einander zu essen. Da weiß der Rabbi, wo er ist.«   RUSSISCHES MÄRCHEN

II   Teamarbeit – notwendiges Übel oder Bereicherung?

»Teamarbeit« ist in vielen Arbeitsbereichen zum Schlagwort geworden. Kein anderer Begriff hat in der Psychiatrie so unterschiedliche Bedeutungen, je nachdem, wer das Wort benutzt. Häufig dient es als Worthülse, deren Inhalt verlorengegangen ist. Oft wird der Ausdruck methodisch verwendet, um Differenzen zu kaschieren.

Das Ideal einer gedeihlichen Teamarbeit ist zwar nicht erreichbar, aber als Zielvorstellung unerläßlich. Es braucht das Interesse jedes einzelnen Mitarbeiters eines Teams, um dem Ideal möglichst nahe zu kommen, damit der Arbeitsauftrag der psychiatrischen Versorgung sinnvoll bewältigt werden kann.

Begründung: Jedes Teammitglied nimmt aufgrund seiner eigenen Persönlichkeit, seiner Ausbildung, seiner beruflichen Erfahrung und seiner Auffassung von psychiatrischer Versorgung andere Anteile eines Patienten und seiner Wirklichkeit wahr. Durch die Vielfalt von Einschätzungen und Meinungen entsteht in der Arbeitsgruppe ein vollständigeres Bild der Problemlage und der Möglichkeiten des Patienten, damit eine größere Variationsbreite an Zielen und Lösungsvorschlägen, als wenn ein einzelner Helfer mit der Situation konfrontiert wäre. Gegensätzliche Meinungen und Ideen sollten diskutiert, Vor- und Nachteile abgewogen, Konflikte offengelegt und entschieden werden. Wenn die Mitarbeiter in der Lage sind, Konsens über Handlungsstrategien herzustellen, steigt die Chance, daß dem Patienten angemessene Wege zur Problemlösung vorgeschlagen werden. Weitere Vorteile eines funktionierenden Teams bestehen darin, daß die Arbeitsergebnisse aus den unterschiedlichen Blickwinkeln kritisch beleuchtet und kontrolliert werden, daß Fehler der Behandlung schneller entdeckt, Veränderungen beim Verhalten des Patienten früher wahrgenommen werden, daß kein Mitarbeiter mit der Last einer Notsituation alleine ist. In belastenden Arbeitssituationen bietet ein gutes Team Rückhalt und schafft Freiräume, in den sich einzelne Mitarbeiter entlasten können.

Jede Berufsgruppe im multiprofessionellen Team benutzt ihren berufsspezifischen Weg, um mit einem Patienten in Beziehung zu treten. Damit kommt der Patient in die Lage, daß mehreren seiner Bedürfnisse begegnet wird. Die spezifischen Wege pflegerischer Mitarbeiter sind:

- körpernaher Zugang
- Zugang durch gemeinsames Tun und Alltag teilen

- Zugang durch Konversation
- Problemorientierter Zugang
- Zugang durch medizinische und krankheitsnahe Maßnahmen

II   Was fördert, was hindert Teamarbeit

förderlich	hinderlich
Wertschätzung und Akzeptanz unterein-ander, die Vielfalt der verschiedenen Per-sönlichkeiten als Chance erkennen	Fähigkeiten und Grenzen des einzelnen Mitarbeiters werden nicht berücksichtigt
Interesse, sich fachliche Kompetenz zu er-werben	Konkurrenz- und Neidgefühl
Bereitschaft jedes Teammitglieds, Verant-wortung für die eigenen Handlungen zu übernehmen	Zuschieben der Verantwortung auf die nächsthöhere Ebene zementiert hierarchi-sche Strukturen
Arbeitsdisziplin: Pünktlichkeit bei gemein-samen Terminen, Vereinbarungen einhal-ten, übernommene Aufgaben durchführen	unbeliebte Aufgaben liegenlassen, unzu-verlässig sein
Ziele der Arbeit sind transparent, können von jedem hinterfragt werden und wer-den regelmäßig auf ihre Gültigkeit über-prüft	Sprachbarrieren werden hingenommen
unterschiedliche Meinungen der Teammit-glieder erkennen, die Begründung dafür zu verstehen versuchen, zum Kompromiß kommen und Entscheidungen treffen	Entscheidungen fallen autoritär
die täglich anfallenden Aufgaben und ihre Prioritäten sind allen klar	fehlender Arbeitsplan
die Schwerpunktaufgaben der einzelnen Berufsgruppen sind geregelt, die Kompe-tenzen werden respektiert	Rollendiffusion
regelmäßige Teambesprechungen, Fall-konferenzen, Fortbildung und Supervision	Schichtarbeit, Nachtdienst, Teilzeitarbeit
Konflikte werden benannt, Kritik wird konstruktiv geäußert	Schwierigkeiten werden nicht dort ange-sprochen, wo sie hingehören

Jeder einzelne Mitarbeiter bringt andere Voraussetzungen für die gemeinsame Arbeit mit, die die Teambildung beeinflussen. Sie ist abhängig von:

- der Kompetenz, dem Ausbildungsstand und der Erfahrung, die der einzelne in seinem Beruf hat;
- der Funktion, die der einzelne von der Institution übertragen bekommt, z. B. Stationsleitung – Auszubildender;
- der Biographie, der soziokulturellen Herkunft und Sozialisation des einzelnen Mitarbeiters; sie haben Einfluß auf die Verständigung untereinander;
- der Persönlichkeitsstruktur und den Fähigkeiten des einzelnen, Beziehungen einzugehen und Konflikte auszutragen, sowohl mit den verschiedenen Patienten als auch den Kollegen;

- dem Interesse und Engagement, das der einzelne Mitarbeiter der gemeinsamen Aufgabe entgegenbringt und den daraus folgenden Erwartungen an die eigene berufliche Zufriedenheit.

II   Aufgaben eines Teams

Edgar HEIM beschreibt in »Praxis der Milieutherapie« (S. 100 f.) die Aufgaben eines therapeutischen Teams wie folgt:

Gemeinsame Aufgaben in der Patientenbetreuung

»Die Aufgabe der optimalen Patientenbetreuung setzt sich aus den folgenden, miteinander zirkulär verbundenen Unteraufgaben zusammen:
1. Austausch von Wissen und Erfahrungen aus Theorie und unmittelbarer klinischer Beobachtung mit Bezug auf die Krankheitsprozesse des einzelnen Patienten.
2. Klärung und Reflexion der so gesammelten Informationen in Hinblick auf die Beschlußfassung.
3. Erarbeiten eines realistischen Betreuungskonzepts, indem jeder Rollenträger nach seinen fachlichen und persönlichen Möglichkeiten zum Entscheidungsprozeß beiträgt. Wo dies die äußeren Bedingungen zulassen, wird der Entscheid am besten durch Konsensus angestrebt.
4. Laufende Überprüfung des Behandlungsplans eines jeden Kranken mit klarer Rollenzuteilung an die verschiedenen Betreuer.

Gemeinsame Aufgaben in der Organisation und Gestaltung der Abteilung

1. Erarbeiten eines realistischen Arbeitskonzepts, das zugleich als Grundlage für umschriebene Arbeitsabläufe wie auch als Motivation zum Erreichen der jeweils festgelegten Zielsetzungen dient.
2. Laufendes Überprüfen der Abteilungsstruktur, ihrer organisatorischen Abläufe, ihrer baulichen Gestaltung, ihrer materiellen und personellen Bedürfnisse.
3. Reflexion der Gruppendynamik der Abteilung in ihrem Funktionieren als Großgruppe oder im Ablauf der spontanen und formellen Kleingruppenprozesse.
4. Wahrnehmen von gemeinsamen Aufgaben gegenüber anderen Einheiten, gegenüber dem Krankenhaus als Ganzem (oder dem Träger; Anm.: die Verf.) oder gegenüber dem sozialen Umfeld.

Gemeinsame Verantwortung gegenüber den Teamprozessen

Beim ständigen Reflektieren der Bedürfnisse der einzelnen Mitglieder und des gesamten Teams sind insbesondere zu beachten:

1. Das verantwortliche Mitbedenken der angeführten oder zusätzlicher Aufgaben, speziell der Entscheidungsprozesse.

2. Das Anleiten und Einführen neuer Teammitglieder in die formellen Aufgaben und in die Teamzusammenarbeit mit ihren besonderen Aspekten.

3. Das Klären der Interaktionsprozesse im Team selbst; dies allenfalls auch nach den Regeln der individuellen Psychodynamik, und zwar dort, wo der einzelne vom Teamprozeß betroffen ist oder wo sein psychisches Befinden das Team wesentlich tangiert.

4. Angemessenes Bearbeiten von internen und externen Konflikten.«

II   Im System eingebaute Schwierigkeiten

Das Ideal der Teamarbeit geht davon aus, daß die zusammenarbeitenden Berufsgruppen gleichberechtigt sind, d. h. daß alle Entscheidungen durch Konsens, Kompromiß oder Mehrheit getroffen werden, nicht durch die Machtbefugnisse eines Funktionsträgers. Unser Gesundheitswesen ist jedoch darauf aufgebaut, daß die Ärzte formal alleine dafür zuständig sind, die Diagnose zu stellen, den Handlungsbedarf zu ermitteln, die erforderlichen Maßnahmen zu bestimmen und die Gesamtverantwortung für die Behandlung zu tragen. Es hängt daher vom Wohlwollen und dem Demokratieverständnis des einzelnen Arztes ab, ob sich die Arbeit in einem Team dem Ideal nähert. Die Kehrseite der Medaille besteht darin, daß pflegerische Mitarbeiter jederzeit, wenn es schwierig wird, ihre Verantwortung auf den Arzt abschieben können und unzufrieden sind, wenn ihre Arbeit nicht vom Arzt gebührend gelobt wird. Dieser Sachverhalt bildet die Quelle unzähliger alltäglicher Querelen in der Zusammenarbeit.

Unter diesen Umständen brauchen pflegerische Mitarbeiter viel Überlegung und Energie, berufliches Selbstverständnis aufzubauen und aufrechtzuerhalten, wie dies in jedem Emanzipationsprozeß der Fall ist. Der Weg in die berufliche Eigenständigkeit hat begonnen, die entscheidenden Schritte stehen jedoch noch aus (Hochschulzugang für Pflegeberufe, eigenständige Feststellung des Pflegebedarfs, Berufszulassung und Ausübung des Disziplinarrechts durch Berufsangehörige).

Anregung zu einem Planspiel: Stellen Sie sich vor, daß Ihr zuständiges Ministerium aus Kostengründen beschlossen hat, eine Berufsgruppe in Ihrem Team entfallen zu lassen. Ein Vertreter des Ministeriums ist angesagt, um sich die Argumente der einzelnen Berufsgruppen anzuhören und auf dieser Grundlage eine Entscheidung zu treffen, welche zukünftig sich erübrigen soll. Mit welcher Beweisführung vertreten Sie, daß psychiatrische Pflege erhalten wird und ein unersetzlicher Bestandteil psychiatrischer Betreuung ist? Welche Schritte streben Sie an, um die übrigen Teammitglieder von Ihrer Haltung zu überzeugen?

▌ Fort- und Weiterbildung

»Nicht, was man glaubte, war wichtig, sondern was man wußte; man glaubte viel zu viel und wußte viel zu wenig.« BERTOLT BRECHT

Der Arbeitskreis Pflege in der Deutschen Gesellschaft für Soziale Psychiatrie (DGSP) hat ein Bildungskonzept aus der Sicht psychiatrischer Pflege vorgelegt, das im Kapitel 9: Materialien abgedruckt ist und das wir im Folgenden zugrunde legen.

II Fortbildung

Im Vergleich zu den anderen Berufsgruppen der psychosozialen Versorgung kümmern sich die Pflegeberufe am wenigsten um die eigene Fortbildung. Nur 5–10% der Berufsangehörigen haben eine Fachzeitschrift abonniert, nur wenige holen sich Fachbücher aus der Bibliothek. Beispielsweise hat eine Stichprobe in einem Krankenhaus der Maximalversorgung ergeben, daß die pflegerischen Mitarbeiter durchschnittlich einen Tag in zehn Jahren Berufstätigkeit zu Fortbildungszwecken außerhalb der Klinik verbracht haben.
Unserer Einschätzung nach besteht eine Wechselwirkung zwischen Fortbildungsinteresse und beruflicher Zufriedenheit: Wer sich um mehr Informationen über sein Arbeitsfeld bemüht, wird aktiver, kritischer und selbstbestimmter arbeiten und an Gremien mitwirken können und dafür die entsprechende Resonanz erhalten, als wer dies unterläßt. Wer bei Fortbildungsveranstaltungen andere Sicht- und Arbeitsweisen kennenlernt, erwirbt sich größeren Handlungsspielraum und sieht möglicherweise die eigene Arbeit mit anderen Augen.

═ **Beispiele, die zur ständig aktualisierenden Fortbildung gehören:**

▪ Fachzeitschriften, Fachbücher: Lesetips austauschen, Nachtdienst nutzen, Bibliothek in Anspruch nehmen, wissen, wo ich was ausleihen kann.
▪ Tageszeitung, Nachrichten: lokale soziale Ereignisse, gesundheits- und psychiatriepolitische Themen, gesellschaftspolitischen Entwicklungen.
▪ Tagungen: berufsgruppenübergreifende und/oder pflegespezifische Angebote, die breit gefächert von psychiatriepolitischen Themen über Vorgehen bei speziellen Problempatienten bis hin zu Behandlungsmethoden reichen.
▪ Arbeitskreise, Gremien, Fallkonferenzen: Wissen erweitern über die Arbeitsweisen anderer Institutionen und Berufsgruppen, zielorientiert Wissen zu vorgegebenen Themen zusammentragen, sich intensiver mit einer bestimmten Fragestellung befassen und Ergebnisse erzielen.
▪ Hospitation: durch zeitlich begrenzte Mitarbeit in anderen Institutionen oder Wechsel innerhalb der Einrichtung den eigenen Horizont erweitern, Anregun-

gen für den eigenen Arbeitsbereich mitbringen, durch den gewonnenen Abstand wieder Kraft bekommen, Neues anzupacken.

- Selbsterfahrung: durch Rollenspiel, Psychodrama, Gestalttherapie, systemische Therapie usw.
- Anleitung: Wissen weitergeben, Fragen stellen und aufgreifen, Lernsituationen herstellen, Fachleute suchen, Rückmeldung.
- Innerbetriebliche Fortbildung: Informationen beschaffen, Angebote wahrnehmen, Themen vorschlagen, sich an der Vorbereitung und Durchführung beteiligen.

Je nach Kenntnisstand, beruflicher Vorerfahrung und Funktion eines einzelnen Mitarbeiters wird dieser unterschiedliche Angebote wahrnehmen und sich Schwerpunkte setzen. Je nach Aufgabenstellung, konzeptionellen Plänen und Kooperationsfähigkeit eines Teams treten andere Fortbildungsmethoden und -inhalte in den Vordergrund.

Wenn sich die pflegerischen Mitarbeiter einer Klinik ein einheitliches Pflegeverständnis als berufliche Basis erarbeiten wollen, bietet es sich an, einen Arbeitskreis zu installieren, der theoretische Grundlagen erörtert und auf die Praxis in der Klinik überträgt. Wenn einige Mitarbeiter einer Klinik mit Versorgungsauftrag die Aufgabe übernehmen, ein Konzept zur Behandlung von abhängigen Patienten zu erstellen, werden sie sich bei Tagungen, in der Fachliteratur und bei Hospitationen Spezialkenntnisse erwerben, zwischen den unterschiedlichen Verfahren abwägen und zu einem eigenen bedarfsgerechten Entwurf kommen. Wenn sich in einer Einrichtung die Konflikte zwischen Mitarbeitern häufen, liegt es nahe, sich um eine Fortbildung über Konflikt, Konfliktanalyse und Konfliktbewältigung in der eigenen Institution zu bemühen.

II   Weiterbildung

In der Grundausbildung der Pflege lernen die Auszubildenden Pflegesituationen in den verschiedenen medizinischen Fachdisziplinen und an unterschiedlichen Orten kennen, um sich dann zu entscheiden, in welchem Bereich die eigenen Schwerpunkte und Neigungen liegen. Weder theoretische noch praktische Ausbildung reichen aus, um in dem jeweils gewählten Gebiet von Anfang an fachkompetent arbeiten zu können. Der Neuling sammelt Erfahrungen und erweitert seine Spezialkenntnisse meist unsystematisch und zufällig. Die Weiterbildung in einem Fachgebiet hat die Aufgabe, das Pflegewissen auszubauen und zu systematisieren und den Teilnehmer in die Lage zu bringen, eigenständig den Pflegebedarf zu erheben und begründet zu handeln.

Die Weiterbildung zur Fachpflege für Psychiatrie verfolgt das Ziel, eigenständige pflegerische Handlungskompetenz im psychiatrischen/psychosozialen Bereich zu erreichen und sie in allen psychiatrischen Pflegesituationen anzuwenden. Dazu gehört unter anderem:

■ sich eine Grundhaltung zu erwerben, die dazu führt, daß das pflegerische Handeln sich an den individuellen Bedürfnissen des psychisch kranken Menschen und seiner Umgebung orientiert;

■ sich vielfältige Beziehungsfähigkeiten anzueignen, sie reflektiert einzusetzen, und in der Lage sein, bei Bedarf langfristige professionelle Beziehungen einzugehen und aufrechtzuerhalten;

■ für die jeweilige Pflegesituation geeignete Modelle auszuwählen und anzupassen;

■ den Pflegebedarf zu erkennen und festzulegen, die geplanten Pflegemaßnahmen in Kooperation und Koordination fachgerecht durchzuführen und in ein umfassendes Behandlungskonzept zu integrieren;

■ die geleistete Pflege nach geeigneten Kriterien selbständig zu überprüfen und das Handeln neu anzupassen;

■ die Kenntisse in psychiatrischer Pflege, Gesundheits- und Krankheitslehre, Psychologie, Psychopharmakologie, Behandlungsmethoden, Rechtskunde usw. zu vervollständigen;

■ gesundheitsfördernde und -erhaltende Handlungsstrategien anzuwenden;

■ geplante psychiatrische Pflege bei psychisch kranken Menschen unterschiedlichen Alters, bei unterschiedlichem Schweregrad ihrer Erkrankung und an dem Ort durchzuführen, an dem sie sich befinden (zu Hause, im Wohnheim, in der Klinik);

■ sich die Fähigkeit zu erwerben, mit Kolleginnen und Kollegen, mit Mitarbeitern anderer Berufgruppen und anderer Dienste konstruktiv zusammenzuarbeiten und auftretende Konflikte lösen;

■ sich durch Fachliteratur ständig auf dem laufenden zu halten, bei auftretenden Fragen die entsprechende Fachliteratur heranzuziehen;

■ wissenschaftliche Erkenntnisse in die Praxis einzubeziehen, Themen und Fragestellungen zu erkennen, die erforscht werden sollten und die dafür geeigneten Schritte einzuleiten, eigene kleinere pflegewissenschaftliche Untersuchungen durchzuführen bzw. zu unterstützen.

Die Regelung der Weiterbildung fällt in den Zuständigkeitsbereich der Bundesländer, die erst zum Teil Weiterbildungsordnungen für psychiatrische Pflege erlassen haben. Die gültigen Weiterbildungsordnungen sehen eine zweijährige berufsbegleitende Weiterbildung vor. Derzeit gibt es in der Bundesrepublik etwa 50 Weiterbildungsstätten für Fachpflege Psychiatrie, die sich bezüglich ihrer Anforderungen an die Teilnehmer, ihrer Inhalte von theoretischen und praktischen Weiterbildungsanteilen, ihrer Stundenzahl und Unterrichtsmethoden extrem voneinander unterscheiden. Aus unserer Sicht sind folgende Maßstäbe an eine qualifizierte psychiatrische Weiterbildung anzulegen:

■ Psychiatrische Pflege stellt den Schwerpunkt des Stundenumfangs dar.

■ Die Zahl der theoretischen Stunden beträgt – in Anlehnung an die pflegerische Grundausbildung – 600-700 Stunden pro Jahr.

- Es finden mindestens drei Praktika von jeweils acht Wochen Dauer im außerstationären Bereich des psychiatrischen Versorgungssystems statt.
- Methoden der Erwachsenenbildung kommen zur Anwendung. Dazu gehört, daß die Teilnehmer selbständig Leistungsnachweise erarbeiten, Fragen mit pflegewissenschaftlichen Methoden angehen, daß die Erfahrungen und der Alltag der Teilnehmer im Sinne von Reflexion des beruflichen Handelns zum Unterrichtsgegenstand werden.
- Das Verhältnis von Reflexion und Wissensvermittlung in verschiedenen Formen ist ausgewogen.
- Die Leitung der Weiterbildung wird von einer/m Krankenschwester/Krankenpfleger mit psychiatrischer Fachweiterbildung und pädagogischer Qualifikation wahrgenommen.

Der Anteil psychiatrisch weitergebildeter pflegerischer Mitarbeiter im Versorgungssystem ist, von Ausnahmen abgesehen, verschwindend gering. In manchen Einrichtungen liegt er nahe Null, in anderen bei bis zu zehn Prozent. Dies wirkt sich negativ auf die Qualität psychiatrischer Pflege und auf deren Rolle aus. Die hessische Pflegekonferenz, bestehend aus Krankenhausträgern, Kostenträgern und Vertretern der Pflege und Ministerien, hat 1989 festgelegt, daß der Anteil an weitergebildeten Pflegekräften in der Psychiatrie auf 75 % steigen soll.

▌ Supervision

»Es ist eine Illusion, daß wir die Welt beschreiben können, ohne von uns selbst zu sprechen.« WERNER HEISENBERG

▌▌ Definitionen:

»Supervision ist ein – innerhalb einer bestimmten Zeit – kontinuierlich verlaufender Lehr- und Lernprozess, der in methodisch geführten Gesprächen zwischen Supervisor und Supervisand(-en), bezogen auf fachliche soziale Praxis, sowohl auf rationaler als auch auf emotionaler Ebene abläuft.« (Elfriede MONTAG in STROTZKA, Der Psychotherapeut im Spannungsfeld der Institution, S. 111)
Heinz KERSTIN definiert Supervision wie folgt: »Supervision ist eine spezifische Beratungsmethode zur Reflexion professionellen Handelns. Im Mittelpunkt der Supervision steht der jeweils Handelnde Berufsrollenträger, die Berufspersönlichkeit. Fokus der Supervision ist, im Unterschied zur Therapie, das berufliche Handeln.« (Aus einem Referat von Hannelore LEIPERT, 1993)

II   Wozu dient Supervision?

In jeder Arbeit mit Menschen, so auch in der psychiatrischen Pflege, spielt die Beziehung und somit der emotionale Anteil eine so große Rolle, daß er andauernd systematisch reflektiert werden muß. Eine dazu geeignete Methode ist die regelmäßig stattfindende Supervision. Sie hat folgende Aufgaben:
- Sie soll mir die Wirkung meines Verhaltens auf Patienten und Teammitglieder bewußt machen.
- Sie soll mir erleichtern wahrzunehmen, welche Gefühle andere in mir auslösen.
- Sie soll mir dabei helfen zu durchschauen, in welche Rollen ich selber schlüpfe, welche Rollen ich mir von anderen zuschreiben lasse und welche ich anderen zuschiebe.
- Sie soll mir weitere Sichtweisen über Probleme eröffnen, indem ich meine blinden Flecke erkenne und die Ansichten der anderen Teilnehmer erfahre.
- Sie soll mich in die Lage versetzen, emotionale Verwicklungen mit Patienten oder Kollegen zu durchschauen, dadurch den Überblick zurückzugewinnen und dann entstandene Schwierigkeiten rational anzugehen.
- Sie soll mir auf annehmbare Weise klarmachen, wenn ich auf dem Holzweg bin.
- Sie soll meine fachliche Kompetenz erweitern und meine Grundhaltung durch gemeinsames Reflektieren festigen.
- Sie soll mich in schwierigen Sachlagen wie z. B. Ekel vor einem Patienten, Resignation, Suizid, immer wiederkehrende unangenehme Patienten oder bedrohlichen Situationen so entlasten, daß ich arbeitsfähig bleibe.
- Sie soll mich befähigen, über mir unangenehme Gefühle zu sprechen, ohne daß die anderen mich dafür verurteilen.

II   Formen von Supervision

»Derzeit unterscheiden wir hier drei verschiedene Arten von Supervision:
1. Die Ausbildungssupervision: Sie wird angeboten zum einen als Begleitung von Zusatzausbildungen, z. B. der Ausbildung zum Supervisor. Bei dieser Art der Supervision handelt es sich um Kontrolle und Einübung des Gelernten.
2. Die zweite Form der Supervision ist die der Beratung. Sie wird eingesetzt für Menschen, die Probleme bei ihrer Arbeit haben, oder die Kooperationsprobleme mit ihren Kollegen haben. Diese Supervision dient dem Erkennen der Schwierigkeiten, dem Einführen neuer Kommunikationsweisen, neuer Sichtweisen und neuer Regeln. Es handelt sich hierbei um Beratung, nicht um Kontrolle.
3. Die dritte Form der Supervision wird eingesetzt beim Erlernen einer neuen therapeutischen Methode, z. B. bei der Ausbildung zum Psychoanalytiker, Psychodramatiker etc. Diese Form der Supervision dient der Reflexion und Überwachung. Hier ist nicht unbedingt ein ausgebildeter Supervisor gefordert, sondern ein in der Methode »Erfahrener«, wie z. B. ein Lehranalytiker.« (Hannelore LEIPERT a. a. O.)

Wenn im folgenden von Supervision die Rede ist, ist Beratungssupervision gemeint.

Der Supervisionsmarkt hält vielerlei Angebote bereit. Je nach Ausgangslage und Zielsetzungen eines Teams oder eines einzelnen muß die passende Form der Supervision ausgewählt werden. Zunächst ist zu entscheiden, ob sich zur Bearbeitung des Themas Einzel- oder Gruppensupervision besser eignet. Einzelsupervision ist üblich in der Ausbildung zum Psychoanalytiker/Psychotherapeut/Supervisor und in Leitungspositionen. Sie bietet sich an, wenn in einer Institution Supervision für alle abgelehnt wird.

Bei der Gruppensupervision haben sich folgende Formen eingebürgert (Beispiele):

- *Berufsgruppenspezifische Supervision:* Hier treffen sich Angehörige einer Berufsgruppe von einer oder mehreren Stationen oder Institutionen, um unter Leitung des Supervisors ihre spezifischen emotionalen alltäglichen Probleme zu bearbeiten. Sie wird gewählt z. B. zur Emanzipation einer Pflegegruppe oder zur Erleichterung schwieriger Führungsaufgaben.
- *Fallbezogene Supervision bzw. Balintgruppe:* Dabei steht ein Patient und die Beziehung der Mitarbeiter zu ihm im Mittelpunkt. Ziel ist es, daß die Teilnehmer blinde Flecke in der Beziehung erkennen, verstehen und wieder freier handeln können. Die Supervisanden können Mitglieder eines oder verschiedener Teams sein.
- *Teamsupervision:* Die Mitglieder eines therapeutischen Teams bearbeiten Probleme, die im Zusammenhang mit Patienten oder in der Kooperation auftreten. Voraussetzung für das Gelingen dieser Form der Supervision ist, daß es ein Team im eigentlichen Sinne gibt (vgl. Kap. Teamarbeit).

In der Supervision werden ausschließlich arbeitsbezogene Themen behandelt. Sie ersetzt jedoch nicht Selbsterfahrung, Institutions- und Organisationsberatung oder die selbstverständliche kollegiale Weitergabe von Erfahrung und Wissen bzw. Anleitung. Supervision hat keine therapeutische Aufgabe für einzelne Mitarbeiter.

II   Rahmenbedingungen

Supervision wird von einem dafür qualifizierten, von den Teilnehmern ausgewählten Supervisor geleitet, der von der Institution unabhängig ist. Zwischen Teilnehmern und Supervisor werden Vereinbarungen über Arbeitsgegenstand, Zielsetzung, zeitlichen und örtlichen Rahmen getroffen. Es hat sich bewährt, Supervision in ein- bis zweiwöchigen Abständen für circa zwei Jahre zu vereinbaren und den Zeitraum im Bedarfsfall zu verlängern. Die Supervisionssitzungen sollten immer in demselben ungestörten Raum stattfinden und ein bis zwei Stunden in Anspruch nehmen. Die regelmäßige Teilnahme aller Gruppenmitglieder ist selbstverständlich, da anderenfalls ein Gruppenprozeß nicht zustande kommt. Daher werden Praktikanten, die nur wenige Wochen im Arbeitsfeld verbringen, in der Regel nicht teilnehmen. Über Inhalte und Dynamik der Supervision wird Stillschweigen vereinbart.

In bezug auf Supervision bestehen zwei unlösbare Widersprüche:

■ Freiwilligkeit der Teilnahme: einerseits gehört Supervision zum unabdingbaren Handwerkszeug und ist damit eine Voraussetzung psychosozialer Arbeit, andererseits ist ein Grundsatz der Supervision-Schulen die freiwillige Teilnahme. Wir meinen, daß jeder, der im psychosozialen Feld arbeitet, dazu bereit sein muß, an einer Supervision teilzunehmen und dies Bestandteil von Arbeitsverträgen werden sollte.

■ Finanzierung: Supervision als Arbeitsinstrument muß vom Arbeitgeber vollständig finanziert werden. Jedoch erhöht – vor allem in Zeiten von Lustlosigkeit oder schwerwiegenden Konflikten – eine finanzielle Eigenbeteiligung die Motivation, den Gruppenprozeß aktiv mitzugestalten. Wenn die Institution die Supervision bezahlt, sollte den Teilnehmern klar sein, daß die Leitung der Institution eventuell andere Interessen verfolgt als sie selbst, und dies im Gespräch über die Rahmenbedingungen mit dem Supervisor erörtern.

II   Wozu Supervision verleiten kann

Bei vielen im Team auftretenden kleineren oder größeren Konflikten oder Schwierigkeiten ist zu hören: »Das bearbeiten wir in der nächsten Supervision.« Hinter dieser Aussage kann sich folgendes verstecken:

■ Teammitglieder vernachlässigen ihre eigenen Fähigkeiten, Probleme systematisch zu untersuchen und zu lösen. Normale, alltägliche Schwierigkeiten in der Zusammenarbeit werden durch die Behandlung in der Supervision überdimensional aufgeblasen und bekommen ein Gewicht, das ihnen nicht zusteht. Häufig sind sie nicht mehr aktuell, wenn die Sitzung stattfindet.

■ Mitarbeiter versprechen sich von der Supervision Lösungen von Problemen z. B. im hierarchischen Bereich und vergessen dabei, daß nur hier jeder gleich viel zu sagen hat, in jeder anderen Situation jedoch Macht- und Qualifikationsgefälle der Beteiligten zum Tragen kommt.

■ Mitarbeiter lassen außer acht, welchen Stellenwert die Beratung durch erfahrene Kollegen, Vorgesetzte, Kollegen eines anderen Dienstes oder einer anderen Station hat. Vorgesetzten ist es oft lästig, diese Aufgabe auszufüllen, und sie verweisen auf die Supervision.

Mitarbeiter laufen Gefahr, alltägliche Reflexionsanstöße zu wenig zu berücksichtigen: die naiven Fragen eines Praktikanten oder Anfängers, die konstruktive Kritik und/oder das Vorbild eines Kollegen – »gestritten wird nur noch in der Supervision hinter dem Schutzschild des Supervisors« –, die Vorschläge eines Vorgesetzten, die Forderungen und Wünsche von Patienten und ihren Angehörigen.

4 Der psychiatrische Patient

A Der Patient und seine Erfahrungen 185

II   Biographie   186

II   Umfeld   187

II   Die Selbstpflegefähigkeiten und -defizite des Patienten   188

B Der psychiatrische Patient und seine Anforderungen an uns 190

II   Information   190

II   Struktur   191

II   Beziehung   191

II   Nähe und Distanz   192

II   Kontinuität   193

II   Konflikt und Konfliktlösung   ´93

C Diagnoseabhängige Anforderungen an uns 195

▮   Der Patient mit einer Abhängigkeit   197

      Tabelle: Allgemeine Grundregeln für pflegerisches Handeln   198

II   Ziele der Milieugestaltung   204

▮   Der Patient mit einer Demenz   205

      Tabelle: Allgemeine Grundregeln für pflegerisches Handeln   206

II   Ziele der Milieugestaltung   208

▮   Der Patient mit einer Depression   209

      Tabelle: Allgemeine Grundregeln für pflegerisches Handeln   210

II   Ziele der Milieugestaltung   212

■ Der Patient mit einer Manie 213

    Tabelle: Allgemeine Grundregeln für pflegerisches Handeln 214

II   Ziele der Milieugestaltung 218

■ Der Patient mit einer Schizophrenie 219

    Tabelle: Allgemeine Grundregeln für pflegerisches Handeln 220

II   Ziele der Milieugestaltung 224

Der psychiatrische Patient

»...Er ging hinauf, es war kalt oben, eine weite Stube, leer, ein hohes Bett im Hintergrund, er stellte das Licht auf den Tisch und ging auf und ab, er besann sich wieder auf den Tag, wie er hergekommen, wo er war, das Zimmer im Pfarrhause mit seinen Lichtern und lieben Gesichtern, es war ihm wie ein Schatten, ein Traum, und es wurde ihm leer, wieder wie auf dem Berg, aber er konnte es mit nichts mehr ausfüllen, das Licht war erloschen, die Finsternis verschlang Alles; eine unnennbare Angst erfaßte ihn, er sprang auf, er lief durch Zimmer, die Treppe hinunter, vors Haus; aber umsonst, Alles finster, nichts, er war sich selbst ein Traum, einzelne Gedanken huschten auf, er hielt sie fest, es war ihm als müsse er immer »Vater unser« sagen; er konnte sich nicht mehr finden, ein dunkler Instinkt trieb ihn, sich zu retten, er stieß an die Steine, er riß sich mit den Nägeln, der Schmerz fing an, ihm das Bewußtsein wiederzugeben, er stürzte sich in den Brunnstein, aber das Wasser war nicht tief, er patschte darin. Da kamen Leute, man hatte es gehört, man rief ihm zu. Oberlin kam gelaufen; Lenz war wieder zu sich gekommen, das ganze Bewußtsein seiner Lage, es war ihm wieder leicht, jetzt schämte er sich und war betrübt, daß er den guten Leuten Angst gemacht, er sagte ihnen, daß er gewohnt sei kalt zu baden und ging wieder hinauf; die Erschöpfung ließ ihn endlich ruhen. ...« GEORG BÜCHNER

»Das stellt jedem eine andre, einmalige Aufgabe, und so gibt es auch nicht eine angeborene und vorbestimmte Untauglichkeit zum Leben, sondern es kann der Schwächste und Ärmste an seiner Stelle ein würdiges und echtes Leben führen und andern etwas sein, einfach dadurch, daß er seinen nicht selbst gewählten Platz im Leben und seine besondere Aufgabe annimmt und zu verwirklichen sucht. Das ist echtes Menschentum und strahlt immer etwas Edles und Heilendes aus, auch wenn der Träger dieser Aufgabe in den Augen aller ein armer Teufel ist, mit dem man nicht tauschen möchte.« HERMANN HESSE

A Der Patient und seine Erfahrungen

»Willst du etwas wissen, so frage einen Erfahrenen und keinen Gelehrten.« CHINESISCHES SPRICHWORT

Die Psychiatrie ist im Lauf ihrer wechselvollen Geschichte den Menschen, die auf ihre Hilfe angewiesen waren und sind, in sehr unterschiedlicher Weise begegnet. Seit Psychiatrie-Erfahrene sich lautstärker zu Wort melden und psychiatrisch Tätige Heilbarkeit und Machbarkeit in Frage stellen, gewinnt die Einstellung an Bedeutung, daß die eigentlichen Psychiatrie-Experten die Patienten selbst sind.

Ebenso wie sich die Lebensgeschichte eines Menschen von der jedes anderen unterscheidet, entwickelt sich eine psychische Störung oder Erkrankung völlig individuell in Form und Ausprägung. Jeder Mensch empfindet subjektiv anders, worunter er am meisten leidet, was für ihn erträglich ist, was ihm fremd ist und was zu ihm gehört. So einmalig, wie ein Mensch auf seine Störung reagiert und mit ihr umgeht, ist auch die Bedeutung, die sie für sein Leben bekommt. Jeder einzelne durchlebt erfolgreiche und gescheiterte Versuche, das Fremde und Ängstigende abzuwehren, das Einengende zu durchbrechen oder das Befreiende zu genießen. Jeder einzelne sammelt in diesem komplexen Geschehen vielfältige Erfahrungen darüber, was für ihn hilfreich und wohltuend, was ärgerlich oder niederdrückend ist.

II Biographie

»Wir sind alle das Ergebnis unserer Lebensgeschichte.« Josef Weizenbaum

Von Herkunft, Sozialisation, biographischen Ereignissen, wirtschaftlicher Lage und Schwere der Erkrankung hängt es ab, ob und wie sich der einzelne auf die veränderte Lage nach Beginn der Erkrankung einstellen kann, wie lange er dazu braucht und welche Hilfestellung er dazu benötigt. Wenn die Vorstellung, wie das eigene Leben aussehen sollte, sehr festgefügt war, wird der Patient es schwer haben, einzelne Teile dieses Lebensentwurfes aufzugeben und andere Wege zu suchen. Wenn die Erwartungen von z. B. Angehörigen nicht zu den Möglichkeiten und Fähigkeiten des Patienten passen, wird dies noch schwieriger. Wenn er andererseits sich weiterhin akzeptiert, auch wenn er seine Pläne nicht verwirklichen kann, wenn er die Akzeptanz seiner Person durch das Umfeld auch weiterhin erfährt, wird es ihm leichter fallen, seine Krankheit in seine Lebensgeschichte zu integrieren.

Beispiel: Herr Friedhelm Koch wurde kurz nach dem Abitur zum ersten Mal krank und kam in die Klinik. In den folgenden Jahren mußte er verschiedene Versuche, ein Studium aufzunehmen oder eine Ausbildung zu absolvieren, wegen erneuter Krankheitsphasen abbrechen. Während der ganzen Zeit erwartete er von sich selbst, ebenso wie sein Bruder studieren zu können und wurde darin vor allem von seinem Vater bestärkt. Im Lauf der Jahre stellte sich die Mutter darauf ein, einen kranken Sohn zu haben, während der Vater sich eher distanzierte. Das verschaffte Herrn Koch den nötigen Freiraum, sich in seiner jetzigen Lebenslage zu akzeptieren: er brach eine begonnene Berufsausbildung ab und fand einen beschützten Arbeitsplatz. Er sagt jetzt von sich, es sei ihm wichtiger, sich wohlzufühlen als früheren Zielen nachzujagen.

Wenn ein Patient vor Ausbruch der Erkrankung beruflich und sozial eigenständig lebte, konnte er sich einen höheren Grad an sozialer Kompetenz und Eigenverantwortlichkeit erwerben. Er wird selbständiger zwischen Risikobereitschaft und Sicherheitsbedürfnissen abwägen, entscheiden, wann er Hilfe sucht und von wem er sie annimmt, den Zeitpunkt für einen neuen Schritt selbst bestimmen und festlegen, wann er Krankheitssymptome in Kauf nimmt, weil er sich mit den medikamentösen Nebenwirkungen nicht mehr abfinden will.

Beispiel: Frau Maria Hoffmann, ca. 50 Jahre alt, nicht verheiratet, seit ihrem 18. Lebensjahr allein lebend, war bis zu ihrer vorzeitigen Berentung vor fünf Jahren als Sachbearbeiterin in einer Bank tätig. Sie erkrankte mit 30 Jahren zum ersten Mal und war seither neun Mal in stationärer Behandlung. Selbst wenn sie akut krank ist und ziemlich durcheinander, äußert sie klar, welche Medikamente sie bereit ist einzunehmen und welche sie kategorisch ablehnt. Sie beendete bislang die stationären Aufenthalte – früher als die Mitarbeiter dies für ratsam hielten – mit dem Hinweis, es dauere noch Monate, bis sie wieder stabil sei, dabei könne ihr die Station jedoch nicht mehr helfen. Viele ambulante Hilfsangebote, die ihr in ihrem wohlverstandenen Interesse gemacht wurden, um z. B. die vorzeitige Berentung zu verhindern, lehnte sie ab, um nicht weiter in die Mühlen der Psychiatrie zu geraten.

II   Umfeld

Neben dem psychisch Erkrankten selbst stellen Angehörige und andere Menschen, die dem Patienten nahe stehen, weitere Experten dar. Sie kennen ihn schon lange, können beschreiben, wie sie ihn bisher erlebt haben und was sich in letzter Zeit verändert hat. Gemeinsam mit dem Patienten oder alleine haben sie versucht, die Veränderungen zu verstehen und die entstandenen Probleme zu lösen, bevor – häufig nach vielen Umwegen – psychiatrische Hilfe in Anspruch genommen wird. Die Menschen im Umfeld eines Patienten, vor allem bei dessen erster Erkrankung, sind bestürzt über das zum Teil unverständliche Geschehen. Viele stellen sich die Frage, ob und wie sie die Zuspitzung hätten verhindern können und ob sie durch eigenes Verhalten zu der Störung beigetragen haben. Psychiatrische Institutionen haben die Aufgabe, die Ratlosigkeit und Verunsicherung der Angehörigen ernstzunehmen und sie mit ihren drängenden Fragen nicht alleine zu lassen.

Beispiel: Frau Odabas, 26 Jahre alt, ist zum ersten Mal in unserer Klinik. Sie war früher schon mehrfach in stationärer Behandlung in einem anderen Krankenhaus. Uns fällt auf, daß die Mutter bei ihren regelmäßigen Besuchen immer den Kleiderschrank der Tochter kontrolliert, jeweils nur wenige saubere Kleidungsstücke und Wäsche hierläßt, und daß die Tochter sich heftig über die Einmischung beklagt. Einer von uns bittet die Mutter, dem Wunsch der Tochter nach mehr Kleidung nachzukommen. Daraufhin berichtet die Mutter, daß die Tochter in ihren Krankheitsphasen immer ihre Kleidung verschenkt und dies später bedauert. Das Ganze sei eine zu kostspielige Angelegenheit für die Familie, zumal die Tochter auch viel Wert auf schicke und gute Kleidung lege und kein eigenes Einkommen habe. Wir nehmen die langjährige Erfahrung der Mutter ernst und bauen unser Handeln darauf auf.

In der Beziehung zwischen Patient und Umfeld geht in der Zeit vor der psychiatrischen Behandlung vieles zu Bruch. Nach all den Konflikten sind beide Seiten erschöpft und müssen sich voneinander erholen, bevor sie sich einander wieder annähern können. Wenn es Angehörigen und dem Patienten selbst gelingt, ihre Schuldgefühle loszuwerden und unter den veränderten Umständen eine tragfähige Beziehung zu gestalten, bleiben dem Patienten Bezugspersonen erhalten, auf die er sich verlassen kann. Voraussetzung dafür ist, daß auch die Menschen im Umfeld des Patienten die einschneidenden Erlebnisse bewältigen. Dazu tragen Angehörigengruppen mit oder ohne professionelle Begleitung und unser Verhalten gegenüber Angehörigen bei.

Beispiel: Herr Hauck, Anfang 40, ist zum ersten Mal erkrankt. Er hat vor seiner Aufnahme viele Kaufverträge unterschrieben, die das Familieneinkommen weit überstiegen haben. Die Ehefrau hatte erfolglos versucht, dies zu verhindern, und ihm sein verändertes Verhalten heftig vorgeworfen. Von der Klinik aus konnten die meisten Kaufverträge rückgängig gemacht werden. Als die Ehefrau erkennt, daß die Handlungsweisen ihres Mannes nicht auf bösem Willen beruhen, sondern Symptom einer psychischen Erkrankung ist, wirft sie sich vor, daß sie so derb mit ihm umgesprungen ist und nicht früher Hilfe geholt hat. Mittlerweile ist auch Herr Hauck selbst verzweifelt darüber, daß er die Familie ins Unglück gestürzt habe. Die Eheleute brauchen unsere Hilfe, um wieder miteinander reden zu können.

II   Die Selbstpflegefähigkeiten und -defizite des Patienten

Solange ein erwachsener Mensch gesund ist, verfügt er über alle Selbstpflegefähigkeiten und führt die Selbstpflegehandlungen mit individuellen Prioritäten aus. Er nimmt sich als Ganzheit wahr, bemerkt Veränderungen und Störungen und kann darauf angemessen reagieren. Er kennt seine Neigungen und Schwächen, trifft autonome Entscheidungen und ist in der Lage, sich das erforderliche Wissen zur Vorbereitung der Entscheidungen anzueignen und anzuwenden. Er hat oder erwirbt sich die Fertigkeiten, Selbstpflegehandlungen durchzuführen. Er teilt sich seine Kräfte ein, weiß, womit er überfordert ist und wie er an Hilfe oder Dienstleistungen kommt. Er bringt die nötige Energie auf, um seinen Alltag zu gestalten, auch bei Aufgaben, die ihm schwer fallen. Er verfügt über die Fähigkeit, sich Auseinandersetzungen und Konflikten zu stellen.

Im Lauf seiner Krankheitsentwicklung erlebt der Betroffene und/oder seine Umgebung, daß ihm die Selbstpflegefähigkeiten nach und nach teilweise oder ganz verlorengehen. Beispiele dafür sind:

- Ein Mensch merkt, daß er nicht mehr die nötige Energie aufbringt, morgens aufzustehen, kann jedoch aus eigener Kraft nichts dagegen unternehmen.
- Angehörigen fällt auf, daß ein Familienmitglied nur noch schwarz sieht, und sie sind ratlos.
- Ein Mensch erkennt, daß er nicht mehr entscheiden kann, ob er Alkohol trinken will oder nicht.
- Ein Mensch registriert, daß er die Übersicht über seinen Haushalt verloren hat. Seine Versuche, die Dinge zu ordnen, führen jedoch in noch größeres Durcheinander.
- Ein Mensch scheut eine anstehende Auseinandersetzung am Arbeitsplatz und bleibt ihm unentschuldigt fern, obwohl er weiß, daß damit die Probleme größer werden.
- Ein Mensch kann seine Hilflosigkeit nicht für andere verständlich ausdrücken und handelt immer absurder, um auf sich aufmerksam zu machen.
- Ein Mensch spürt nie gekannte Kräfte in sich und glaubt, die Welt verändern zu können. Nur die Familie stellt fest, daß der finanzielle Rahmen weit überschritten ist, leidet unter der Ruhelosigkeit und kann sich das veränderte Verhalten des Angehörigen nicht erklären.
- Ein Mensch ist ratlos und verzweifelt, wenn er den Weg nach Hause nicht mehr findet.
- Für einen Menschen ändern sich die Bedeutung und die Zusammenhänge seiner Wahrnehmungen. Er ist irritiert und verunsichert, kann sich jedoch an niemand wenden, weil er befürchtet, daß ihm keiner glaubt.

Trotz der einzelnen fehlenden Selbstpflegefähigkeiten kann ein Mensch noch in der Lage sein, sich selbst zu versorgen und sein Leiden zu verbergen. Erst wenn der Alltag nicht mehr bewältigt wird oder heftige Konflikte auftreten, fällt dies anderen Menschen auf, und sie suchen Hilfe.

Wenn ein psychiatrischer Patient bereits Erfahrungen mit seiner Erkrankung gesammelt und professionelle Mitwirkung positiv erlebt hat, nimmt er frühzeitig Hilfe in Anspruch. Damit hat er eine weitere Selbstpflegefähigkeit erworben. Wir sind immer wieder überrascht, daß ein Patient bei offener Tür auf der Station bleibt, auch wenn er unter dramatischen Umständen in stationäre Behandlung gekommen ist und für uns keine Krankheitseinsicht erkennbar ist. Wir halten dies für eine Selbstpflegefähigkeit, an die wir anknüpfen können.

Die Selbstpflegefähigkeiten und -defizite eines Menschen werden individuell erhoben. Es wird mit dem Betroffenen erarbeitet, welche Hilfen er braucht, um seine Selbstpflegefähigkeiten zu erweitern und seine -defizite zu reduzieren oder zu lernen, mit ihnen umzugehen.

B Der psychiatrische Patient und seine Anforderungen an uns

Wenn der Patient selbst entscheiden könnte, würde er keine Anforderungen an uns stellen. Erst durch seine Erkrankung wird er dazu gezwungen. In der Anfangsphase der Behandlung sind auch wir ihm fremd, er hat kein Bedürfnis, uns kennenzulernen und schon wieder jemandem seine Geschichte erzählen zu müssen. Allenfalls möchte er etwas zu essen und zu trinken, eine Zigarette rauchen, so viele Informationen, daß er sich zurechtfindet und dann in Ruhe gelassen werden. Er will ernstgenommen werden, so wie er ist, eventuell das eine oder andere Angebot zu gemeinsamem Tun bekommen, jedoch selbst entscheiden, ob er eines davon akzeptiert. Vielleicht möchte er, daß jemand bei ihm sitzt, ohne etwas von ihm zu verlangen. Wenn er spürt, daß er angenommen wird, daß er »nein« sagen kann, daß seine Grenzen respektiert werden, wird er zulassen, daß einer von uns sich für ihn interessiert. Er ist jetzt vielleicht bereit zu äußern, was er bisher verborgen hat. Er bemerkt, ob sein Bedürfnis nach Sicherheit vor Bedrohung, nach Schutz vor Überforderung und Grenzenlosigkeit von uns wahrgenommen und ob zum richtigen Zeitpunkt entsprechend gehandelt wird. Wenn er die Verantwortung für seine Entscheidungen nicht tragen kann oder wenn er entscheidungsunfähig ist, ist er erleichtert, wenn wir rechtzeitig für ihn entscheiden und handeln. Ansonsten will er Unterstützung bei *seinen* Versuchen, seine Probleme zu lösen und seinen Alltag zu bewältigen und keine wohlmeinenden Ratschläge, die er von anderen auch schon gehört hat. Er erkennt, wenn wir Forderungen an ihn stellen, die ihm etwas nützen, auch wenn sie seinen momentanen Bedürfnissen nicht entsprechen. Wenn er von der Krankheit nicht mehr vollständig beherrscht wird, er seine Autonomie allmählich wiedererlangt, sollen wir uns schrittweise zurückziehen und den erforderlichen Bedarf an Pflege seiner Initiative überlassen.

II   Information

Der Patient braucht an erster Stelle Informationen über die Menschen, mit denen er es zu tun hat, und über die Institution, bei der sie beschäftigt sind, in dem Umfang, in dem er aufnahmefähig ist. Er ist angewiesen auf Informationen über seine Krankheit, deren Behandlungsmöglichkeiten und Verlauf. Er wird über Sinn und Zweck vorgeschlagener Maßnahmen aufgeklärt. Er wird im Lauf seiner Behandlung mit den Möglichkeiten des zur Verfügung stehenden Versorgungssystems vertraut gemacht, die für ihn in Frage kommen und über Selbsthilfegruppen informiert. Er hat Anspruch darauf, über seine Rechte Bescheid zu wissen, soweit er sie noch nicht kennt. Er muß sicher sein können, daß seine Daten nur mit seinem Einverständnis weitergegeben werden.

II   Struktur

Der Patient braucht eine äußere Struktur, die ihm die Orientierung erleichtert und ihm Sicherheit bietet. Er bekommt Aktivitäten angeboten, unter denen er auswählen kann, und solche, die auf seine Erkrankung abgestimmt sind, die verpflichtend sind. Die Entscheidungsstrukturen sind für den Patienten nachvollziehbar, er weiß, wie und wo er Einfluß darauf nehmen kann. Die Struktur hilft ihm dabei, seine Rechte und Pflichten wahrzunehmen, Regeln und Normen aufrechtzuerhalten und für sich ein ausgewogenes Verhältnis zwischen Tätigsein und Ruhe, in Gesellschaft sein und Alleinsein zu finden.

II   Beziehung

Ein psychiatrischer Patient trägt mit sich dieselbe Vorstellung von der Rolle von Krankenschwestern und -pflegern herum wie andere Menschen. Er geht davon aus, daß wir immer verfügbar und fürsorglich sind, daß wir alle Unklarheiten beseitigen, ihm seine Last abnehmen und ihn trösten, und dabei immer freundlich bleiben. Die alleinige mütterlich-behütende Rollenausübung der Berufsangehörigen hat jedoch in der Vergangenheit den meisten Patienten wenig genützt, auch wenn sie zeitweise notwendig ist. Da fast alle Patienten unter Beziehungsstörungen zu sich selbst und zur Umgebung leiden, brauchen sie ein Angebot, das erwachsene Beziehung zu anderen fördert und diejenige zu sich selbst wieder herstellt. Zu diesem Zweck tragen wir aktiv dazu bei, daß der Patient sich von dem Rollenklischee und der damit verbundenen Austauschbarkeit verabschiedet und uns als Einzelpersonen mit professionellen Fähigkeiten wahrnimmt. Dies wird erleichtert, wenn der Patient es mit »Frau Wagner« oder »Herrn Bauer« zu tun hat und wir uns entsprechend vorstellen. Wir gestalten den Erstkontakt so, daß sich der Patient angenommen fühlt. Wir versuchen, unsere Erwartungen aneinander zu klären und zu überlegen, was davon realisierbar ist und was nicht. Uns stehen folgende Zugangswege zum Patienten zur Verfügung, die wir je nach Bedarf einschlagen: der körpernahe, der problemorientierte und der medizinische Weg, gemeinsames Tun oder Konversation.
Wenn der Patient uns im Laufe der Zeit kennengelernt hat, seine Erwartungen an uns sich der Realität angenähert haben, kommen wir im Idealfall zu einem Arbeitsbündnis, einer tragfähigen professionellen Beziehung, bei der auch die Angehörigen oder andere Bezugspersonen mitwirken.

Siehe dazu auch Kap. 3 C: Beziehung, S. 118

II   Nähe und Distanz

Ein Patient erlebt bei seiner Kankheitsentwicklung Verständnislosigkeit und Rückzug von Menschen, die ihm nahestehen. Nähe empfindet er zunehmend als Einmischung oder Bedrohung. In diesem ambivalenten Hin- und Hergerissensein kommt er in psychiatrische Behandlung. Er begegnet nun einer Gruppe von Menschen, die sich ihm zuwenden, auch wenn er sie zurückweist, die ihm nicht entgehen können oder denen er nicht entgehen kann. Seine Wünsche nach Freundschaft und Liebe erhalten durch diese »Scheinwelt« Auftrieb. Vielleicht entsteht beim Patienten das Verlangen, eine der Schwestern oder Pfleger für sich alleine und ständig verfügbar zu haben – als Freund oder Partner – bei der er sich ausheulen, Sorgen abladen und an die er sich anlehnen kann, die alle Schwierigkeiten aushält, für sich nichts fordert und doch durch Rückmeldung bei der zwischenmenschlichen Orientierung hilft. Der Patient weist Nähe zurück, wenn er vielleicht befürchtet, in einer Beziehung erneut Schiffbruch zu erleiden oder zurückgewiesen zu werden, wenn er sich selbst als nicht wert genug erlebt, daß sich jemand um ihn sorgt, wenn er seine Interessen nicht respektiert sieht oder wenn Vertrauen als selbstverständlich vorausgesetzt wird. Wenn er bisher enge Tuchfühlung eher gescheut hat, wird er auch in der psychiatrischen Behandlung Abstand zu halten versuchen. Manchmal meint er, daß es ihm auch nicht weiterhilft, wenn sich die Schwester um ihn kümmert, und wird mißtrauisch, wenn sie sich in seine Angelegenheiten einmischt.

Beispiel: Frau Müller, etwa 50 Jahre alt, war vorgestern in Begleitung ihres Ehemannes in der Institutsambulanz. Vermutlich liegt bei ihr eine depressive Entwicklung vor. Da sie das Haus nicht alleine verläßt, wurde ihr angeboten, daß sie heute von mir besucht wird. Nach mehrmaligem Klingeln öffnet Frau Müller und geht, ohne ein Wort zu sagen, vor mir her langsam in die Küche. Ich beginne: »Frau Müller, Ihr Mann hat vorgestern erzählt, daß Sie das Haus nicht alleine verlassen. Würde es Ihnen helfen, wenn ich Sie z. B. beim Einkaufen begleiten oder etwas für Sie besorgen würde?« Frau Müller antwortet: »Nein, ich kann nicht.« Ich sehe mich in der Küche um und bemerke, daß der Mülleimer voll ist. »Ist es Ihnen recht, wenn ich den Müll runterbringe?« »Wenn Sie meinen, das ist aber nicht nötig.« »Ich bringe ihn schnell runter. Sie können sich ja in der Zwischenzeit überlegen, was ich Ihnen helfen kann.«
Als ich zurückkomme, hat sie die Spülmaschine geöffnet und sitzt wieder auf ihrem Stuhl. Ich motiviere sie, das saubere Geschirr in die Schränke zu räumen, das ich aus der Spülmaschine nehme. Dadurch, daß sie während meiner kurzen Abwesenheit die Spülmaschine geöffnet hat, zeigt sie mir, daß ich mich einmischen darf.

Weitere Beispiele siehe auch Kapitel 3 E: Milieu, S. 140

II   Kontinuität

Wenn der Patient erneut psychiatrische Hilfe in Anspruch nehmen muß, will er in der aufgesuchten Institution die Mitarbeiter vorfinden, mit denen er schon zu tun hatte. Dann weiß er, was ihn erwartet und worauf er sich verlassen kann. Er muß seine Geschichte nicht nochmals von vorne erzählen, kann davon ausgehen, daß die Mitarbeiter wissen, was ihm bei der letzten Krise geholfen hat und daß sie ihm die nötige Zeit lassen. Er möchte zuverlässig wissen, wer von den Mitarbeitern für ihn bei welchen Fragen zur Verfügung steht, wer mit ihm das jetzige Chaos wieder sortiert und wem er das zumuten kann. Er nimmt an, daß die vertrauten Mitarbeiter ihn in seiner Krankheit kennen, jede Veränderung bemerken und ihm drohende Gefahren abwenden, auch wenn er sie nicht benennen kann. Wenn er lernen will, mit seiner Krankheit umzugehen, erwartet er, daß die Mitarbeiter ihre Wahrnehmungen und Beobachtungen mit ihm diskutieren, damit die Erklärung dafür gemeinsam erarbeitet wird.

Viele chronisch psychisch kranke Menschen brauchen langfristige pflegerische Begleitung, vor allem wenn ihre Einschränkungen ausgeprägt sind. Ein Patient kann auf lange Sicht eher eine Beziehung akzeptieren, wenn er sich darauf verlassen kann, daß die Verabredungen eingehalten werden, daß er außer in Urlaubs- und Krankheitszeiten immer mit derselben Person zu tun hat, anstehende Dinge mit ihm geplant werden und er in seinem häuslichen Bereich mit Ausnahme von Notfällen die Entscheidungsbefugnis behält. Unter der Bedingung, daß er seine Autonomie behält, kann er vielleicht manche Anregung aufgreifen und damit seinen persönlichen Spielraum erweitern. Der Patient erwartet mit Recht, daß der Urlaubsvertreter eingespielte Regeln der Betreuung beibehält und über die wichtigsten Informationen verfügt.

II   Konflikt und Konfliktlösung

Die meisten psychisch kranken Menschen gehen in gesunden Zeiten Konflikten noch mehr aus dem Weg als andere Menschen. Sie befürchten, bei Streit Schaden zu nehmen, und haben keine Methoden gelernt, innere und äußere Spannungen anzugehen. Häufig kommen die ungelösten Konflikte nur in der Krankheitsphase zum Ausdruck, wenn lange zurückgedrängte Bedürfnisse den Patienten überfluten oder ihn lähmen. Dann stößt er im Lauf seiner Krankheitsentwicklung zunehmend auf Ablehnung seiner Umgebung, weil er nicht mehr in der Lage ist, die Regeln zwischenmenschlichen Zusammenlebens einzuhalten und die an ihn gestellten Erwartungen zu erfüllen. Er trifft in der Behandlung auf Menschen, die ebenfalls darauf bestehen, daß er Regeln einhält und die etwas von ihm erwarten. Bei den Auseinandersetzungen im alltäglichen Zusammenleben setzt er auf unsere Geduld und darauf, daß wir ihm vermitteln, welche Grenzen unter keinen Umständen überschritten werden dürfen.

Wenn es dem Patienten besser geht, zeigt er uns, wie er Konflikte vermeidet, und fordert uns indirekt auf, ihn auf sein Verhalten aufmerksam zu machen und mit ihm nach den Lösungsstrategien zu suchen, die für ihn passen. Damit erfährt er auch einen Rahmen, in dem er in Konflikten neues Verhalten ausprobieren kann, ohne schwerwiegende Sanktionen befürchten zu müssen.

C Diagnoseabhängige Anforderungen an uns

Dorothea OREM beschreibt zehn Leistungskomponenten, die ein Mensch braucht, um gesund zu bleiben (Selbstpflegefähigkeiten). Da wir im Anschluß versuchen werden, den diagnoseabhängigen pflegerischen Handlungsbedarf von den Selbstpflegedefiziten des Patienten abzuleiten, zählen wir die Komponenten auf, die zur primären Prävention erforderlich sind:

1. die Fähigkeit, aufmerksam zu bleiben;
2. die Fähigkeit, die Lage und die Haltung des eigenen Körpers wahrzunehmen und zu steuern;
3. die Fähigkeit, die eigene Motivation und den Antrieb aufrechtzuerhalten;
4. die Fähigkeit, vernünftig zu sein und erwachsen zu reagieren;
5. die Fähigkeit, Entscheidungen zu treffen;
6. die Fähigkeit, Wissen zu erwerben und anzuwenden;
7. die Fähigkeit, die geeigneten Selbstpflegehandlungen zum Erreichen eines Zieles auszuwählen;
8. die Fähigkeit, die Selbstpflegehandlungen durchzuführen und in das tägliche Leben zu integrieren;
9. die Fähigkeit, die eigenen Reserven für die erforderlichen Selbstpflegehandlungen einzuteilen;
10. die Fähigkeit, die Selbstpflege geschickt durchzuführen.

(Aus: RIEHL-SISCA, Joan: S. 361; freie Übersetzung durch die Autorinnen)

Nach Dorothea OREM werden diese Komponenten nach drei Kriterien beurteilt: dem Entwicklungsstand, der Funktionstüchtigkeit und der Angemessenheit. Primäre Prävention findet statt, wenn der Mensch seinen therapeutischen Selbstpflegebedarf eigenständig durchführt oder organisiert. Er kann zu diesem Zweck alle kompensatorischen Möglichkeiten wie Angehörige, Nachbarn oder Dienstleistungsbetriebe in Anspruch nehmen. Professionelle Pflege wird nach OREM erst dann notwendig, wenn der Patient seine Selbstpflegeerfordernisse nicht mehr selbst erkennt oder durchführen kann. Zunächst wird dabei der *therapeutische Selbstpflegebedarf* mit den vorhandenen oder nicht mehr vorhandenen Selbstpflegefähigkeiten verglichen. Daraufhin kann entschieden werden, welches *Pflegesystem* mit welchen *helfenden Methoden* angemessen ist (sekundäre und tertiäre Prävention).

Dorothea OREM unterscheidet drei Systeme, innerhalb derer Pflege tätig wird.

(siehe umseitige Grafik)

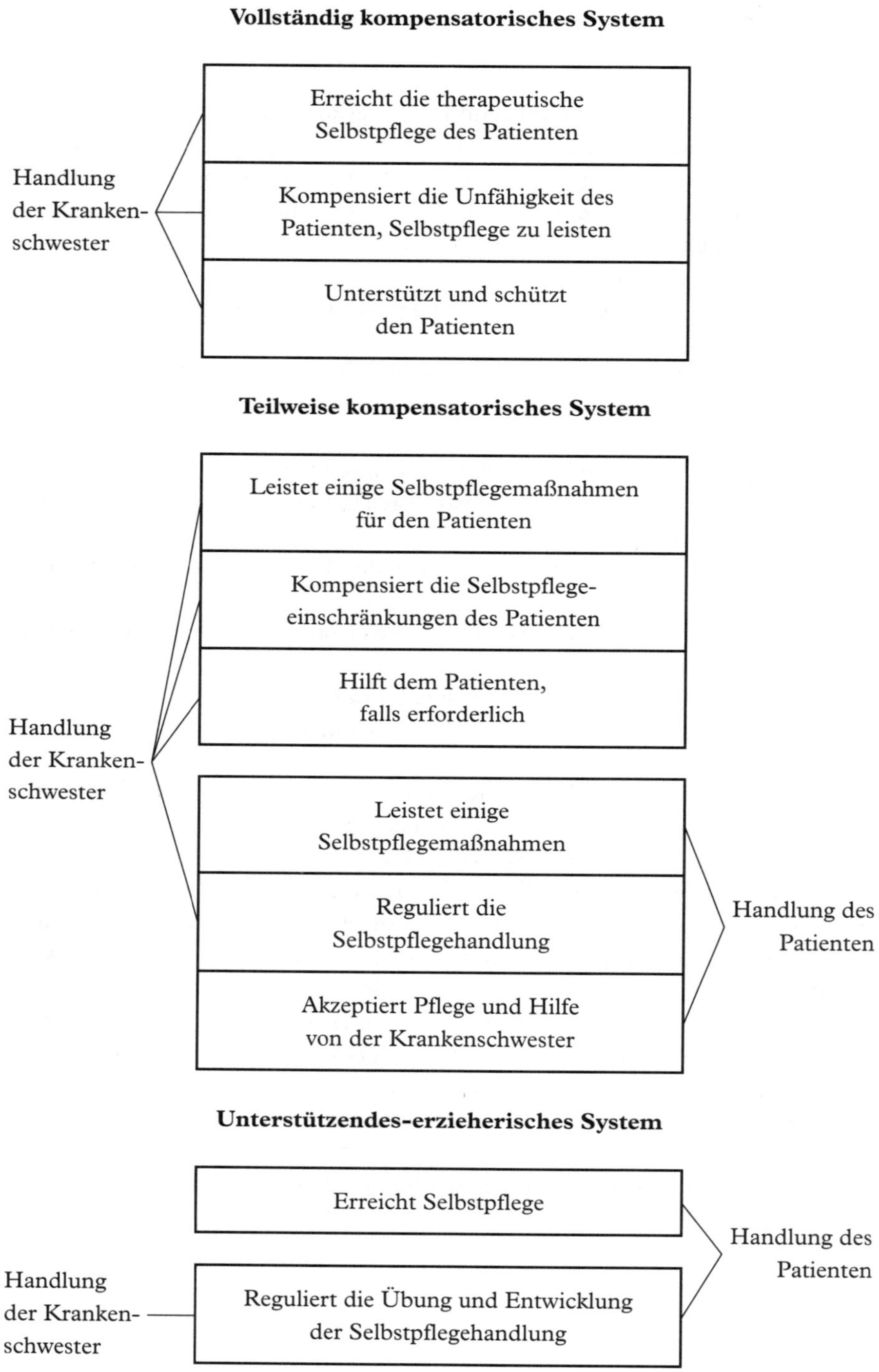

Vollständig kompensatorisches System

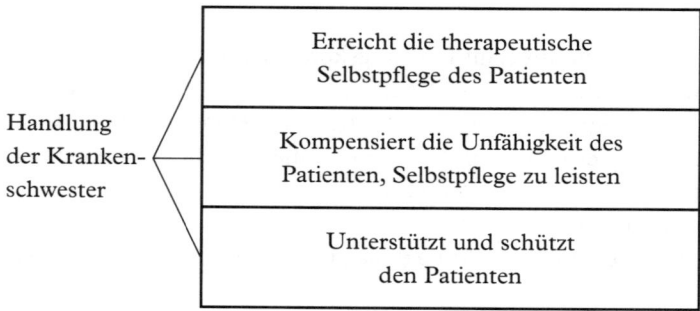

	Erreicht die therapeutische Selbstpflege des Patienten
Handlung der Kranken- schwester	Kompensiert die Unfähigkeit des Patienten, Selbstpflege zu leisten
	Unterstützt und schützt den Patienten

Teilweise kompensatorisches System

	Leistet einige Selbstpflegemaßnahmen für den Patienten
	Kompensiert die Selbstpflege- einschränkungen des Patienten
Handlung der Kranken- schwester	Hilft dem Patienten, falls erforderlich

	Leistet einige Selbstpflegemaßnahmen	
	Reguliert die Selbstpflegehandlung	Handlung des Patienten
	Akzeptiert Pflege und Hilfe von der Krankenschwester	

Unterstützendes-erzieherisches System

	Erreicht Selbstpflege	
Handlung der Kranken- schwester	Reguliert die Übung und Entwicklung der Selbstpflegehandlung	Handlung des Patienten

Pflegegrundsystem nach D. Orem. Aus: Marriner-Tomey, S. 195

Sie gibt uns mit ihren »helfenden Methoden« ein Instrument an die Hand, mit dessen Anwendung wir uns mit dem Patienten darauf einigen können, *wie* wir tätig werden:

1. für jemanden etwas tun;
2. jemanden führen / leiten;
3. jemanden unterstützen;
4. eine Umgebung schaffen, die persönliche Entwicklung und die Fähigkeit fördern, erforderliche Handlungen zu vollbringen;
5. jemanden lehren, belehren.

(Aus: SCHMIDLI-BLESS, Cornelia; RICKA, Regula: S. 135)

Nachfolgend beschränken wir uns auf die häufigsten psychiatrischen Erkrankungen und auf deren akute Ausprägung. Kenntnis der psychiatrischen Krankheitslehre setzen wir voraus. Die in Klammern gesetzten Zahlen beziehen sich auf die oben beschriebenen Selbstpflegefähigkeiten.

▮ Der Patient mit einer Abhängigkeit

In der Entgiftungsphase treten typischerweise folgende Selbstpflegedefizite zutage: Der Patient weicht der Konfrontation mit seiner Abhängigkeit aus, indem er seine Erkrankung bagatellisiert und sich mit Tätigkeiten auf der Station wie Küchendienst etc. und Fernsehen, Spielen, Unterhaltungen davon ablenkt (1, 3). Er wirkt unterschwellig aggressiv, vordergründig überangepaßt, geht Konflikten möglichst aus dem Weg oder reagiert bei Meinungsverschiedenheiten überschießend (4, 9). Seine Frustrationstoleranz ist gering, Selbstbild und Realität stimmen nicht überein. Wenn ihm etwas mißlingt oder wenn er sich nicht durchsetzen kann, reagiert er übermäßig enttäuscht (3, 4). Er bekommt schnell oberflächlichen Kontakt zu anderen, bleibt aber im Kern isoliert (7). Er erlebt sich nicht als krank und will deshalb nicht mehr über die Erkrankung wissen (5, 6). Ein anderer Patient, der schon häufig rückfällig geworden ist, fühlt sich als Versager und minderwertig, hat die Hoffnung in seine Zukunft verloren (3, 7, 9). Ein Patient, der wegen seiner Erkrankung schon multiple körperliche und geistige Schäden erlitten hat, kann darüber hinaus seinen Körper nicht mehr ausreichend kontrollieren (2) und ist nicht in der Lage, neue Selbstpflegefertigkeiten zu erlernen und anzuwenden (1, 8, 10).

Bei einem Patienten mit akuten Entzugssymptomen sind alle Selbstpflegefähigkeiten beeinträchtigt.

Nachfolgend werden die wichtigsten allgemeinen Grundregeln pflegerischen Handelns bei Patienten mit Abhängigkeit tabellarisch dargestellt. Sie ersetzen jedoch die individuelle Einschätzung des therapeutischen Selbstpflegebedarfs eines Patienten und die darauf aufbauende Pflegeplanung nicht.

Allgemeine Grundregeln für pflegerisches Handeln			
Inst. = der Patient ist in einer Institution, z. H. = der Patient ist zu Hause,			
Pflegeproblem	**Ort**	**Vollständig kompensatorisches System**	**Helf. Meth.**
Der Patient bagatellisiert seine Erkrankung und steht nicht zu seinem Suchtverhalten.	z. H.		
	Inst.	Suchtmittelgebrauch ist verboten, wird sanktioniert und kontrolliert.	1
Der Patient geht der Konfrontation mit seiner Erkrankung durch Ablenkung aus dem Weg.	Inst.	Das Behandlungskonzept für Abhängige sieht Ablenkung nur in engen Grenzen vor.	4
Der Patient kann seine aggressiven Gefühle nicht steuern.	z. H.	Bei akuter Gefahr für Familienmitglieder wird die Polizei eingeschaltet. Bei akuter Suizidalität wird eine Einweisung in die Klinik veranlaßt.	1
	Inst.	Bei aggressiven Ausbrüchen, die andere gefährden, wird der Patient isoliert.	1
Der Patient ist überangepaßt und geht Konflikten aus dem Weg.	z. H. + Inst.		

▼

200

bei Patienten mit einer Abhängigkeit			
Helf. Meth. = helfende Methode nach D. OREM			
Teilweise kompensatorisches System	**Helf. Meth.**	**Unterstützend-pädagogisches System**	**Helf. Meth.**
Wir vermitteln dem Patienten, daß wir seine Krankheit ernst nehmen und hinterfragen bzw. überprüfen wenn möglich seine Angaben zu seinem Suchtverhalten.	2	Wir konfrontieren den Patienten mit psychischen, physischen und sozialen Folgeerscheinungen der Erkrankung.	5
	1	Wir unterstützen die Angehörigen darin, Grenzen zu ziehen.	4
Wir vermitteln dem Patienten, daß wir seine Krankheit ernst nehmen und hinterfragen bzw. überprüfen wenn möglich seine Angaben zu seinem Suchtverhalten.	2 1	Der Patient wird mit den psychischen, physischen und sozialen Folgeerscheinungen seiner Erkrankung konfrontiert.	5
Wir achten darauf, daß der Behandlungsplan und Absprachen eingehalten werden.	2	Wir veranlassen den Patienten, bei sich herauszufinden, wann und warum er sich ablenkt.	3+5
		Mit den Angehörigen wird erarbeitet, mit welchem Verhalten sie die Sucht unterstützen. Es wird versucht, den Patienten zur Behandlung zu motivieren.	4 3
Bei heftigen verbalen Auseinandersetzungen mit Mitpatienten wird der Patient mit seinem Verhalten konfrontiert. Falls nötig, wird eingegriffen.	2	Mit dem Patienten werden andere Verhaltensweisen zur Konfliktlösung erarbeitet. Er wird ermutigt, über seine Gefühle zu reden. Er bekommt positive Rückmeldung bei adäquatem Verhalten.	5 4 3
Wir machen den Patienten darauf aufmerksam, wenn wir wahrnehmen, daß er unterschwellig aggressiv wirkt oder Konflikten aus dem Weg geht.	5	Wir erarbeiten mit dem Patienten, wie er seine aggressiven Gefühle erkennen und mit ihnen konstruktiv umgehen kann. Wir finden mit ihm heraus, warum er Konflikten aus dem Weg geht und was er befürchtet.	4 2

Allgemeine Grundregeln für pflegerisches Handeln			
Inst. = der Patient ist in einer Institution, z. H. = der Patient ist zu Hause,			
Pflegeproblem	**Ort**	**Vollständig kompensatorisches System**	**Helf. Meth.**
Der Patient geht destruktiv mit Enttäuschungen um.	z. H.+ Inst.		
Der Patient ist, abgesehen von Kneipen- oder Szenebekanntschaften, isoliert.	z. H.+ Inst.		
Der Patient hat zuwenig Informationen über seine Krankheit.	z. H.+ Inst.		
Das Selbstwertgefühl des Patienten ist wenig ausgeprägt.	z. H.+ Inst.		
Der Patient leidet unter seinen fehlenden Zukunftsaussichten.	z. H+ Inst.		
Der Patient beherrscht seine Körperfunktionen nicht ausreichend.	z. H.+ Inst.	Der Patient bekommt die notwendigen Hilfsmittel und Hilfen.	1

bei Patienten mit einer Abhängigkeit

Helf. Meth. = helfende Methode nach D. OREM

Teilweise kompensatorisches System	Helf. Meth.	Unterstützend-pädagogisches System	Helf. Meth.
Wir üben mit dem Patienten Möglichkeiten ein, z. B. im Rollenspiel und beim gemeinsamen Tun, wie er alternativ mit Enttäuschungen umgehen kann. Dabei dienen wir selbst als Modell. Wir vermitteln dem Patienten, daß Mißerfolge ausgeglichen werden können.	5 4 3	Wir suchen in konkreten Situationen mit dem Patienten nach Gründen für seine Enttäuschung und nach Wegen, wie er damit konstruktiv mgehen kann. Er bekommt von uns positive Rückmeldung, wenn er sich mit seinem Problem auseinandersetzt.	2 4
Wir verlangen vom Patienten, alternative Wege zur Kontaktaufnahme zu anderen Menschen zu beschreiten. Die Mindestanforderung dazu stellt seine Teilnahme an den Selbsthilfegruppen dar.	2 2	Wir überlegen mit dem Patienten, zu welchen früheren Bezugspersonen ohne Suchtmittelgebrauch er wieder Kontakt aufnehmen kann, welche Interessen ihm dazu den Weg ebnen können.	2 3
Der Patient wird mit viel Nachdruck von seiten der Angehörigen oder der Mitarbeiter dazu bewegt, an Suchtinformationsgruppen teilzunehmen.	2 3 4	Der Patient wird über alle körperlichen Untersuchungsbefunde informiert und bekommt sie in ihrer Tragweite erklärt. Er wird über die Behandlungsmöglichkeiten seiner Sucht unterrichtet.	5
Wir geben dem Patienten Aufgaben, die er gut bewältigen kann. Er bekommt so oft wie möglich Bestärkung, vor allem bei neu erworbenen positiven Verhaltensweisen.	3 4	siehe: Spalte teilweise kompensatorisches System. Wir finden mit dem Patienten heraus, was er besonders gut kann, welche Fähigkeiten er vernachlässigt hat, die er wieder aufgreifen kann.	5
Wir wirken an der Planung und Gestaltung geeigneter Hilfsmöglichkeiten und Institutionen mit und beteiligen uns an der erforderlichen Aufklärung und Öffentlichkeitsarbeit.	1 4	Wir informieren den Patienten über vorhandene Hilfsmöglichkeiten und Einrichtungen. Wir motivieren ihn dazu, Hilfsmöglichkeiten in Anspruch zu nehmen.	5 3
Die noch vorhandenen Selbstpflegefähigkeiten werden daraufhin überprüft, welche Defizite sie kompensieren können, welche vom Patienten mit Unterstützung ausgeführt werden können.	2 3	Wir informieren und leiten den Patienten an, die Hilfsmittel sacherecht einzusetzen. Wir trainieren mit dem Patienten, seine Selbstpflegefähigkeiten schrittweise auszubauen.	5 3

▼

Allgemeine Grundregeln für pflegerisches Handeln			
Inst. = der Patient ist in einer Institution, z. H. = der Patient ist zu Hause,			
Pflegeproblem	**Ort**	**Vollständig kompensatorisches System**	**Helf. Meth.**
Der Patient hat akute Entzugs-symptome.	z. H.	Wir bringen den Patienten in die Klinik oder zum Arzt. Die Maßnahmen, die zu erwartetenden Symptome und deren Folgen werden dem Patienten erklärt (je nach Aufnahmefähigkeit).	1 5
	Inst.	Die Entzugssymptome werden frühzeitig erkannt. Der Patient bekommt die erforderliche medizinische und pflegerische Hilfe nach Standard der Klinik.	1 1
Der Patient ist rückfällig.	z. H. + Inst.	Wir veranlassen, daß der Patient sich von einem Arzt untersuchen läßt, damit geklärt wird, welche Hilfen er sofort braucht.	1
Der Patient ist (latent) suizidal.		Pflegehandlungen siehe Kap. 6 A Suizidalität	

bei Patienten mit einer Abhängigkeit			
Helf. Meth. = helfende Methode nach D. OREM			
Teilweise kompensatorisches System	**Helf. Meth.**	**Unterstützend-pädagogisches System**	**Helf. Meth.**
		Die Angehörigen bekommen Informationen über den Zustand des Patienten und die weiteren Möglichkeiten.	5
Der Patient hat z. B. nur Ausgang mit Mitarbeitern. Wir fordern vom Patienten, daß er Entzugssymptome in erträglichem Umfang aushält und unterstützen ihn dabei. Er bekommt bei den alltäglichen Verrichtungen die notwendige Hilfestellung.	1 2 3	Wir vermitteln dem Patienten, daß sein Zustand lebensbedrohlich wäre, wenn er die Hilfen der Institution nicht hätte. Wir klären ihn über die notwendigen Schritte und Maßnahmen auf. Wir konfrontieren ihn mit seinem Suchtverhalten.	5 5 5
		Wir wissen, daß wir bei abhängigen Patienten mit Rückfällen rechnen müssen. Wir akzeptieren seinen Rückfall als zu seiner Krankheit gehörig. Wir ermutigen ihn zur Suche nach den Gründen und konfrontieren ihn mit seinen Schuldzuweisungen.	4 4 3 2

II   Ziele der Milieugestaltung

- Das Milieu begünstigt den Erfahrungsaustausch zwischen abhängigen Patienten, ohne daß dadurch die typische »Kneipen- oder Szenen-Atmosphäre« entsteht.
- Es ist so gestaltet, daß der Patient gefordert ist und den Anforderungen an ihn nicht aus dem Weg gehen kann.
- Konflikte zwischen Mitarbeitern und den Patienten und unter den Patienten werden mit den dazu geeigneten Methoden ausgetragen.
- Das Milieu setzt den Versuchen abhängiger Patienten, sich als nicht krank zu bezeichnen und andere Patienten als »bekloppt« abzuqualifizieren, enge Grenzen und erleichtert die Auseinandersetzung mit der eigenen Erkrankung.
- Die Umgebung fördert die Einsicht des Patienten, daß er selbst an sich arbeiten muß, und daß ihm dies kein anderer abnimmt.
- Die Atmosphäre wird so gestaltet, daß ein Patient bei einem Rückfall weiß, daß und unter welchen Bedingungen er wieder Hilfe bekommt.

◼ Der Patient mit einer Demenz

Der Patient hat wegen seiner Vergeßlichkeit Mühe, sich Inhalte von Gesprächen zu merken, Neues beim ersten Mal aufzunehmen und in Handeln umzusetzen (1, 5, 6). Er hat es deshalb schwer, sich in einer fremden Umgebung zurechtzufinden oder sich auf eine Veränderung im häuslichen Bereich einzustellen (6, 7). Jeder Wechsel löst Angst aus, die ihrerseits neue Orientierung behindert (9). Auch gewohnte Handlungsabläufe werden nicht mehr in ihrer Gesamtheit wahrgenommen und in der richtigen Reihenfolge durchgeführt (8). Manchmal tritt ein Thema so in den Mittelpunkt, daß keine Kraft mehr bleibt, den Alltag zu gestalten (4, 9). Die Eigenmotivation reicht nicht aus, um die Beschwerden, die aufgrund von Verschleißerscheinungen bestehen, zu überwinden und beweglich zu bleiben (3, 2).

Nach OREM wird die Selbstpflege dieses alten Menschen erst dann defizitär, wenn kein kompensatorisches Umfeld vorhanden ist, z. B. Familie, oder die Belastungsgrenze des Umfeldes überschritten wird. Es hängt von den wirtschaftlichen Ressourcen ab, welche externen Dienstleistungen in Anspruch genommen werden, z. B. Putzhilfe, Essen auf Rädern, Wäscherei, »Altensitter« oder Kurzzeitpflege zur Entlastung. Lebt dieser alte Mensch alleine oder kann das Umfeld die Defizite nicht mehr kompensieren, tritt Bedarf an professioneller Pflege auf.

Nachfolgend werden die wichtigsten allgemeinen Grundregeln pflegerischen Handelns bei Patienten mit Demenz tabellarisch dargestellt. Sie ersetzen jedoch die individuelle Einschätzung des therapeutischen Selbstpflegebedarfs eines Patienten und die darauf aufbauende Pflegeplanung nicht.

Allgemeine Grundregeln für pflegerisches Handeln			
Inst. = der Patient ist in einer Institution, z. H. = der Patient ist zu Hause,			
Pflegeproblem	**Ort**	**Vollständig kompensatorisches System**	**Helf. Meth.**
Der Patient ist vergeßlich.	z. H.	Die Angehörigen wiederholen Informationen so oft wie nötig und führen Hilfestellungen immer in der gleichen Weise durch.	1
	Inst.	Wir wiederholen Informationen so oft wie nötig und führen Hilfestellungen immer in der gleichen Weise durch.	1
Der Patient kann sich nur schwer auf Veränderungen einstellen und bekommt Angst.	z. H.	Die Angehörigen bereiten notwendige Veränderungen langfristig vor.	1
	Inst.	Wir wissen, daß der Patient unter dem Wechsel leidet. Wir lassen ihm die nötige Zeit, sich einzugewöhnen, und lassen ihn nicht allein.	4
Der Patient handelt nicht folgerichtig.	z. H. + Inst.	Die Angehörigen oder wir fordern den Patienten verbal oder averbal zu jeweils einer Handlung auf und berücksichtigen dabei seine früheren Gewohnheiten. Wir achten darauf, daß die Reihenfolge täglich dieselbe bleibt.	1 4
Der Patient beschäftigt sich zwanghaft mit einem Thema, daß ihm keine Energie für etwas anderes übrigbleibt.	z. H. + Inst.		
Der Patient hat keinen Antrieb, seinen körperlichen Beschwerden entgegenzusteuern.	z. H. + Inst.	Die Angehörigen oder wir sorgen dafür, daß der Patient seinen bisher bestehenden körperlichen Gebrechen keine weiteren hinzufügt. Wir motivieren den Patienten dazu, trotz seiner Beschwerden den alltäglichen Verrichtungen möglichst eigenständig nachzukommen.	1 2

bei Patienten mit einer Demenz

Helf. Meth. = helfende Methode nach D. OREM

Teilweise kompensatorisches System	Helf. Meth.	Unterstützend-pädagogisches System	Helf. Meth.
Sie achten genau darauf, daß Gegenstände sich immer am gewohnten Ort befinden. Wir richten uns mit unseren Handlungen nach den gewohrten Ritualen.	4 4	Wir achten darauf, daß Angehörige sich die nötige Entlastung verschaffen und beraten sie dabei. Wir versuchen, bei den Angehörigen die emotionale Belastung zu reduzieren.	5 3
Wir setzen Orientierungshilfen gezielt ein. Wir zeigen dem Patienten unaufgefordert immer wieder die Wege zu den einzelnen Örtlichkeiten.	4 2	Wir fragen den Patienten nach Erlebnissen von früher und finden damit heraus, bis zu welcher nahen Vergangenheit er genau orientiert ist. Wir informieren uns bei den Angehörigen oder anderen Bezugspersonen.	3 4
Die Angehörigen bestärken den Patienten, wenn er beginnt, sich auf die Veränderung einzustellen.	3	Wir achten auf Kontinuität, wenn wir die Angehörigen entlasten. Wir raten ihnen, dem Patienten nur notwendigen Wechsel zuzumuten.	4 2
Wir suchen nach einem geeigneten Mitpatienten, der bereit ist, ihm viel Gesellschaft zu leisten.	4	Wir laden die Angehörigen oder andere Bezugspersonen ein, den Patient häufig zu besuchen.	3
Uns ist es wichtig, emotional so viel Abstand vom Patienten zu halten, daß wir geduldig bleiben können, ihm die nötige Zeit einräumen und Mißgeschicke nicht tragisch nehmen.	4	Wir stellen uns den Angehörigen zur Verfügung, daß sie ihre Sorgen bei uns abladen können.	3
Die Angehörigen oder wir bemühen uns darum, den Patienten abzulenken. Dabei knüpfen wir an seiner Biographie an.	2 4	Wir tauschen mit Angehörigen und/oder Bezugspersonen Informationen über Vorlieben und Interessen des Patienten aus und beziehen sie in unser Handeln ein.	4 3
Die Angehörigen oder wir fordern den Patienten zu angemessener Ernährung und ausreichender Bewegung auf. Wir achten auf seine bisherigen Gewohnheiten, Vorlieben und Abneigungen. Wir unterstützen ihn darin, die Handlungen möglichst selbständig durchzuführen.	2 4 3	Die Angehörigen und wir informieren den Patienten über den Sinn der Maßnahmen. Angehörige und wir informieren uns regelmäßig über den Zustand und die Selbstpflegefähigkeiten des Patienten und passen unser Vorgehen an. Wir veranlassen, daß rechtzeitig spezielle Hilfen wie z. B. Krankengymnastik eingesetzt werden.	5 1 3

II   Ziele der Milieugestaltung

- Das Milieu trägt dazu bei, daß der alte Mensch seine Würde behält.
- Es wird ein Milieu geschaffen, in dem der alte Mensch nicht vereinsamt.
- Der Umkreis des alten Menschen fördert seine Erinnerung und gibt ihm einen Bezug zu seiner Biographie.
- Die Umgebung erleichtert die Orientierung und damit das Gefühl von Sicherheit.
- Die Räumlichkeiten sind so gestaltet, daß Hilfsmittel problemlos eingesetzt werden können.
- Die Angehörigen und andere Bezugspersonen fühlen sich auf der Station willkommen.

■ Der Patient mit einer Depression

Der Patient haftet mit seinen Gedanken und Gefühlen an dem Thema seiner eigenen Wertlosigkeit und seiner fehlenden Zukunftsperspektive (1, 3). Seine Stimmung ist gedrückt, er kann sich nicht vorstellen, daß es ihm jemals wieder besser gehen wird (1, 6, 7). Er sieht keinen Sinn mehr darin, sein Leben fortzusetzen (3). Er ist antriebslos, kann sich zu keiner Handlung entschließen und verharrt über lange Zeit bewegungslos, ohne Unbequemlichkeit zu spüren (1, 2, 3). Er ist vernünftigen Argumenten nicht zugänglich und kann sich weder für noch gegen etwas entscheiden (4, 5). Er nimmt seine Bedürfnisse nicht wahr und kann sie deshalb nicht befriedigen (1, 7, 8). Alle Vitalfunktionen sind eingeschränkt, einzelne Patienten werden von den Gedanken an sie beherrscht (8, 9). Der Patient unterdrückt aggressive Gefühle, die für andere spürbar sind, gerät in das Gefängnis seiner Abkehr und überläßt anderen die Verantwortung für ihn (1, 4, 10).

Nachfolgend werden die wichtigsten allgemeinen Grundregeln pflegerischen Handelns bei Patienten mit einer Depression tabellarisch dargestellt. Sie ersetzen jedoch die individuelle Einschätzung des therapeutischen Selbstpflegebedarfs eines Patienten und die darauf aufbauende Pflegeplanung nicht.

		Allgemeine Grundregeln für pflegerisches Handeln	
Inst. = der Patient ist in einer Institution, z.H. = der Patient ist zu Hause,			
Pflegeproblem	**Ort**	**Vollständig kompensatorisches System**	**Helf. Meth.**
Der Patient kann nichts aufnehmen, er wird von seinen Gedanken und Gefühlen beherrscht.	z.H.+ Inst.		
Der Patient fühlt sich wertlos und sieht nicht, wie es weitergehen soll. Seine Stimmung ist gedrückt.	z.H.+ Inst.		
Der Patient ist suizidal.	z.H.	Wir wissen, wann bei einem depressiven Patienten die Gefährdung am größten ist. Der Patient wird rechtzeitig – notfalls gegen seinen Willen – in die Klinik gebracht, wenn seine Sicherheit zu Hause nicht mehr gewährleistet ist.	1 1
	Inst.	Wir wissen, wann bei einem depressiven Patienten die Gefährdung am größten ist. Weiteres Vorgehen siehe Kap. 6 A Suizidalität	
Der Patient kann sich nicht entscheiden, er ist Argumenten nicht zugänglich.	z.H.+ Inst.	In den erforderlichen Bereichen wird für den Patienten entschieden, die Entscheidungen werden erklärt.	1 5
Der Patient ist antriebslos.	z.H.+ Inst.	Wir sorgen dafür, daß der Patient keinen Schaden durch seine Bewegungslosigkeit erleidet und erklären ihm die Maßnahmen.	1 5

▼

212

bei Patienten mit einer Depression

Helf. Meth. = helfende Methoden nach D. OREM

Teilweise kompensatorisches System	Helf. Meth.	Unterstützend-pädagogisches System	Helf. Meth.
Die Angehörigen oder wir entlasten den Patienten davon, etwas aufnehmen zu müssen, versuchen jedoch, ihn in das Alltagsgeschehen als passiven Teilnehmer einzubeziehen.	1 4	Wir informieren den Patienten und die Angehörigen über den möglichen Verlauf der Erkrankung und darüber, was unterstützend getan werden kann.	5
Die Angehörigen und wir versuchen, den Klagen des Patienten geduldig zuzuhören, kommentieren sie jedoch nicht. Wir finden in Kooperation mit den Angehörigen heraus, welche kleinen Aufgaben der Patient noch bewältigen kann und laden ihn dazu ein.	1 3	Wir formulieren unsere Einladungen zu Tätigkeiten als Feststellungen, Bestätigungen erfolgen vorwiegend averbal. Bei Wiedererkrankung des Patienten wird auf frühere Erfahrungen zurückgegriffen.	3 5
Wir beurteilen die Gefährdung des Patienten regelmäßig und in kurzen Abständen. Die Angehörigen achten auf ihn im Rahmen ihrer Möglichkeiten.	1 4	Wir halten Termine verläßlich ein und verabreden mit dem Patienten je nach Zustand den nächsten. Wir erkennen, wenn die Angehörigen es sich nicht mehr zutrauen, für seine Sicherheit zu sorgen.	1 2
Bereiche des Tages werden in kleine überschaubare Teile gegliedert und mit dem Patienten soweit wie nötig gemeinsam bewältigt.	2	Wir informieren den Patienten über den möglichen Verlauf der Erkrankung.	5
Die Angehörigen und wir bringen den Patienten dazu, daß er sich ausreichend bewegt. Wir sorgen gegebenenfalls für Einzelgymnastik und/ oder Massagen.	2 1	Wir finden mit dem Patienten und seinen Angehörigen heraus, welchen Bezug er in gesunden Zeiten zu seinem Körper hat, wie wichtig ihm eine ausgewogene Lebensführung ist.	3

Allgemeine Grundregeln für pflegerisches Handeln			
Inst. = der Patient ist in einer Institution, z.H. = der Patient ist zu Hause,			
Pflegeproblem	**Ort**	**Vollständig kompensatorisches System**	**Helf. Meth.**
Der Patient nimmt seine Bedürfnisse nicht wahr und befriedigt sie nicht. Seine Vitalfunkionen sind einge-schränkt.	z.H. + Inst.	Die Angehörigen und wir sorgen dafür, daß der Patient durch sein Er-nährungs- und Ausscheidungsverhal-ten keinen Schaden nimmt. Störungen der Vitalfunktionen werden rechtzeitig erkannt und entsprechend angegangen.	1 1
Der Patient unterdrückt seine aggressiven Gefühle und ist in sich gefangen.	z.H. + Inst.		

II   Ziele der Milieugestaltung

- Das Milieu trägt dazu bei, daß der Patient sich nicht überfordert und von ande-ren nicht überfordert wird.
- Der Patient fühlt sich in der Umgebung geborgen und sicher.
- Die zwischenmenschliche Atmosphäre vermittelt ihm, daß er sich Zeit nehmen kann.
- Der Patient erfährt, daß er mit seiner Stimmung nicht alleingelassen wird, daß wir aber die Dauer seiner Erkrankung wenig beeinflussen können.

bei Patienten mit einer Depression			
Helf. Meth. = helfende Methoden nach D. OREM			
Teilweise kompensatorisches System	Helf. Meth.	Unterstützend-pädagogisches System	Helf. Meth.
Die Angehörigen und wir fördern die Selbstwahrnehmung des Patienten, indem wir ihn immer wieder nach seinen Bedürfnissen und seinen früheren Gewohnheiten fragen (Ausnahme Trinken) und entsprechend handeln.	3	Wir informieren den Patienten und die Angehörigen über die Begleiterscheinungen einer Depression.	5
Wir machen den Patienten darauf aufmerksam, wenn wir wahrnehmen, daß er seine Wut wegschließt und sich damit einengt. Wir sprechen bei passender Gelegenheit an, was uns in der Familie auffällt.	1 4	Wenn es dem Patienten besser geht, überlegen wir mit ihm zusammen, wie er bisher mit inneren und äußeren Konflikten umgegangen ist und was er ändern will und kann.	5

▌ Der Patient mit einer Manie

Die Stimmung des Patienten ist gehoben: er kann heiter, ausgelassen sein oder gereizt und angriffslustig, oder zwischen beidem hin- und herschwanken, ohne daß ein Zusammenhang mit realen Gegebenheiten besteht (4). Der Antrieb ist gesteigert, der Patient ist immer in Bewegung, eine begonnene Handlung jagt die nächste, keine wird zu Ende geführt (2, 3, 5). Der Patient ist gezwungen, auf jeden Umweltreiz sofort und total zu reagieren, seine Unfähigkeit zu Distanz oder zu einer Pause führt ihn zu dauernder Erregung (4, 9). Ein Gedanke jagt den anderen, der Patient kommt vom Hundersten ins Tausendste, jede Assoziation wird aufgegriffen, ein roter Faden im Denken und Handeln entsteht nicht (1, 3). Die eigenen Kräfte werden überschätzt bis zum Größenwahn, z. B. werden Firmen gegründet oder Kredite aufgenommen, andere Menschen werden lächerlich gemacht und bloßgestellt (5, 8, 9). Der Patient nimmt Erschöpfung und Schmerz nicht wahr, kommt tagelang ohne Schlaf aus. Er ißt entweder unmäßig oder vergißt Essen und Trinken ganz (1, 2, 10). Er ist entweder sexuell enthemmt oder nimmt nicht wahr, daß er sich aufreizend kleidet (1, 5). Der Patient hat panische Angst davor, depressiv zu werden und wehrt sich mit allen Mitteln dagegen (7).

Nachfolgend werden die wichtigsten allgemeinen Grundregeln pflegerischen Handelns bei Patienten mit einer Manie tabellarisch dargestellt. Sie ersetzen jedoch die individuelle Einschätzung des therapeutischen Selbstpflegebedarfs eines Patienten und die darauf aufbauende Pflegeplanung nicht.

Allgemeine Grundregeln für pflegerisches Handeln			
Inst. = der Patient ist in einer Institution, z. H. = der Patient ist zu Hause,			
Pflegeproblem	**Ort**	**Vollständig kompensatorisches System**	**Helf. Meth.**
Der Patient wird von unzähligen Ideen angetrieben, die er in die Tat umsetzen will. Er hat Angst, daß er etwas verpaßt und kommt nicht zu Ruhe und Entspannung.	Inst.	Wir halten den Patienten von Handlungen ab, die er später bereuen würde.	1
Der Patient wird von anderen wegen seiner inadäquaten Stimmung nicht ernstgenommen.	Inst.	Wir wissen, daß die meisten Patienten mit einer akuten Manie stationär behandelt werden müssen. Wir sorgen dafür, daß der Patient sich nicht alle Sympathien verscherzt.	1 1
Der Patient fängt mit allen anderen Streit an.	Inst.	Durch Einzelbetreuung sorgen wir dafür, daß der Patient möglichst dauernd in seiner Streitsuche eingegrenzt bleibt. Dabei machen wir uns klar, daß, wenn er uns beschimpft, wir als Ventil dienen und nicht persönlich gemeint sind.	1 1
Der Patient kann keine Handlung und keinen Gedanken zu Ende führen, weil er durch jeden Außenreiz auf eine neue Idee kommt.	Inst.	Wir strukturieren die einzelnen Handlungen vor, begleiten den Patienten dabei und versuchen, dafür zu sorgen, daß er bei der Sache bleibt. Wenn er das Thema wechselt, versuchen wir, ihn zum ursprünglichen Thema zurückzubringen.	1 1
Der Patient übergeht die Grenzen von anderen und verletzt sie.	Inst.	Wir isolieren den Patienten, bevor es für die Mitpatienten unerträglich wird.	1

▼

216

bei Patienten mit einer Manie

Helf. Meth. = helfende Methode nach D. OREM

Teilweise kompensatorisches System	Helf. Meth.	Unterstützend-pädagogisches System	Helf. Meth.
Wir begleiten den Patienten dabei, sich körperlich auszuarbeiten (nicht in der Gruppe). Wenn er danach etwas entspannt ist, helfen wir ihm dabei, diesen Zustand möglichst lange aufrechtzuerhalten, z. B. durch Sitzwache.	2 3	Wir lassen uns von der Hektik des Patienten nicht anstecken, bilden kein Publikum für »Witze« und Aktionen und bemühen uns darum, daß er woanders kein Publikum hat. Wir bleiben in Beziehung mit dem Patienten, unsere Reaktionen sind zurückhaltend.	4 2
Wir informieren die Mitpatienten, daß das Verhalten des Patienten krankheitsbedingt verändert ist, ohne die Schweigepflicht zu verletzen.	4	Wir versuchen, die Angehörigen dazu zu bewegen, trotz der schlimmen Erlebnisse sich nicht von dem Patienten abzuwenden.	3
Wir bitten die Mitpatienten darum, diesem Patienten vorläufig aus dem Weg zu gehen. Falls es zu Streit kommt, trennen wir die Beteiligten und streiten lieber selbst mit dem Patienten.	4 2	Wir geben dem Patienten dosiert Rückmeldungen über sein Verhalten.	5
Wir schaffen ein reizarmes Klima und halten den Patienten von Gruppenaktivitäten fern.	4	Wir bestätigen den Patienten, wenn er eine Handlung zu Ende gebracht hat.	3
Wir machen den Patienten immer wieder auf Grenzüberschreitungen aufmerksam und machen ihm die Konsequenzen deutlich. Wir greifen ein, wenn er andere kränkt.	2 1	Wir fordern die Mitpatienten auf, auf ihr Eigentum zu achten. Nach Möglichkeit fragen wir den Patienten, ob er von anderen so behandelt werden wolle, wie er jetzt mit anderen umgeht.	4 3

Allgemeine Grundregeln für pflegerisches Handeln			
Inst. = der Patient ist in einer Institution, z. H. = der Patient ist zu Hause,			
Pflegeproblem	**Ort**	**Vollständig kompensatorisches System**	**Helf. Meth.**
Der Patient nimmt seine körperlichen Grenzen nicht wahr.	Inst.	Wir achten auf alle Körperfunktionen und greifen bei Bedarf ein, damit der Patient sich keine unnötigen Schäden zufügt. Wir sorgen dafür, daß er bei Bedarf ausreichend sediert wird.	1 1
Der Patient ist sexuell enthemmt.	Inst.	Wir verhindern, daß der Patient sexuelle Kontakte aufnimmt, weil er nicht Herr seiner Entscheidungen ist. Wir sorgen dafür, daß er sich so kleidet, daß er auch später dazu stehen kann.	1 2
Der Patient ist in Gefahr, seine soziale Existenz zu zerstören. Er überschätzt sich und seine öglichkeiten.	Inst.	Wir verhindern, daß der Patient in seinem akuten Krankheitszustand größere Geschäfte tätigt oder Verträge abschließt. Wir sorgen dafür, daß sinnlose Geschäfte und Verträge aus jüngster Vergangenheit rückgängig gemacht werden.	1 1
Der Patient hat Angst, depressiv zu werden.	Inst.	Wir erkennen auch kleine Indizien dafür, daß die Stimmung des Patienten umschlägt.	1
Ein Patient wird auf Lithium eingestellt.	z. H. + Inst.	Wir wissen über Wirkung, Nebenwirkungen, Überdosierungserscheinungen, erforderliche Vor- und Begleituntersuchungen und angepaßte rnährung bei Lithium-Behandlung Bescheid und handeln ntsprechend.	1

bei Patienten mit einer Manie

Helf. Meth. = helfende Methode nach D. OREM

Teilweise kompensatorisches System	Helf. Meth.	Unterstützend-pädagogisches System	Helf. Meth.
Wir wissen, daß ein manischer Patient Schmerzen, Kälte etc. wahrscheinlich nicht wahrnimmt oder sie übergeht, weil für ihn andere Dinge im Vordergrund stehen.	2	Wir informieren die Angehörigen im Beisein des Patienten über die körperlichen Begleiterscheinungen der Erkrankung.	3
Wir bitten die Mitpatienten darum, auf die Angebote und Wünsche des Patienten nicht einzugehen. Wir helfen ihnen dabei, sich gegen seine Forderungen und seine obszönen Bemerkungen zu wehren.	4 3	Wir wehren verbale Übergriffe des Patienten ab und zeigen ihm, wo unsere Grenzen sind.	5
Wir verschaffen uns einen Überblick über die finanziellen Möglichkeiten des Patienten und darüber, welche Geschäfte er vor der Aufnahme abgeschlossen hat. Wir überzeugen den Patienten davon, daß es sinnvoll ist, sich bei der Verwaltung seines Eigentums helfen zu lassen.	4 2	Wir bitten die Angehörigen darum, die mit dem Patienten getroffenen Vereinbarungen mitzutragen.	4
Wir sprechen die Angst gegenüber dem Patienten aus, wenn wir sie spüren.	1	Wir ermutigen den Patienten, seine Angst wahrzunehmen und darüber zu sprechen.	4
Wir achten darauf, daß der Patient sich der Lithium-Behandlung entsprechend ernährt und ergänzen gegebenenfalls die Salzzufuhr. Wir achten auf angemessene Flüssigkeitszufuhr. Beim Verdacht auf eine Überdosierung handeln wir rasch und zweckmäßig.	3 3 1	Wir informieren den Patienten und die Angehörigen über den Zusammenhang von Lithium – Behandlung und Lebensführung.	5

II   Ziele der Milieugestaltung

- Der Patient erfährt gleichzeitig verläßliche Grenzen und Spielräume.
- Durch die Struktur der Beziehungen und der Station erlebt er, wo er Spielräume hat und wo er sich an Grenzen halten muß.
- Das Klima der Station ermöglicht es dem Patienten, zur Ruhe zu kommen.
- Die Mitpatienten wissen, wann und wie sie sich wehren können und wo sie Unterstützung bekommen.
- Der Patient spürt, daß viele seiner überschießenden Reaktionen seiner Krankheit zugerechnet werden, daß er die Konsequenzen nicht vollständig tragen muß, wenn er bestimmte Grenzen einhält.
- Der Patient bekommt die notwendigen Hilfen, mit denen er sich wieder in die Gruppe integrieren kann, wenn es ihm besser geht.
- Die Atmosphäre vermittelt die Erwartung, daß der Patient sich mit seinem Verhalten während der akuten Krankheitsphase auseinandersetzt.

∎ Der Patient mit einer Schizophrenie

Die Beziehung des Patienten zum eigenen Ich, zu anderen Personen oder zur Umwelt ist entzwei. Er ist nicht mehr sicher, wer er ist, ob er selbst Einfluß auf seine Gedanken und Gefühle und die Gestaltung seiner Zukunft hat, oder ob dies von außen beeinflußt oder gemacht wird (3, 4). Der Patient nimmt Dinge als zusammengehörig wahr, die nicht zusammengehören, oder nimmt Dinge fragmentiert wahr, die zusammengehören. Er mißt einzelnen Gegenständen oder Menschen unangemessene Bedeutung zu, fühlt sich bedroht, verfolgt (5, 6). Er nimmt seinen Körper oder Teile davon als fremd und verändert wahr (2), er ist von weiteren Halluzinationen geplagt (1). Er kann in seinem Denken Wichtiges von Unwichtigem nicht mehr unterscheiden, Gedanken reißen ab, es entstehen Gedankensprünge, die der Zuhörer nicht mehr nachvollziehen kann (1, 3). Häufig ist der Patient unruhig und getrieben (1, 2). Mit Hilfe von Wahnbildung versucht der Patient, ihm Unverständliches und ihn Beängstigendes für sich in ein geordnetes System zu bringen, und isoliert sich damit in seiner eigenen Welt (4, 6). Die Unsicherheit in sich selbst und in der Beziehung zu anderen führt zu dauernder Angst und Anspannung, möglicherweise zum Rückzug, bei gleichzeitig gesteigerten Wünschen an einzelne (5, 8). Oft scheinen verbale Aussage und emotionaler Ausdruck nicht übereinzustimmen (1). Der Patient wird durch seine ambivalenten Gefühle in seinen Entschlüssen blockiert, leidet darunter und wirkt nach außen hin apathisch (3, 5).

Nachfolgend werden die wichtigsten allgemeinen Grundregeln pflegerischen Handelns bei Patienten mit einer Schizophrenie tabellarisch dargestellt. Sie ersetzen jedoch die individuelle Einschätzung des therapeutischen Selbstpflegebedarfs eines Patienten und die darauf aufbauende Pflegeplanung nicht.

Allgemeine Grundregeln für pflegerisches Handeln			
Inst. = der Patient ist in einer Institution, z. H. = der Patient ist zu Hause,			
Pflegeproblem	**Ort**	**Vollständig kompensatorisches System**	**Helf. Meth.**
Der Patient leidet darunter, daß die Umgebung ihn nicht mehr versteht.	z. H. + Inst.	Wir erkennen, auf welcher Ebene der Patient (noch) erreichbar ist und bieten ihm auf dieser Ebene unsere Beziehung an.	1 2
Der Patient hat Angst, daß er fremdgesteuert ist.	z. H. + Inst.	Wir erkennen, wenn der Patient wegen seiner Angst unter Hochspannung gerät und handeln entsprechend.	1
Der Patient ist wegen seiner veränderten Wahrnehmung räumlich und/oder zwischenmenschlich orientierungslos und hat Angst.	z. H. + Inst.	Die Angehörigen oder wir begleiten den Patienten nach draußen und ersetzen ihm die Orientierung.	1
Der Patient ist unruhig und getrieben.	Inst.	Wir unterscheiden, ob die Unruhe krankheits- oder medikamentenbedingt ist und handeln entsprechend.	1
Der Patient vernachlässigt seine äußere Erscheinung, weil er seinen Körper oder Teile davon als fremd wahrnimmt.	z. H. + Inst.	Wir ergänzen seine Wahrnehmung durch unsere Beobachtungen und fordern ihn direktiv dazu auf, sich z. B. zu baden oder die Kleidung zu wechseln. Wir erkennen, wenn er wegen seiner fehlenden Körperwahrnehmung im Begriff ist, sich körperlich zu schädigen, z. B. wenn er wegen Druckstellen nur noch schlecht gehen kann, und handeln entsprechend.	1 2 1

▼

222

bei Patienten mit einer Schizophrenie			
Helf. Meth. = helfende Methode nach D. OREM			
Teilweise kompensatorisches System	**Helf. Meth.**	**Unterstützend-pädagogisches System**	**Helf. Meth.**
Wir finden durch geschicktes Fragen heraus, wo der Patient zu sich und seiner Umgebung noch beziehungsfähig ist und wo er den Bezug verloren hat. Wir spiegeln ihm unsere Wahrnehmungen und ermutigen ihn dazu, diese zu korrigieren. Wir teilen dem Patienten mit, was wir verstanden haben und was nicht.	1 2 4	Wir schaffen ein Milieu, in dem der Patient erkennen kann, daß er angenommen wird, auch wenn er sich nicht ganz verständlich machen kann. Wir bemühen uns darum, daß trotz der vorhandenen Verständigungsschwierigkeiten der Kontakt zu den Angehörigen nicht abreißt.	4 4
Wir finden mit dem Patienten heraus, in welcher Umgebung er weniger Angst hat, wieviel Distanz er braucht und welches Ausmaß an Nähe er zulassen kann.	2	Wir vermitteln dem Patienten, daß seine Wünsche nach Nähe und Distanz respektiert werden. Wir erklären den Angehörigen, warum der Patient in Ruhe gelassen werden möchte.	3 4
Wir teilen dem Patienten unsere Wahrnehmungen mit und stellen damit unsere Realität neben seine. Wir suchen mit ihm nach Tätigkeiten, bei denen er Realitätsbezug findet, und führen sie mit ihm durch.	2 4	Wir ermutigen den Patienten, bei sich selber zu suchen, wie er bisher mit seiner Angst fertiggeworden ist und was davon er jetzt anwenden kann. Bei jeder Gelegenheit geben wir Orientierungshilfen.	5 3
Wir sorgen dafür, daß der Patient sich genügend bewegen kann. Wir berücksichtigen seine Unruhe bei der Zimmerverteilung, damit er seine Mitpatienten möglichst wenig stört.	3 4	Wir klären den Patienten über die Ursache seiner Unruhe auf.	5
Wir finden mit dem Patienten heraus, welche Funktion störender Körpergeruch für ihn hat, z. B. wen er sich damit vom Hals halten will oder ob er sich damit selbst besser wahrnimmt. Wir versuchen, mit ihm an seinen früheren Gewohnheiten bei Körperpflege und Kleidung anzuknüpfen und sie wieder einzuüben. Dabei achten wir darauf, daß der Patient sich Regelmäßigkeit angewöhnt. Wir nutzen alle Aktivitäten, bei denen er seinen Körper spürt, z. B. Gymnastik, Schwimmen.	2 2 2 4	Wir geben dem Patienten Rückmeldung, wenn er gepflegt aussieht. Wir regen ihn dazu an, sich zu übergen, in welcher Kleidung er sich wohlfühlt, welche zu seinem Selbstbild paßt und welche er sich leisten kann. Wir überlegen mit dem Patienten, welche sozialen Folgen seine äußere Erscheinung für ihn hat. ir beraten ihn bei Hilfsmitteln zur Körper- und Wäschepflege.	3 5 4 5

▼

223

Allgemeine Grundregeln für pflegerisches Handeln			
Inst. = der Patient ist in einer Institution, z. H. = der Patient ist zu Hause,			
Pflegeproblem	**Ort**	**Vollständig kompensatorisches System**	**Helf. Meth.**
Der Patient zieht sich zurück, weil er sich auf seinen Wahn konzentriert, den andere nicht teilen.	z. H. + Inst.	Wir lassen den vollständigen Rückzug des Patienten nicht zu und gehen immer wieder auf ihn zu. Wir vermitteln, daß wir von ihm erwarten, daß er trotz Wahn seine alltäglichen Pflichten nachkommt. Wir achten darauf, daß er die Balance zwischen alleinesein und Gesellschaft hält.	1 2 1
Der Patient ist im Kontakt mit anderen Menschen unsicher und deshalb angespannt und ängstlich.	z. H. + Inst.	Ich nehme wahr, wenn der Patient sich in meiner Anwesenheit unbehaglich fühlt und spreche dies aus. Dasselbe gilt, wenn ich mich in seiner Anwesenheit unwohl fühle. Ich versuche, mit dem Patienten unsere unterschiedlichen Rollen zu klären.	1 1 2
Der Patient ist mißtrauisch und leicht irritierbar, weil er Außenreize häufig mißdeutet oder falsch versteht.	z. H. + Inst.	Wir wissen, daß ein Patient mit einer Schizophrenie eine erhöhte Verletzlichkeit und kognitive Störungen hat. Wir richten unser Kommunikationsverhalten danach und konzentrieren uns im Kontakt mit dem Patienten vollständig darauf, was zwischen uns abläuft.	1
Der Patient ist handlungsunfähig, weil seine Ambivalenz ihn blockiert.	z. H. + Inst.	Falls notwendig, entscheiden und handeln wir für den Patienten.	1
Der Patient ist (latent) suizidal.	Inst.	Pflegehandlungen siehe Kap. 6 A Suizidalität	
Der Patient leidet unter den Nebenwirkungen der Neuroleptika.	z. H. + Inst.	Wir wissen über die Nebenwirkungen der verschiedenen Neuroleptika, ihre Erscheinungsformen und darüber, was dagegen unternommen werden kann, genau Bescheid. Wir erkennen frühzeitig, wenn beim Patienten Nebenwirkungen auftreten, und handeln entsprechend.	1

bei Patienten mit einer Schizophrenie

Helf. Meth. = helfende Methode nach D. OREM

Teilweise kompensatorisches System	Helf. Meth.	Unterstützend-pädagogisches System	Helf. Meth.
Wir fordern den Patienten auf, sich an Aktivitäten zu beteiligen, bei denen er sich auf etwas anderes als seinen Wahn konzentrieren muß. Wir wissen, daß wir geduldig warten müssen, bis der Patient seinen Wahn nicht mehr braucht und er ihm nicht auszureden ist.	3 4	Wir informieren uns beim Patienten und seinen Angehörigen, wofür er sich interessiert und setzen dies gezielt zur Ablenkung ein. Wir bieten dem Patienten nur selten die Gelegenheit, seine Wahninhalte zu wiederholen und vermitteln ihm, daß die Bewältigung seines Alltags vordringlich ist.	5 4
Wir finden mit dem Patienten heraus, in welchen Situationen er sich besonders, in welchen weniger unwohl fühlt. Auf diesem Hintergrund üben wir Kontaktverhalten mit ihm ein und ermutigen ihn, Neues auszuprobieren. Wir schaffen Strukturen, in denen der Patient mit anderen Menschen Beziehungen klären kann.	2 5 4	Wir informieren uns bei den Angehörigen und beim Patienten über sein früheres Kontaktverhalten. Im Team finden wir heraus, in welchen Situationen der Patient entspannt ist. Wir spiegeln ihm seine unterschiedlichen Verhaltensweisen.	1 1 3
Wir vermeiden im Umgang mit dem Patienten Anspielungen, Zweideutigkeiten und Ironie. Wir fragen ihn danach, was er unter unseren verbalen und averbalen Äußerungen verstanden hat und korrigieren dies bei Bedarf.	1 2	Wir ermutigen den Patienten dazu, nachzufragen, wenn er nicht weiß, ob er etwas richtig verstanden hat und stellen die dazu notwendige Atmosphäre her. Wenn wir merken, daß wir aneinander vorbeireden, sprechen wir dies sofort an und bieten ihm damit ein Vorbild an.	3 4 1
Wir versuchen, mit dem Patienten den Hintergrund seiner Ambivalenz zu erarbeiten und seine Möglichkeiten, wie er damit umgehen kann. Wir probieren bei kleinen anstehenden Entscheidungen aus, ob er wieder Verantwortung übernehmen kann. Wir muten ihm Entscheidungen zu, die er alleine treffen kann.	2 1 3	Wir schaffen ein Klima, in dem sich der Patient seine Ambivalenz zugestehen kann, solange er keine andere Möglichkeit sieht. Wenn er es schafft, in kleinen Ansätzen Verantwortung wieder zu übernehmen, bestärken wir ihn.	4 3
Wir sprechen den Patienten auf seine Nebenwirkungen an und fordern ihn auf, die entsprechenden Hilfsmittel einzusetzen. Wir nehmen sein Leiden unter den Nebenwirkungen ernst und suchen im Team nach Alternativen. Wir unterstützen im Einzelfall den Patienten bei seinem Wunsch, die Medikation zu verändern.	2 1 3	Wir klären den Patienten über die möglichen Nebenwirkungen seiner Medikation auf und darüber, was er dagegen tun kann. Einen erfahrenen Patienten fragen wir danach, mit welchen Medikamenten er gut zurechtkommt. Im Team sind wir uns der Verantwortung in bezug auf die Medikamente bewußt und diskutieren, ob sie dem Patienten nicht mehr schaden als nützen.	5 2 4

II   Ziele der Milieugestaltung

- Der Patient erlebt, daß er trotz seiner Erkrankung zu alltäglichen Handlungen in der Lage ist.
- Die Umgebung stellt für ihn mannigfaltige Realitätsbezüge her.
- Das Milieu bietet dem Patienten eine ausgewogene Balance zwischen Anregung und heilsamer Langeweile, Gesellschaft und Alleinsein.
- Die aktiven und die ruhigen Zeiten werden so gestaltet, daß der Patient weder über- noch unterfordert wird.
- Der Patient findet klare Kommunikationsstrukturen vor, die ihm Eindeutigkeit vermitteln und in denen er sich sicher fühlt.
- Die Atmosphäre fordert ihn auf, Kontakte aufzunehmen und Beziehungen zu klären.
- Der Patient kann sich an eindeutigen Regeln und Grenzen orientieren und greift nicht auf »Narrenfreiheit« zurück.
- Das Milieu ermöglicht es dem Patienten, daß er zu dem für ihn geeigneten Zeitpunkt seine Erfahrungen mit anderen austauscht und Konflikte angeht.
- Der Patient traut sich, Neues auszuprobieren und Fehler zu machen.
- Der Patient spürt, daß er wieder kommen kann, wenn er Hilfe braucht.

5 Ausgewählte Lebensaktivitäten

A Essen und Trinken 228

▌ Einfluß psychischer Störungen auf die Lebensaktivität 229

▌ Soziale und kulturelle Einflußfaktoren 230

▌ Erschwernisse, die wir erzeugen 230

▌ Informationssammlung zur Lebensaktivität Essen und Trinken 231

▌ Pflegeziele beim Essen und Trinken (Grobziele) 231

▌ Allgemeine pflegerische Aufgaben beim Essen und Trinken 233

B Körperpflege und Kleidung 235

▌ Einfluß psychischer Störungen und ihrer Folgen auf die Lebensaktivität 235

▌ Informationssammlung zur Lebensaktivität Körperpflege und Kleidung 237

▌ Pflegeziele bei der Körperpflege und Kleidung (Grobziele) 237

▌ Allgemeine pflegerische Aufgaben bei der Körperpflege und Kleidung 238

5

Ausgewählte Lebensaktivitäten

Die Pflegetheorie der Lebensaktivitäten von Nancy ROPER, Winifred LOGAN und Alison TIERNEY ist diejenige, die bislang im deutschsprachigen Raum die weiteste Verbreitung gefunden hat und als erste vollständig übersetzt wurde. Sie geht auf Virginia HENDERSON zurück, die vierzehn Lebensaktivitäten zugrunde legte, Liliane JUCHLI hat sie geringfügig verändert, Chris ABDERHALDEN für die Psychiatrie erweitert.

Sie bildet im hessischen Curriculum die Grundlage der Krankenpflegeausbildung. In vielen Krankenhäusern und Sozialstationen sind Pflegeplanung und Dokumentationssystem darauf aufgebaut. Aus diesem Grund scheint es uns sinnvoll, zwei ausgewählte Lebensaktivitäten unter psychiatrisch-pflegerischen Gesichtspunkten exemplarisch zu beleuchten. Wir bitten den/die Leser/in, diese Gedanken selbst auf andere Lebensaktivitäten zu übertragen.

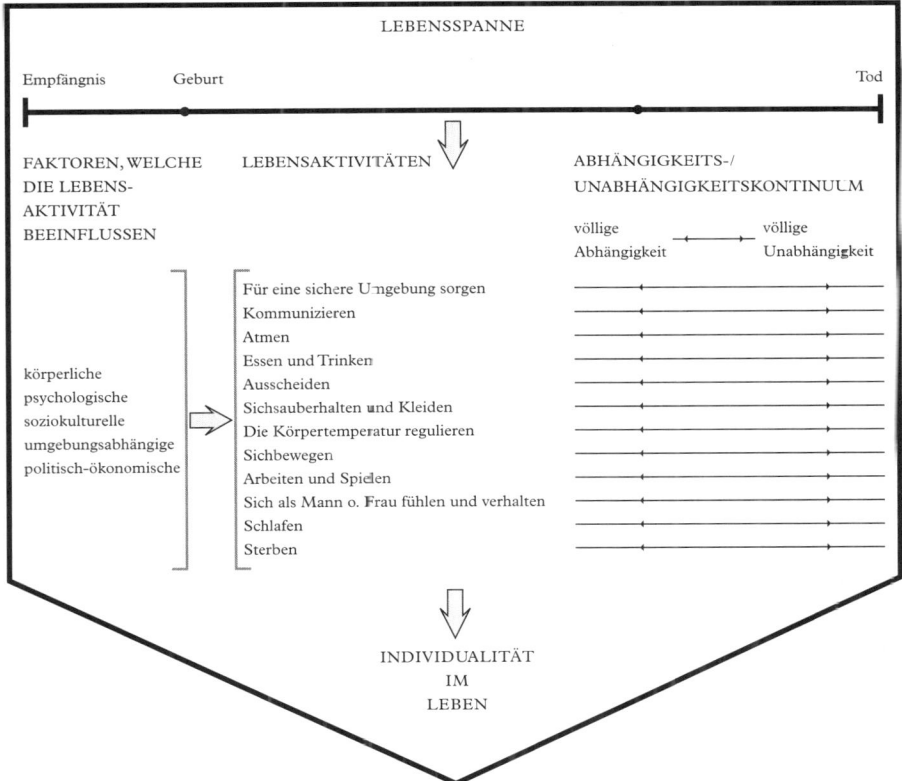

Diagramm des Modells des Lebens aus: ROPER et al. S. 35

Wir halten die Theorie der Lebensaktivitäten für die Psychiatrie nur für bedingt geeignet. Im Kapitel 2 werden als Alternativen andere Pflegetheorien vorgestellt, nach denen im Kapitel 7 praktische Arbeitsbeispiele beschrieben sind. Wir haben die Theorien von Betty NEUMAN, Hildegard PEPLAU, Dorothy JOHNSON und Dorothea OREM ausgewählt, weil wir sie ausprobieren wollten. Alle vier erscheinen uns geeignet, ein detailliertes und umfassendes Bild vom Patienten und seinem Pflegebedarf zu erhalten und die Beziehung der Pflegeperson zum Patienten zu berücksichtigen. Es gibt andere Pflegetheorien, die sich anbieten, in der Psychiatrie erprobt zu werden.

A Essen und Trinken

Essen und Trinken ist ein Grundbedürfnis menschlichen Lebens. Um dieses Grundbedürfnis zu befriedigen, braucht der Mensch vielerlei Kompetenzen: er muß Hunger und Durst spüren, planen, eine Auswahl treffen und einkaufen, mit Geld und dem Straßenverkehr umgehen, sich orientieren, im Laden nach dem Preis fragen, mit Herd und Geräten umgehen, das Essen zubereiten, gutes von verdorbenem Essen unterscheiden, abwaschen und saubermachen u. a. m. selbst können oder andere Menschen damit beauftragen.

Neben dem Überlebensaspekt von Essen und Trinken spielt der soziale und kommunikative Anteil der Lebensaktivität eine beinahe ebenso große Rolle: In einer Familie bilden die gemeinsamen Mahlzeiten einen wichtigen und prägenden Ort des Austausches; bei einer Begegnung lädt man sich zu einer Tasse Kaffee ein; jeder freudige und jeder traurige Anlaß bekommt mit einer gemeinsamen Mahlzeit seinen traditionellen Rahmen; Menschen in Not teilen sich das letzte Stück Brot; zum Klönen trifft man sich mit Freunden zu einem Glas in der Kneipe u. a. m.

Beim Essen und Trinken hat jeder Mensch seine individuellen Gewohnheiten, die im Lauf der Sozialisation erworben werden: z. B. Vorlieben und Abneigungen, gemeinsame Mahlzeiten als ungeliebte Zwangsveranstaltungen, Druck, den Teller leer essen zu müssen, Essen als Genuß oder als Strafe. Diese sind jedoch Schwankungen unterworfen je nach Persönlichkeit und emotionaler Verfassung: Dem einen verschlägt Aufregung den Appetit, der andere rennt zum Kühlschrank; mancher braucht zur Entspannung erstmal einen Drink; ein anderer kann ohne Kaffee nicht einschlafen; mancher kompensiert seine nicht erfüllten Wünsche nach Geborgenheit mit Essen und Trinken.

II   Einfluß psychischer Störungen auf die Lebensaktivität

Viele psychisch kranke Menschen kommen in psychiatrische Betreuung, weil sie ihre alltäglichen Bedürfnisse nicht mehr befriedigen können oder weil sie diese nicht mehr wahrnehmen. Nachfolgend werden die körperlichen, psychologischen, soziokulturellen, umgebungsabhängigen und politisch-ökonomischen Einflußfaktoren auf die Lebensaktivität nach ROPER et al. berücksichtigt.

- Ein alter gebrechlicher Mensch hat ein vermindertes Durstgefühl oder befürchtet, nachts auf die Toilette gehen zu müssen. Er trinkt nicht mehr ausreichend und gerät in einen Verwirrungszustand.
- Ein Patient, der sich auf der Straße bedroht fühlt, kann nicht mehr einkaufen gehen.
- Ein Patient befürchtet, daß das Essen vergiftet ist, und kann deshalb nicht essen.
- Einem antriebslosen Patienten fällt es schwer, nach einem erledigten Arbeitsschritt den nächsten anzupacken.
- Ein depressiver Patient verbietet sich das Essen, weil er sich dessen nicht wert fühlt.
- Einem abhängigen Patienten bleibt kein Geld übrig, mit dem er sich Nahrungsmittel kaufen kann.
- Ein Mensch, der sehr früh krank geworden ist, bleibt in der Abhängigkeit seiner Eltern und lernt es deshalb nicht, sich selbst zu versorgen.
- Ein alkoholabhängiger Patient deckt seinen Kalorienbedarf mit Alkohol und denkt nicht mehr ans Essen.
- Ein Mensch ißt aus Langeweile im Übermaß, weil er keinen anderen Lebensinhalt hat und sich infolge seiner Erkrankung keinen schaffen kann.
- Eine anorektische Patientin erbricht nach jeder Mahlzeit, weil sie nicht zunehmen will und sich nicht mit ihrer weiblichen Rolle identifizieren kann.
- Ein manischer Patient vergißt vor lauter anderen »Vorhaben« das Essen. Gleichzeitig braucht er wegen seiner ständigen Aktivität mehr Nahrungszufuhr als sonst.
- Ein anderer manischer Patient stopft und schüttet wahllos alles Greifbare in sich hinein.
- Ein stuporöser Patient kann die Hand nicht zum Mund führen, hat aber wegen seiner Muskelanspannung einen erhöhten Kalorienbedarf.
- Ein Mensch spürt nicht, wann er satt ist und ißt alles, was vor ihm steht.
- Einem antriebslosen Patienten fällt außer Spaghetti mit Soße nichts ein, was er essen will.
- Ein Patient ohne Zähne ernährt sich nur noch von Brei, besorgt sich aber keine Prothese.
- Patienten, die bestimmte Medikamente einnehmen müssen, haben ständig Heißhunger und essen dauernd Schokolade.

II   Soziale und kulturelle Einflußfaktoren

- Psychisch Kranke, die Sozialhilfeempfänger sind und viel rauchen, haben oft am Ende des Monats kein Geld mehr für Essen und hungern, wenn die Familie nicht einspringt.
- Ein Patient mit wenig Geld kann an seinem Geburtstag oder bei sonstigen Festen keinen Freund zum Essen einladen.
- Ein strenggläubiger moslemischer Patient befürchtet, ohne sein Wissen in der Klinik Schweinefleisch zu bekommen und läßt sich deshalb sein Essen von zu Hause bringen.
- Ein Patient aus Indien kann es schwer aushalten, mit Frauen zum Essen an einem Tisch zu sitzen.
- Ein Patient hat in seiner Familie keine Tischmanieren gelernt und stößt deshalb auf Ablehnung.
- Einem anderen ist Schweigen bei Tisch wichtig.
- Ein Mensch ist schon lange so vereinsamt, daß er es verlernt hat, sich bei Tisch zu unterhalten.

II   Erschwernisse, die wir erzeugen

- Das Tablettsystem in fast allen Kliniken erschwert die Kommunikation und Konversation beim Essen. Einfache Kommunikationsschritte, die Kontaktaufnahme erleichtern, wie den Tischnachbarn um die Butter zu bitten oder ihm die Schüssel mit den Kartoffeln hinzuschieben, entfallen. Jeder sieht nur sein eigenes Tablett und steht auf, sobald er fertig gegessen hat.
- Das Tablettsystem verhindert in vielen Fällen die Selbstwahrnehmung des Patienten. Ob er heute viel oder wenig Hunger hat, ob er Blumenkohl besonders gerne ißt und deshalb mehr haben möchte und lieber auf den Nachtisch verzichtet, hat keinen Einfluß auf sein Tablett.
- Beim Tablettsystem fallen einfache Aufgaben wie Tisch decken und Abwaschen weg, die ein Patient zu Hause wieder bewältigen muß. Er kann die Fähigkeiten dazu in der Klinik nicht trainieren.
- Die Vollversorgung mit Essen in allen Kliniken und in vielen Wohnheimen führt dazu, daß vorhandene Fähigkeiten des Patienten, sich selbst mit Essen und Trinken zu versorgen, nicht genutzt werden bzw. Fertigkeiten, die er dazu braucht, nicht gelernt werden.
- Die Möglichkeiten, stolz auf ein selbst gekochtes Essen zu sein, Gerichte auszuprobieren, Geld einteilen zu lernen, mit einem Mißerfolg umzugehen oder sich mit anderen auf ein Rezept zu einigen, entfallen bei der Vollversorgung durch die Zentralküche.
- Die Atmosphäre, die pflegerische Mitarbeiter herstellen, wenn sie bei den Mahlzeiten an der Tür stehen und Aufsicht führen oder einem alten Menschen im Stehen beim Essen helfen, wird vielerorts nicht oder zu wenig reflektiert.

II   Informationssammlung zur Lebensaktivität Essen und Trinken

▬   Aktuelle Situation

■ Welche Fähigkeiten hat der Patient, seinem Bedürfnis nach Essen und Trinken nachzukommen?

■ Wo liegen die Einschränkungen des Patienten in bezug auf die Lebensaktivität?

■ Fehlen ihm die notwendigen Fertigkeiten und welche? Hindern ihn Krankheitssymptome? Empfindet er Hunger und Durst?

■ Welche Bedeutung hat die Einschränkung für den Patienten?

■ Braucht der Patient meine Hilfe jetzt, oder kann auf einen günstigeren Zeitpunkt gewartet werden?

■ Welchen Gefahren setze ich den Patienten aus, wenn ich nicht oder wenn ich jetzt sofort handle?

▬   Gewohnheiten

■ Wie hat der Patient bisher sein Bedürfnis nach Essen und Trinken befriedigt?

■ Ist der Patient selbst mit seinen Gewohnheiten zufrieden?

■ Sollte der Patient seine Gewohnheiten beibehalten, oder sehe ich die Notwendigkeit, daran etwas zu ändern?

■ Welche Bedingungen müssen hergestellt werden, damit der Patient seine Gewohnheiten beibehalten/ändern kann?

■ Welche Hilfestellung braucht er dazu?

▬   Gesundheitspflege

■ Welchen Stellenwert haben Essen und Trinken für den Patienten?

■ Wie wichtig ist ihm Gesellschaft beim Essen und Trinken?

■ Was weiß der Patient über gesunde Ernährung?

■ Welche eigenen Überlegungen stellt der Patient bezüglich der Lebensaktivität an?

■ Welche beratenden und/oder unterstützenden Hilfen können – an der Ist-Zustand anknüpfend – dem Patienten zur Verbesserung der Lebensaktivität im Sinne von Gesundheitspflege angeboten werden.

II   Pflegeziele beim Essen und Trinken (Grobziele)

Über die Lebensaktivität Essen und Trinken findet jeder Mensch – ob gesund oder krank – am leichtesten Zugang zu sich selbst. Für psychiatrische Pflege sind Essen und Trinken deshalb das wichtigste Instrument, die Selbstwahrnehmung und die soziale Kompetenz beim Patienten zu fördern. Es ist uns unverständlich, daß pflegerische Mitarbeiter sich dieses Handwerkszeug durch Vollversorgung und Tablettsystem aus der Hand nehmen lassen.

(siehe dazu Lernfall 7 H: »Versorgungsgruppe in einer Tagesklinik« von Rainer LEICHTENBERGER)

- Der Patient nimmt Beziehung zu sich selbst und anderen auf.
- Der Patient nimmt wahr, wann er hungrig oder durstig, wann er satt ist.
- Der Patient weiß, was er gerne ißt und trinkt, was er nicht mag.
- Der Patient erkennt, wenn er aus Langeweile zu viel ißt oder trinkt.
- Der Patient hat oder erreicht Normalgewicht.
- Der Patient findet heraus, in wessen Gesellschaft er gerne ißt.
- Der Patient kann ein gutes Essen genießen.
- Der Patient beherrscht die notwendigen Fertigkeiten, um sich mit Essen und Trinken zu versorgen, oder kann sich die erforderlichen Hilfen organisieren oder akzeptiert sie.
- Der Patient weiß über Haushaltsführung und Vorratshaltung Bescheid.
- Der Patient kann seine Ernährung abwechslungsreich gestalten.
- Der Patient findet Mittel und Wege, finanzielle Engpässe ohne Hunger zu überstehen.
- Der Patient ist über gesunde oder gesundheitsschädigende Ernährung informiert, er kennt seinen Flüssigkeitsbedarf (z. B. bei Lithiumbehandlung).
- Der Patient pflegt seine Zähne bzw. Zahnprothese.
- Ein hilfsbedürftiger Patient kann die notwendige Unterstützung beim Essen und Trinken akzeptieren.
- Der Patient besitzt die kommunikativen Fähigkeiten, um einzukaufen und auf die Bank zu gehen.
- Der Patient achtet auf Umgangsformen bei Tisch.
- Der Patient kann sich bei den Mahlzeiten an einer Unterhaltung beteiligen.
- Der Patient ist in der Lage, sich zu wehren, bevor er beim Essen zu kurz kommt.
- Der Patient ist kompromißfähig genug, daß er sich mit anderen auf ein Gericht einigen kann.

Die Feinziele werden individuell aufgestellt. Nicht alle Ziele sind erreichbar.

II   Allgemeine pflegerische Aufgaben beim Essen und Trinken

Essen und Trinken als Kontaktangebot

Die Einladung zu einer Tasse Tee oder Kaffee dient vielfach als Hilfsmittel zur Beziehungsaufnahme und erleichtert sie. Wenn ein Patient aufgenommen und ihm etwas zu Essen angeboten wird, fühlt er sich angenommen, es wird für ihn gesorgt. In vielen Tagesstätten sind die Mahlzeiten die beliebtesten Treffpunkte. Menschen, die sich nur unzureichend selbst versorgen können oder dies nicht wollen, treffen beim Stammessen im Lokal andere.

Selbstwahrnehmung fördern

Pflegerische Mitarbeiter sind in Gefahr, die Selbstwahrnehmung eines Patienten ständig zu untergraben. Ihre berufliche Sozialisation führt dazu, daß sie kaum zulassen können, wenn ein Patient sagt: »Ich habe keinen Appetit, ich will heute nicht zu Mittag essen.« Eine häufige Antwort darauf ist, daß es etwas Gutes zu essen gibt. Dabei wird nicht berücksichtigt, welchen Geschmack der Patient hat.

Es ist leicht, mit Patienten über das Thema Essen ins Gespräch zu kommen. Durch Fragen erfahren wir, was das Lieblingsgericht des Patienten ist, was die Mutter früher zum Geburtstag gekocht hat, was das traditionelle Weihnachtsessen in der Familie war, was er noch nie probiert hat, welche anderen Gerichte und Gewohnheiten es in der Herkunftsregion des Patienten gibt. Diese und andere Fragen dienen dazu, daß der Patient sich erinnert, seine Bedürfnisse erkennt, seinen Vorlieben auf die Spur kommt, also der Förderung der Selbstwahrnehmung des Patienten.

Bei vielen psychisch Kranken ist die Beziehung zu sich selbst und damit die Selbstwahrnehmung empfindlich gestört. Die Aussagen »ich fühle mich nach dem Essen satt und zufrieden«, »der Hosenbund ist mir nach dem Essen zu eng«, »das Essen ist mir zu scharf«, »ich habe Lust auf eine Tasse Tee«, »ich habe das Gefühl, nach diesem Essen bin ich rund und schwer« sind Ergebnisse von Selbstwahrnehmung, die von uns mit entsprechenden Fragen angeregt wird.

Wenn das Essen in Schüsseln und auf Platten auf dem Tisch steht, wird der Patient indirekt aufgefordert wahrzunehmen, wieviel er essen will, vor einem Nachschlag zu überlegen, ob er genug hat und vom Spinat nichts zu nehmen, weil er ihn nicht mag.

Atmosphäre bei den Mahlzeiten

Die Selbstwahrnehmung des Patienten können wir nur fördern, wenn wir an den Mahlzeiten teilnehmen. Durch unsere Teilnahme zeigen wir, daß wir den Ablauf der Mahlzeiten für einen zentralen Punkt halten, der zu Wohlbefinden oder Unwohlsein beiträgt.

Wir achten darauf, daß der Tisch einladend gedeckt ist, störende Geräusche wie Radio und Fernseher ausgeschaltet sind, gemeinsam mit dem Essen begonnen wird, Konversation zustande kommt, Tischsitten eingehalten werden, die Platten weitergereicht werden, ein unruhiger Patient sich an einen Platz setzt, an dem er die anderen nicht stört, wenn er früher aufsteht.

Wir verhindern, daß andere Termine während der Mahlzeiten stattfinden, während des Essens problemorientierte Gespräche mit einzelnen geführt werden, – Konflikte in der Gruppe sind davon ausgenommen, – daß geraucht wird, der Tischdienst mit dem Abräumen beginnt, bevor der Langsamste fertig ist, ein kommunikationsgestörter Patient um den Tisch herumläuft, um sich Brot zu holen. Ich setze mich neben den Patienten, der am meisten Hilfe oder Kontrolle beim Essen braucht, damit ich nicht während des Essens aufstehen muß und damit eine unnötige Störung verursache.

Feste wie Geburtstage und Weihnachten werden gemeinsam vorbereitet und gefeiert.

Wir setzen uns dafür ein, daß der Lebensaktivität Essen und Trinken und damit den Mahlzeiten der erforderliche Stellenwert eingeräumt wird und Rahmenbedingungen geschaffen werden, die es uns ermöglichen, dieses Instrument pflegerisch einzusetzen. Dazu gehört, daß auf allen psychiatrischen Stationen das Essen gebündelt geliefert wird.

Ein Paradoxon am Rande: Wir kennen eine kinder- und jugendpsychiatrische Abteilung, in der es üblich war, daß pflegerische Mitarbeiter vor jeder Mahlzeit alles Essen von den Tabletts abgeräumt, es in Schüsseln und Platten verteilt und bei Bedarf aufgewärmt haben, um die Atmosphäre bei Mahlzeiten so zu gestalten, daß Selbstwahrnehmung und soziales Lernen möglich ist.

■ Tätige Gemeinschaft

Bei der Vorbereitung von Festen, bei regelmäßig stattfindenden Kochgruppen zeigt sich, daß auch relativ schwer kranke Patienten in der Lage sind, ihren Beitrag zu leisten, sie sich dadurch bestätigt fühlen und Krankheitssymptome in den Hintergrund treten. Wenn ein Patient trotz der Stimmen, die er hört, Gemüse putzen oder Kartoffeln schälen kann, erfährt er, daß er trotz der Erkrankung einen Teil seines Alltags weiter bewältigen kann.

An verschiedenen Orten werden mit großem Erfolg Mahlzeiten regelmäßig von Patientengruppen vorbereitet: Eine Station mit chronisch psychisch Kranken hat damit angefangen, jeden Tag selbst für das Frühstück zu sorgen. Die Versorgungsgruppe in der Tagesklinik Kap. 7 H wurde schon erwähnt. Viele Akutstationen kochen ein- bis zweimal in der Woche für Patienten und Mitarbeiter.

Wir können uns vorstellen, daß es möglich ist und große Vorteile hätte, wenn eine Station sich selbst mit Essen versorgt. Damit werden viele Probleme, wegen derer Patienten in die Klinik kommen, direkt und alltagsnah angegangen und im gemeinsamen Tun bewältigt.

Der Zusammenhang mit den anderen Lebensaktivitäten wird deutlich:

Kommunizieren, für eine sichere Umgebung sorgen, sich bewegen, sich sauber halten und kleiden, arbeiten und spielen sind notwendig, um das Bedürfnis nach Essen und Trinken zu befriedigen.

B   Körperpflege und Kleidung

Die Lebensaktivität sich Sauberhalten und Kleiden ist von jeher geschichtlichen, schichtabhängigen und modischen Strömungen unterworfen, es gibt große soziokulturelle Unterschiede. Noch in unserer Kindheit gab es in vielen Häusern keine zentrale Heißwasserversorgung, der Badeofen – falls vorhanden – wurde einmal in der Woche angeheizt. Tägliches Haarewaschen galt als schädlich. Ohne Waschmaschine war es nicht üblich, täglich die Unterwäsche zu wechseln. Die Wahl der Kleidung, die Anzahl der Kleidungsstücke, ob Kleidung ausgebessert oder umgearbeitet wird, hing vom Wohlstand der Menschen ab.
Der Druck, sich nach der neuesten Mode zu kleiden, ist in den letzten Jahren geringer geworden, jeder kann sich mehr nach seinem eigenen Geschmack und seinem Geldbeutel richten. Kleidung kann etwas aussagen über die Gruppenzugehörigkeit oder den Protest dagegen. Bei einem bestimmten Grad von Verwahrlosung wird ein Mensch gesellschaftlich abgelehnt.

II   Einfluß psychischer Störungen und ihrer Folgen auf die Lebensaktivität

Die Lebensaktivität sich Sauberhalten und Kleiden nimmt in der psychiatrischen Pflege wegen der häufig gestörten Selbstwahrnehmung der Patienten einen großen Raum ein.
- Ein antriebsloser Patient kann sich nicht zum Waschen entschließen und wechselt seine Kleidung nicht.
- Durch verändertes Körperempfinden nehmen viele Patienten nicht wahr, wenn wegen zu langer Fußnägel die Schuhe drücken, das Hemd aus der Hose hängt, die Kleidung zu eng oder zu weit ist etc.
- Ein Patient befürchtet, daß sein Körper durch Wasser und Seife zerstört wird oder daß ihm in der Badewanne etwas passiert.
- Ein Patient badet in viel zu heißem Wasser, weil er kein Temperatur- und Schmerzempfinden hat.
- Ein Patient zieht im Winter Sandalen an und keine Strümpfe, im Sommer läuft er im dicken Pullover herum, bei ihm ist das Wärme- und Kältegefühl durcheinander.
- Einem Patienten, der Angst hat und der sich bedroht fühlt, ist Kleidung und Hygiene unwichtig.

- Ein manischer Patient ist von seinen tausend Gedanken und Ideen so abgelenkt, daß er seine Waschrituale nicht zu Ende bringt.
- Ein alter Mensch vergißt, ob er sich schon die Zähne geputzt hat.
- Ein chronisch kranker Patient wundert sich, daß er im Bus gemieden und angestarrt wird, stellt jedoch keinen Zusammenhang mit seiner verschmuddelten Kleidung und seinem Körpergeruch her.
- Eine manische Patientin kleidet sich in ihrer akuten Krankheitsphase so auffällig und aufreizend, daß ihre Umgebung sie kaum wiedererkennt.
- Eine depressive Patientin steht vor ihrem vollen Kleiderschrank und jammert, daß sie nichts anzuziehen hat.
- Ein depressiver Patient ist davon überzeugt, daß er verarmen wird. Deshalb zieht er immer dieselben Kleider an.
- Ein chronisch kranker Patient hat es sich angewöhnt, in Tageskleidung zu schlafen.
- Ein Patient, der unter einem Waschzwang leidet, besetzt dauernd das Bad und hat aufgesprungene, ausgetrocknete und gerötete Haut.
- Ein Patient, der unter Spannung steht und Angst hat, leidet darunter, daß er vermehrt schwitzt und unangenehm riecht.
- Ein stark regredierter Patient näßt bei der geringsten Frustration ein, und muß dazu gebracht werden, sich zu waschen und umzuziehen.
- Ein alter Mensch befürchtet, seine Kleidung durch Einnässen zu beschmutzen und trinkt deshalb zu wenig.
- Patienten, die Sozialhilfeempfänger sind, können sich ihre Wünsche nach hochwertiger, geschmackvoller Kleidung ebensowenig erfüllen, wie die nach Körperpflegemitteln oder Parfum. Die Armut erlaubt es ihnen nicht, sich festliche Kleidung für unterschiedliche Anlässe oder Sportbekleidung zu leisten.
- Patienten, die aus psychischen Gründen und/oder wegen der Medikamente immer wieder zu- und abnehmen und wenig Geld haben, können dem Wunsch nach gepflegtem Äußeren nicht nachkommen.
- Ein alkoholabhängiger Patient riecht unangenehm durch seine Fahne und seine Ausdünstungen.
- Ein stupuröser Patient ist nicht in der Lage, sich zu waschen oder anzuziehen.
- Ein vereinsamter Patient sieht keinen Sinn darin, sich zu pflegen.
- Patienten aus anderen Kulturkreisen haben andere Sitten: Sich die Haare einzuölen, statt zu waschen, bei Tag und Nacht ein Kopftuch zu tragen, verschleiert zu gehen, bestimmte Rituale beim Waschen einzuhalten etc.
- Patienten, die keine Waschmaschine besitzen, schaffen es oft nicht, den nächsten Waschsalon aufzusuchen, und vernachlässigen deshalb ihre Kleidung.
- Patienten in der Klinik haben es oft schwer, sich ausreichend zu pflegen, weil Intimsphäre und Schamgefühl nicht gebührend berücksichtigt werden.
- In der Regel sind Bäder in Kliniken Funktionsräume, haben keine Atmosphäre, die zum Baden einlädt.
- Patienten können in der Klinik vielfach ihre persönlichen Gewohnheiten bei der Körperpflege und Kleidung nicht beibehalten.

II   Informationssammlung zur Lebensaktivität Körperpflege und Kleidung

Zur aktuellen Situation eines Patienten, zu seinen Gewohnheiten und zur Gesundheitspflege sind ähnliche Fragen wie bei der Lebensaktivität Essen und Trinken zu stellen. Darüber hinaus sind schon bei der Informationssammlung zwei weitere Aspekte zu berücksichtigen.

Schon wenn ich einen Patienten nach seinen Gewohnheiten bei seiner persönlichen Hygiene frage oder ihn darauf aufmerksam mache, daß seine Kleidung verschmutzt ist, dringe ich in seine Intimsphäre ein. Während Fragen nach Essen und Trinken auch Konversationsthema sein können, verletze ich Tabus, wenn ich persönliche Hygiene zum Thema mache. Viele Patienten haben keine Beziehung zum eigenen Körper, sie erleben ihn oder Teile von ihm nicht als zu sich gehörig. Manche lehnen sich selbst als Person ab und halten sich nicht weiterer Aufmerksamkeit für wert. Sie empfinden es als besonders befremdlich oder als Übergriff, wenn ich als Krankenschwester mich für diesen Bereich interessiere. Aus diesen Gründen gehört viel Fingerspitzengefühl dazu, wenn ich den Patienten nach seinen Gewohnheiten frage. Es ist zu überlegen, wer dies zu welchem Zeitpunkt am sinnvollsten tut.

Bei der Lebensaktivität sich Sauberhalten und Kleiden bestehen schon in der Pflegegruppe unterschiedliche Ansichten darüber, ob ein Patient ausreichend gepflegt ist oder nicht. Jeder Mitarbeiter vertritt dabei seine eigenen Maßstäbe über Hygiene und ordentliche Kleidung, vielen fällt es schwer, Abstriche von den eigenen Vorstellungen zu machen. Deshalb wird oft voreilig gehandelt, der Patient direktiv zum Baden oder Duschen aufgefordert, ohne daß überlegt wird, wogegen er anstinken muß oder will, wen er sich damit vom Hals hält. Häufig könnte man sich und dem Patienten mehr Zeit lassen, bis er sich auf der Station wohl fühlt, eine günstige Gelegenheit abwarten, oder darauf vertrauen, daß er sich pflegen wird, wenn es ihm besser geht. Es gibt wenige Ausnahmen, in denen wir uns nicht mit dem Sammeln von Informationen aufhalten können, sondern sofort – auch ohne Einverständnis des Patienten – handeln, wenn er z. B. Ungeziefer hat oder eingekotet eingeliefert wird.

II   Pflegeziele bei der Körperpflege und Kleidung (Grobziele)

■ Der Patient nimmt mit Hilfe von Körperpflege und Kleidung Beziehung zu sich selbst und anderen auf.

■ Der Patient knüpft bei Hygiene und Kleidung an seine früheren Gewohnheiten an, ob er lieber badet, duscht oder sich am Waschbecken wäscht.

■ Der Patient äußert, wenn er seine Intimsphäre geschützt haben will.

■ Der Patient fühlt sich wohl in seiner Haut, wenn er sauber ist.

■ Der Patient bemerkt, welche Eigenarten er ablegen muß, wenn er mehr anerkannt und integriert sein will.

■ Der Patient erkennt die sozialen Auswirkungen von Körpergeruch.

- Der Patient beherrscht die zu Körperpflege und Kleidung notwendigen Fertigkeiten oder kann sich die erforderlichen Dienstleistungen organisieren.
- Der Patient akzeptiert die eigene Person und seine äußere Erscheinung.
- Der Patient kleidet sich so, daß es seinem Selbstbild entspricht.
- Der Patient ist in der Lage, die zu seiner Körperpflege gewünschten Utensilien und Kleidung nach seinem Geschmack auszuwählen und zu besorgen.
- Der Patient sorgt für regelmäßige zahnärztliche Kontrolle.
- Der Patient nimmt wahr, wann er seine Kleidung wechseln muß oder wenn sie ihm nicht mehr paßt.
- Der Patient paßt sich mit Kleidung und Schuhwerk dem Wetter, den Jahreszeiten und seinem Temperaturempfinden an.
- Der Patient ist in der Lage, das ihm zustehende Kleidergeld einzufordern oder sich Hilfe dabei zu holen.
- Ein hilfsbedürftiger Patient kann die notwendige Unterstützung bei der Körperpflege und Kleidung akzeptieren.

Die Feinziele werden individuell aufgestellt. Nicht alle Ziele sind erreichbar.

II   Allgemeine pflegerische Aufgaben bei der Körperpflege und Kleidung

▬   Selbstwahrnehmung fördern

Die Lebensaktivität sich Sauberhalten und Kleiden eignet sich hervorragend als Hilfsmittel, die Selbstwahrnehmung des Patienten weiterzuentwickeln. Durch Fragen lenken wir die Aufmerksamkeit des Patienten auf sein Befinden, auf seinen Körper, seine Kleidung und auf die Wirkung, die seine äußere Erscheinung auf andere Menschen hat. Der Patient erinnert sich daran, und wir erfahren, wie die hygienischen Gewohnheiten in seiner Kindheit waren, welche Kleidung während seiner Pubertät Mode war, welche Düfte er heute bevorzugt, welche Gerüche ihm zuwider sind und wovor er sich ekelt, wie er seine Wäscheversorgung regelt und ob er zu Hause heißes Wasser hat, welche Kleidung er zu welchen Anlässen favorisiert, welchen finanziellen Spielraum er zum Beschaffen von Kleidung und Pflegeartikeln hat, welche Prioritäten er setzt.

▬   Atmosphäre

Die Bäder in den meisten Kliniken bilden keinen Anreiz, sich's im Bad wohl sein zu lassen. Anregung: Vergleichen Sie Ihr Bad zu Hause mit dem an Ihrem Arbeitsplatz – würden Sie dort gerne baden? Was könnte verändert werden, um die Atmosphäre einladender zu gestalten? (Thema für eine innerbetriebliche Fortbildung.)
Es versteht sich von selbst, daß Patienten zum Schutz ihrer Intimsphäre das Bad abschließen können, daß sie mit Rücksprache jederzeit das Bad benutzen können

und daß sie von pflegerischer Seite nur dann begleitet werden oder nach ihnen gesehen wird, wenn sie Hilfestellung brauchen oder gefährdet sind. Mit geringen Hilfsmitteln, wie z. B. Farben, Vorhängen oder Regalen läßt sich ein funktionales Bad verschönern.

≡   Hilfsmittel

Wir sorgen für eine Auswahl an Badezusätzen, Duschgels, Cremes, Zahnpasten und Shampoos. Wir brauchen einen großen Spiegel, der so angebracht ist, daß ein Patient sich ganz darin sehen kann, es aber lassen kann, wenn er es nicht will. Wir brauchen genügend Hand- und Badetücher, sowie Waschlappen, genügend Kleidung und Wäsche für den Notfall, außerdem Lockenwickler, Fön und Rasierapparat. Zur Pflege der Kleidung gehören Waschmaschine, Bügeleisen und -brett, Nähzeug und Schuhputzzeug. Diese Ausstattung ist in allen Einrichtungen der psychiatrischen Versorgung vorzuhalten.
Der Zusammenhang mit anderen Lebensaktivitäten wird deutlich:
Für eine sichere Umgebung sorgen, kommunizieren, ausscheiden, die Körpertemperatur regulieren, sich bewegen, arbeiten und spielen, sich als Mann oder Frau fühlen und verhalten und schlafen.

6 Themen, die uns dauernd beschäftigen

A Suizidalität 243

I Einleitende Gedanken 243

I Pflegewissen 245

II Überraschende Verhaltensänderung ohne ersichtlichen Grund 245

II Änderung der Stimmungslage ohne ersichtlichen Grund 246

II Veränderungen in Beziehung und Kommunikation 246

II Einengung von Interessen und Gedanken 246

II Entwertung der eigenen Person 247

II Aggressionshemmung / gegen die eigene Person gerichtete Aggressionen 247

I Pflegerisches Handeln 249

I Die Erpreßbarkeit der Pflegenden 252

I Ein Patient hat sich das Leben genommen 253

B Aggressivität und Gewalt 256

I Definitionen 256

II Die wichtigsten Theorien und Modelle 257

I Individuelle Faktoren, die Aggressivität und Gewalt begünstigen 258

II Gewaltbegünstigende Faktoren bei psychisch kranken Menschen 259

II Alltägliches gewaltbegünstigendes Verhalten im Beruf 261

I Äußere Faktoren, die Aggressivität und Gewalt begünstigen 263

II Arbeitsbedingungen 263

II Kulturelle Bedingungen 263

II Institutionelle Bedingungen 264

II Gesellschaftliche Bedingungen 265

6

▌ Pflegerisches Handeln   266

▐▐ Woran kann ich Spannung erkennen   266

▐▐ Pflegeziele   268

Tabelle: Leitlinien des pflegerischen Handelns   270

▐▐ Beispiele pflegerischen Handelns   278

▐▐ Reflexion pflegerischen Handelns   283

▐▐ Anhang   284

C   Grundrechte   287
von Josef Schädle

▌ Was sind Grundrechte   287

▌ Grundrechte und soziale Arbeit   288

▌ Grundrechte und Psychiatrie   291

▌ Behandlungsvereinbarung   292

▐▐ Datenschutz   293

▌ Betreuungsgesetz / PsychKG   293

▌ Grundrechte für alle   294

D   Armut unter psychisch Kranken   295
von Josef Schädle

▌ Statistische Angaben   295

▌ Einkommenslage, berufliche Situation   296

▌ Psychosoziale Situation   298

▌ Zur Lebenswelt   299

▌ Zur Dauer   300

▌ Rechtliche und politische Rahmenbedingungen   301

A Suizidalität

*»Beging mein Freund Selbstmord, weil André Breton und Ilja Ehrenburg sich
prügelten? Er beging Selbstmord, weil er krank war. Er beging Selbstmord, weil er
den Wahnsinn fürchtete. Er beging Selbstmord, weil er die Welt für wahnsinnig hielt.
Warum begeht man Selbstmord? Weil man die nächste halbe Stunde, die nächsten
fünf Minuten nicht mehr erleben wil!, nicht mehr erleben kann. Plötzlich ist man am
toten Punkt, am Todespunkt. Die Grenze ist erreicht – kein Schritt weiter! Wo ist der
Gashahn? Her mit dem Phanodorm! Schmeckt es bitter? Was tut's? Das Leben hat
nicht eben süß geschmeckt. Je suis dégôuté de tout...«*   KLAUS MANN

■ Einleitende Gedanken

Die Begegnung mit Suizidalität und Suizidhandlungen löst in jedem Menschen zunächst Angst aus, selbst irgendwann in eine ähnlich ausweglose Lebenslage zu geraten. Manchmal mischt sich in diese Angst ein wenig Bewunderung
oder Neid wegen der hinter dem Suizid vermuteten Freiheit der Entscheidung
über das eigene Leben. Betrachtet man jedoch die Lebensumstände eines Menschen, der sich das Leben genommen hat, genauer, entstehen Zweifel an dieser
»Freiheit der Entscheidung«: Es lassen sich in jedem Fall Bedingungen finden,
die Entscheidungs- und Handlungsspielraum extrem einengten.

Auch im beruflichen Zusammenhang entsteht sofort Angst, wenn ein Patient
Suizidgedanken äußert. Diese Angst setzt sich zusammen aus der Befürchtung,
überfordert zu werden, dem Patienten nicht gerecht zu werden, ihn nicht von
einer Suizidhandlung abhalten zu können. Wir haben Angst, unter dieser Belastung Fehler zu machen, diese dann vorgeworfen zu bekommen oder uns selbst
Vorwürfe zu machen. Wir haben Angst, uns der eigenen Suizidalität nähern zu
müssen.

Ebenso wie bei psychiatrisch Tätigen wird auch bei Mitpatienten durch geäu-
ßerte Suizidgedanken oder einen Suizidversuch frühere oder jetzt bestehende
Suizidalität verstärkt, die Gefahr der Nachahmung steigt. Die Stimmung wird
durch die Angst vor Ansteckung geprägt und kann bedrohliche Züge annehmen.

Suizidale Patienten und Patienten nach einem Suizidversuch zwingen uns in der
Psychiatrie, uns mit Sinn- und Existenzfragen auseinanderzusetzen. Damit unter
diesen Umständen die eigene Sensibilität erhalten bleibt, muß Raum zur Reflexion vorhanden sein oder geschaffen werden, z. B. durch Supervision, wobei
keine Frage tabuisiert werden darf.

Wir spüren, daß der Patient durch einen Suizidversuch den Sinn unseres Bemühens in Frage stellt, weil er es als sinnlos erlebt; damit konfrontiert er uns mit den
Grenzen unseres beruflichen und menschlichen Handelns. Wir erleben dies als

Versagen. Berufliches Versagen, Fehler »kommen in der Pflege nicht vor, es darf sie nicht geben«, sie sind ein peinlich genau gehütetes Tabu. Mit einer Suizidhandlung bedroht der Patient dieses Tabu und damit uns selbst. *Frage an mich selbst:* Wann habe ich zuletzt nach einem vollendeten Suizid eines Patienten daran gedacht, meinen Beruf aufzugeben oder in ein anderes Fachgebiet zu wechseln?

Belastet mit Gefühlen von Angst und Bedrohung bewegen wir uns im Umgang mit suizidalen Menschen auf einem schmalen Grat. Auf der einen Seite drohen wir in reine Sicherheitsvorkehrungen abzurutschen, die ohne die Berücksichtigung des individuellen Zustandes des Patienten unmenschlich werden. Nach wie vor werden Patienten routinemäßig »alle gefährlichen Gegenstände« abgenommen. Damit kommen erwachsene Menschen in die fragwürdige Zwangslage, z. B. darum bitten zu müssen, ihre Fingernägel schneiden zu dürfen oder von Plastikgeschirr essen zu müssen. Stattdessen ist fachlich zu überlegen, wie die größtmögliche Autonomie aller Patienten einer Station erhalten werden kann und gleichzeitig ein suizidaler Patient vor Gefahren geschützt wird.

Pflegerische Aufgabe: Ein akut suizidaler Patient soll sich trotz seiner Gefährdung seiner Gewohnheit entsprechend naß rasieren können. Dies sollte nur mit guter fachlicher Begründung abgelehnt werden.

Auf der anderen Seite sehen wir in einen Abgrund von Leiden, das wir so unerträglich empfinden und einschätzen, daß wir davor zu resignieren drohen. Dies wird in Äußerungen deutlich wie »erfolgreicher Suizid«, »für sie ist es vielleicht besser so«, »der hatte ja doch nichts mehr von seinem Leben« oder »er selbst und die ganze Umgebung haben seit Jahren nur noch gelitten«. Sie sind Ausdruck von Hilflosigkeit angesichts menschlicher Lebensumstände, unter denen wir uns selbst nicht vorstellen können weiterzuleben. Wir lernen jedoch von einzelnen schwerkranken Patienten, die sich trotz der Bürde ihres Schicksals ihr Leben auf ihre Weise gestalten, daß unsere Vorstellungen von einem ausgefüllten Leben sich von den ihren unterscheiden.

Reflexionsaufgabe: Welche Vorstellungen von meinem Leben hatte ich vor zehn Jahren, wie unterscheiden sie sich von den heutigen?

Uns ist bewußt, daß die angeschnittenen Gedanken nur Teilaspekte des umfassenden Themas Suizidalität wiedergeben. Sie sollen zur Anregung eigener weitergehender Reflexion dienen und dazu ermutigen, in den jeweiligen Teams auch tabuisierte Themen aufzugreifen. Wir meinen, daß auch bei häufiger Auseinandersetzung das Thema Suizidalität für den einzelnen nie abgeschlossen sein wird.

▮ Pflegewissen

Viele Menschen mit schweren und/oder chronisch verlaufenden psychischen oder somatischen Erkrankungen kommen im Verlauf ihrer Krankheit in suizidale Krisen. Im psychiatrischen Bereich sind Patienten mit Schizophrenie, Depression und Abhängigkeit besonders gefährdet. Ein erhöhtes Suizidrisiko besteht in lebensgeschichtlichen Umbruchzeiten (Adoleszenz, Midlife, Berentung, höheres Lebensalter) und tiefgreifenden Verlusterlebnissen (Tod des Partners, Arbeitsplatzverlust, Nichtbestehen von Prüfungen, Verarmung). Gemeinsam ist allen, ». . . daß der Betroffene allein oder mit fremder Hilfe keinen Ausweg aus seinen Schwierigkeiten findet, bis er seine Situation schließlich als hoffnungslos erlebt. . .« (FINZEN 1989, S. 34f.)

Fast jeder Mensch in einer suizidalen Krise teilt seiner Umgebung in irgendeiner Form mit, daß er sich mit Suizidgedanken befaßt. Diese Ankündigungen reichen von verbalen Äußerungen (»ich kann so nicht mehr leben«, »ich will meine Ruhe haben und an der Beschäftigungstherapie nicht mehr teilnehmen«) bis zu Handlungen, die – manchmal erst im nachhinein – als Vorbereitung verstanden werden (Verschenken persönlicher Gegenstände, Begleichung von Schulden).

Eine der wichtigsten Aufgaben psychiatrischer Pflege besteht darin, auch *diskrete Hinweise auf vorhandene Suizidalität* beim Patienten als solche zu *erkennen*. Immer wieder erleben einzelne Mitarbeiter im Kontakt mit dem Patienten ein zunächst diffuses Unbehagen, das nicht näher beschrieben und begründet werden kann. Im Teamgespräch mitgeteilt wird das ungute Gefühl von anderen geteilt und durch Beobachtungen ergänzt. Häufig vorkommende *Hinweise für Suizidalität*, die sich aus der Patientenbeobachtung ergeben, sind:

▮▮ Überraschende Verhaltensänderung ohne ersichtlichen Grund

Beispiele:

- Herr F. hat bisher am Stationsalltag teilgenommen und zieht sich jetzt in sein Bett zurück (oder umgekehrt).
- Frau Z. lehnte sich bisher hilfesuchend an manche Teammitglieder an, jetzt besteht sie mit Nachdruck auf ihrer sofortigen Entlassung (oder umgekehrt).
- Frau R. trug bisher lautstark Meinungsverschiedenheiten mit ihrer Wohnungsnachbarin aus. Heute bezeichnet sie sie als gute Freundin (oder umgekehrt).

II   Änderung der Stimmungslage ohne ersichtlichen Grund

Beispiele:

- Frau W. bekundete bisher, daß sie ihren Alltag mühelos bewältigen könne, sie schien alles auf die leichte Schulter zu nehmen; jetzt fühlt sie sich von jeder kleinen Aufgabe überfordert (oder umgekehrt).
- Herr B. fiel seither durch seine mürrische Stimmung auf, er hatte an allem etwas auszusetzen; heute wirkt er heiter und gelassen (oder umgekehrt).
- Herr V. wirkte seit Tagen angespannt und explodierte bei jeder Kleinigkeit; nun ist er plötzlich entspannt und gleichmütig (oder umgekehrt).

II   Veränderungen in Beziehung und Kommunikation

Beispiele:

- Herr C. ist immer häufiger bei den Besuchen seiner Ehefrau nicht auf der Station oder er versucht, die Besuche abzukürzen.
- Frau A. sorgte bisher bei den Mahlzeiten dafür, daß jeder alles hatte und blieb sitzen, bis alle fertig gegessen hatten; jetzt fällt auf, daß sie nur noch auf ihren eigenen Teller sieht und den Tisch verläßt, sobald dieser leer ist.
- Frau K. sprach seither kaum. Wenn sie angesprochen wurde, berichtete sie mühsam und stockend über ihre Schwierigkeiten. Seit einigen Tagen redet sie von sich aus mit Mitarbeitern und Mitpatienten über vielerlei allgemeine, zum Teil banale Themen; ihre schwierigen persönlichen Lebensverhältnisse scheint sie dabei ängstlich zu vermeiden.

II   Einengung von Interessen und Gedanken

Beispiele:

- Frau D. legte immer Wert darauf, in ihrer Wohnung verschiedene Topfpflanzen zu ziehen und zu pflegen; jetzt sind bis auf die Kakteen alle vertrocknet.
- Herr P. war bislang trotz seiner Antriebsstörung immer zu einem Tischtennisspiel zu motivieren. Seit einer Woche ist dies keinem Mitarbeiter mehr gelungen.
- Herr O. sah sich im Fernsehen bisher fast alle Sportsendungen an. Es gelang ihm auch, auf der Station so viele Gleichgesinnte zu finden, daß selbstverständlich samstags das Aktuelle Sportstudio eingeschaltet wurde. Jetzt fällt auf, daß er sich für die vor einer Woche angelaufene Olympiade nicht interessiert.
- Frau J. wirkt morgens nach dem Wecken verstört. Auf entsprechende Fragen kommt nach und nach heraus, daß sie immer wieder von Beerdigungen träumt. In der Lokalzeitung liest sie nur die Todesanzeigen.

II   Entwertung der eigenen Person

Beispiele:

- Frau L. bekam zu ihrem heutigen Geburtstag einen hübschen Frühstückstisch gedeckt. Sie setzte sich jedoch an einen anderen Platz und meinte, so viel Aufmerksamkeit sei sie nicht wert.
- Herr T. legte immer viel Wert auf seine äußere Erscheinung. Während der Pflegebesprechung stellt sich heraus, daß er vom letzten Wochenendurlaub lauter ältere Kleidungsstücke mitgebracht hat und seitdem immer denselben Pullover trägt.
- Frau G. genoß es, bei ihrem täglichen Ausgang im Café einen Eisbecher zu essen. Auf die Frage, welchen Eisbecher sie denn heute bestellt habe, erklärte sie, daß sie nicht im Café gewesen sei, das sei auf die Dauer ein Luxus, den sich andere auch nicht leisten könnten.

II   Aggressionshemmung / gegen die eigene Person gerichtete Aggressionen

Beispiele:

- Herr E. kam vor drei Tagen volltrunken in die Klinik und beschimpfte Mitarbeiter, Mitpatienten und überhaupt alle Welt lautstark mit deftigen Kraftausdrücken. Heute zeigt er sich überangepaßt und fast unterwürfig. Es ist jedoch spürbar, daß es in ihm brodelt.
- Frau H. teilt das Zimmer mit einer akut manischen Patientin, die sich seit Tagen ohne zu fragen bei Frau Hs Toilettenutensilien bedient. Frau H. wehrt den Übergriff nicht ab, stellt ihre Mitpatientin nicht zur Rede, beklagt sich nicht bei Mitarbeitern und schließt ihre Sachen nicht weg.
- Herr N. leidet unter Schlaflosigkeit. Die Nachtwache berichtet, daß er bis ungefähr 4 Uhr morgens unbeweglich auf dem Rücken lag und offensichtlich nicht schlief. Er machte von der Möglichkeit, aufzustehen und das Zimmer zu verlassen oder sich etwas zum Schlafen geben zu lassen von sich aus keinen Gebrauch.

Weitere Anhaltspunkte dafür, daß ein Patient gefährdet ist, ergeben sich aus seiner Biographie. Wenn sich in seiner Familie oder Umgebung Suizidversuche oder Suizide ereignet haben und / oder wenn der Patient selbst schon Suizidversuche unternommen hat, muß davon ausgegangen werden, daß er eher den Suizid als Lösung seiner jetzigen Probleme in Betracht ziehen wird. Besonders zu beachten sind auch markante Daten im Leben des Patienten, an denen sich z. B. schlimme Ereignisse jähren oder runde Geburtstage, an denen ihm die Erfolglosigkeit seines Lebens besonders bewußt wird. Das Risiko der Suizidalität steigt, wenn ein Patient in kurzer Zeit mehrfach aufgenommen werden muß, sich die Behandlung ohne große Fortschritte lange hinzieht, sich der Patient mit den durch die Krankheit erlittenen Verlusten (z. B. Arbeitsplatz, Partner) nicht abfinden kann oder wenn ihm z. B. im Wochenendurlaub klar wird, daß er nach der jetzigen Wiedererkrankung nicht problemlos an sein bisheriges Leben anknüpfen kann. Auch in der Umgebung des Patienten kann es Hinweise geben, daß er sich erneut mit Suizidgedanken befaßt. Ein Moment, das am schwersten ins Gewicht fällt, ist die resignative Haltung eines therapeutischen Teams gegenüber einem Patienten, in die das Team unabsichtlich gerät. Ein Team hat es immer schwer, sich diese Stimmung einzugestehen, weil sie tabuisiert ist. Resignation bedroht jede Anstrengung, Suizide zu verhüten. Umgekehrt kann das Bestreben eines Teams, immer weitergehende Behandlungsziele für den Patienten zu entwerfen, dazu führen, ihn zu überfordern. In der Verfolgung dieser Ziele geraten einzelne Mitarbeiter, nicht selten ein ganzes Team in Auseinandersetzungen mit dem Patienten. Es wird vermutet, daß er die Ziele erreichen könnte, wenn er nur wollte. Ihm wird indirekt vermittelt, daß er sich zu verändern hat, daß er nicht so sein darf, wie er ist. Beide Haltungen entwerten den Patienten und fördern Suizidalität.

Mitarbeiter im psychiatrischen Bereich machen sich mit gutem Grund Sorgen über den sogenannten »Werther-Effekt«: durch z. B. den Suizid eines anderen Patienten in der Klinik, Nachrichten in den Medien, einen Spielfilm, der von einem Suizid handelt, kann sich beim Betroffenen latent vorhandene Suizidalität dramatisch und auf einen Schlag verschärfen.

Die Zeitspanne, in der sich vorhandene Suizidalität hin zur Suizidhandlung entwickelt, ist bei jedem Patienten anders. Sie kann sich über mehrere Wochen erstrecken oder in wenigen Minuten (raptusartig) zu einer Tat führen. PÖLDINGER entwickelte zu den Stadien der Suizidalität nachfolgendes Modell (aus FINZEN 1989, S. 34):

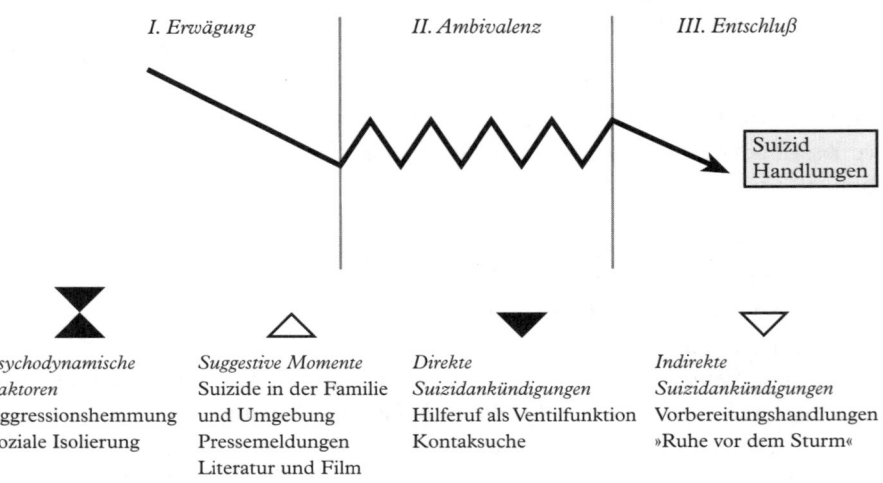

▮ Pflegerisches Handeln

Auch wenn nur ein Mitarbeiter den Eindruck hat, Herr K. sei suizidal, muß so lange von allen entsprechend gehandelt werden, bis dieser Eindruck entkräftet ist!

Die Gefährdung eines Patienten, der sich mit Suizidgedanken befaßt, kann mit einiger, nie jedoch vollständiger Sicherheit dann beurteilt werden, wenn alle Mitarbeiter ihre Informationen und Beobachtungen detailliert zusammentragen. Alle Angaben einschließlich der stattfindenden Veränderungen im Befinden des Patienten und der getroffenen Absprachen müssen jederzeit für alle Mitarbeiter (auch Nachtwache und Dienstarzt) verfügbar sein. So muß z. B. allen Mitarbeitern bekannt sein, daß ein für latent suizidal gehaltener Patient den Spätfilm im Fernsehen gesehen hat, der mit einem Suizid endete. Es ist Aufgabe der Nachtwache, dies zu dokumentieren. Bei fast jedem vollendeten Suizid oder Suizidversuch lassen sich im Rückblick Informationsdefizite nachweisen.

In Teambesprechung und Übergabe wird täglich eingeschätzt und festgehalten, für wie gefährdet der Patient momentan gehalten wird. Der umseitige »Fragenkatalog zur Abschätzung der Suizidalität« von PÖLDINGER 1982 (aus FINZEN 1989, S. 47) kann dazu als Gerüst im Hinterkopf hilfreich sein.

Gleichzeitig wird festgelegt, welche Personen während der folgenden Schicht sich in welcher Intensität um den Patienten kümmern. Dabei wird einkalkuliert, welcher Mitarbeiter bereits einen Draht zum Patienten hat, wer es sich am ehesten zutraut, welche sonstigen Aufgaben auf der Station anstehen, ob und wie der suizidale Patient in das übrige Stationsgeschehen einbezogen werden soll.

Bei akuter Suizidalität wird meistens Einzelbetreuung (1 : 1-Betreuung) festgelegt. Sie gehört zu den schwierigsten Aufgaben pflegerischer Arbeit: Ich bin gezwungen, mich über längere Zeit einem Menschen, der das nicht haben will, aufzudrängen und ihn bei jedem Schritt zu kontrollieren. Dies ist für beide Seiten emotional sehr belastend. Gründliche fachliche Überlegungen erleichtern diese Aufgabe.

- Es ist zu überlegen, welche Vorerfahrungen bezüglich persönlicher Nähe und Distanz mit diesem Patienten bestehen, welches Maß an Nähe und Distanz ich momentan bei diesem Patienten für zuträglich halte, mit welchen Mitteln ich Nähe herstellen kann, wenn der Patient sich zurückzieht oder sich abweisend verhält, wann und wie ich bei einem fordernden Patienten zu große Nähe begrenze.

- Es ist zu entscheiden, ob ich dem Patienten ein Gespräch über seine Probleme anbiete oder ob ich auf ein Signal seinerseits warte.

- Es ist zu entscheiden, welchen Raum ich dem Thema seiner Todeswünsche gebe, ob ich dies unbegrenzt zulasse oder nach Möglichkeiten des Themenwechsels oder der Ablenkung suche. Diese Entscheidung hängt von seinen Bedürfnissen ab, davon, wie ausführlich sie schon besprochen wurden, aber auch von meiner augenblicklichen Tragfähigkeit.

Fragenkatalog zur Abschätzung der Suizidalität (Pöldinger) 1982

Je mehr Fragen im Sinne der angegebenen Antwort beantwortet werden, um so höher muß das Suizidrisiko eingeschätzt werden.

1. Haben Sie in letzter Zeit daran denken müssen, sich das Leben zu nehmen?	ja	
2. Häufig?	ja	
3. Haben Sie auch daran denken müssen, ohne es zu wollen? Haben sich Selbstmordgedanken aufgedrängt?	ja	
4. Haben Sie konkrete Ideen, wie Sie es machen würden?	ja	
5. Haben Sie Vorbereitungen getroffen?	ja	
6. Haben Sie schon zu jemandem über Ihre Selbstmordabsicht gesprochen?	ja	
7. Haben Sie einmal einen Selbstmordversuch unternommen?	ja	
8. Hat sich in Ihrer Familie oder in Ihrem Freundes- und Bekanntenkreis schon jemand das Leben genommen?	ja	
9.. Halten Sie Ihre Situation für aussichts- und hoffnungslos?	ja	
10. Fällt es Ihnen schwer, an etwas anderes als an Ihre Probleme zu denken?	ja	
11. Haben Sie in letzter Zeit weniger Kontakte zu Ihren Verwandten, Bekannten und Freunden?	ja	
12. Haben Sie noch Interesse daran, was in Ihrem Beruf und in Ihrer Umgebung vorgeht? Interessieren Sie noch Ihre Hobbies?		nein
13. Haben Sie jemanden, mit dem Sie offen und vertraulich über Ihre Probleme sprechen können?		nein
14. Wohnen Sie zusammen mit Familienmitgliedern oder Bekannten?		nein
15. Fühlen Sie sich unter starken familiären oder beruflichen Verpflichtungen stehend?		nein
16. Fühlen Sie sich einer religiösen bzw. weltanschaulichen Gemeinschaft verwurzelt?		nein
Anzahl entsprechend beantworteter Fragen		
Endzahl = max. 16		

- Es ist zu entscheiden, ob und in welcher Form ich diesem Patienten die Grenzen meiner Tragfähigkeit vermittle.
- Es ist zu überlegen, welche anderen Gesprächsthemen oder ablenkende Beschäftigung ich dem Patienten anbieten kann.
- Es ist zu entscheiden, ob ich diese Alternativen vorsichtig anbiete oder mit Nachdruck dazu auffordere.
- Es muß klar besprochen sein, wer mich ablöst oder vertritt, und wie ich mir im Bedarfsfall Hilfe hole.

Viele von uns scheuen sich, offen mit dem Patienten über seine Suizidgedanken oder Todeswünsche zu sprechen oder ihn danach zu fragen, weil wir zum einen befürchten, mit der Frage »schlafende Hunde zu wecken«. Diese Furcht ist unbegründet, der Patient wird eher erleichtert reagieren, wenn er endlich über die ihn quälenden Gedanken sprechen kann. Außerdem sprechen wir damit nichts »Schlafendes«, sondern etwas vollkommen »Drängendes« an. Zum anderen besteht Unsicherheit, wie das Gespräch dann weitergehen könnte. Sein Verlauf hängt ab von der Erfahrung der Schwester/des Pflegers und der Tragfähigkeit ihrer/seiner Beziehung zum Patienten. Es kann dazu führen, daß ich

- Kontakt zu anderen Gesprächspartnern herstelle (Arzt, Pfarrer, Psychologe, Bezugsperson, Angehörige),
- Maßnahmen zur Sicherheit des Patienten ergreife wie in kurzen Abständen nach ihm zu sehen oder in Absprache mit anderen Teammitgliedern vielleicht gefährliche Gegenstände aus seinem Zimmer entferne,
- mehr über das Ausmaß der Gefährdung erfahre,
- einen Teil der der Gefährdung zugrundeliegenden Gefühle und Konflikte erkenne.

Es besteht die Gefahr, daß wir aus eigener Ratlosigkeit heraus dem Patienten scheinbaren Trost anbieten (z. B. Hinweise auf Zukunft oder Familie). Dies stellt einen gravierenden Pflegefehler dar, da damit der Patient in seiner ausweglosen Situation nicht ernstgenommen wird. Er hat schon unzählige Male über Auswege nachgedacht, gegrübelt, was ein Suizid für andere bedeuten könnte und keinen gangbaren Weg in die Zukunft gefunden. Nur wenn der Patient in seiner Verzweiflung ernstgenommen wird, gibt es die Chance, zu einer tragfähigen Beziehung zu gelangen. Das heißt, ich akzeptiere die Verzweiflung des Patienten und vermittle ihm gleichzeitig, daß ich mein Möglichstes tun werde zu verhindern, daß er eine unwiderrufliche Entscheidung in seiner jetzigen Stimmung trifft.

Gleichberechtigt neben problemorientierten Gesprächen gilt es, während der Einzelbetreuung Beschäftigungen zu finden und Umstände herzustellen, die die Möglichkeit eröffnen, den Patienten abzulenken und ihm Entlastung und Entspannung zu verschaffen. Zu unterscheiden sind

- Tätigkeiten, die von dem Patienten und mir gemeinsam durchgeführt werden und die parallel dazu die Möglichkeit zur Konversation offen lassen, diese aber nicht erzwingen (spazierengehen, Geschirr spülen, Botengänge erledigen, einkaufen . . .),

- Tätigkeiten, bei denen der Patient und ich uns auf ein gemeinsames Thema konzentrieren (Spiele, Fernsehen, Rätsel, Vorlesen...),
- Tätigkeiten, bei denen in räumlicher Nähe zueinander jeder etwas eigenes macht (Zeitung lesen, Briefe schreiben...),
- Situationen, in denen ich einer anderen Arbeit nachgehe und der Patient dabei ist (Stationszimmer aufräumen, Medikamente richten...).

Die beiden letzten Punkte eignen sich dazu, dem Patienten Erholung auch vom Betreuer zu erlauben und ihn aus dem direkten Kontakt zu entlasten. Alle vier Formen der Ablenkung werden gezielt eingesetzt. Darüber hinaus sorgen wir rechtzeitig dafür, daß sedierende oder entspannende Medikamente verordnet werden.

Das gesamte Team entscheidet entsprechend dem Grad der festgestellten Gefährdung des Patienten, in welchem Umfang Maßnahmen zur *Sicherung der Umgebung* zu treffen sind. Aus pflegerischer Sicht besonders wichtige zu klärende Fragen sind:

- In welchem Umfang und in wessen Begleitung hat der Patient Ausgang? Bleibt die Stationstür offen oder muß sie geschlossen werden und für wie lange?
- Welche gefährlichen Gegenstände (Rasiermesser, Kabel...) soll der Patient vorübergehend abgeben und warum? Betrifft dies auch die entsprechenden Gegenstände der Zimmerkollegen?
- In welchen zeitlichen Abständen wird nach dem Patienten gesehen, falls Einzelbetreuung nicht erforderlich ist? Wer ist dafür zuständig? Wie engmaschig soll die Nachtwache den Patienten überwachen (z. B. vor der Tür sitzen, halbstündiges Nachsehen...)?
- In wieweit kann der Patient seinen intimen Verrichtungen (Körperpflege, Toilette...) alleine nachgehen?
- An welchen Veranstaltungen des Stations- und Beschäftigungstherapieprogramms soll der Patient weiterhin teilnehmen, an welchen nicht?
- Was kann jeder einzelne Mitarbeiter dazu beitragen, die Atmosphäre auf der Station so ruhig und entspannt wie möglich zu gestalten?

Alle beschlossenen und zu treffenden Maßnahmen werden dem Patienten ausführlich erklärt und begründet.

▐ Die Erpreßbarkeit der Pflegenden

Es gibt eine kleine Zahl von Patienten, die mit agierenden Suizidankündigungen ihr Umfeld und ganze Stationsteams in Aufruhr versetzen. In ihren Biographien finden sich zahlreiche, zum Teil grausame Suizidversuche, bei denen Hilfe gerade noch rechtzeitig kam und die Unsicherheit begründen. Schon allein die Ankündigung, daß ein solcher Patient wieder auf der Station aufgenommen werden soll, erzeugt Abwehr. Wir befürchten weitere Suiziddrohungen oder Suizidversuche während unseres Dienstes oder daß die Drohungen mit Forderungen verknüpft werden, denen wir hilflos ausgeliefert sind (»Wenn Sie mich jetzt nicht alleine baden lassen, werden Sie die Folgen zu spüren bekommen!«).

Unter diesem Druck ist es schwierig, mit fachkompetenter Überlegung zu erkennen, wo unter dem Deckmantel vieler Drohungen und Ansprüche die hilfesuchenden Anteile des Patienten zu finden sind. Dies fällt besonders schwer, weil der Patient häufig in kränkendem Ton Angebote zurückweist, er versucht, das Team zu spalten, indem er manche Mitarbeiter zu seinen »Lieblingen« erklärt und weil es ihm gelingt, trotz mannigfacher Verabredungen im Team, viele der auf der Station gültigen Regeln zu unterlaufen. All dieses führt dazu, daß die meisten Mitarbeiter nichts mit dem Patienten zu tun haben wollen. Wegen der regionalen Aufnahme- und Versorungsverpflichtung können wir uns der Verantwortung jedoch nicht entziehen, sind gezwungen, uns damit auseinanderzusetzen und zu lernen, auch dieser Patientengruppe den nötigen Schutz und die erforderliche Sicherheit zu bieten und gleichzeitig die eigene Belastung in tragbaren Grenzen zu halten.

In ungezählten Diskussionen mit Kollegen, mit Hilfe von vielen Supervisionssitzungen wurde uns klar, daß wir an diesem Punkt immer erpreßbar bleiben werden. Diese Feststellung führt dazu, das erpresserische Verhalten des Patienten nicht mehr ändern zu wollen, sondern uns darauf als feststehender Tatsache einzustellen, so daß wir den »Spielchen« weniger ausgeliefert sind. Eine derartige Haltung gibt uns den Spielraum, zu überlegen und zu entscheiden, wieviel Verantwortung der Patient zu welchem Zeitpunkt für sich selbst übernehmen kann oder wo und wann ein therapeutisches Team eingreifen muß. Jedoch ist die Erfahrung nicht von einem auf den anderen Patienten übertragbar, sondern ist bei jedem einzelnen dieser schwierigen Gruppe neu zu erwerben. Es besteht die Chance, daß einzelne Patienten mit der Zeit angesichts dieser Grundhaltung ihr erpresserisches Verhalten nicht mehr brauchen und ablegen, weil sie die Erfahrung machen, daß das Team sich mit oder ohne »Spielchen« ähnlich verhält.

▌ Ein Patient hat sich das Leben genommen

»Jeder Patientensuizid ist ein katastrophales Ereignis. Er löst Angst, gelegentlich Panik aus. Er aktiviert Schuldgefühle. Er verstört Mitpatienten und Mitarbeiter... Er aktualisiert Suizidphantasien... In einer Situation, in der Kopflosigkeit angesagt ist, gilt es, einen kühlen Kopf zu bewahren, um den Schaden für Dritte zu begrenzen. Unmittelbar nach dem Suizid sind zunächst ganz konkrete Dinge zu regeln.« (FINZEN 1989, S. 172)

1. Findet man einen leblosen Patienten, ist sofort nach Lebenszeichen zu suchen, gegebenenfalls mit Wiederbelebungsmaßnahmen zu beginnen.

2. Unverzüglich ist der zuständige Arzt zu holen.

3. Es ist sofort dafür zu sorgen, daß sich jemand um die am meisten betroffenen Mitpatienten kümmert. Um zu verhindern, daß jemand in Panik wegrennt, sollte die Stationstür vorübergehend geschlossen werden.

4. Der Ort des Geschehens muß für Patienten unzugänglich gemacht werden, Mitarbeiter dürfen wegen der nachfolgenden kriminalpolizeilichen Ermittlungen nichts verändern.

5. Später verfassen die zum Zeitpunkt des Suizids diensthabenden pflegerischen Mitarbeiter einen ausführlichen Bericht. Er enthält die Information über den Patienten aus der letzten Übergabe, Beobachtungen und pflegerisches Handeln während des Dienstes, Zeitangaben, wann der Patient von wem zuletzt gesehen und eine Beschreibung, wie der Patient von wem vorgefunden wurde.

Die Mitteilung dieses schrecklichen Ereignisses an die Mitpatienten fällt allen Mitarbeitern schwer. Trotz der eigenen Betroffenheit ist möglichst bald einfühlsam mit ihnen zu sprechen. Auch wenn sich der Suizid außerhalb der Station oder während des Wochenendurlaubs ereignet hat, teilt sich die veränderte Stimmungslage der Mitarbeiter sofort atmosphärisch mit und erzeugt Unsicherheit. Es ist wichtig, daß die Patienten die Nachricht von den für sie zuständigen Mitarbeitern erhalten und nicht auf Umwegen davon erfahren. Nachfragen der Mitpatienten werden möglichst offen und umfassend beantwortet, soweit die Schweigepflicht gewahrt bleibt. Häufige Fragen sind:

- Warum hat er sich das Leben genommen?
- Mit welcher Methode?
- Hat das Team gewußt, daß er so gefährdet ist?
- War er so schwer krank?
- Wer hat ihn gefunden?
- Wann ist die Beerdigung?

Allen geht dieses tragische Ereignis unter die Haut. Jeder einzelne reagiert auf seine Weise, mit Wut, mit Unverständnis, Trauer, Verstummen, Ratlosigkeit, mit Entsetzen, Schuldgefühlen, mit Tränen, Sensationslust, mit Abwehr. Bei fast allen Patienten wird latent vorhandene Suizidalität wieder aktualisiert. Es kann die Angst entstehen, daß das Team ähnlich versagt wie jetzt und die Gefahr nicht richtig einschätzt. Vorwürfe an die Mitarbeiter, den Suizid nicht durch geeignete Maßnahmen verhindert zu haben, werden selten offen zur Sprache gebracht, sind jedoch häufig atmosphärisch vorhanden. Manchmal bekam ein Mitpatient unter dem Siegel der Verschwiegenheit konkretere Hinweise anvertraut, dies führt jetzt zu heftigen Selbstvorwürfen.

Aufgabe pflegerischen Handelns ist es, durch vermehrte Aufmerksamkeit und Offenheit allen Patienten die Gelegenheit zu geben, über ihre Gefühle zu sprechen und Suizidalität bei ihnen frühzeitig zu erkennen. Zugunsten von mehr Präsenz bei den Patienten werden andere Aufgaben zurückgestellt. Wenn einzelne Patienten zur Beerdigung gehen möchten, ist die Frage der Begleitung zu klären.

Die Mitarbeiter sind von dem Suizid gleichermaßen erschüttert. Einige fragen sich, ob sie mehr für den Patienten hätten tun können. Manche haben Angst, zur Verantwortung gezogen zu werden oder den Angehörigen zu begegnen. Jeder Mitarbeiter sucht in seiner Erinnerung, ob er Hinweise übersehen hat. Manchmal werden Äußerungen des Patienten erst angesichts seines Todes als Suizidankündigungen verstanden.

In den darauffolgenden Teambesprechungen ist wichtig:
- Jeder Mitarbeiter soll die Gelegenheit bekommen, alles auszusprechen, was ihm im Zusammenhang mit dem Suizid einfällt. Dies gelingt, wenn jeder sich darum bemüht, Schuldzuweisungen zu unterlassen. Ziel ist es, daß sich alle Teammitglieder von den anderen mitgetragen fühlen, damit jeder unter diesen schwierigen Umständen überhaupt weiterarbeiten kann.
- Das Team muß sich einigen, wie die Aufgaben verteilt werden, daß sie für jeden einzelnen tragbar bleiben: Wer den Kontakt mit Angehörigen und dem Umfeld des Patienten herstellt, wer die Präsenz bei den übrigen Patienten erfüllt, wer Ansprechpartner für die Polizei ist.
- Es ist zu überlegen, an welchen Punkten man sich wie entlasten und unterstützen kann.
- Zu einem späteren Zeitpunkt ist zu reflektieren, ob es Versäumnisse, Fehleinschätzungen gab und was für die Zukunft daraus zu lernen ist.

Jeder Suizid bleibt in einem Team, vielfach auch auf der Station, lange im Gespräch. Immer wieder kommt der eine oder andere Mitarbeiter oder Patient darauf zu sprechen. Das ist gut so. Auf diese Weise wird dieses schreckliche Ereignis nicht verdrängt, Schuldgefühle, Trauer und Angst werden schrittweise bearbeitet.

B Aggressivität und Gewalt

»Sollte ich in der Gefangenschaft frei sein, mich zu äußern. Liebe Feinde. Wer bin ich, daß ich in euch nur die Sieger, nicht auch die, die leben werden, seh. Die leben müssen, damit, was wir Leben nennen, weitergeht. Diese armen Sieger müssen für alle, die sie getötet haben, weiterleben.
Ich sage ihnen: Wenn ihr aufhörn könnt zu siegen, wird diese eure Stadt bestehen. Gestatte eine Frage, Seherin – (Der Wagenlenker.) – Frag. – Du glaubst nicht daran. – Woran. – Daß wir zu siegen aufhörn können. – Ich weiß von keinem Sieger, der es konnte. – So ist, wenn Sieg auf Sieg am Ende Untergang bedeutet, der Untergang in unsere Natur gelegt.
Die Frage aller Fragen. Was für ein kluger Mann.
Komm näher, Wagenlenker. Hör zu. Ich glaube, daß wir unsere Natur nicht kennen. Daß ich nicht alles weiß. So mag es, in der Zukunft, Menschen geben, die ihren Sieg in Leben umzuwandeln wissen.« Christa Wolf

▌ Definitionen

Im Brockhaus wird *Aggressivität* als Neigung zu schneller, heftiger Reaktion, im engeren Sinn als Angriffsbereitschaft, Angriffsbedürfnis, feindseliges Verhalten, als situationsbedingte Reaktionsbereitschaft oder als Persönlichkeitsmerkmal eines Menschen, in extremer Ausprägung auch als Symptom von Persönlichkeitsstörungen oder Erkrankungen beschrieben. In der Regel gilt Aggressivität als destruktiver, sozial schädlicher Impuls, jedoch wird sie zum Teil auch als konstruktiv-schöpferische Energie gedeutet, die die Grundlage des menschlichen Forscherdrangs, von Entdeckungen, kulturellen Leistungen und positivem Wettstreit bildet: »Auf einzelne Personen beschränkt kann Aggressivität als Ausdruck persönlicher Abneigung bestehen, als Gruppenverhalten Kennzeichen einer häufig auf sozialen Vorurteilen beruhenden Ablehnung einzelner Personenkreise, z. B. gesellschaftlicher Minderheiten, sein. Durch äußere Anlässe, deren Ausmaß gering sein kann, ist die Entstehung einer Aggression als im Allgemeinen sichtbarer, durch Ausübung von psychischem oder physischem Zwang gekennzeichneter Erscheinungsform der Aggressivität möglich. Aggression äußert sich als meist affektgeladenes Angriffsverhalten, das nach außen, gegen andere Menschen, Gegenstände oder Institutionen, aber auch gegen das eigene Ich (Autoaggression) gerichtet sein kann... Die Bereitschaft zu aggressiver Reaktion wird vor allem durch Streß (Angst, innere Unsicherheit, Überforderung, Erschöpfung), Frustration (Ärger, Enttäuschung, Minderwertigkeitsgefühle, mangelnde Triebbefriedigung) und enthemmende Einflüße (z. B. massenpsychologische Ereignisse, Propaganda, Alkohol) gefördert. Ist die direkte Reaktion nicht möglich, kann der Aggressionsimpuls verdrängt, gestaut oder auf ein (risikoloses) Ersatzobjekt umgelenkt werden, an dem er sich, manchmal in explosiver Form (Kontrollverlust), entlädt. Aggressivität kann mit diffusen, ambivalenten Gefühlen verknüpft sein, z. B. wenn der Auslöser für den Unmut unbewußt ist.«

II   Die wichtigsten Theorien und Modelle:

- Die *endogenen Aggressionstheorien* gehen von der Annahme eines angeborenen Aggressionsinstinktes aus, der zur Verteidigung des Lebensraumes dient (z. B. K. Lorenz).
- Zu den *psychoanalytischen Theorien* zählt das Konzept zweier antagonistischer Triebe beim Menschen: dem Lebenstrieb (Eros) steht hiernach der Todestrieb (Thanatos) entgegen (S. Freud 1920). Die meisten neueren Psychoanalytiker lehnen die Annahme eines Todestriebes ab. Einige erklären die Aggressivität aus einer angeborenen Antriebsenergie, die analog zur sexuellen Libidoenergie aufgefaßt wird (z. B. H. Hartmann, E. Kris). Eine weitere Gruppe sieht aggressives Verhalten vor allem als ein sozialpsychologisches Phänomen, wobei der prägende Einfluß der Bezugspersonen und der frühkindlichen Erlebnisse betont wird (z. B. R. Battegay, K. Horney, K. Horn).
- Die *Frustrations-Aggressions-Hypothese* geht davon aus, daß jeder Aggression eine Frustration zugrunde liegt. Frustration wird definiert als eine Triebblockierung, die Verhinderung einer zielgerichteten Aktivität. Als Frustration gelten zum Beispiel auch eigenes Versagen, aversive Reize (Gefahr, Belästigung, Bedrohung), physische und psychische Entbehrungen (Yale-Universität 1939, J. Dollard, L. W. Doob, N. E. Miller, O. H. Mowrer, R. R. Sears).
- Die *lerntheoretischen Aggressionsmodelle* gehen davon aus, daß aggressives Verhalten wie jedes soziale Verhalten durch Lernen erworben wird: durch die Beobachtung aggressiven Verhaltens (Modell-Lernen) und durch Erfolg aggressiven Verhaltens (Verstärkungslernen) (z. B. A. Bandura).
- Die *sozialtheoretischen Aggressionsmodelle* befassen sich mit der Entstehung von Aggression im sozialen Kontext, mit Themen wie: Sündenbockbildung, Gruppennormen, Konformitätsdruck, Aggressivität in Verbindung mit Rollenverhalten, Aggressivität als Massenphänomen bei Überbevölkerung, Aggressivität bei gestörtem Ranggleichgewicht zwischen oder innerhalb gesellschaftlicher Gruppen.

Gewalt wird im Brockhaus definiert als die Anwendung von physischem und psychischem Zwang gegenüber Menschen. Gewalt im deutschen Sprachgebrauch umfaßt sowohl die rohe, gegen Sitte und Recht verstoßende Einwirkung auf Personen als auch das Durchsetzungsvermögen in Macht- und Herrschaftsbeziehungen, während z. B. im Englischen und Französischen eine sprachliche Unterscheidung existiert (violence/power, violence/pouvoir).
Der Begriff Gewalt umfaßt ebenso die Herrschaftsbefugnis (ordnende Gewalt) zur Unterbindung von roher Gewalt zwischen Gemeinschaftsmitgliedern. Im

Sinne von »verfaßter Gewalt« ist sie Produkt eines historischen Prozesses zur Sublimierung und Überwindung allgemeiner Gewalttätigkeit. Die Träger der Gewalt in diesem Sinne bedienen sich zur Aufrechterhaltung und Durchsetzung der von ihnen geschaffenen Ordnung personaler und sachlicher Gewaltmittel (Zwangsmittel).

Sofern der Staat, seine Ordnungsorgane und Institutionen einseitig oder völlig von bestimmten gesellschaftlichen Gruppen oder Klassen beherrscht werden, entsteht *strukturelle Gewalt:* nicht mehr nur personale oder direkte, sondern indirekte Gewalt, die in das gesellschaftliche System eingebaut ist. Strukturelle Gewalt entsteht, wenn durch Gesetz und Recht legitimiert, ungleiche Macht- und Besitzverhältnisse zugelassen werden. Sie kann Gegen-Gewalt provozieren.

■ Individuelle Faktoren, die Aggressivität und Gewalt begünstigen

»Was ist das, das in uns hurt, lügt, stiehlt und mordet?«   Georg Büchner

Wenn wir Büchners Frage auf den Grund gehen, stoßen wir auf die eigenen Impulse von Aggressivität, Gewaltbereitschaft und Reaktionsmuster auf Gewalt, die jeder Mensch in sich hat. Die nachfolgenden Fragen dienen als Anregung zur *Selbstwahrnehmung/Spurensuche:*

- In welcher Situation ist mir zuletzt beinahe die Hand ausgerutscht?
- Bei welchem Menschen habe ich mich in letzter Zeit gefragt, warum er nicht sterben kann?
- In welchen Situationen verschlägt es mir die Sprache vor Zorn?
- Wann brennen bei mir alle Sicherungen durch?
- Welche Phantasien entwickle ich, wenn ich mich ungerecht behandelt fühle?
- Wie reagiere ich, wenn zu viel Durcheinander auf mich einstürmt und ich mich überfordert fühle?
- Welche Verhaltensweisen meiner Mitmenschen machen mich hilflos und ohnmächtig?
- Wie sehen meine Reaktionsmuster bei Todesangst aus?
- In welchen Zusammenhängen denke ich verstärkt darüber nach, was menschliches Leben lohnend, was es unwert macht?
- Wie gehe ich mit Problemen und Konflikten um, die ich nicht lösen kann?
- Warum lasse ich manche Patienten links liegen und kümmere mich nicht um deren Bedürfnisse?
- Was geht in mir vor, wenn mir jemand zu dicht auf die Pelle rückt?
- Wie reagiere ich auf Entscheidungen von »oben«, die ich für falsch halte?
- Was bedeutet es für mich, die »Schlüsselgewalt« in der Psychiatrie zu haben?
- Was geht in mir vor, wenn ein Patient signalisiert, daß meine Überlegungen für ihn nichts taugen?

- Wie gehe ich damit um, wenn ich nicht unterscheiden kann, ob ein Patient sich auf die faule Haut legt oder nicht fähig ist, etwas zu tun, und mich das wütend macht?
- Wie werde ich im Beruf damit fertig, daß immer wieder männliche Patienten meine Rolle als emanzipierte Frau in Frage stellen (besonders häufig Männer aus anderen Kulturkreisen)?
- Welche Handlungsstrategien beherrsche ich, meine Stärken einzusetzen, meine Schwächen mitzuberechnen, um Probleme und Konflikte zu lösen?
- Warum lehne ich manchmal neue Ideen oder Menschen ab, nur weil sie mir fremd sind?
- Wie kann ich es lernen, daß ich wahrscheinlich nicht als Person abgelehnt werde, wenn ich mit einigen meiner Zielvorstellungen nicht durchkomme?
- Was würde ich am liebsten tun, wenn angesichts von Armut und Wohnungsnot weitere Einschnitte ins soziale Netz geplant, angesichts von Kriegen und Bürgerkriegen weitere Waffenexporte genehmigt werden?

Aufgabe: Denken Sie sich weitere 20 Selbstwahrnehmungs-Fragen aus, mit denen Sie dem Thema Gewalt in sich selbst nachspüren und sich auf die Schliche kommen können.

II   Gewaltbegünstigende Faktoren bei psychisch kranken Menschen

Alle psychisch kranken Menschen fühlen sich ihrer selbst nicht sicher und haben daher mehr *Angst* als andere Menschen. Das Extrembeispiel dafür sind Menschen mit paranoiden Ängsten, die sich in ihrer Person und/oder ihrer körperlichen Unversehrtheit von anderen Menschen bedroht fühlen. Sie wehren sich gegen den subjektiv erlebten Angriff mit unterschiedlichen Mitteln. Eines davon ist der Versuch, sich andere Menschen vom Hals zu halten, große Distanz herzustellen durch Rückzug oder bedrohliches Verhalten.

Viele Patienten weisen *kognitive Störungen* auf, d. h. sie haben Mühe, soziale Distanz richtig einzuschätzen, Gesichtszüge zu erkennen, Gesten richtig zu deuten, zwischen den Zeilen zu lesen, wenn sie mit zu vielen Reizen überfordert sind.

Ein weiterer Risikofaktor ist die *veränderte Wahrnehmung*: Wenn z. B. ein Patient Stimmen hört, die ihn fürchterlich beschimpfen oder ihm Befehle geben, kann es sein, daß er diesen Druck nicht mehr aushält und ihn nach außen kehrt. Wenn ein anderer Patient wahrnimmt, daß sein Zimmerkollege umgebracht werden soll, wird er vielleicht versuchen, die Gefahr abzuwenden, indem er den »Angreifer« wegstößt.

Die hohe *Verletzlichkeit*, die dünnere Haut vieler psychisch kranker Menschen führt dazu, daß sie Belastungen nicht gut aushalten und Enttäuschungen vehementer abwehren. Manche schützen sich vor befürchteter Überforderung, indem sie sich verweigern oder zurückziehen. Andere beschimpfen ihr Gegenüber und versuchen damit, den Menschen zu vertreiben, der sie überfordert. Besteht der

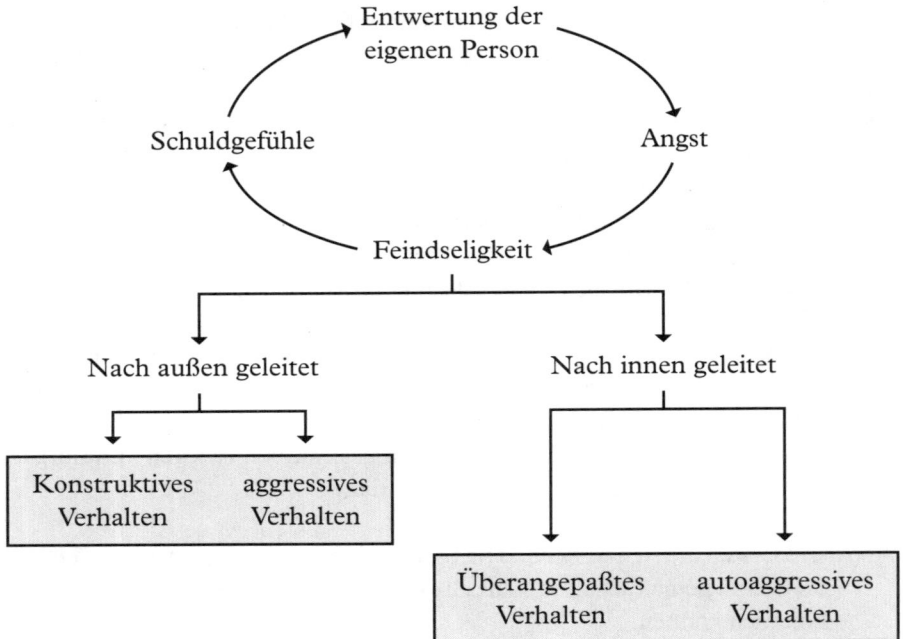

Schematische Darstellung zum Ausdruck von Zorn
Aus: STUART und SUNDEEN, S. 574 (Übersetzung durch die Autorinnen)

Konfliktpartner auf seinen Forderungen, riskiert er, daß der Patient sich nur noch mit körperlicher Gewalt wehren zu können glaubt. Manche beugen befürchteter Ablehnung dadurch vor, daß sie versuchen, durch verbale Angriffe oder bedrohliches Verhalten der Ablehnung zuvorzukommen. Sie lösen damit einen Teufelskreis aus, in dem aggressives Verhalten Gegengewalt erzeugen kann und in dem der zugrundeliegende Wunsch nach Zuwendung oder Anerkennung untergeht.

Wenn ein psychisch Kranker durch seine Sozialisation oder durch seinen kulturellen Hintergrund außer körperlicher Auseinandersetzung kaum oder keine anderen Konfliktlösungsstrategien zur Verfügung hat, wenn dann vielleicht noch sprachliche Verständigungsschwierigkeiten dazukommen, steigt die Angst zu unterliegen und damit die Gewaltbereitschaft.

Ein weiteres gewaltbegünstigendes Element ist die *Enthemmung* durch Alkohol, Medikamente, Drogen oder während einer manischen Erkrankung.

Vor allem bei alten Menschen kommt es dann zu aggressivem Verhalten, wenn sie sich in einer fremden Umgebung nicht zurechtfinden, ihnen die dortigen Menschen nicht vertraut sind, ihre Lebensgewohnheiten nicht respektiert werden und es keine Hilfen zur Orientierung gibt.

Manche psychiatrischen Patienten haben vor der Aufnahme auf der Station ihre Anspannung vollständig kontrolliert. Bei der Aufnahme fühlen sie sich entlastet, die Notwendigkeit der Selbstkontrolle entfällt für sie.

Menschen, die das psychiatrische Versorgungssystem in Anspruch nehmen müssen, verlieren mit diesem Schritt ihre Autonomie in unterschiedlichem Umfang, je nachdem, ob jemand von sich aus den Psychosozialen Dienst aufsucht oder gegen seinen Willen in der psychiatrischen Klinik untergebracht wird. Die Feststellung eines Patienten, daß er nicht mehr vollständig über sich entscheiden kann, kann ohnmächtige Wut in ihm auslösen, die sich in Form von körperlicher Gewalt entladen kann, wenn sie nicht rechtzeitig erkannt wird.

Hinweis: Jeder Ausdruck von aggressiver Spannung kann sich auch gegen den Betroffenen selbst richten, wie in der nebenstehenden Graphik deutlich wird (aus: STUART und SUNDEEN: Principles and Practice of Psychiatric Nursing, S. 574).

II   Alltägliches gewaltbegünstigendes Verhalten im Beruf

Es sind banale menschliche Unzulänglichkeiten, Nachlässigkeiten, Ungenauigkeiten und Versäumnisse, die in angespannten Situationen gewaltbegünstigend wirken. Beispiele dafür sind:

- Ein Patient wird wegen fehlender Absprachen unter den Mitarbeitern mehrmals auf einen heiklen Punkt angesprochen.
- Der Geburtstag eines Patienten wird vergessen.
- Ein Mitarbeiter verwehrt einem Patienten den Ausgang, obwohl dieser andere Informationen hat und dies im Team anders beschlossen war.
- Ich lasse einen Patienten auf einen Termin warten, ohne zu erklären, warum ich mich verspäte.
- Ein Mitarbeiter in Hetze klopft zwar an die Zimmertür, reißt sie aber im selben Moment schon auf, ohne sich dafür zu entschuldigen, daß er nicht auf eine Antwort gewartet hat.
- Ich vergesse, die Patienten zu informieren, daß ich jetzt ein paar Tage frei habe.
- Ein Mitarbeiter spricht wie gewohnt einen Patienten in ironischem Ton auf sein Befinden an, ohne zu realisieren, daß es dem Patienten inzwischen wesentlich schlechter geht als bisher.
- Ich unterhalte mich im Aufenthaltsraum mit drei Patienten über alltägliche Themen und nehme dabei Herrn Schmidt nicht wahr, der am anderen Ende des Tisches sitzt, bis er sich lautstark beteiligt.
- Kein Mitarbeiter bemerkt, daß Frau Klein heute zu ihrem sonstigen Programm vier weitere Termine aufgehalst bekommt, bis sie selbst wegen Überforderung laut rumschreit.
- Ein Mitarbeiter hört einem fragenden Patienten nur mit halbem Ohr zu und beantwortet seine Fragen nur vage.

Schwerer ins Gewicht fallen Haltungen, die den Patienten nicht als erwachsenen, autonomen Menschen mit seiner einzigartigen Lebensgeschichte und seinen nur ihm eigenen Fähigkeiten ansehen und ernstnehmen. In der Routine des Alltags schleichen sich darüber hinaus – manchmal von allen unbemerkt – Haltungsänderungen ein, wenn zu selten über die Einstellung jedes einzelnen Mitarbeiters gegenüber den Grundrechten von Patienten und Mitarbeitern geredet wird.

Daraus sich ergebende Verhaltensbeispiele sind:

- Ein Mitarbeiter konfrontiert einen Patienten interpretierend mit dessen Verhalten, ohne zu fragen, warum er sich so verhält.
- Ein Team ordnet Gebote und Verbote an, ohne den erforderlichen Raum für deren Diskussion zu bieten.
- Ein Mitarbeiter verbietet grundsätzlich, wenn er Nachtdienst hat, daß Patienten spätabends oder frühmorgens ins Bad gehen.
- Die Mitarbeiter informieren einen Patienten nicht oder ungenau z. B. über ein ihn betreffendes schlimmes Ereignis, über Medikamente, über Sinn und Zweck anderer Behandlungsmaßnahmen.
- Ich nehme die Wertgegenstände eines manischen Patienten in Verwahrung, ohne ihm den geringsten Einfluß auf diesen Schritt zuzugestehen oder einen Kompromiß anzubieten.
- Die Mitarbeiter vergessen, zwei gravierende Normverletzungen vom Wochenende in der Stationsversammlung zu thematisieren.
- Pflegerische Mitarbeiter haben oft die Angewohnheit, Patienten mit Nachdruck zum Essen zu bewegen. Sie übergehen dabei die autonome Entscheidung eines Patienten, heute nicht zu Mittag zu essen, ohne daß es Gründe dafür gibt.
- Ich habe mir vorgenommen, mit einem Patienten heute Nachmittag ein bestimmtes Thema zu besprechen. Er signalisiert eindeutig, daß er heute seine Ruhe haben will. Trotzdem lasse ich nicht locker, weil ich das Thema erledigt haben will, bis er explodiert.
- Ein Team läßt lange kommentarlos zu, daß ein Patient von den anderen zum Außenseiter abgestempelt und gehänselt wird, und vermittelt damit indirekt, daß es diesen Patienten ebenfalls nicht respektiert.
- Ein sehr auf Ordnung bedachter Mitarbeiter, der aus dem Urlaub zurückkehrt, sieht die Unordnung in der Umgebung des Bettes eines akut kranken Patienten und räumt auf. Ihm entgeht dabei, daß es sich bei der »Unordnung« um ein von Wahninhalten des Patienten geprägtes Arrangement handelt, bei dem jeder Gegenstand an seinem Platz eine Bedeutung für den Patienten hat.
- Die Bezugsperson eines Patienten berichtet in der Teambesprechung über die Inhalte eines Gespräches, in dem der Patient sehr persönliche Dinge preisgegeben hat, soweit die Inhalte für die anderen Teammitglieder von Bedeutung sind. Bei einer Begegnung mit dem Patienten auf dem Flur spricht eine andere Kollegin ihn auf diese persönlichen Gesprächsinhalte an.

▮ Äußere Faktoren, die Aggressivität und Gewalt begünstigen

▮ Arbeitsbedingungen

Im Grenzbereich zwischen individuellen und äußeren gewaltbegünstigenden Faktoren liegen Arbeitsbedingungen und Arbeitsbelastung von Pflegekräften in der Psychiatrie. Wenn zu einem Zeitpunkt sehr viele akut kranke und/oder schwerst pflegebedürftige Menschen auf einer Station sind, wenn gleichzeitig wichtige Mitarbeiter krank oder im Urlaub sind und dann noch zu viele Tage ohne Pause gearbeitet wird, werden die übrigen Mitarbeiter dünnhäutiger, ungeduldiger und nehmen oft die ersten Anzeichen von Spannungen nicht wahr. Häufig spitzen sich dann auch latent schwelende Konflikte im Team zu und werden im schlimmsten Fall auf den Patienten übertragen.

Mitarbeiter, die sich für ihre Aufgabe nicht interessieren und/oder mangelhaft qualifiziert und damit unselbständig sind, erschweren es zusätzlich, mit Zeiten erhöhter Arbeitsbelastung adäquat fertigzuwerden. Es gibt nach wie vor einige Mitarbeiter in der Pflege, die nicht vorausschauend und geplant arbeiten, sondern erst dann aktiv werden, wenn es brennt (»Feuerwehrmentalität«).

Wir halten jedoch vieles von dem, worüber Kollegen der Pflege als Notstand jammern und klagen, für unüberlegt, vor allem, wenn daraus keine Schritte zur Änderung erfolgen. So werden in Zeiten hoher Belastung aufschiebbare und nicht aufschiebbare Aufgaben kaum voneinander unterschieden. Die »Ideologie«, daß alle hilflosen Patienten bis zum Frühstück vollständig gewaschen und angezogen sein müssen, wird weiter gepflegt. Die Arbeitsplanung wird den veränderten Bedingungen nicht angepaßt. Hilfen durch z. B. Mitarbeiter anderer Berufgruppen oder Stationen werden nicht abgerufen, manchmal scheint es, als ob manche Berufkollegen sich in der »Märtyrerrolle« wohlfühlen. Dazu würde auch passen, daß sich jeweils nur wenige daran beteiligen, wenn es um die konstruktive Planung von Verbesserungen geht.

▮ Kulturelle Bedingungen

Gleichermaßen im Grenzbereich zwischen individuellen und kollektiven Einflüssen auf Aggressionsverhalten liegen kulturelle und soziale Herkunft eines Menschen.

Ebenso, wie ich durch meinen kulturellen und sozialen Hintergrund geprägt bin, sind dies die Menschen aus anderen sozialen Schichten und Kulturkreisen, denen ich in meinem beruflichen Rahmen begegne. Dann erlebe ich Verhaltensweisen, Einstellungen und Äußerungen, die mir fremd sind oder die ich nicht verstehe, weil mir die nötigen Kenntnisse fehlen. Häufig möchte ich – gerade wenn ich gut informiert bin – meine Wertvorstellungen und Prioritäten beibehalten und mich den fremden Anforderungen nicht unterordnen.

Wenn mir Fremdes begegnet, neige ich eher dazu, mit Ablehnung zu reagieren, dem anderen geht es vermutlich ebenso, so daß ich mich entweder zurückziehe oder die Spannung zwischen uns steigt. Alltägliche Beispiele sind:

- Ein Patient aus Südeuropa reagiert mit Ablehnung und abwertenden Äußerungen auf meine Bitte, jetzt die Nachtruhe einzuhalten. Wenn mein männlicher Kollege dasselbe tut, gibt es keine Schwierigkeiten.
- Ein Patient mit entsprechender Sozialisation beschimpft mich bei einer minimalen Frustration unflätig mit sexistischen Kraftausdrücken. Ich verstehe nicht, daß er sich über solch eine Bagatelle so aufregt und bin hilflos und wütend, daß es keine andere Form der Auseinandersetzung gibt und wende mich ab.
- Eine moslemische Patientin, die hier aufgewachsen ist, nimmt gerne an der Schwimmgruppe teil, die einmal wöchentlich im öffentlichen Schwimmbad stattfindet. Als der Vater dahinterkommt, verbietet er ihre Teilnahme mit dem Hinweis auf die Regeln des Koran.
- Eine japanische Patientin hat ohne mir verständliche Gründe heute wild mit Geschirr um sich geworfen. Bis zu diesem Ereignis hatte sie immer nur ein gleichbleibendes Lächeln gezeigt. Erst in einem Gespräch zwei Tage später konnte sie erklären, was in ihr vorgegangen war.
- Vor ein paar Tagen wurde ein Patient aus einer Region Indiens aufgenommen, von der ich weiß, daß dort viele neugeborene Mädchen umgebracht werden. Obwohl ich weiß, daß der Patient mit dieser Praxis nichts zu tun hat, fällt es mir schwer, ihm unvoreingenommen zu begegnen.

II   Institutionelle Bedingungen

Räumliche Enge, ungünstige Anordnung und Verteilung der Räume, Mehrbettzimmer, fehlende Einzelzimmer, geschlossene Stationstüren und mangelhafte Ausweichmöglichkeiten außerhalb der Station tragen zur Erhöhung der Spannung in einem gegebenen Setting bei. Wenn einige expansive Patienten aufeinandertreffen, vor allem auf zu großen Stationen, dem auf der Station erzeugten Lärm durch Radio und Fernsehen nicht genügend Einhalt geboten wird, auf Mittags- und Nachtruhe nicht ausreichend geachtet wird, wenn vielleicht auch noch der Lärm z. B. einer benachbarten Baustelle hinzukommt, reagieren die meisten Menschen mit stärkerer Reizbarkeit – auch die Mitarbeiter. An vielen Orten drängt sich das Programmangebot auf die Zeit von montags 8.30 Uhr bis freitags 17.00 Uhr zusammen, während die Abende und Wochenenden leer bleiben, mitbedingt durch die unflexiblen Arbeitszeiten der anderen Berufsgruppen.

Aufgabe: Überlegen Sie, wo in Ihrer Institution ein Patient ungestört einen Brief schreiben kann, was ein Patient außer fernsehen und sich langweilen am Abend noch tun könnte, wie oft in einer Woche ein Patient seine Nachtruhe ungestört genießen kann, aus welchen Gründen die Stationstür meistens geschlossen ist?

II   Gesellschaftliche Bedingungen

Ein Gemeinwesen (Stadt oder Landkreis) stellt den Anspruch an die psychiatrischen Institutionen, gestörte, verstörte und störende Menschen zu behandeln und zu heilen und ihm damit die belastende Auseinandersetzung mit Leiden, abweichendem Verhalten und befürchteter oder realer Bedrohlichkeit abzunehmen. Ihre Ordnungsfunktion bringt psychiatrische Institutionen immer wieder in die Lage, sich mit psychisch kranken Menschen gegen deren Willen zu befassen, ihre Einweisung in die Klinik zu veranlassen und zu behandeln. Im Bundesdurchschnitt werden ca. 15-20 Prozent der Patienten zwangseingewiesen (es gibt erhebliche regionale Unterschiede). Eine Zwangseinweisung beinhaltet schon in sich die Anwendung von Gewalt, wenn auch von richterlich legitimierter, deren Begründung jedoch von dem betroffenen Menschen nicht verstanden wird. Wenn gegen den ausdrücklich erklärten Willen eines Menschen gehandelt werden muß, wird dieser sich entweder mit allen ihm zur Verfügung stehenden Mitteln wehren, sich dem Richterspruch beugen oder angesichts polizeilicher Präsenz nachgeben.

Zwangsmaßnahmen und Gewalt sind auch Vorkommnisse, die das Bild der Psychiatrie und von psychisch Kranken in der Öffentlichkeit prägen. Weitere gängige Vorurteile gegenüber psychisch Kranken sind: sie sind dumm, man kann sie nicht verstehen, nicht mit ihnen reden, sie sind unberechenbar, ihre Krankheit ist nicht beeinflußbar, ihre Störung färbt auf andere ab, der Kontakt mit ihnen ist schädlich. Die Sensationsberichterstattung mancher Medien tut ein Übriges, die bestehenden Ängste und Vorurteile zu fördern oder zu zementieren. Mit Hilfe dieser Vorurteile werden psychisch kranke Menschen aus dem Gemeinwesen ausgegrenzt. Kaum ein Sportverein integriert einen psychisch kranken Mitbürger, bei Bekanntwerden einer psychischen Erkrankung verliert der Betroffene seinen Arbeitsplatz, hinter dem Rücken eines sichtbar psychisch Behinderten werden auf der Straße Grimassen geschnitten. Damit wird psychisch Kranken Gewalt angetan, gegen die sie sich vereinzelt zur Wehr setzen.

Auch durch die sich immer weiter verschärfenden Bedingungen auf dem Arbeitsmarkt werden immer mehr psychisch kranke Menschen ausgegrenzt: bei einfachen Arbeiten werden Maschinen eingesetzt, die meisten Arbeitsabläufe erfordern höhere Konzentration und Qualifikation, in jeder Stellenanzeige wird vom Bewerber Flexibilität erwartet, in immer kürzerer Zeit muß immer mehr Arbeit bewältigt werden, die Konkurrenz auf dem Arbeitsmarkt ist durch die hohe Arbeitslosigkeit erheblich gestiegen. Gerade diesen Anforderungen halten psychisch Kranke nur schlecht stand. Viele Betroffene werden so früh krank, daß sie den angestrebten Schul- oder Ausbildungsabschluß nicht erreichen, dadurch nie Mitglieder der Sozialversicherungen werden, deshalb keine Leistungen von diesen in Anspruch nehmen können und somit von vornherein materiell von der Familie abhängig bleiben oder Sozialhilfeempfänger werden. Die Chancen für Betroffene, ein selbstbestimmtes, autonomes Leben mit eigener Wohnung zu führen, sind durch die finanzielle Abhängigkeit reduziert: Wenn ein psychisch

Kranker wirtschaftlich auf die Hilfe seiner Eltern angewiesen ist, wird es wahrscheinlicher, daß viele Reibereien um den Zweck von Geldausgaben entstehen, der nahezu zwangsläufig existierende Anpassungsdruck verhindert vielfach eigenständige Entscheidungen und somit die Verselbständigung. Wenn ein Patient von Sozialhilfe leben muß, kann er sich das meiste, was er zur Teilhabe am kulturellen und gesellschaftlichen Leben bräuchte, nicht leisten: öffentliche Verkehrsmittel, Kino, Kneipe, Weihnachtsgeschenke, Geburtstagseinladung... Angesichts des Reichtums in unserer Gesellschaft ist die immer schlimmer werdende Armut von Benachteiligten, auch der psychisch kranken Menschen, ein Skandal und ein Akt der Gewaltanwendung.

Die gesellschaftliche Ideologie der westlichen Welt verlangt vom einzelnen Leistung, Konsum, Anpassung, Gesundheit und Glücklichsein (ein Hit der letzten Jahre hieß »Don't worry, be happy«). Anderssein, Leiden, Krankheit, Behinderung, Verschrobensein haben immer weniger Platz, werden immer weniger toleriert. Einen sichtbaren Ausdruck dieser Tendenz bilden die zunehmenden Gewalttaten an Behinderten (siehe: Deutschland im Herbst – Zunehmende Gewalt gegen behinderte Menschen; Bericht des Behindertenbeauftragten des Landes Niedersachsen 1993).

▌ Pflegerisches Handeln

Der Übersichtlichkeit halber unterteilen wir das nachfolgende Kapitel in verschiedene Abschnitte. Uns ist bewußt, daß Erkennen von Spannung, die Beurteilung ihres Stellenwerts und die pflegerische Aktion fast gleichzeitig stattfinden.

II   Woran kann ich Spannung erkennen?

Wenn die *innere Anspannung* bei einem Patienten steigt, kann dies von außen erkennbar werden durch:

- abweisendes Verhalten, kurz angebunden sein, Rückzug,
- ablehnendes Verhalten, gereizter Ton,
- angespannte Körperhaltung, geballte Fäuste, stechender Blick,
- getrieben sein, es an keinem Ort aushalten,
- Streit suchen, Mitmenschen an ihren wunden Punkten piesacken,
- bedrohliche Gebärden, Mimik und Gestik,
- forderndes Verhalten, verbale Drohungen, anderen Angst einjagen
- fehlende Zugänglichkeit für Argumente, den anderen »absichtlich« mißverstehen,
- Äußerungen von Angst und sich bedroht fühlen,

- Kettenrauchen, Türen knallen,
- Äußerungen von ohnmächtiger Wut,
- Äußerungen von Schuldgefühlen, abwertende Äußerungen über die eigene Person,
- Feindseligkeit
- Suche nach einem Sündenbock, keiner kann es ihm / ihr recht machen,
- »absichtlich« Beziehungen und Gegenstände kaputtschlagen,
- wie durch eine unsichtbare Mauer getrennt, nicht mehr erreichbar sein.

Vielfach sind Spannungen jedoch nicht an beobachtbaren und beschreibbaren Verhaltensänderungen erkennbar, sondern nur daran, was sie an Gefühlen in mir auslösen:

- Ich merke, daß ich ärgerlich werde, als Frau A. mir nur mit »Ja« und »Nein« auf meine Fragen antwortet. Nach Rücksprache mit einer Kollegin wird mir klar, daß Frau A. trotz ihrer Einsilbigkeit so fordernd wirkt, als müsse ich ihre Wünsche von ihren Augen ablesen und mir unterschwellig zum Vorwurf macht, daß ich dies nicht tue.
- Mir fällt auf, daß ich immer unter Druck gerate, wenn Herr B. das Stationszimmer betritt, und mich bemühe, mich sehr kontolliert zu verhalten. Herr B. verhält sich höflich und freundlich, wirkt eher überangepaßt, so daß ich mir nicht erklären kann, woher die Spannung kommt. Erst bei einer späteren Gelegenheit gibt Herr B. zu erkennen, daß er Mühe hat, seine Wut vor allem auf Frauen im Zaum zu halten.
- Während der Stationsversammlung werde ich zunehmend unruhig, möchte am liebsten rausgehen. In der Nachbesprechung wird mir klar, woran dies lag: Alle Patienten betonten im Blitzlicht, daß es ihnen gut gehe und daß sie sich wohlfühlen, die alltäglichen Differenzen beim Zusammenleben auf einer Station wurden unter den Teppich gekehrt. Weder die anderen Mitarbeiter noch ich selbst waren in der Lage, dies zum Thema zu machen.
- Ich besuche wie jeden Mittwoch Familie C. Nach wenigen Minuten merke ich, daß ich ins Stottern gerate oder nur noch in halben Sätzen rede und mich im Gegensatz zu den früheren Besuchen zunehmend unwohl fühle. Auf meine Frage nach Besonderheiten bekomme ich nur lapidare bzw. ausweichende Antworten. Als ich beim nächsten Hausbesuch diese Atmosphäre nochmals anspreche, erklärt mir Herr C., daß kurz zuvor eine heftige Auseinandersetzung über die Einteilung des Haushaltsgeldes stattgefunden habe.

■   Fragen und Anhaltspunkte, die mir helfen, eine einzelne Situation einzuschätzen:

- Wie sieht das aggressive Verhalten des Patienten aus?
- Welche Ereignisse sind direkt vorausgegangen, wie hat sich die Situation zugespitzt?
- An welchem Ort (zu Hause, auf der Station, auf der Straße, in der Kneipe), in welchem Umfang und gegenüber wem hat der Patient die Beherrschung verloren?

- Wie und mit welchen Hilfen konnte der Patient sich wieder beruhigen?
- War der Ausbruch vorhersehbar?
- Was hält der Patient von sich, wie sieht er sich selbst?
- Wie nimmt der Patient andere und seine Umgebung wahr?
- Was will der Patient mit seinem aggressiven Verhalten erreichen?
- Welche Verhaltensmöglichkeiten stehen dem Patienten zur Verfügung, um mit Streß und Frustration fertigzuwerden?
- Wie kann er auf sozial annehmbare Weise seine Gefühle äußern?
- Wie geht der Patient mit Zorn um?
- Schluckt er ihn runter, wird er depressiv?
- Ist er unfähig, die Ursache zu erkennen, verdrängt er die Wut?
- Ist er in der Lage, die Ursache zu erkennen, aber unfähig, dies direkt anzusprechen? Ist er passiv-aggressiv oder passiv?
- Ist er fähig, die Ursache seiner Spannung zu erkennen und reagiert teils adäquat, teils inadäquat?

= Bei der Beurteilung von aggressivem Verhalten spielen folgende weitere Faktoren eine Rolle:

- Verbitterung des Patienten durch lebensgeschichtliche Ereignisse
- durch Streit geprägte familiäre Situation
- von engen Bezugspersonen, speziell Eltern erlittene Gewalt
- Partnerschaft mit Schlägereien in der Vorgeschichte
- Vorerfahrungen mit Zwangseinweisungen, Festnahmen in Verbindung mit Gewalttätigkeit
- geringes Selbstwertgefühl, Selbstvertrauen und eigene Wertschätzung (negatives Selbstbild)
- Enthemmung durch Alkohol-, Medikamenten- oder Drogenmißbrauch
- Verfolgungswahn, paranoide Ängste, imperative Stimmen
- Verkennung von Personen und Situationen durch körperliche Ursachen (Vergiftung, Demenz, Trauma)
- Fehlen verläßlicher Bezugspersonen
- Stationsmilieu einschließlich der Fähigkeiten der Mitarbeiter, mit eigenen Gefühlen umzugehen
- mangelnde positive Zukunftsperspekiven (Einsamkeit, Armut, Arbeitslosigkeit)

II Pflegeziele

- Der Patient ist in der Lage, Gefühle wie Wut oder Feindseligkeit bei sich zu erkennen und adäquat auszudrücken.
- Der Patient holt sich Hilfe, wenn er befürchtet, die Kontrolle über sich zu verlieren.

- Der Patient befaßt sich damit, seine Probleme schrittweise anzugehen.
- Der Patient läßt sich darauf ein, realistische und konstruktive Schritte zur Selbstbehauptung zu erlernen. Er nimmt entsprechende Trainingsangebote wahr.
- Der Patient akzeptiert sich selbst mit seinen Stärken und Schwächen.
- Der Patient findet für sich wirksamere Verhaltensweisen als die bisherigen, seine Aggressionen zu kontrollieren, damit er andere nicht verletzt.
- Der Patient greift andere verbal nicht an.
- Der Patient ist fähig, seine Aggressionen der Situation entsprechend zu steuern.
- Der Patient verletzt weder sich noch andere, er beschädigt keine Gegenstände.
- Der Patient ist sich über die möglichen Folgen von gewalttätigem Verhalten und extremer Aggressivität im klaren.
- Die Mitarbeiter sind in der Lage, die Grenzen der Belastbarkeit und Geduld bei sich und anderen zu erkennen und rechtzeitig entsprechend zu handeln.
- Die Mitarbeiter beherrschen verschiedene Methoden, in spannungsgeladenen Situationen für Entspannung und Sicherheit zu sorgen.
- Die Mitarbeiter kennen die vorhandenen Sicherheitsvorkehrungen, gehen fachgerecht damit um und vermeiden eine Gefährdung für sich selbst und andere.
- Die Mitarbeiter sind sich darüber im klaren, daß ein aggressiver Kontrollverlust oder eine tätliche Auseinandersetzung jeden einzelnen, auch die Zuschauer belastet. Sie schaffen angemessene Gelegenheiten, in denen jeder sich mit dem Vorgefallenen auseinandersetzen kann.

Es ist kein Pflegeziel, die Äußerung aggressiver Gefühlen zu unterbinden!

	Leitlinien des
Vorbeugend handeln	**Handeln bei entstehender Spannung**
Informationen:	**Selbstkontrolle:**
Der Patient erhält ausreichende, für ihn verständliche Informationen über alle Dinge, die ihn betreffen. Veränderungen werden frühzeitig mitgeteilt. Es wird darauf geachtet, daß der Patient den Umfang der Informationen verarbeiten kann. Der Informationsaustausch unter den Mitarbeitern erfolgt regelmäßig, im Bedarfsfall sofort, vollständig, schriftlich und mündlich.	Der Mitarbeiter verhält sich zielgerichtet und geplant. Er einigt sich mit den anwesenden Kollegen, welche Aufgaben am wichtigsten sind, wer welche anpackt, und welche jetzt zurückstehen müssen. Einer fühlt sich besonders verantwortlich, in der Nähe der angespannten Situation zu bleiben und sich durch nichts Anderes ablenken zu lassen. Wenn eine solche Lage länger andauert, wird für rechtzeitige Ablösung gesorgt. Der Mitarbeiter fragt den Patienten direkt, ob er sich noch im Griff hat.
	Die Mitarbeiter erkennen, wenn sie mit verletzenden Äußerungen eines Patienten nur indirekt gemeint sind, und sind in der Lage, sie bei Bedarf unkommentiert stehen zu lassen.
	(Im Umgang mit einem katatonen Patienten wird am deutlichsten, was mit selbstkontrolliertem Verhalten gemeint ist.)
Entscheidungen:	**Rückmeldungen:**
Beschlüsse, die im Sinne des Patienten gefaßt werden, an denen er im Moment nicht beteiligt wird, werden ihm gegenüber verständlich und rational begründet. Die Ziele, die mit der Entscheidung verfolgt werden, sind für den Patienten und die Mitarbeiter transparent. So früh und so weitgehend als möglich werden Entscheidungen mit dem Patienten gemeinsam erarbeitet.	Der Mitarbeiter gibt dem/den Patienten zum frühestmöglichen Zeitpunkt Rückmeldung über das, was er in dieser Lage wahrnimmt mit dem Ziel, über die Ursachen der Spannung ins Gespräch zu kommen. Im entsprechenden Fall teilt der Mitarbeiter den Beteiligten mit, daß ihm ein bestimmtes Verhalten Angst einjagt, ihn kränkt, und welches Verhalten er nicht zu tolerieren bereit ist. Der Mitarbeiter verstärkt durch positive Rückmeldung, wenn ein Patient Meinungsverschiedenheiten auf angemessene Weise klärt.
Andere Meinung und Kritik:	**Vorgeschichte:**
Andere Meinungen – von Patienten wie Mitarbeitern – werden ernstgenommen, mit der eigenen verglichen, Vor- und Nachteile des jeweiligen Standpunktes werden diskutiert. Je nach Diskussionsgegenstand sollen unterschiedliche Auffassungen bestehen bleiben können, muß ein Kompromiß gefunden oder eine Entscheidung getroffen werden.	Es ist hilfreich, die Vorgeschichte des Patienten im Kopf zu haben: Was macht den Patienten ärgerlich, wie drückt sich seine Angst aus, was fällt ihm schwer, wo sind seine wunden Punkte, wieviel Nähe kann er zulassen, wieviel Distanz braucht er, worauf reagiert er besonders empfindlich, wie kann er sich entlasten.

▼

272

pflegerischen Handelns	
Handeln bei Gefahr	**Auseinandersetzung**
Hilfe holen: Je nach Einschätzung des Geschehens wird eine ausreichende Zahl von Mitarbeitern zusammengerufen, im Zweifelsfall eher zu viele als zu wenige. Eine ausreichende Zahl von Helfern führt mit höherer Wahrscheinlichkeit dazu, daß ein bedrohlicher Patient sich der Übermacht beugt.	**Information:** Nach kurzer Verständigung über das Vorgefallene informiert ein Mitarbeiter die Mitpatienten, daß die Sicherheit hergestellt ist, und gibt ihnen Gelegenheit, über ihr eigenes Befinden, ihre Befürchtungen, ihren Abscheu und über ihre Beobachtungen zu sprechen oder ihre Kritik zu äußern. Die Patienten werden so umfassend wie möglich informiert, ihre Fragen werden beantwortet, soweit es die Schweigepflicht erlaubt. Zum frühestmöglichen Zeitpunkt spricht der dazu am besten geeignete Mitarbeiter mit dem betroffenen Patienten ausführlich über das Geschehen, versucht, ihm die Entscheidungen der Mitarbeiter zu erklären und bietet ihm an, über seine Gefühle zu sprechen und die Dinge aus seiner Sicht zu schildern. Beobachtungen, Einschätzungen, erfolglose und erfolgreiche Maßnahmen werden ausführlich und vollständig dokumentiert und in der mündlichen Übergabe weitergegeben. Der »Täter« hat ein Recht darauf, daß die Schweigepflicht gegenüber nicht beteiligten Personen und Institutionen gewahrt wird.
Information: Der Patient wird informiert, was jetzt geschehen wird, wenn er sich nicht sofort wieder selbst kontrollieren kann. Ein Mitarbeiter, der für den Patienten zuständig ist (kein Helfer), übernimmt diese Aufgabe in sachlicher, ruhiger Form.	**Angst wahrnehmen:** Nach einer gewalttätigen Auseinandersetzung hat jeder Mensch Angst, daß wieder was passiert. Die Angst verschwindet meist schnell, wenn es dem »Täter« bald wieder besser geht und er über das Ereignis mit allen, z. B. in der Stationsversammlung sprechen kann. Seltenerweise bleibt sie bestehen, wenn der Patient z. B. sehr verschlossen bleibt und keiner versteht, was zu der Tat geführt hat. Auch unausgesprochene Ängste müssen von Mitarbeitern wahrgenommen und benannt werden. Dann kann nach Möglichkeiten gesucht werden, wie jeder mit seiner Angst am besten zurechtkommt.
Sicherheit herstellen: Die Helfer bleiben so lange am Ort des Geschehens, bis der Erfolg der gewählten Maßnahmen sichergestellt ist und keine Gefahr mehr besteht.	**Lernen aus Fehlern:** Kein Mensch ist dauernd aufmerksam und konzentriert. Oft stellt sich erst im nachhinein heraus, daß z. B. frühe Anzeichen von Spannung nicht wahrgenommen wurden, Informationen gefehlt haben, nicht rechtzeitig gehandelt oder nicht richtig reagiert wurde. Lernen aus schlimmen Erfahrungen ist möglich, wenn:

▼

273

	Leitlinien des
Vorbeugend handeln	**Handeln bei entstehender Spannung**
Es wird ein zwischenmenschliches Klima hergestellt, in dem Kritik geäußert werden kann. Mitarbeiter dienen in ihrem Kritikverhalten als Modelle für die Patienten. Bei berechtigter Kritik wird versucht, eine Änderung herbeizuführen.	Es ist notwendig, daß die Mitarbeiter die aktuellen Streitfragen und die Gruppenkonstellation auf der Station kennen, damit sie die Qualität entstehender Auseinandersetzungen einschätzen können.
Fehler und Mißverständnisse: Irren ist menschlich, Fehler unterlaufen jedem! Es ist ein Zeichen von Reife, Fehler zuzugeben, sich dafür zu entschuldigen und sie zu korrigieren. Auch Mißverständnisse entstehen täglich. Es geht darum, sie so früh wie möglich zu erkennen, ihnen mit Geduld auf den Grund zu gehen und sie damit auszuräumen.	**Normen und Regeln:** Die Mitarbeiter vermitteln, daß es ihnen wichtig ist, daß geltende Normen und Regeln eingehalten werden, daß bestimmte Grenzüberschreitungen nicht toleriert werden und Sanktionen nach sich ziehen. Manchmal ruft der Mitarbeiter Grenzen ins Gedächtnis, um Grenzüberschreitungen zu verhindern. Androhungen von körperlicher Gewalt werden nicht bergangen. »Krankheit ist normalerweise keine Entschuldigung für schlechtes Benehmen.«
Nähe und Distanz: Jeder Mensch hat zu unterschiedlichen Zeiten, je nach persönlicher Prägung und nach momentaner Befindlichkeit, gegenüber jedem anderen Menschen unterschiedliche Bedürfnisse nach Nähe oder Distanz. Jeder psychiatrische Mitarbeiter, der seine Selbstwahrnehmung geschult hat und aufmerksam genug ist, nimmt das jeweilige Bedürfnis beim Patienten wahr. Aus der vom Mitarbeiter gelebten Arbeitshaltung, die verbal oder averbal vermittelt wird, sollte der Patient von Anfang an verstehen, daß es sich bei dem Kontakt um eine professionelle Beziehung handelt: seinem Bedürfnis nach vollständigem Rückzug kann ebensowenig nachgegeben werden wie seinen erotischen Wünschen. Der Patient muß sich sicher fühlen können vor Grenzüberschreitungen und das Recht haben, selbst zu bestimmen, wann und wem er Einblick in seine persönlichen Angelegenheiten gewährt. Die Mitarbeiter geben dem Patienten rechtzeitige Rückmeldungen, wenn er zu viel von ihnen fordert und Grenzen überschreitet. Professionelle Nähe ensteht nur dann, wenn Patient und Mitarbeiter dies wollen.	**Raum und Zeit:** Nicht jeder Konflikt ist lösbar. Manche brauchen Zeit oder erledigen sich von selbst. Viele sind zählebig und tauchen bei jeder Gelegenheit wieder auf, bis eine Lösung gefunden wird. Mitarbeiter brauchen die nötige Geduld, um eine Klärung reifen zu lassen. Die Mitarbeiter sorgen dafür, daß je nach Bedarf des einzelnen Patienten z. B. ■ er in geschütztem Rahmen seine Angst äußern kann, ■ er eine Auszeit nimmt (Time-out), ■ er sich zurückzieht, ohne das Gesicht zu verlieren, ■ die Suche nach einer Lösung auf einen anderen Zeitpunkt verschoben wird, ■ ein Zimmerwechsel vorgenommen wird, ■ er ausreichend Zuwendung bekommt, ■ in außergewöhnlichen Konstellationen an eine Verlegung gedacht wird.

▼

pflegerischen Handelns	
Handeln bei Gefahr	**Auseinandersetzung**
	<ul><li>alle Einzelheiten ausführlich und offen besprochen werden,</li><li>falsche Verhaltensweisen benannt und Alternativen abgewogen werden,</li><li>das Bewußtsein besteht, daß jedem Fehler passieren können,</li><li>Schuldzuweisungen unterbleiben,</li><li>ich darüber nachdenke, aus welchen Gründen in meiner Biographie ich mich in der Notsituation so und nicht anders verhalten habe.</li></ul>
Klare Anweisungen: So wie in jeder anderen Notsituation gibt einer die Anweisungen, die anderen halten sich daran. Die Diskussion eventuell vorhandener Meinungsverschiedenheiten wird auf einen späteren Zeitpunkt verschoben.	**Milieu und Atmosphäre:** Bei der retrospektiven Beurteilung untersuchen die Teammitglieder, eventuell mit Hilfe des Supervisors, welche Anteile beim Zustandekommen der Eskalation eine Rolle gespielt haben: inwieweit unterschwellig vorhandene Unstimmigkeiten im Team dazu beigetragen haben oder wichtige Bezugspersonen z. Zt. abwesend waren, ob der »Täter« ein Opfer der Stationsatmosphäre wurde, was in ihm selbst und seiner Erkrankung begründet war, ob biographische Daten übersehen wurden, welche Rolle die derzeitige Belegung der Station gespielt hat. Die Mitarbeiter einigen sich, was sie ändern können.
Schutz vor Verletzungen: Wenn Zeit bleibt, legt jeder Mitarbeiter Schmuck, Uhr und Brille ab. (Fingerringe sind gefährlicher als Halsketten.) Nach Möglichkeit werden Gegenstände, die als Wurfgeschosse gefährlich werden könnten, aus der Umgebung des Patienten entfernt. Jeder Mitarbeiter achtet darauf, daß er vom Patienten nicht getreten werden kann. (Tritte sind gefährlicher als Schläge.) Die Mitarbeiter haben kurze Fingernägel, um den Patienten nicht zu verletzen. Die Einzelbetreuung des Patienten wird gewährleistet.	**Grenzen erkennen:** Jeder Mitarbeiter in der Psychiatrie muß sich auch der Einsicht stellen, daß trotz präziser Überlegungen und geplanten Handelns Notsituationen auftreten, nicht alles beeinflußbar ist, manche Ursachen nicht herausgefunden werden, wir manchmal überfordert oder ratlos sind. Unsere Zunft hat bisher wenig Talent entwickelt, rechtzeitig und konstruktiv nach Hilfe und Entlastung zu suchen, sondern klagt – meist zu spät – über Burn out!

	Leitlinien des
Vorbeugend handeln	**Handeln bei entstehender Spannung**

Spielräume:

Der Patient hat das Recht darauf, daß seine bisherigen Lebensgewohnheiten – soweit sie ihm nicht schaden oder an die Grenzen der Mitpatienten stoßen – berücksichtigt werden. Die pflegerischen Mitarbeiter sorgen dafür, daß er seinem Bedürfnis nach z. B. Rückzug oder Bewegung weitgehend nachkommen kann oder daß er nicht ausschließlich mit jemandem zusammen sein muß, den er nicht leiden kann. In gut begründbaren Einzelfällen werden Ausnahmen von Stationsregeln möglich gemacht

Die Mitarbeiter verteilen die anfallenden Aufgaben nach ihren jeweiligen Fähigkeiten, unangenehme oder sehr belastende Aufgaben werden gerecht aufgeteilt. Wenn ein Mitarbeiter in das Krankheitsgeschehen eines Patienten einbezogen wird, überlegt er genau, ob er derzeit eine Klärung durch Auseinandersetzung für möglich hält oder er ihm besser für eine gewisse Zeit aus dem Weg geht.

Maßnahmen:

In Konstellationen, die zu eskalieren drohen, sind je nach Patient folgende Interventionen denkbar:

- die Bescherung betrachten: ich versuche, mich in die Haut des Patienten zu versetzen, die Situation durch seine Augen zu betrachten. Vielleicht schimpfe ich eine Weile mit ihm über sein Schicksal, über das wenige Geld oder was ihn sonst bedrückt,
- körperliche Anstrengung wie Laufen, Tischtennis spielen, Spazierengehen, den Punching-Ball bearbeiten, Gymnastik, Seil springen,
- Entspannungsübungen wie Atemübungen, Übungen nach Jacobson,
- Streithammel trennen und ablenken,
- Ablenken durch Spiele, Hausarbeit, Botengänge,
- zum Rückzug ins Bett oder in ein entspannendes Bad auffordern,
- im Einzelfall freiwillige Fixierung anbieten,
- sich mit dem Patienten an einen Ort begeben, an dem er Dampf ablassen kann,
- Medikamente anbieten oder den Patienten zur Einnahme von Medikamenten veranlassen.

Der Phantasie sind keine Grenzen gesetzt!

Beziehung und Präsenz:

Der Mitarbeiter kümmert sich besonders um den Patienten, der wegen seines Krankheitszustandes schnellen Stimmungsschwankungen unterworfen ist und dessen momentane Befindlichkeit deshalb schwer einzuschätzen ist. Er vermittelt dadurch den übrigen Patienten mehr Sicherheit.

Der Mitarbeiter spricht – häufig stellvertretend für den Patienten – die Spannung aus, die er wahrnimmt und sucht mit ihm nach der Ursache. Der Mitarbeiter schafft Gelegenheiten, in denen der Patient seinen Zorn äußern oder loswerden kann, ohne zu aggressiven Handlungen greifen zu müssen. Der Mitarbeiter sucht mit dem Patienten nach alternativen Ausdrucksformen für seine aggressiven Gefühle und bestärkt ihn, wenn er sie ausprobiert.

Die Mitarbeiter machen durch ihre Haltung klar, welche Normen und Regeln gelten. Die Mitarbeiter teilen den Alltag mit den Patienten so, daß sie jederzeit über das Klima auf der Station Bescheid wissen.

Konstruktiver Einsatz von Aktivitäten:

Die Mitarbeiter setzen die stationsbezogenen und übergreifenden Angebote planvoll ein: Ein Patient, der aus geringfügigem Anlaß unter Spannung gerät, soll z. B. an einer Sportgruppe, autogenem Training, Rollenspielgruppe, Holzgruppe, Meckerstunde, Feedbackgruppe etc. regelmäßig teilnehmen.

pflegerischen Handelns	
Handeln bei Gefahr	Auseinandersetzung
Patienten betreuen:	**Verantwortlichkeit:**
Nach Möglichkeit bleibt ein Mitarbeiter bei den anderen Patienten und versucht, deren Angst und Unsicherheit aufzufangen.	Jeder Mensch ist für sein Tun und Lassen verantwortlich und muß dafür geradestehen. Auch wenn ich fahrlässig etwas beschädigt habe, muß ich den Ersatz oder die Reparatur bezahlen. Dieser Grundsatz gilt auch in psychiatrischen Institutionen und wird allen Patienten durch die Haltung der Mitarbeiter verdeutlicht.
Ein Mitarbeiter kümmert sich darum, ob irgend jemand eine Verletzung erlitten hat und handelt entsprechend.	
Bei Gefahr oder Gefahr im Verzug:	Die Zahl von Sachbeschädigungen und gewalttätigen Auseinandersetzungen in einer psychiatrischen Institution ist geringer, wenn z. B. bei einer zerschlagenen Scheibe eine Rechnung ausgestellt, bei Körperverletzung oder Diebstahl eine Anzeige erstattet wird. Die Tat wird dadurch ernstgenommen, der Patient erlebt, daß er als verantwortlicher erwachsener Bürger behandelt wird. Schuld wird abgetragen durch z. B. eine polizeiliche Vernehmung. Damit wird eine dazu befugte, neutrale Instanz eingeschaltet und das normale zivile Verfahren in Gang gesetzt. Im Fall von Körperverletzung entscheidet ein Gericht über verminderte oder nicht vorhandene Schuldfähigkeit, nicht die betroffenen Mitarbeiter.
SOFORT HANDELN!	
	In wenigen Ausnahmen kann nach reiflicher Überlegung von einer Anzeige abgesehen werden.
	Vorbehalte:
	Wenn bei einem Patienten von früheren stationären Aufenthalten bekannt ist, daß er zu aggressiven Durchbrüchen neigt, wenn ein Patient als gewalttätig angekündigt wird oder er schon Straftaten begangen hat, fällt es Mitarbeitern schwerer, vorurteilsfrei Kontakt herzustellen, eine normale Beziehung aufzunehmen, nicht jedes laute Wort als beginnenden Aggressionsausbruch zu verstehen. Die Mitarbeiter sind sich dieses Hindernisses bewußt und unterstützen sich gegenseitig dabei, so ruhig und entspannt wie möglich zu bleiben. Sie bemühen sich darum, sich von sensationellen Berichten anderer nicht beeinträchtigen zu lassen. Sie finden dabei Rückhalt bei den Vorgesetzten.

▼

	Leitlinien des
Vorbeugend handeln	**Handeln bei entstehender Spannung**

Überforderung und Unterforderung:

Der Patient bestimmt weitgehend selbst, in welchem Tempo er welche Schritte in Angriff nehmen kann: bei Überforderung wird er sich wahrscheinlich entziehen, bei Unterforderung eventuell die Aufgaben ins Lächerliche ziehen oder sich langweilen. Die Mitarbeiter brauchen genaue Kenntnisse der Biographie und des Selbstbildes des Patienten, registrieren aufmerksam selbstentwertende Äußerungen, um den angemessenen Weg mit ihm zu finden. Das Ausprobieren neuer Schritte erfolgt in einer zwischenmenschlichen Atmosphäre, die dazu ermutigt und Fehler und Mißerfolge toleriert.

Alternative Verhaltensweisen:

Die Mitarbeiter finden mit dem Patienten heraus, in welchen Situationen er besonders leicht wütend wird, welche angemessenen Verhaltensweisen zum Ausdruck aggressiver Gefühle ihm am nächsten liegen. Sie ermutigen ihn und schaffen den Raum, in dem der Patient neues Verhalten erproben kann. Sie zeigen dem Patienten ihre Bereitschaft, jederzeit zur Verfügung zu stehen, wenn er merkt, daß er sich nicht mehr beherrschen kann. Sie begleiten diesen Prozeß mit Rückmeldungen und neuen Anregungen. Bei einzelnen Patienten ist es sinnvoll, den Kontakt zu einer Selbsthilfegruppe herzustellen.

Streitkultur:

Überall, wo Menschen miteinander zu tun haben, gibt es Konflikte und Streit. »In der Be-Gegnung begegnen sich Gegner.« (DÖRNER) Diese Haltung befähigt dazu, Konflikte und Streit als etwas Alltägliches und Notwendiges zu begreifen, um Meinungsverschiedenheiten zu klären und die entsprechende Streitkultur zu entwickeln. Dazu gehören die folgenden Fähigkeiten:

- genau zuhören können,
- die Meinung des anderen als die seine respektieren,
- Kritik situationsbezogen und annehmbar zu äußern,
- den Diskussionsgegner weiterhin wertzuschätzen,
- die Kritik auf die eigene Meinung zu beziehen, nicht auf die eigene Person,
- den Willen zu haben, eine Lösung zu finden, die für alle Beteiligten akzeptabel ist.

Auch hier haben die Mitarbeiter Vorbildfunktion für die Patienten.

Information:

Die Mitarbeiter informieren sich gegenseitig mündlich und schriftlich, wenn sie beobachten, daß ein Patient immer wieder in derselben oder ähnlichen Situation in Spannung gerät: z. B. bei einem Besuch, wenn ein bestimmter Mitpatient mit ihm am Tisch sitzt, vor der Teilnahme an einer Gruppe, nach dem Wochenendurlaub, wenn ein bestimmter Mitarbeiter im Dienst ist, wenn Horrorfilme im Fernsehen gezeigt werden etc.

Bei guter Zusammenarbeit wissen alle Mitarbeiter bei der Aufnahme eines Patienten Bescheid, wenn dieser bei einer früheren Erkrankung gewalttätig reagiert hat und welche Maßnahmen zur Entspannung geführt haben.

pflegerischen Handelns	
Handeln bei Gefahr	**Auseinandersetzung**
	Verständnis fördern:
	Der Mitarbeiter geht mit dem Patienten auf die Suche nach Indizien, die ihm dabei helfen können, sein eigenes Verhalten besser zu verstehen. Im Idealfall sollte der Patient herausfinden, welche Frühwarnzeichen er zukünftig beachten muß, welchen Belastungen er sich möglichst nicht aussetzen darf, auf welche Entlastungsmethoden er zurückgreifen kann, damit er seine Selbstkontrolle behält, und wann er sich Hilfe holen muß. Besondere Aufmerksamkeit gilt der Frage, wie der Patient sein Selbstwertgefühl so stärken kann, daß er sich durch Kleinigkeiten nicht entwertet fühlt und aggressive Auseinandersetzungen nicht braucht.
	Der Mitarbeiter stellt ein Klima her, in dem es dem Patienten möglich ist zu beschreiben, welche Verhaltensweisen der Mitarbeiter ihm bei dem Versuch der Selbstkontrolle geschadet haben, welche er akzeptabel fand und welche er sich gewünscht hätte.
	Die Mitarbeiter werben bei Mitpatienten und Angehörigen um Verständnis.
	Vorbeugen: siehe Spalte 1

II   Beispiele pflegerischen Handelns

Beispiel 1: Fehler und Mißverständnisse: Frau Kahl kommt wie üblich nach dem Essen ins Stationszimmer, um ihre Medikamente zu holen. Als sie die Medikamente in der Hand hat, stutzt sie und stellt entrüstet fest, das seien doch die verkehrten Tabletten. Da es im Moment im Stationszimmer zugeht wie im Taubenschlag, vertröste ich Frau Kahl und bitte sie, in ein paar Minuten wiederzukommen, dann könnten wir ihre Medikamente kontrollieren. Als wir zusammen in der Kurve und im Verordnungsbogen nachsehen, stellen wir fest, daß Frau Kahl recht hat: Zwei sehr unterschiedliche Medikamente wurden miteinander verwechselt. Ich entschuldige mich bei Frau Kahl wegen des Versehens und bestärke sie: »Gut, daß Sie den Fehler bemerkt haben. Auch wenn wir uns Mühe geben, passieren solche Fehler. Deshalb ist es gut, wenn Sie darauf achten, was Sie einnehmen.« Frau Kahl lächelt und sagt: »Ja, ich passe immer auf, weil das schon mal passiert ist, Sie sind auch nur Menschen.«

Beispiel 2: Nähe und Distanz: Ich setze mich ungefragt zu einer kleinen Gruppe von Patienten, die sich gerade im Aufenthaltsraum unterhalten. Alle schweigen. Mir fällt auf, daß sich die Patienten untereinander mit Blicken zu verständigen scheinen. Schließlich sagt Herr Schröder: »Jetzt sind Sie richtig in unsere Unterhaltung reingeplatzt. Mir wär's lieber, wenn Sie wieder gehen, damit wir weiterreden können.« Ich sage, daß es mir leid tue, verlasse den Tagesraum und ärgere mich über mich selber, daß ich vergessen habe zu fragen, ob ich mich dazusetzen dürfe.

Beispiel 3: Streitkultur: In der Teambesprechung wird über die Belastbarkeit von Herrn Andreotti gestritten. Anlaß des Streits ist die Mitteilung des Arztes, er habe mit dem Patienten besprochen, daß er ab sofort dreimal wöchentlich zu Hause schläft, um sich mehr zu belasten. Ich protestiere mit dem Hinweis, daß Herr Andreotti die Beurlaubung am letzten Wochenende nicht in der geplanten Dauer ausgehalten hat und früher als geplant sehr angespannt auf die Station zurückkam. Er konnte zu diesem Zeitpunkt keine Erklärung für seinen Zustand finden. Ich meine, daß er das Alleinsein nicht ertragen konnte. Der Psychologe fügt hinzu, die Kontaktschwierigkeiten von Herrn Andreotti seien das Dauerthema in seinen Gesprächen, der Patient führe diese auf seine mangelhaften Sprachkenntnisse zurück. Die Sozialarbeiterin berichtet, sie sei vorgestern mit Herrn Andreotti auf dem Sozialamt gewesen. Er habe alle Verhandlungen ohne ihre Hilfe geführt und sogar die Formulare alleine ausfüllen können. Deshalb vermute sie, daß die Sprachschwierigkeiten nur vorgeschoben seien. Meine Kollegin beschreibt die Kontaktscheu von Herrn Adreotti in anderen Situationen: Beim Essen spreche er nur selten mit Mitpatienten, den gemeinsamen wöchentlichen Ausflügen habe er sich bisher fast immer entzogen, außer wenn ein Kinobesuch auf dem Programm stand. Sie vermute deshalb, daß er Kontakte, mit denen klare Aufgaben verbunden sind, gut bewältige, jedoch Angst vor unstrukturierten Kontakten habe und deshalb so viel alleine sei.

Auf dem Hintergrund der unterschiedlichen Sichtweisen entsteht eine heftige Diskussion über Sinn oder Unsinn der geplanten Beurlaubungen. Wir können uns trotz Abwägen der verschiedenen Meinungen und Argumente nicht einigen, ob Herr Andreotti mehr Alleinsein braucht oder mehr Kontakt. Wir stellen fest, daß wir so nicht weiterkommen und beschließen, die Entscheidung zu vertagen. Während dieser Zeit wird Herr Andreotti nicht beurlaubt. Bis zur nächsten Besprechung in einer Woche läßt sich jeder die Argumente dafür und dagegen durch den Kopf gehen und überprüft sie an neuen Beobachtungen.

Beispiel 4: Andere Meinung und Kritik: Die die Stationversammlung leitende Schwester fragt gegen Ende, was es noch zu besprechen gebe. Frau Kaiser platzt heraus, sie fände es unmöglich, daß die Teambesprechung gestern wieder so lange gedauert habe, und deshalb der Pfleger seine Zusage, um halb drei mit ihr spazieren zu gehen, nicht eingehalten habe. Herr Bohl schimpft weiter, das sei doch hier ein Dauerzustand, daß nichts pünktlich laufe. Nur die Patienten würden gescheucht, damit sie rechtzeitig in den Gruppen sind. Die Mitarbeiter müßten hier mal in Behandlung gehen, dann würden sie Pünktlichkeit lernen Die Beschäftigungstherapeutin bestätigt, daß die Unsitte, Besprechungen nicht pünktlich zu beenden, in der letzten Zeit wieder überhand genommen hat. Frau Vidrovic nimmt die Mitarbeiter in Schutz, sie hätten so viel zu tun, immer käme etwas dazwischen, und sie als Patienten hätten so viel Zeit. Der Psychologe meint, manchmal ließe sich die Zeit der Teambesprechung nicht einhalten, wenn schwierige Themen zu klären wären oder Unvorhergesehenes dazwischenkomme. Frau Kaiser entgegnet, daß es ja nicht bei Ausnahmen bleibe, sondern an der Tagesordnung sei. Herr Bohl sagt zu den anderen Patienten gewandt: »Hier hat noch keiner was von dem Sprichwort gehört: ›Pünktlichkeit ist die Höflichkeit der Könige‹. Aber die ›Könige‹ seien ja wie immer nicht hier.« Die Schwester spricht den Ärger an und vermutet, daß mit ›Königen‹ die Ärzte gemeint sind. Sie fragt die Anwesenden nach Vorschlägen, wie der Mißstand zu beheben sei. Mit den Vorschlägen wolle sie in die Teambesprechung gehen, bei der nächsten Stationsversammlung das Ergebnis zur Diskussion stellen.

Beispiel 5: Normen und Regeln: Herr Hoppe ist seit Tagen sehr reizbar. Es geht ihm alles gegen den Strich. Er kommt ins Dienstzimmer und nimmt sich meine Packung Zigaretten vom Schreibtisch, ohne zu fragen. Ich sage: »Halt, das sind meine Zigaretten, legen Sie sie bitte wieder zurück.« Blitzschnell nimmt er einige Zigaretten heraus und legt die Packung zurück. »Ich finde das nicht in Ordnung, Sie hätten mich fragen können, ob Sie eine haben können.« Herr Hoppe platzt: »Das ist mir doch egal, ich mache hier was ich will, und wenn Ihnen das nicht paßt, kriegen Sie eine auf die Nuß!« Dabei nimmt er eine bedrohliche Haltung ein und hebt die Hand. Ich: »Jetzt reicht's mir aber, das ist nicht der Stil, indem wir hier miteinander umgehen. Ich lasse mir nicht von Ihnen drohen und auch nicht die Zigaretten wegnehmen. Ich möchte, daß Sie jetzt rausgehen. Vielleicht können Sie in Ruhe nochmal drüber nachdenken.« Herr Hoppe brummelt etwas vor sich hin, läßt die Hand sinken und geht weg.

Beispiel 6: Maßnahmen: Im Lauf des Vormittags wird Frau Parisi immer unruhiger, lauter, expansiver und gereizter. Sie schimpft, grölt, dreht das Radio extrem laut, knallt mit den Türen, legt sich mit jedem an etc. Die meisten Mitpatienten sind schon ziemlich entnervt, die Unruhe überträgt sich. Einige haben versucht, sich in ihr Schlafzimmer zurückzuziehen, aber Frau Parisi läßt sie auch dort nicht in Ruhe. Pflegerische Interventionen blieben bisher weitgehend erfolglos. Kurz vor dem Mittagessen entschließe ich mich, Frau Parisi ihre Bedarfsmedikation zu geben und mit ihr eine Stunde in den Park zu gehen, damit die anderen wenigstens in Ruhe essen können. Dort laufen und gehen wir abwechselnd, sie wird langsam ruhiger. Zuletzt setzen wir uns sogar für zehn Minuten auf eine Bank. Zurück auf der Station wärme ich ihr Mittagessen auf und setze mich mit ihr in den jetzt verwaisten Aufenthaltsraum. Sie meint, die Bewegung habe ihr gutgetan, sie werde sich nach dem Essen etwas hinlegen und versuchen, ruhig zu bleiben. Ich biete ihr an, später nochmal mit ihr rauszugehen und bitte sie, Bescheid zu sagen, wenn sie sich wieder unruhiger fühlt.

Beispiel 7: Selbstkontrolle: Herr Pavlovic wurde gestern richterlich eingewiesen, nachdem er in seiner Wohnung einiges zertrümmert und Gegenstände aus dem Fenster geworfen hatte. Er ist zum ersten Mal in der Klinik. In der Übergabe wird unter anderem berichtet, daß Herr Pavlovic gestern abend beinahe einen Mitpatienten geschlagen habe, der ihn versehentlich am Arm berührte. Heute früh wirkt er verschlossen, sehr angespannt, alle Versuche, mit ihm in Kontakt zu kommen, sind bisher gescheitert. Wir sind uns einig, daß wir nicht einschätzen können, was in ihm vorgeht, und spüren, daß beim geringsten Anlaß etwas passieren könnte, wenn wir uns nicht ganz kontolliert verhalten. Deshalb sagen wir alle Termine für Routineuntersuchungen ab, bei denen eine Begleitung notwendig wäre. Wir nehmen uns vor, Herrn Pavlovic nur zu zweit zu begegnen. Ich bitte einen Kollegen von der Nachbarstation, der serbokroatisch spricht, im Lauf des Vormittags Herrn Pavlovic zu besuchen und zu versuchen, mit ihm in seiner Sprache in Kontakt zu kommen. Während ich wie geplant mit Frau F. in ihre Wohnung gehe, um die Blumen zu gießen, Post zu holen und die Treppe zu putzen, bitte ich den Psychologen, sich auf der Station aufzuhalten.

Beispiel 8: Information: Vor einer Stunde hat Frau Loos in einem Erregungszustand plötzlich mit Geschirr auf eine kleine Gruppe von Patienten vor dem Fernseher geworfen. Gott sei dank ist keiner getroffen worden. In der Zwischenzeit hat sie gegen ihren Willen Medikamente bekommen und schläft. Ich komme in den Aufenthaltsraum und höre, daß die dort versammelten Patienten über das Ereignis reden. Herr Frey fragt mich, ob Frau Loos sich wieder beruhigt habe. Ich teile mit, daß sie Medikamente bekommen habe und schliefe und frage: »Sitzt Ihnen der Schreck noch arg in den Gliedern?« Frau Mazur meint, sie sei noch ganz aufgeregt und zitterig, sie wisse nicht, ob sie heute nacht in dem Zimmer mit Frau Loos schlafen könne. Herr Ott bekräftigt, das könne er gut verstehen, hier sei man ja seines Lebens nicht mehr sicher. Ich frage nach, ob denn einer von den Anwesenden bemerkt habe, daß es zu dem Ausbruch kommen würde. Frau

Haupt erzählt: »Nein, Frau Loos war gerade fertig mit ihrem Küchendienst und hat den Teewagen mit dem Frühstücksgeschirr hier reingeschoben. Dann sind auch schon die Tassen geflogen.« Herr Frey: »Doch, ich habe noch gehört, wie Frau Loos gesagt hat, daß wir nicht über sie reden sollen. Aber wir haben gar nicht über sie geredet.« Frau Mazur: »Sowas hat sie schon ein paarmal gesagt. Hört Frau Loos eigentlich Stimmen?« Ich zögere, überlege, was ich antworten kann, bis Frau Mazur mich nochmal anspricht. »Herr Frey hat eben gesagt, daß Frau Loos die Angst hatte, daß Sie über sie reden, und Sie, Frau Mazur, haben das auch schon gehört. Ich stelle mir eine solche Angst schlimm vor. Vielleicht hat einer von Ihnen was Ähnliches erlebt.« Frau Haupt: »Ja, das kenne ich, das ist kaum auszuhalten. Ich kann darüber aber nicht sprechen.« Herr Ott: »Heißt das, daß wir jetzt öfter so was erleben? Das wird ja immer besser.« Frau Haupt: »Bei mir sind diese Befürchtungen wieder weggegangen.« Ich gehe darauf ein: »Ich kann verstehen, daß Sie Angst haben, daß sowas bald wieder passiert. Aber meistens sieht man sowas kommen und kann entsprechend handeln. Ich habe es bisher sehr selten erlebt, daß ein Ausbruch derartig überraschend kam. Ich bin froh, daß keiner von Ihnen was abgekriegt hat. Vielleicht geht es Frau Loos morgen etwas besser, so daß wir mit ihr drüber sprechen können.« Frau Mazur: »Ich werde mich jedenfalls jetzt in acht nehmen und auf Abstand bleiben.« Ich biete an, daß jeder, wenn er möchte, nochmals zu mir kommen kann, um darüber zu reden, und verlasse den Aufenthaltsraum. Ein Patient schaltet den Fernseher wieder an.

Beispiel 9: Verantwortlichkeit: In der wöchentlich stattfindenden Klinikvollversammlung meldet sich Frau Noll (Patientin) zu Wort und kritisiert, daß Herr Keller, der vor kurzem entlassen wurde, zu Hause eine Rechnung der Klinik vorgefunden habe über mehr als 400 DM, die er für die Scheibe bezahlen sollte, die er vor sechs Wochen zerdeppert hat. Sie fände es ein starkes Stück und völlig unmöglich, schließlich sei Herr Keller sehr krank gewesen, als er die Scheibe eingetreten hat. Außerdem habe er kein Geld. Der Versammlungsleiter Herr Zimmer greift das Thema auf und fragt, welche Meinungen die anderen dazu haben, ob man dafür verantwortlich zu machen sei, wenn man in krankem Zustand etwas kaputtmache. Frau Winkler berichtet, daß sie abhängig sei und in alkoholisiertem Zustand zwei Autos demoliert habe. Sie habe einen großen Teil des Schadens selbst bezahlen müssen, außerdem sei sie ihren Führerschein los. Das sei ja wohl dasselbe. Herr Holz erzählt, daß er vor ein paar Jahren hier in der Klinik auch eine Scheibe kaputtgeschlagen habe und sie nicht bezahlen mußte. Frau Malina (Sozialarbeiterin) wirft ein, daß jeder Erwachsene für das geradezustehen habe, was er anstelle, auch wenn er das nicht mit Absicht getan hätte. Frau Noll betont erneut, daß Herr Keller zu dem Zeitpunkt schwer krank war gewesen sei. Sie kenne das von sich selbst, daß man sich in einem solchen Zustand nicht immer beherrschen könne. Die Klinik sei schließlich gut versichert, während Herr Keller kein Geld habe. Herr Pardo (Patient) sagt, das könne ja nicht ganz stimmen, Herr Keller würde morgen nach Spanien fliegen, diese Reise könne er auch bezahlen. Frau Winkler gibt zu bedenken, daß sie es ungerecht fände, wenn sie als Abhängige für den angerichteten Schaden aufkommen müsse, Patienten mit anderen Erkrankungen jedoch nicht. Herr Zimmer argumentiert, daß jemand, der in psychotischem Zustand die eigene Wohnung beschädige, die Reparatur auch selbst bezahlen müsse. Herr Holz kommt ins Schwanken und überlegt, ob er damals die Scheibe eingeschlagen hätte, wenn er gewußt hätte, daß er sie bezahlen müsse. Vielleicht gehe auch manches zu Bruch, weil bei vielen der Eindruck herrsche, nicht verantwortlich zu sein.

Beispiel 10: Vorbehalte: Herr Ahmed ist am Vormittag von der Polizei auf die Station gebracht worden, nachdem er im Bus auf dem Weg zur Arbeit eine Frau geschlagen hatte. Er kommt zum zweiten Mal in die Klinik. Er stammt aus Marokko, ist gläubiger Moslem, lebt seit neun Jahren in der Bundesrepublik und spricht ausreichend Deutsch. Vom letzten Aufenthalt ist bekannt, daß er in akut krankem Zustand Frauen als Teufel erlebt hat, von denen alles Böse ausgeht und die er sich deshalb vom Hals halten mußte. Damals kam es einmal zu einer körperlichen Auseinandersetzung mit einer Kollegin, mehrmals zu heftigen verbalen Angriffen. Wegen des Vorfalls im Bus liegt die Vermutung nahe, daß Herr Ahmed wieder Frauen als böse Geister sieht. Deshalb befürchten alle weiblichen Mitarbeiter, mögliches Opfer einer aggressiven Handlung zu werden.

In der Teambesprechung überlegen wir, welche Maßnahmen wir ergreifen können, damit die Mitarbeiterinnen mit weniger Angst zum Dienst kommen und sie und die Patientinnen einem möglichst geringen Risiko ausgesetzt sind. Wir legen fest, daß

- keine Frau alleine sein Zimmer betritt,
- er das Stationzimmer nur betreten kann, wenn sich ein Mann dort aufhält, weil es keine Fluchtmöglichkeit gibt,
- ein Mann ihn zur Medikamenteneinnahme auffordert, ihn zum Essen einlädt etc.,
- sich ein Mitarbeiter im Aufenthaltsraum aufhält, wenn Herr Ahmed und Patientinnen dort sind, jedoch Abstand von ihm hält,
- zwei Mitarbeiter ihn zu notwendigen Untersuchungen begleiten, einer davon muß männlich sein,
- die Abteilungsschwester gebeten wird, die jetzt eingeplante weibliche studentische Nachtwache durch eine männliche zu ersetzen,
- der Dienstplan so umgestaltet wird, daß möglichst in jeder Schicht ein männlicher Kollege arbeitet. An Tagen, an denen dies nicht gelingt, ist auf der Station bekannt, von welcher anderen Station ein männlicher Mitarbeiter abrufbar ist,
- sich die Männer der anderen Berufsgruppen an der Durchführung der Beschlüsse beteiligen,
- nach einer Woche überprüft wird, ob die Vorgehensweise beibehalten werden muß, einzelne Maßnahmen verändert werden können oder eine gewisse Entspannung eingetreten ist,
- die Einschätzung, welche Intensität die psychotischen Inhalte für Herrn Ahmed haben, gemeinsam mit möglichst vielen Mitarbeitern erfolgt.

II Reflexion pflegerischen Handelns

Zwischen ungerechtfertigter Machtausübung und dem Bestehen auf notwendigen Regeln und Normen befindet sich ein schmaler Grat. Kein Mitarbeiter in der Psychiatrie mit längerer Berufserfahrung kann, wenn er sich selbst gegenüber ehrlich ist, von sich behaupten, nie die Grenze zum Machtmißbrauch überschritten oder die Rechte von Mitarbeitern vernachlässigt zu haben. Auch beim Handeln gegen den Willen des Patienten schleicht sich im Umgang mit geschlossener Tür, Ausgangsregelungen, Hausordnung oder Zwangsmedikation unreflektierte Routine ein, wenn nicht kritisch gegengesteuert wird. Die nachfolgenden Fragen an mich selbst dienen dazu, mir über den Spannungsbogen zwischen meinen und den Rechten des Patienten und dem Seiltanz, auf dem ich mich befinde, klarzuwerden:

- Wann haben wir im Team zum letzten Mal über die Hausordnung geredet? Wie veraltet ist sie?
- Wegen welches Patienten ist heute die Stationtür geschlossen? Ist der Patient noch genauso suizidgefährdet wie gestern, oder sind wir Mitarbeiter so überanstrengt, daß wir kein Risiko eingehen können? Haben wir die Vorzüge der offenen Tür – Recht auf Freizügigkeit und Eigenverantwortlichkeit der Patienten, entspanntere Atmosphäre – genügend gewichtet?
- War es wirklich notwendig, vor einer Stunde den Patienten zur Einnahme von Beruhigungsmitteln zu überreden, oder hätte ich besser etwas zu meiner eigenen Beruhigung tun sollen?
- War ich meiner Kollegin gegenüber solidarisch genug, als ein Patient sie gestern wüst beschimpfte?
- Welche Schritte unternehme ich, um meine Vorgesetzten zu veranlassen, meine Rechte ernstzunehmen?
- War es gerechtfertigt, daß ich dem Patienten gestern abend den Ausgang gesperrt habe, weil er am Nachmittag nicht zur verabredeten Zeit zurückgekommen war?
- Warum wird auf meiner Station ein Patient, der in einer Notsituation fixiert wurde, nicht wieder losgemacht, sobald er zusichern kann, daß er sich wieder im Griff hat?
- Haben wir vor der letzten Zwangsmedikation alle Alternativen ausreichend bedacht?
- Wann neige ich dazu, die Kontrolle über mich zu verlieren?
- Behalte ich in kritischen Situationen die Übersicht oder reagiere ich eher panisch?
- Nehme ich bei mir selbst Zeichen von Überforderung frühzeitig wahr, oder meine ich, immer und überall funktionieren zu müssen?
- Habe ich die wichtigsten Grundrechte des Menschen aus dem Grundgesetz noch im Kopf?

Welche weitere Fragen fallen Ihnen ein? Auch Reflexion hat ihre Grenzen. Wir wissen, daß bei aggressiven Auseinandersetzungen Verhalten von Täter und Opfer einander bedingen. Manchmal läßt sich auch im nachhinein nicht herausfinden, wie ein Konflikt entstanden ist und was zu seiner Eskalation beigetragen hat.

II   Anhang:

≡ **Pflegestandard: Fixierung eines Patienten** (Quelle: Psychiatrische Klinik Offenbach)

Gründe für die Fixierung eines Patienten:

- akuter Erregungszustand,
- akute Eigen- oder Fremdgefährdung eines Patienten, der anders im Moment nicht begegnet werden kann.

Ziele:

- Schutz des Patienten vor sich selbst,
- Schutz der Mitpatienten und/oder Mitarbeiter vor erregtem Patienten.

Entscheidungsbefugnis:

Schriftliche Anweisung des Stations- oder Dienstarztes auf dafür vorgesehenem Anordnungsbogen. Er entscheidet über Umfang (2-Punkt-, 4-Punkt- oder 5-Punkt-Fixierung) und Zeitdauer der Fixierung. Anschließend muß die richterliche oder am Wochenende die polizeiliche Genehmigung der Maßnahme eingeholt werden (bei Patienten, die nicht richterlich eingewiesen sind). Dafür ist ebenfalls der zuständige Arzt verantwortlich. Als Ersatz dafür gilt – soweit möglich – die Zustimmung des Patienten.

Ausnahme:

Pflegerische Mitarbeiter *müssen* bei Gefahr im Verzug zum Schutz des Patienten, von Mitpatienten und Mitarbeitern den erregten Patienten auch ohne ärztliche Anordnung fixieren, wenn die Gefahr nicht anders abgewendet werden kann. Danach ist unverzüglich der zuständige Arzt zu informieren, der sich auf der Station ein eigenes Bild von der Situation verschafft und gegebenenfalls die Fixierungsanordnung schriftlich trifft.

Achtung: In der akuten Notsituation gibt es keine Diskussion über den Sinn der Maßnahme. Die Mitarbeiter der Station des Patienten treffen die Entscheidung, führen die Regie und tragen die Verantwortung.

Bei der Durchführung ist zu beachten:

1. Möglichst viele Helfer – sechs bis acht – zusammenrufen.

2. Die Helfer sollen – wenn noch Zeit bleibt – Brille, Uhren und Schmuck ablegen zur Vorbeugung gegen Verletzungen von Helfern und Patienten.

3. Beim Festhalten des Patienten Abstand von den Beinen halten (zum Schutz vor Verletzungen). Das heißt z. B., wenn der Patient auf dem Bett liegt, werden die Beine von der Mitte des Bettes aus festgehalten, nicht vom Fußende aus.

4. Bei einem sehr erregten Patienten wird eine Gliedmaße nach der anderen fixiert, die anderen Helfer halten nur fest.

5. Armbanduhr des Patienten entfernen. Wenn der Arm über der Uhr festgemacht wird, kann der Patient sich leicht befreien.

6. Gurte an Hand- und Fußgelenken werden fest angelegt und mit Stift und Magnetknopf festgelegt, damit kein Festziehen und Abschnüren der Extremität möglich ist.

7. Für die Bequemlichkeit des Patienten sorgen.

Kontrolle und Überwachung:

1. Ein fixierter Patient darf kein Feuerzeug, Streichhölzer, Messer oder andere gefährliche Gegenstände bei sich oder in Reichweite behalten. Bei manchen Patienten gehören dazu auch Wasserflasche und Trinkglas. (Vorsicht: Mitpatienten könnten ihm eines davon geben.)

2. Ein fixierter Patient darf nur in Anwesenheit einer Betreuungsperson rauchen. (Mitpatienten siehe oben.)

3. Ein fixierter Patient braucht eine Sitzwache, oder das Bett mit dem Patienten ist in Sichtweite der Betreuungsperson zu stellen. Ausnahmen davon bedürfen der schriftlichen ärztlichen Anordnung.

4. Bei einem sehr erregten Patienten kann es notwendig sein, das Bett von der Wand wegzustellen, damit er sich nicht weiter verletzen kann.

Dokumentation:

1. Grund, Beginn, Ende, Umfang der Fixierung sind im Kardex zu vermerken.

2. Verhalten des Patienten während der Fixierung ist im Kardex zu beschreiben.

3. Ein Überwachungsbogen kann angeordnet werden, vor allem, wenn der Patient sedierende Medikamente erhalten hat.

Atmosphärisches/Milieugestaltung: Bitte darauf achten, daß der Patient selbst und die Mitpatienten Gelegenheit dazu bekommen, über ihre Gefühle bei einer so einschneidenden Maßnahme zu sprechen. Dies gilt auch für die Mitarbeiter, die sich überlegen sollten, ob es Alternativen gegeben hätte und welche.

Rechtliche Bewertung:

Die Fixierung eines Menschen stellt eine Verletzung seines Grundrechts auf Freizügigkeit dar (GG Artikel 11). Sie kann daher nur von einem Richter angeordnet bzw. muß von diesem genehmigt werden, wenn entsprechende Gründe dafür vorliegen. Dies gilt auch für Bettgitter gegen den Willen des Patienten.

Bei Gefahr im Verzug gilt es als unterlassene Hilfeleistung, wenn nicht zum Schutz von Menschen eingegriffen wird.

Es gilt also, bei dieser Gratwanderung verantwortlich zu handeln.

Zur Überwachung fixierter Patienten gibt es einige Gerichtsurteile, die besagen, daß ein fixierter Patient sich in Sichtweite eines Mitarbeiters befinden muß.

C Grundrechte

von Josef Schädle

»Die Würde des Menschen ist unantastbar. Sie zu achten und zu schützen ist Verpflichtung aller staatlichen Gewalt.« So lautet Artikel 1, Absatz 1 des Grundgesetzes für die Bundesrepublik Deutschland. Anders formuliert der Mensch hat als Mensch eine unverletzliche und unverlierbare Würde, die geschützt werden muß und die ihm durch nichts und durch niemanden abgesprochen werden kann. – Hält diese Definition des vornehmsten aller Grundrechte im psychiatrischen Alltag stand? Oder ist es nicht vielmehr so, daß der Alltag und sein Funktionieren dazu zwingt, die Würde des Menschen, absichtlich oder unabsichtlich, fortwährend anzutasten, zu verletzen?

▌ Was sind Grundrechte

In Deutschland sind die Grundrechte in den Artikeln 1 bis 19 des Grundgesetzes festgelegt. Sie genießen besonderen politischen Schutz. Eingriffe oder Änderungen sind mit hohen Auflagen verbunden. Die Grundrechte binden auch den Staat, seine Instanzen und Institutionen. Verletzungen sind für jedermann unmittelbar einklagbar.

Im einzelnen zählen – nach der Würde des Menschen – zu den wichtigsten Grundrechten:

- das Recht auf freie Entfaltung der Persönlichkeit und das Recht auf Leben und körperliche Unversehrtheit (Art. 2),
- das Recht auf Gleichheit vor dem Gesetz, auf Gleichberechtigung von Mann und Frau und der Nichtbenachteiligung wegen Geschlecht, Rasse, Sprache und Herkunft (Art. 3),
- das Recht auf Glaubens- und Gewissensfreiheit (Art. 4),
- das Recht auf freie Meinungsäußerung (Art. 5),
- der besondere Schutz der Familie (Art. 6),
- das Recht auf Versammlungsfreiheit (Art. 8),
- das Brief-, Post- und Fernmeldegeheimnis (Art. 10),
- das Recht auf freie Wahl des Wohnorts (Art. 11),
- das Recht auf freie Wahl des Berufs und des Arbeitsplatzes (Art. 12),
- das Recht auf Kriegsdienstverweigerung (Art. 12a),
- die Unverletzlichkeit der Wohnung (Art. 13),
- der Schutz des Eigentums (Art. 14),
- das Recht auf Asyl (Art. 16).

Diese Rechte entsprechen weitgehend der Menschenrechtsdeklaration der Vereinten Nationen. Sie wurden vor dem Hintergrund der deutschen Geschichte besonders sorgfältig formuliert und ihre Veränderung mit den bereits erwähnten hohen Einschränkungen versehen. Sie sollen das Recht des Individuums gegenüber der Gemeinschaft sichern und gleichzeitig gewährleisten, daß eine solche Gemeinschaft natürlich nur im Zusammenspiel der Rechte vieler Individuen lebensfähig ist. Die Freiheit des je einen hat ihre Grenze immer an der Freiheit des je anderen. Nur wenn beide ihre Freiheit respektieren, können auch beide in den Genuß ihrer Freiheit kommen.

▌ Grundrechte und soziale Arbeit

In dem Bereich, den wir heute mit Sozialarbeit im weitesten Sinne bezeichnen, gab es schon immer Einschränkungen von Individualrechten. So kannte das römische Recht die »Sorge für die Verrückten« mit erheblichen Einschränkungen, oder die Germanen die »Munt«, mit ähnlichem Charakter und jeweils versehen mit dem Anspruch auf Hilfe in einer konkreten Notlage.

Mit der Ausbreitung des Christentums veränderte sich soziale Arbeit zur »Caritas« als Hilfe für die Armen und Schwachen, lockerte sich der rechtliche Rahmen der Einschränkungen und Reglementierungen. Mit dem Entstehen des Bürgertums begann ein neuer Prozeß. Die Rolle der Gemeinschaft, des Staates begann sich zu verändern. Es begann auch – nicht zuletzt durch die französische und amerikanische Revolution – eine Veränderung im Verhältnis zwischen Individuum und Gemeinschaft. Die Deklaration der Menschenrechte sowohl in Frankreich wie in Amerika sollte den einzelnen gegen den bisher allmächtigen Staat (auch und gerade in Notlagen) schützen. Dadurch wurde natürlich auch soziale Arbeit neu und anders reglementiert. Es gab, z. B. in Frankreich und in Preußen, Vorläufer unseres heutigen Betreuungsrechtes mit durchaus ähnlich klingenden Formulierungen.

Mit dieser rechtlichen Veränderung sozialer Arbeit ging allerdings auch eine inhaltliche Änderung einher. Im Mittelpunkt stand nicht mehr der hilfsbedürftige Mensch (mit der sozial- oder krankheitsbedingten Unmöglichkeit, seine Rechte in Anspruch zu nehmen), sondern sozusagen sein »soziales Symptom«, das es wegzumachen galt. Und dieses »soziale Symptom« war zunehmend die materielle Situation, zuletzt deutlich im Vormundschafts- und Pflegschaftsrecht des Bürgerlichen Gesetzbuches (von 1900), das die rechtliche Seite der sozialen Arbeit fast ausschließlich auf die Sicherung materieller Belange reduzierte. Im Betreuungsgesetz (1992) wird erstmals wieder der Versuch gemacht, den Hilfebedarf des Individuums und nicht nur die Ökonomie zu berücksichtigen.

Dieser historische und rechtliche Exkurs soll klarlegen, daß soziale, und damit auch psychiatrische Arbeit immer auch mit der Einschränkung von Individualrechten zu tun hat. Menschen in Notsituationen sind nicht in der Lage, ihre

Rechte in Anspruch zu nehmen. Sie können aber auch in die Lage kommen, daß andere, gegen ihren Willen, ihre Rechte einschränken. Soziale, psychiatrische Alltagsarbeit kann – sie muß nicht – Grundrechte verletzen.

Beispiel 1: Herr A., 35 Jahre alt, alleinlebend, ist seit mehreren Tagen nicht an seinem Arbeitsplatz erschienen, auch nicht in seinem Stammlokal, in das er jeden Tag geht. In der Zeit zuvor hat er diffuse Äußerungen über das Leben und die Frauen und überhaupt von sich gegeben. Außerdem war er wegen einer Bekannten, wie er sagte, vor seinem Stammlokal in eine Schlägerei verwickelt. Wir machen uns Sorgen (!) und lassen uns schließlich vom Hausmeister die Wohnung öffnen. Herr A. sitzt vor dem laufenden Fernsehapparat hinter einem Berg von Schmutzwäsche und schaut uns völlig entgeistert an. Was wir denn wollten, er habe das Bedürfnis, sich endlich mal zu erholen. Die Wohnung ist in einem fürchterlichen Zustand, die Küche unbenutzbar, Bad und WC ebenso. Er trinkt Cola und sieht eigentlich nicht so recht ein, warum wir ihn aufgesucht haben. Ach, wir machten uns Sorgen um ihn, das wäre ja nett, aber wir würden doch sehen, daß er keine Hilfe bräuchte und ganz gut zurechtkäme. Nein, er wolle sich nicht umbringen, auch wenn er keinen Grund wisse, warum er weiterleben solle. Krank, nein, krank sei er seit seinem letzten Schnupfen nicht mehr gewesen – und überhaupt wolle er jetzt endlich in Ruhe fernsehen. Natürlich macht er nicht den Eindruck, den er vermittelt, und nach gutem Zureden und mit sanfter Gewalt läßt er sich schließlich überreden, mit in die Klinik zu kommen. Der diensthabende Arzt fragt uns als erstes nach Suizidalität. Wir wiegen bedenklich mit den Köpfen, schließlich soll die ganze Aktion nicht umsonst gewesen sein. Die Stationstür wird abgeschlossen, Ausgang gibt es erst mal nicht, das ist die vorläufige Vereinbarung. Ob er einverstanden sei? Ja, nein, eigentlich nicht, doch vielleicht. Jedenfalls bleibt er, es ist Ruhe, wir können durchatmen, er lebt. Zwei Tage später beginnt er zu meckern: kein Ausgang, immer nur, wenn jemand Zeit habe, und das sei meistens dann, wenn er gerade schlafen wolle, und er dürfe im Zimmer nicht rauchen, habe aber keine Lust, sich mit diesen anderen Leuten, mit denen er nichts zu tun haben wolle, in einen Raum zu setzen. Außerdem müsse er an gemeinsamen Aktionen teilnehmen, was das denn solle, und er sei gefragt worden, an welcher Beschäftigungstherapie er teilnehmen wolle, eine Gruppe sei Pflicht. Beschäftigungstherapie, so ein Quatsch, er habe schließlich eine Arbeit.
Soweit erst mal die Geschichte von Herrn A. Sie wird uns noch weiter beschäftigen. Wir sind in seine Wohnung eingedrungen, ohne ihn zu fragen. Wir haben ihn widerstrebend in die Klinik gebracht – zu seinem Besten. Wir haben die Stationstür abgeschlossen (ihn in seiner Freiheit beraubt), um ihn am Leben zu halten. Wir schränken ihn ein und zwingen ihm Gemeinschaft auf – alles zu seinem Besten?

Beispiel 2: Frau L. lebt seit dem Tod ihres Mannes vor 20 Jahren alleine und zurückgezogen. Vor vier Jahren war sie in der Psychiatrischen Klinik wegen Wahnvorstellungen. Frau L. öffnet ihre Wohnung nicht mehr, das ›Essen auf

Rädern‹ läßt sie stehen. Eine Nachbarin alarmiert schließlich die Polizei. Auf der Station erscheint eine völlig verängstigte Frau, die nicht weiß, wo sie ist und – nach Aufklärung – noch viel weniger versteht, was sie im Krankenhaus soll. Sie lehnt jeden Kontakt und jedes Gespräch höflich, aber bestimmt ab. Wir stellen fest, daß sie in ihren Kleidern schläft und das angebotene Nachthemd ablehnt, daß sie sich nicht wäscht und nichts ißt. Medikamente lehnt sie rigoros ab. Zwangsweise auf Verdacht behandeln? Den Richter hinzuziehen und eine Betreuung veranlassen? Sehr widerwillig nimmt sie schließlich Neuroleptika (»Was soll ich denn schon machen, mir glaubt ja doch keiner«) und sagt zwei Sätze: sie wolle keinerlei Kontakt zu ihrem Sohn, und sie habe Besuch vom Mars gehabt. Ein paar Tage später – die Behandlung nicht gegen, aber doch ohne ihren Willen, zeigt Wirkung – läßt sie zu, daß eine Krankenschwester mit ihr in die Wohnung geht, um Kleider zu holen. Sie fängt an, zunächst mit uns zusammen, später alleine, das »vom Mars« beeinflußte und verursachte Chaos in ihrer Wohnung aufzuräumen. Aber je ordentlicher die Wohnung wird, desto schlechter wird wiederum der Kontakt. Als die Wohnung aufgeräumt ist, will sie nicht mehr hin.

Beispiel 3: Herr F., inzwischen Ende zwanzig, ist seit mehr als zehn Jahren in der Klinik und nahezu allen ambulanten Diensten bestens bekannt. Er stammt aus gutbürgerlichen Verhältnissen und ist eigentlich ganz nett – wenn er nur das tun würde, was andere von ihm erwarten. Genau das hat er aber noch nie getan. In der Schule galt er als schwierig, den Hauptschulabschluß hat er nicht geschafft, obwohl er nicht dumm ist.

Das erste Mal kam er mit der Psychiatrie in Berührung, als er mit siebzehn seinen Vater krankenhausreif schlug und zwangseingewiesen wurde. Er hört permanent Stimmen, die ihm sagen, daß er seinen Vater umbringen und die Welt kurz und klein schlagen müsse. Behandeln lassen will er sich deswegen allerdings nicht, er habe keine Krankheit und die Pillen würden ihn nur vergiften. Man solle ihn in Ruhe lassen, den Rest würde er schon selber erledigen. Nach einer erneut heftigen Auseinandersetzung mit seinem Vater wird er von der Polizei in die Klinik gebracht und auf richterlichen Beschluß für sechs Wochen eingewiesen. Da Herr F. bekannt ist, sind die Konflikte vorprogrammiert: kein Geld – die Schlacht um die Zigaretten, keine Krankheitseinsicht – der Kampf um die Medikamente, sein Freiheitsdrang – die geschlossene Stationstür. Und dazu die Kleinigkeiten des Alltags: Herr F. schläft, wann er will, in der Regel aber nicht nachts – und wenn, dann mit den Schuhen im Bett. Er hört permanent Musik jenseits der Zimmerlautstärke, er ißt, wann er will, er tritt fordernd und rechthaberisch auf, versucht, sich mit Gewalt durchzusetzen. Er kann aber auch ein charmanter, lieber, netter Junge sein.

Die Reglementierungen innerhalb der Behandlung sind entsprechend: Ausgang nur in Begleitung von Personal, immer wieder Fixierungen, zwangsweise Verabreichung von Medikamenten, Taschengeldeinteilung, Zigaretteneinteilung, Zimmer abschließen. Nach heftigen Auseinandersetzungen einigt sich das Stationsteam auf eine langfristige Strategie mit dem Anspruch einer Rehabilitation auf

zunächst niedrigstem Niveau: Betreutes Wohnen mit regelmäßiger Depotspritze
– wenn es nicht anders geht, auch gegen seinen Willen. Das Ziel wird mit ihm
abgesprochen, er ist nach einigem Hin und Her damit einverstanden, und das
Ganze beginnt sich zu beruhigen, Rückschläge eingeschlossen. Er bekommt Ausgang, überzieht ihn, trinkt Alkohol, die Stationstür wird wieder geschlossen, der
Ausgang gestrichen. Er kauft sich von seinem Kleidergeld Zigaretten, sein Taschengeld wird wieder eingezogen. Es kommt zu Bedrohungen und Tätlichkeiten, Blumentöpfe fliegen, er wird immer wieder fixiert – das angepeilte Ziel aber
wird weder von seiner noch von der Seite des Stationsteams in Frage gestellt.

▌ Grundrechte und Psychiatrie

Die geschilderten Beispiele sollen deutlich machen: es gibt Menschen, die
Hilfe brauchen, weil sie alleine nicht mehr zurecht kommen, es gibt aber auch
Menschen, vor denen man andere Menschen schützen muß. In der Regel hat
Psychiatrie es mit einer Mischung von beidem zu tun, jedenfalls hat sie immer mit
Menschen zu tun, die der Hilfe bedürfen. Relativ einfach ist dies, wenn Menschen diese Hilfe freiwillig wollen, denn dann kann ich ihr Einverständnis vor-
aussetzen. Dabei aber darf es nicht bleiben. Menschliches Handeln (also auch
psychiatrisches Be-handeln und psychiatrische Pflege) grenzt immer Rechte des
anderen ein, beschneidet und korrigiert sie. Damit bin ich als therapeutisch/
pflegerisch Handelnder unter Legitimationszwang: ich muß dem anderen verständlich machen, warum dies oder jenes sinnvoll ist und das Gegenteil nicht. »Es
ist jetzt besser für Sie« reicht im Zweifelsfall als Begründung nicht aus, schon
eher das gemeinsame Aushandeln dessen, was da nun »besser für Sie« sein soll –
und das muß nicht immer das Nullachtfünfzehn des Stationsalltags sein. Warum
sollte Herr F. nicht in seinen Cowboystiefeln schlafen dürfen, wenn er im Gegen-
zug bereit ist, sich am nächsten Tag zu duschen und frische Socken anzuziehen? –
Ein möglicherweise verhandelbares und anzustrebendes Ziel.
Psychiatrie darf, wenn sie dazu durch entsprechende Gerichtsbeschlüsse legitimiert ist, Grundrechte einschränken, sie darf sie jedoch nicht verletzen. Dies mag
Wortspielerei sein, ist für die Betroffenen jedoch oft von großer Bedeutung.
Herr F. hat sich nie in seinem Leben Gedanken darüber gemacht, was seine
Bedrohungen für andere bedeuten. Nach langen Gesprächen fing er an zu verstehen. Zunächst fand er toll, daß sein Vater Angst vor ihm hat. Irgendwann begann
ihm zu dämmern, daß dies möglicherweise etwas Ähnliches ist, wie seine Angst
vor den Stimmen – und er konnte gelegentlich zugeben, daß man doch auf »seinen Papa« aufpassen solle. Auf die Frage, was er damit meine, sagte er, solange er
so etwas sage, müsse man ihn einsperren, aber auch nicht länger.
Ob Herr A. sich umgebracht hätte oder nicht, wissen wir nicht. Noch lebt er. Wir
sind in seine Wohnung eingedrungen, ohne ihn zu fragen, wir haben ihn seiner
Freiheit beraubt, ohne ihn zu fragen. In diesem Fall hatten wir nicht einmal einen

richterlichen Beschluß. Es ist gutgegangen (und auch nur deshalb zu tolerieren), weil zuvor schon ein Vertrauensverhältnis da war, auf dem aufgebaut werden konnte. Wir waren allerdings erklärungspflichtig – und die Beschäftigungstherapie haben wir gelassen.

Ob Frau L. mit den Männchen vom Mars oder mit den Neuroleptika glücklicher ist, weiß sie möglicherweise selbst nicht so ganz genau. Wir haben etwas nachgeholfen, ihr zumindest vorübergehend zum gewöhnlichen Glück ohne Marsmännchen zu verhelfen – und das ist auch gut so. Sie soll die Möglichkeit bekommen herauszufinden, ob sie ohne ihre »Marsmännchen« vielleicht in der Lage ist, mit den Nachbarn Kontakt aufzunehmen und nicht ganz so isoliert zu sein, wie sie 20 Jahre lang gelebt hat. Sollten die Männchen doch wichtiger sein – na gut.

Herr A., Frau L., Herr F. – sie sind auf unterschiedliche Weise in unsere Fänge geraten, wir haben sie behandelt und gepflegt, wir haben ihnen Gutes getan – aber wir haben auch ihre Rechte in nicht unerheblichem Maße eingeschränkt. Wir müssen das wissen – und noch viel wichtiger – wir müssen mit ihnen darüber reden, zur Not auch darüber streiten. Therapeutisch/pflegerische Konzepte dürfen keine Dogmen mit Ewigkeitscharakter sein, und psychiatrische Institutionen müssen so beweglich sein, daß die Menschenwürde zwar gelegentlich angekratzt, aber nicht verletzt wird.

▌ Behandlungsvereinbarung

Eine Möglichkeit, solchen Verletzungen vorzubeugen, ist eine sogenannte Behandlungsvereinbarung (s. auch S. 362) oder auch ein Patiententestament, in dem in beiderseitigem Einvernehmen Absprachen getroffen werden, die für den Ernstfall gelten. Der entscheidende Punkt jenseits schriftlicher Vereinbarungen ist dabei, daß im offenen Gespräch versucht wird, das im Zweifelsfall für alle Beteiligten akzeptabelste Ergebnis zu finden. Um auf Herrn A. zurückzukommen: es gibt mit ihm inzwischen eine mündliche Vereinbarung, die beinhaltet: wenn er zwei Tage unentschuldigt nicht an seinem Arbeitsplatz war und nicht in seiner Stammkneipe gesehen wurde, darf eine Person seines Vertrauens mit Hilfe des Hausmeisters in seine Wohnung eindringen.

Ähnliche Vereinbarungen können für die Vergabe von bestimmten Medikamenten, für die Aufnahme auf Station, für die Hinzuziehung von Vertrauenspersonen und anderem mehr getroffen werden. Sie sind allerdings rechtlich nicht bindend, d. h. im Zweifelsfall kann keine der vertragschließenden Parteien gezwungen werden, die Vereinbarung einzuhalten. Solche Vereinbarungen – und schon die Gespräche darüber – haben aber den Vorteil, daß relativ offen über Bedürfnisse, Defizite und Hilfsbedarf von hilfesuchenden, kranken Menschen einerseits und über die Qualitäten, Möglichkeiten und Einschränkungen der Hilfe anbietenden Dienste andererseits gesprochen und verhandelt werden kann.

Damit wird Freiheitsentzug nicht wieder zur Freiheit, aber möglicherweise wird klarer, warum es manchmal unumgänglich ist, Freiheit zu entziehen – oder wie Herr F. schon mal gelegentlich sagt: wenn ich mein Vater wäre, hätte ich auch Angst vor mir.

II   Datenschutz

Im Zusammenhang mit Gesprächen über Behandlungsvereinbarungen wird von seiten der unmittelbar Betroffenen immer wieder erwähnt, daß es dieser und jene nicht erfahren dürfe – oft von Angehörigen mehr als von Patienten/ Klienten selbst, und nicht ganz zu Unrecht. Der Ruf der Psychiatrie in der Öffentlichkeit ist eben immer noch nicht so gut, wie es die in der Psychiatrie Tätigen gerne hätten. Und sie selbst haben ein erhebliches Maß Schuld daran. Natürlich tragen unsere »Schauermärchen« beim Mittagessen in der Kantine oder beim Stammtisch oder auch nur zu Hause nicht gerade dazu bei, Psychiatrie, psychische Krankheiten, psychisch Kranke und ihre Angehörigen für die Gesellschaft ver- und erträglicher zu machen (übrigens auch nicht immer unser Umgang mit Neulingen, Schülern, Praktikanten).
Das ist aber nur die eine Seite. Natürlich hat jeder, auch wenn er in die Psychiatrie kommt – in welchen Dienst auch immer – das höchstmögliche Anrecht auf Schutz seiner persönlichen Daten. In Krankenhäusern gibt es dafür das Instrument der Datensperre, d. h., daß der betreffende Patient z. B. im Zentralcomputer nicht erfaßt ist und damit nur die zahlende Krankenkasse weiß, daß und wo er dort behandelt wird. Datenschutz ist also weit mehr als das Schielen auf Gesetze, sondern vielmehr der Blick auf eigenes Tun und auf die Rechte der unmittelbar Betroffenen.

I   Betreuungsgesetz / PsychKG

Wie bereits erwähnt gibt es die Möglichkeit, von Gesetzes wegen die Grundrechte für einzelne Menschen vorübergehend einzuschränken. Neben dem Strafvollzug gilt dies auch für die Psychiatrie. Festgelegt sind diese Einschränkungen im einzelnen im Betreuungsgesetz der Bundesrepublik Deutschland (BtG, in Kraft getreten am 1. 1. 1992) und in den Gesetzen für die Hilfen Psychisch Kranker (PsychKG) der Bundesländer mit unterschiedlicher Fassung (in Hessen als einzigem Bundesland gibt es immer noch ein Freiheitsentziehungsgesetz – HFEG – aus dem Jahr 1953). In diesen Gesetzen wird geregelt, wie vorübergehend einem Menschen ein Teil seiner Rechte – unter richterlicher Kontrolle – entzogen werden kann. Eine Entmündigung auf Dauer ist nicht mehr möglich. Die Einschränkungen sind auf die Möglichkeiten und Bedürfnisse der

Person abzustellen und den jeweiligen Erfordernissen anzupassen. In der Regel ist es so, daß jemand ohne Anhörung eines Richters für maximal 24 Stunden in einer psychiatrischen Klinik gegen seinen Willen untergebracht werden kann. Weitere Einschränkungen der Grundrechte können sein: das Recht auf Aufenthaltsbestimmung (auf Zeit oder für Dauer), Zeit und Art der Behandlung, Umgang mit eigenem Geld oder Vermögen, Haushaltshilfen und ähnliches mehr. Eine regelmäßige Überprüfung ist gesetzlich vorgeschrieben (bei Betreuungen mindestens alle fünf Jahre, bei Unterbringungen jährlich), der Betroffene kann jederzeit die Aufhebung der Betreuung/Unterbringung beantragen.

▊ Grundrechte gelten für alle

Eines der umstrittensten Themen in der Psychiatrie ist das Thema Gewalt. Dabei wird in der Regel immer daran gedacht, daß »die Psychiatrie« Gewalt antut. Oft wird aber vergessen, daß im psychiatrischen Alltag Gewalt ein vielfältiges Problem ist. Wenn Herr F. ausrastet – warum auch immer, sei es wegen einer Zigarette, wegen der geschlossenen Tür oder seines gesperrten Ausgangs – kann es einen Blumentopf treffen, einen Mitpatienten, die Krankenschwester auf dem Flur oder den diensthabenden Arzt. Herrn F. ist das in der Regel egal – sagt er. Und genau über solche Probleme muß geredet und gestritten werden. Grundrechte gelten natürlich für alle – auch für Mitpatienten, auch für andere Besucher eines Dienstes, auch für das Personal. Manchmal können (oder könnten) die sich anders wehren, vor allem das Personal. Ein Eingriff in die Rechte einer Person ist ein Eingriff und muß als solcher benannt und auch behandelt werden. Das Anerkennen der Grundrechte setzt voraus und impliziert, daß sie für alle gleich gelten. Wir müssen auch mit den »Ver-rückten«, den »Nicht-Eingrenzbaren« darüber streiten, was sie anderen Menschen antun. Herrn F. mag es kurzfristig Spaß machen, daß jemand Angst vor ihm hat, auf die Dauer wird auch er es nicht ertragen.

D Armut unter psychisch Kranken

von Josef Schädle

Zur Situation psychisch kranker Menschen in der Bundesrepublik gibt es inzwischen eine zwar fast uferlose Literatur, aber immer noch keine zuverlässigen statistischen Angaben. Dies hat unterschiedliche Gründe.

Bis in die 60er Jahre waren Psychiatrie und psychische Krankheiten in dieser Gesellschaft kein Thema. Psychisch kranke Menschen, ihre Lebenssituation und ihre Lebenswirklichkeit gehörten zum Bereich des Vergessenen. So mußten die Autoren der Psychiatrie-Enquête zu Beginn der 70er Jahre zu ihrem eigenen Erstaunen und Entsetzen feststellen, daß es noch nicht einmal zuverlässige Zahlen über die Anzahl der psychiatrischen Betten in der Bundesrepublik gab (vgl. Bericht zur Lage der Psychiatrie in der Bundesrepublik Deutschland).

Dies hat sich inzwischen zwar etwas gebessert, doch ist es immer noch nicht möglich, mit anderen Bereichen vergleichbare statistische Angaben zu machen. In ganz besonderem Maße gilt dies für die Gruppe der chronisch psychisch kranken Menschen. So gibt es zwar inzwischen relativ genaue Angaben über die Anzahl und den Standort der psychiatrischen Krankenhausbetten, jedoch befindet sich der Heimsektor noch weitgehend in einer Grauzone. Dies ist für unseren Bereich von ganz besonderer Bedeutung, weil die Anfänge der Psychiatriereform darin begründet waren, daß sich große Krankenhäuser von Patienten dadurch befreiten, daß sie diese in zum größten Teil privatwirtschaftlich geführten Heime verlegten. Während in den Krankenhäusern selbst damit mehr Platz für die verbliebenen Patienten geschaffen wurde, mehr und bessere Angebote therapeutischer Art gemacht werden konnten, gerieten die von der Verlegung betroffenen Menschen vom Regen in die Traufe. Sieht man einmal von der Untersuchung von KUNZE (1981) ab, existieren keine gesicherten Zahlen, die die Situation der dort lebenden Menschen beschreiben würden. Vereinzelte Angaben können diese Lage deshalb nur schlaglichtartig erhellen.

▌ Statistische Angaben

Nach dem derzeitigen Erkenntnisstand der Wissenschaft läuft jeder dritte Einwohner der Bundesrepublik Gefahr, einmal im Verlauf seines Lebens psychisch zu erkranken. Jeder Zehnte muß sich wegen einer solchen Erkrankung in fachärztliche, ambulante oder stationäre Behandlung begeben (vgl. Bericht zur Lage der Psychiatrie in der Bundesrepublik Deutschland).

Eine große Gruppe bilden dabei die sogenannten chronisch psychisch Kranken (zwei und mehr akute Krankheitsphasen, Dauer der Erkrankung mehr als ein Jahr). Es handelt sich dabei um Menschen, die an Psychosen leiden, um Suchtkranke, um Menschen mit schweren Depressionen und um die Gruppe der psychiatrischen Alterskranken. Die genaue Zahl der betroffenen Menschen läßt sich nur schwer ermitteln, sie dürfte jedoch nach Schätzungen bei ca. 500 000 bis 750 000 Menschen liegen. Von diesen ist ca. ein Drittel in Dauereinrichtungen untergebracht (Langzeitbereiche der psychiatrischen Krankenhäuser, Heime), der weitaus größere Teil jedoch lebt bei Angehörigen oder alleine (vgl. TITZE 1988).

Ob und warum psychische Erkrankungen einen chronischen Verlauf nehmen, läßt sich auch heute noch nicht schlüssig beantworten. So läßt sich nur sehr vage sagen, daß ein Drittel der Erkrankten mit einer einmaligen Krankheitsphase rechnen können, bei einem weiteren Drittel davon auszugehen ist, daß die Krankheit mittelfristig geheilt werden kann (ohne oder nur mit geringfügigen Einbußen), ein weiteres Drittel jedoch mit lebenslanger Erkrankung und – damit verbunden – ganz erheblichen krankheitsbedingten Einbußen zu rechnen hat.

Eine wichtige Hilfe zur Verhinderung einer Chronifizierung scheint das rasche Erkennen der Krankheit und ein ebenso rasches und fachgerechtes Behandeln zu sein. Hier jedoch liegt ein entscheidender Mangel unseres psychiatrischen Versorgungssystems. Angebote zur Prävention stecken weitgehend noch in den Kinderschuhen, Krisendienste und wohnortnahe Behandlungsangebote sind die Ausnahme, nicht die Regel. So ist davon auszugehen, daß die Anzahl chronisch psychisch kranker Menschen in Zukunft eher zu- als abnehmen wird. Dieses Ansteigen hat nicht nur mit fehlenden Behandlungsangeboten zu tun, sondern hauptsächlich mit zunehmenden sozialen Einflüssen auf Art und Dauer der Erkrankung (hier vor allem Arbeitslosigkeit, Wohnsituation, soziale Einbindung). So gibt es signifikante Zusammenhänge beispielsweise zwischen Arbeitslosigkeit und Dauer der Erkrankung, zwischen Schichtzugehörigkeit und Dauer der Erkrankung, zwischen sozialer Isolation und Dauer der Erkrankung (vgl. WULFF 1984). Konkret gesagt: Ein psychisch Kranker, der aus einer unteren Gesellschaftsschicht stammt, schlechte Bildungsvoraussetzungen hat und arbeitslos ist, ist erheblich gefährdet, chronisch krank zu werden. Dabei genügt auch schon einer der genannten Faktoren.

▌ Einkommenslage, berufliche Situation

Nach unterschiedlichen Quellen (vgl. PROGNOS AG 1983 ff.; TITZE 1988; Sozialpsychiatrischer Dienst Offenbach) müssen zwischen 50 und 80 Prozent der chronisch psychisch Kranken ohne jedes eigene Einkommen leben. Davon leben etwa 20 Prozent vom Einkommen oder vom Vermögen ihrer Angehörigen, der Rest ausschließlich von der Sozialhilfe. Das heißt: Mehr als die Hälfte der chronisch psychisch Kranken ist lebenslang auf fremde materielle Hilfe angewiesen.

Während die Abhängigkeit von Sozialhilfe allein schon eine Teilhabe am normalen gesellschaftlichen Leben weitgehend ausschließt, sind psychisch Kranke davon im besonderen Maß betroffen, sind sie doch aufgrund ihrer Erkrankung weitgehend in ihren Möglichkeiten eingeschränkt, persönliche Kontakte zu schließen und die gesellschaftlichen und kulturellen Angebote der Gesellschaft in Anspruch zu nehmen und für sich zu nutzen – unabhängig davon, ob dies mit materiellen Mitteln verbunden ist oder nicht. Hauptursache für die hohe Zahl von Sozialhilfeempfängern unter den chronisch psychisch Kranken ist das – bedingt durch die Erkrankung – weitgehende Fehlen von Leistungsansprüchen an die Sozialversicherungsträger.

Entsprechend schlecht ist es um die berufliche Situation dieser Gruppe von Menschen bestellt. Nach Untersuchungen des Modellprogramms Psychiatrie (vgl. PROGNOS AG 1983 ff.; Empfehlungen der Expertenkommission) hatten von 250 psychisch Kranken in Wohngruppen, Übergangseinrichtungen und Wohnheimen rund 50 Prozent keinen Hauptschulabschluß, 60 Prozent hatten keine Berufsausbildung begonnen, weitere 13 Prozent ihre Ausbildung vor dem Abschluß abgebrochen. Lediglich ein Viertel kann somit auf eine abgeschlossene Berufsausbildung zurückgreifen oder befindet sich noch in Ausbildung. Neben der Schichtzugehörigkeit (siehe Hauptschulabschluß) sind es hauptsächlich zwei Faktoren, die diese Situation bestimmen:

- zum einen die Tatsache, daß psychische Erkrankungen oft während der Ausbildung beginnen und damit dem Betroffenen einen sinnvollen Abschluß der Ausbildung unmöglich machen,
- zum anderen die Tatsache, daß eine lang andauernde Krankheit unweigerlich mit einem sozialen Abstieg verbunden ist. Die erworbene Qualifikation hat dann keinen Einfluß mehr auf die beruflichen Chancen.

Bei einer Krankheitsdauer von mehr als fünf Jahren sind psychisch Kranke fast ausschließlich auf Arbeitsplätze in Werkstätten für Behinderte oder in Selbsthilfefirmen angewiesen. Eine Beschäftigung auf dem freien Arbeitsmarkt ist so gut wie ausgeschlossen. In Zahlen: 12,5 Prozent sind regelmäßig beruflich beschäftigt, 7 Prozent sind gelegentlich erwerbstätig, 10 Prozent in geschützter Beschäftigung (Werkstatt für Behinderte, Selbsthilfefirma), 7 Prozent berentet und 56 Prozent arbeitslos (vgl. PROGNOS AG; Empfehlungen der Expertenkommission).

Auch bei den chronisch Kranken, die über eigenes Einkommen verfügen, reicht dieses in der Regel nicht für ein eigenständiges und unabhängiges Leben aus, weil wegen des frühen Beginns der Erkrankung z. B. die erworbenen Rentenansprüche gering sind und durch Sozialhilfe oder durch Angehörige ergänzt werden muß (vgl. ebd.).

Unter den sich verschärfenden Bedingungen des Arbeitsmarktes, die in zunehmendem Maße höhere Qualifikation, höhere Konzentration und rasches Umstellen auf neue Arbeitsfelder erfordern, wird sich die Situation der psychisch Kranken weiter verschlechtern, sind es doch gerade diese Bedingungen, die psychisch Kranke nur schlecht oder gar nicht erfüllen können.

▌ Psychosoziale Situation

Die Lebenssituation chronisch psychisch kranker Menschen wird vor allem durch drei Faktoren bestimmt: die Folgewirkung der Krankheit, die mit der Krankheit verbundene Stigmatisierung und die aus beidem resultierende Isolation.

Das Zurückgeworfensein auf sich selbst und der nahezu völlige Ausschluß von allen normalen gesellschaftlichen Kontakten führt zumindest nicht zu einer Verbesserung der Krankheitssymptome, in aller Regel führt dies zu einer Verschlechterung. Berücksichtigt man die geschilderte materielle Situation der Betroffenen, so läßt sich feststellen, daß diese Gruppe von Menschen ein Leben unterhalb der Armutsschwelle und ohne soziale und kulturelle Inhalte führen muß.

Es ist heute unbestritten, daß hier institutionelle Hilfen zu einer weitgehenden Verbesserung und Stabilisierung beitragen können. Jedoch sind sie nur spärlich vorhanden und damit auch nicht annähernd in der Lage, die betroffenen Menschen ausreichend versorgen zu können. Soziale Kontakte, so sie überhaupt vorhanden sind, beschränken sich in aller Regel auch außerhalb von stationären Einrichtungen fast ausschließlich auf Menschen aus der gleichen Gruppe. Dies gilt nicht nur für die Arbeit, sondern in demselben Maß auch für die Freizeit und Kultur. Die Folgen sind zunehmende Vereinsamung, Verstärkung der Krankheitssymptome, das Zurückgeworfensein auf sich selbst und damit die zunehmende Abhängigkeit von professionellen und institutionellen Hilfen. Chronisch psychisch kranken Menschen wird durch ihre materielle Lage und durch den Mangel an Unterstützung zur Teilhabe am sozialen und kulturellen Leben die Möglichkeit genommen, sich in die Gesellschaft zu integrieren und ein eigenständiges Leben zu führen.

Es seien hier noch kurz einige wichtige Hilfen angeführt, die die beschriebene Situation verbessern könnten:

- wohnortnahe ambulante und stationäre Behandlungsangebote (Krisendienst, sozialpsychiatrische Dienste, psychiatrische Abteilungen an Allgemeinkrankenhäusern, Tageskliniken),
- unterstützende Angebote im Arbeitsleben (z. B. psychosoziale Dienste),
- Schaffung von Arbeitsmöglichkeiten (Selbsthilfefirmen, beschützte Arbeitsplätze auf dem normalen Arbeitsmarkt, Werkstätten für Behinderte),
- tagesstrukturierende Einrichtungen mit Arbeitsangeboten (Tagesstätten u. ä.),
- Bildungs- und Ausbildungsangebote,
- Möglichkeiten zur Teilhabe am sozialen und kulturellen Leben der Gesellschaft.

Die hier aufgeführten Angebote sind alle nicht neu und in der Praxis, nicht nur hierzulande, längst erprobt. Bekannt ist auch, daß ihr Vorhandensein die Situation chronisch psychisch Kranker in ganz entscheidendem Maße verbessern kann. Dieses Wissen allein hat jedoch zumindest bisher nicht dazu geführt, solche Angebote allen Betroffenen auch flächendeckend zur Verfügung zu stellen.

■ Zur Lebenswelt

Zunächst einige Bemerkungen zu den chronisch psychisch kranken Menschen, die in stationären Einrichtungen, also in den Langzeitbereichen der psychiatrischen Krankenhäuser und in Dauerwohnheimen leben müssen. Dabei ist zu berücksichtigen, daß der Standard in den einzelnen Einrichtungen sehr unterschiedlich sein kann. Gleich für alle ist jedoch die materielle Basis: Kostenträger ist die Sozialhilfe, d. h. der einzelne hat in der Regel ein Taschengeld von etwa 100–150,– DM zur Verfügung.

Zur Erläuterung: Vom Taschengeld sollen laut Sozialhilfe-Warenkorb Körperpflegemittel, Schuhreparatur, Kleiderreinigung, Kinokarte, öffentliche Verkehrsmittel und Zigaretten bezahlt werden. Eine Schachtel Zigaretten kostet 5,– DM. Ein Raucher verbraucht also mehr als sein Taschengeld, wenn er täglich eine Packung Zigaretten raucht.

Da der Stellenplan unzureichend ist, ist in aller Regel die medizinische und therapeutische Versorgung unzureichend, ebenso das Angebot an Beschäftigungs-, Arbeits- und Freizeitmöglichkeiten. Es werden nur wenig Anreize geboten, selbst aktiv zu werden. Soziale Kontakte außerhalb der Einrichtungen scheitern schon allein daran, daß die Einrichtungen oft weitab liegen und die Entfernung zum Heimatort groß ist. Dies führt dazu, daß noch bestehende Beziehungen allmählich einschlafen und neue Beziehungen nicht geknüpft werden können.

Nicht sehr viel besser ist es um die chronisch psychisch kranken Menschen bestellt, die außerhalb von stationären Einrichtungen alleine oder bei Angehörigen leben. Der Anteil der Alleinlebenden liegt dabei bei zirka 60 Prozent (vgl. Sozialpsychiatrischer Dienst Offenbach). Soziale Kontakte sind sehr vereinzelt, beschränken sich häufig auf Angebote von sozialen Diensten (so vorhanden) oder finden gar nicht statt. Die Wohnungsgröße bewegt sich am unteren Ende der Skala, in der Regel sind es Einzimmerwohnungen mit Kochmöglichkeit und, wenn überhaupt vorhanden, schlechten sanitären Einrichtungen. Dies fördert bei vielen Betroffenen die krankheitsbedingt ohnehin schon vorhandene Tendenz zur »Verwahrlosung«. Die Vereinsamung, die Wohnsituation und damit verbunden die soziale Isolation führen dazu, daß die schon primär vorhandenen Beziehungsstörungen zu sich selbst und zur Umgebung kein Korrektiv mehr bekommen, der Betroffene in einen Teufelskreis gerät, bei dem zuletzt kaum mehr zu erkennen ist, was Krankheitssymptom, was sozialer Schaden durch mangelhafte Teilhabe am allgemeinen Leben ist. Zusätzlich treten gehäuft körperliche Krankheiten auf, die in der Regel nicht behandelt werden.

Zur Erläuterung: Ein chronisch psychisch kranker Mensch, der ausschließlich von Sozialhilfe lebt, kann es sich kaum leisten, zu seinem Geburtstag ein oder zwei Freunde oder Bekannte einzuladen, einem Freund ein Geburtstagsgeschenk zu machen, in ein Café zu gehen, um wenigstens einmal am Tag anderen Menschen zu begegnen. Er verliert zunehmend die eigene Anschauung, wie sich andere Menschen in der Öffentlichkeit verhalten, daß andere Menschen regelmäßig zum Zahnarzt oder Friseur gehen und wie sie sich im Lokal etwas bestellen. Alles, was außerhalb der eigenen Wohnung etwas kostet – und was kostet nichts? – muß gemieden werden.

An dieser Stelle sei eine kurze Bemerkung zu den Angehörigen chronisch psychisch Kranker gemacht. Vieles von dem, was bisher zur Lebenssituation von chronisch psychisch kranken Menschen gesagt worden ist, gilt in ähnlichem Maße auch für deren Angehörige. Eine lang andauernde psychische Krankheit eines Familienmitglieds kann dazu führen, daß der Lebensstandard der ganzen Familie in erheblichem Maße absinkt. Dies nicht zuletzt deshalb, weil durch die Kostenbeteiligung (vgl. PROGNOS AG 1983 ff.; Bericht der Expertenkommission) erhebliche Geldbeträge von den Angehörigen selbst aufgebracht werden müssen, z. B. wenn der Kranke in einem Wohnheim lebt, und die mit diesen Krankheiten immer noch verbundene Stigmatisierung auch bei den Angehörigen zu einer erheblichen Isolation von der Umwelt führen kann. Die Angst um den kranken Angehörigen hat zur Folge, daß Eltern von kranken Kindern beispielsweise jahre- oder jahrzehntelang nicht in Urlaub fahren. Die emotionale Belastung von Angehörigen läßt sich von außen kaum ermessen.

Zusätzlich bringt die wirtschaftliche Abhängigkeit eines psychisch kranken Menschen von seinen Angehörigen neben seinen Krankheitssymptomen weiterer Konfliktstoff in die Familie, der die Angehörigen belastet und der Stabilität des Kranken abträglich ist. Wenn die Eltern dem kranken Kind, das erwachsen ist, finanziell unter die Arme greifen, können sie häufig nicht mit der Art der Verwendung des Geldes einverstanden sein. Tun sie es nicht, selbst wenn sie die Möglichkeit dazu hätten, fühlt sich das Kind vernachlässigt und im Stich gelassen.

▌ Zur Dauer

Man weiß heute, daß auch chronische psychische Krankheiten nicht lebenslang dauern müssen. Jedoch ist davon auszugehen, daß, wie bereits erwähnt, etwa ein Drittel der Kranken über mehrere Jahre mit ihrer Krankheit leben muß, ein weiteres Drittel lebenslang. Sicher ist jedenfalls, daß sich mit zunehmender Dauer der Erkrankung der soziale Abstieg beschleunigt, die materielle und kulturelle Verarmung zunimmt. Dies ist dann allerdings keine Folge der Krankheit mehr, sondern sehr viel mehr eine Folge dessen, wie eine Gesellschaft mit diesen Menschen umgeht. Wenn sich auch die Dauer der Erkrankung nur sehr schwer beeinflussen läßt, so lassen sich doch zumindest die Folgebelastungen der Krankheit mildern. Welcher Art die erforderlichen Hilfen sein müssen, ist individuell unterschiedlich. So kann es für den einen von entscheidender Bedeutung sein, endlich eine eigene Wohnung zu haben, für den anderen, eine sinnvolle Beschäftigung bei angemessener Entlohnung, und sei es auch nur für zwei Stunden am Tag. Werden solche Hilfen zur Verfügung gestellt, so lassen sich oft in erstaunlichem Maße Verbesserungen erreichen. Daß dies nicht allein eine Frage der vorhandenen Finanzen ist, sondern oft die einer sinnvolleren Umverteilung, hat das Modellprogramm Psychiatrie eindrücklich bewiesen (vgl. PROGNOS AG 1983 ff.; Bericht der Expertenkommission).

■ Rechtliche und politische Rahmenbedingungen

Die Ursachen für die Lebenssituation chronisch psychisch kranker Menschen sind bekannt. Um diesen Menschen sinnvoll helfen zu können und sie aus ihrer materiellen, sozialen und kulturellen Verarmung herauszuführen, sind folgende Kriterien zu beachten (vgl. Deutsche Gesellschaft für Soziale Psychiatrie 1986):

1. Auch psychisch Kranke haben ein Recht auf ein eigenständiges Leben. Voraussetzung dafür ist eine materielle Absicherung unabhängig von Krankheitsursachen, Familienstand und Art der Betreuung.

2. Es sind geeignete Hilfsmaßnahmen zu schaffen, um auch chronisch psychisch Kranken eigenständiges Wohnen, eine sinnvolle Beschäftigung und die Teilhabe am kulturellen Leben der Gesellschaft zu ermöglichen.

3. Das vorhandene Versorgungssystem ist zugunsten ambulanter wohnortnaher Maßnahmen neu zu strukturieren. Genannt seien hier vor allem Rund-um-die-Uhr-Krisendienste, psychosoziale Hilfen im Arbeitsleben, betreutes Wohnen, Tagesstätten, kleine, wohnortnahe stationäre Einrichtungen.

4. Das derzeitige Finanzierungssystem der Psychiatrie ist völlig neu zu ordnen, die finanziellen Ressourcen müssen neu verteilt werden. Ziel muß ein regionales Verbundsystem unter Beteiligung aller bisherigen Kostenträger sein, weil nur so der Gefahr vorgebeugt werden kann, daß einerseits normale Hilfen psychiatrisiert werden und andererseits die soziale und materielle Verelendung psychisch Kranker fortschreitet.

5. Die völlig unzureichende und unzulängliche Rechtsstellung psychisch kranker Menschen (z. B. frühzeitiger Ausschluß von Leistungen der Sozialversicherung, Unterbringungsrecht) ist zu verbessern mit dem Ziel, die Grundrechte auch für den Fall einer psychischen Erkrankung oder Behinderung nicht nahezu beliebig außer Kraft setzen zu können.

6. Der entscheidende Weg dazu wird sein, die Verantwortung für chronisch psychisch kranke Menschen auf die Kommunen und die Landkreise zurückzuverlagern, was mit einschließt, daß diese finanziell in die Lage versetzt werden, die notwendigen Hilfen auch anbieten zu können.

Der Artikel erschien erstmalig in: Blätter der Wohlfahrtspflege, 11 + 12 / 1989, die Zahlen beziehen sich auf die alte BRD. Der Beitrag wurde geringfügig bearbeitet und durch Beispiele ergänzt von U. VILLINGER.

7 Fallbeispiele – Lernfälle

A Aufnahme einer Patientin – Beziehungsaufnahme 307

- Die Gestaltung des ersten Kontaktes 307

- Begründung des pflegerischen Handelns 310

B Ein akut kranker Patient – nach Roper et al. 312

- Aufnahmesituation 312

- Biographische Daten 312

- Aktuelle Situation 313

- Pflegeplanung 314

    II   Angaben zu den Lebensaktivitäten und Überlegungen, die zu dem nachfolgenden Pflegeplan führen 314

        Tabelle: Pflegeplan für die akute Krankheitsphase 318

    II   Reflexion und Bewertung der durchgeführten Pflege nach drei Wochen – Beobachtungen und weitere Schritte 322

- Persönliches Resümee zum Fallbeispiel 326

C Beispiel zur Pflegeanamnese – nach Neuman 327

- Zusammenfassung der lebensgeschichtlichen Daten 327

- Wie sieht Frau Wronski selbst ihre Lage und wie wird die Situation von der Schwester eingeschätzt? 328

- Wie schätze ich die Stressoren und Ressourcen von Frau Wronski ein? 329

7

■ Zusammenfassung der Eindrücke 331

■■ Intrapersonale Faktoren 331

■■ Interpersonale Faktoren 332

■■ Extrapersonale Faktoren 332

■■ Formulierung einer vorläufigen Pflegediagnose – Abweichung vom Wohlbefinden 333

■■ Arbeitshypothesen 333

D Gespräch mit einem suizidalen Patienten –
nach Peplau 338

■ Vorgeschichte 338

■ Krisengespräch 339

■ Auswertung – Reflexion 348

E Eine schwierige Patientin –
nach Johnson 350

■ Der Lebensweg 350

■■ Kindheit und Jugend 350

■■ Beginn der psychiatrischen Karriere 350

■■ Zusammenfassung der weiteren Entwicklung 351

■■ Eine typische Aufnahmesituation 351

■ Was macht einen Patienten für Mitarbeiter schwierig? 352

■ Die Subsysteme bei Frau Kempf 354

■ Weitere Definitionen nach Johnson 358

■ Konsequenzen 360

F Eine Behandlungsvereinbarung 362

von Sophie Wessels

▌ Erste Erfahrungen 362

▌ Tendenzen und Probleme? 363

▌ Beispiel der Entstehung einer Behandlungsvereinbarung 364

G Ein chronisch kranker Patient – nach Orem 370

▌ Der erste Hausbesuch 370

▌ Die Aufnahme 371

▌ Lebens- und Krankheitsgeschichte 371

▌ Beschreibung von Herrn Sänger zu Beginn der stationären
Behandlung 372

▌ Einschätzung des Ist-Zustandes 375

▌ Kommunikation – Beziehungsaufnahme 376

▌ Mobilität und Aktivierung 377

▌ Beschreibung und Bewertung der Beziehungsebene 378

Tabelle: Auszüge aus der Pflegeplanung 380

▌ Zusammenfassung der Ergebnisse 386

H Versorgungsgruppe in einer Tagesklinik 390

von Rainer Leichtenberger

▌ Arbeit als essentieller Teil der tagesklinischen Behandlung 390

▌ Arbeitsgruppe und Krankenpflege 391

▌ Essen ist ein Bedürfniss 392

▌ Viele Köche verderben den Brei 393

■ Die Rolle des »Küchenchefs« 396

■ Krankenspeisung und Selbstversorgung 399

■ Selbstversorgung und Wirtschaftlichkeit 400

I Zusammenarbeit mit einer Patientin und ihrer Mutter – nach King 402

■ Die Kleiderfrage 402

■ Erneute Problemanalyse und Planung von Zielen und Maßnahmen 404

■ Weiteres Vorgehen 406

■ Analyse der bisherigen Informationen und Ereignisse 407

■ Das dynamische interaktive System 409

A Aufnahme einer Patientin –
Beziehungsaufnahme

▌ Die Gestaltung des ersten Kontaktes

Frau Dr. Reuther, niedergelassene Psychiaterin, meldete gestern Frau Renate Huber, 45 Jahre alt, verheiratet, zwei Kinder, berufstätig, wegen Suizidalität bei endogener Depression zur Aufnahme auf der Station an. Frau Huber war dort vor sechs Jahren zuletzt in stationärer Behandlung. Vor ungefähr sechs Wochen war Frau Huber von ihrem Mann in die Sprechstunde gebracht worden, weil sie sich wieder zunehmend zurückzog.

Jetzt ruft Frau Reuther erneut an und berichtet, daß sie heute früh vergeblich versucht habe, Frau Huber dazu zu überreden, mit ihr in die Klinik zu gehen. Diese betrachte die stationäre Aufnahme als sinnlos, da ihr dort doch nicht geholfen werden könne, so wie sie jetzt sei, könne sie sich fremden Leuten nicht zumuten. Frau Reuther möchte eine richterliche Einweisung vermeiden und fragt nach, ob jemand im Dienst sei, der Frau Huber von früher her kenne. Frau Junghans, Krankenschwester, ist am Telefon und kann sich dunkel an Frau Huber erinnern. Sie verabredet sich mit Frau Reuther in einer Stunde in der Wohnung der Familie Huber; sie wollen versuchen, Frau Huber den Entschluß, in die Klinik zu gehen, zu erleichtern. Frau Reuther wird Frau Huber darauf vorbereiten, daß Frau Junghans kommt.

Frau Junghans wird von Herrn Huber an der Tür begrüßt und ins Wohnzimmer begleitet. Dabei erwähnt er, daß seine Frau seit Tagen kaum etwas gegessen habe. Frau Huber sitzt im Morgenmantel auf einem Sessel nahe der Tür. Sie hat den Blick gesenkt, sieht auch nicht auf, als ihr Mann und Frau Junghans das Zimmer betreten. Frau Reuther geht auf Frau Junghans zu, begrüßt sie und stellt sie Frau Huber vor. Diese zeigt keine sichtbare Reaktion. Frau Junghans geht auf Frau Huber zu, geht neben dem Sessel in die Hocke, sieht ihr ins Gesicht und sagt langsam und mit Pausen: »Guten Tag, Frau Huber.« Diese reagiert nicht auf die zur Begrüßung ausgestreckte Hand. »Wir sind uns vor sechs Jahren auf der Station begegnet. Ich arbeite dort als Krankenschwester. Vielleicht können Sie sich an mich erinnern. Als ich vorher am Telefon Ihren Namen gehört habe, ist mir aus der Zeit nicht sehr viel eingefallen. Jetzt, wo ich Sie sehe, erinnere ich mich, daß Sie damals anfangs auch ganz ratlos waren.«

Frau Huber hebt langsam den Blick und sieht Frau Junghans an. Frau Reuther: »Frau Huber, es geht Ihnen seit einigen Wochen immer schlechter, gestern haben Sie gesagt, daß Sie nicht mehr leben wollen, daß alles keinen Sinn mehr hat. Deshalb ist es zu Ihrer Sicherheit notwendig, daß Sie jetzt in die Klinik gehen; es gibt keine andere Wahl.« Herr Huber: »Renate, gestern abend hast du unbemerkt weggehen wollen, ich habe dich mühsam davon abgehalten. Ich habe

Angst gehabt, daß du dir etwas antust. Ich kann nicht Tag und Nacht auf dich aufpassen. Ich kann das nicht mehr aushalten. Du mußt in die Klinik.« Frau Huber hat den Blick wieder gesenkt, sie starrt vor sich hin. Es ist nicht erkennbar, was sie vom Gesagten aufnimmt. Unvermittelt sagt sie wie zu sich selbst: »Das hat keinen Sinn, das wird nie wieder besser.« Wegen ihres trockenen Mundes ist sie nur schwer zu verstehen.

Frau Junghans geht hinüber zum Eßtisch, schenkt Mineralwasser ein, setzt sich damit in den anderen Sessel und zieht diesen in die Nähe von Frau Huber. Sie hält ihr das Glas mit den Worten hin: »Sie haben einen so trockenen Mund, daß Sie kaum zu verstehen sind. Sie trinken jetzt bitte einen Schluck.« Die Aufforderung zum Trinken klingt freundlich, aber bestimmt. Frau Huber nimmt das Glas in die Hand, hält dann jedoch inne, bis Frau Junghans ihren Arm berührt und mit dem Glas zum Mund führt. Frau Huber trinkt und sieht Frau Junghans dabei hilfesuchend an. Diese schenkt Wasser nach, das Frau Huber jetzt von alleine trinkt. Frau Junghans sagt: »Frau Huber, ich glaube, daß Sie es in den letzten Tagen nicht mehr geschafft haben, ausreichend zu essen und zu trinken. Sie brauchen im Augenblick dabei Hilfe und Unterstützung. Wir sind dafür da, deshalb nehme ich Sie jetzt mit in die Klinik. Geben Sie mir bitte Ihre Hand, ich helfe Ihnen.« Frau Junghans steht auf und hält Frau Huber ihre Hand hin, die sie ergreift. Sie rutscht auf dem Sessel nach vorne und sagt dabei: »Das geht doch nicht, das hat alles keinen Sinn, ich habe doch nichts gepackt.« Frau Junghans: »Ich nehme an, daß Ihr Mann Ihnen heute nachmittag Sachen bringen kann.« Herr Huber nickt zustimmend. Frau Junghans: »Frau Huber, Sie stehen jetzt bitte auf, dann gehen wir.« Dieser Aufforderung kommt Frau Huber langsam nach und sagt: »In der Klinik will mich doch keiner, wie sehe ich denn aus!« Herr Huber holt den Mantel seiner Frau und legt ihn ihr über die Schultern. Alle vier gehen zum Auto von Frau Junghans. Während das Ehepaar Huber im Auto Platz nimmt, spricht Frau Reuther Frau Huber an: »Ich möchte mich von Ihnen verabschieden und wünsche Ihnen alles Gute. Ich bin froh, daß Sie in die Klinik gehen. Dort werden Sie versorgt und brauchen sich um nichts zu kümmern. Ich werde nächste Woche auf der Station anrufen und fragen, wie es Ihnen geht. Auf Wiedersehen, Frau Huber.« Frau Huber: »Auf Wiedersehen, Frau Doktor.« Frau Junghans fährt in die Klinik. Herr Huber hält die Hand seiner Frau.

Auf der Station angekommen, fragt Frau Junghans: »Frau Huber, finden Sie sich hier wieder zurecht?« Frau Huber schweigt. Beim Gang über den Flur weist Frau Junghans auf Aufenthaltsraum, Stationszimmer, Toilette und Bad hin. Sie begegnen Frau Maier, der künftigen Zimmerkollegin. Frau Junghans: »Frau Maier, das ist Frau Huber. Sie wird heute hier aufgenommen und kommt zu Ihnen ins Zimmer, und das ist ihr Mann. Frau Huber, kommen Sie bitte mit, ich zeige Ihnen Ihr Bett und Ihren Schrank.« Frau Huber sieht Frau Maier bei der Vorstellung nicht an. Sie läßt sich ins Zimmer führen und setzt sich auf den nächsten Stuhl. Herr Huber bleibt im Türrahmen stehen. Frau Junghans:

»Wenn Sie möchten, können Sie jetzt hier sitzenbleiben. Ich hole Ihnen etwas zu trinken, was trinken Sie denn am liebsten?« Frau Huber: »Das ist egal.« Frau Junghans: »Wir haben auf der Station Tee, Kaffee, Milch und Wasser.« Herr Huber: »Zu Hause trinkt meine Frau meistens Kräutertee.« Frau Junghans: »Dann bringe ich Ihnen Kräutertee.« Frau Huber nickt. Frau Junghans: »Herr Huber, Sie können sich gerne zu Ihrer Frau setzen, ich komme gleich wieder.« Frau Junghans geht zuerst ins Stationszimmer und informiert den Stationsarzt, daß Frau Huber angekommen sei. Dann bringt sie ein Tablett mit Geschirr, Tee und Zucker zum Ehepaar Huber, schenkt beiden Tee ein und setzt sich dazu. »Ich habe Herrn Dr. Graf, dem Stationsarzt, Bescheid gesagt, daß Sie da sind, er kommt bald zu Ihnen.« Nach einer kleinen Pause: »Herr Huber, vielleicht gehen Sie nachher in die Verwaltung, um Ihre Frau anzumelden, wenn Sie Tee getrunken haben. Frau Huber, trinken Sie bitte Ihre Tasse aus, ich möchte Ihnen nochmals eingießen.« Dabei gibt sie ihr die Tasse in die Hand, Frau Huber trinkt.
Frau Junghans teilt mit, daß jetzt Essenszeit auf der Station sei, sie sich darum kümmern muß und daß sie anschließend wieder käme. Danach bringt sie Frau Huber eine Schale mit Suppe, einen Joghurt und Kompott: »Frau Huber, Sie haben sicher seit Tagen kaum etwas gegessen, vielleicht können Sie jetzt eine von diesen Kleinigkeiten essen.« Herr Huber steht auf und geht in die Verwaltung. Frau Huber: »Ich kann nichts essen.« Frau Junghans gibt ihr den Suppenlöffel in die Hand und sagt: »Probieren Sie es mal mit der Suppe, solang sie warm ist. Ich komme in ein paar Minuten wieder.« Als Frau Junghans wieder ins Zimmer kommt, ist die Suppe fast leer. Sie setzt sich dazu, während Frau Huber die Suppe zu Ende ißt. Es klopft, Herr Graf betritt das Zimmer. Er stellt sich vor und bittet Frau Huber, mit ihm ins Arztzimmer zu gehen. Frau Huber sieht unverwandt Frau Junghans an. Diese nimmt Frau Hubers Hand und sagt: »Ich begleite Sie zum Arztzimmer.« Unterwegs bittet Herr Graf darum, daß Herr Huber zum Gespräch dazukommen solle, sobald er aus der Verwaltung zurück sei.
Nach dem Aufnahmegespräch verabschiedet sich Herr Huber von seiner Frau und Frau Junghans mit der Zusage, am späten Nachmittag Kleidung und Waschzeug zu bringen. Er wirkt erschöpft und erleichtert zugleich. Frau Huber legt sich aufs Bett, Frau Maier hält ebenfalls Mittagsruhe. Frau Junghans erklärt Frau Huber, daß jetzt Übergabe sei, während dieser Zeit eine Kollegin nach ihr sehen werde, und daß sie anschließend wieder zu ihr komme.

Während der Übergabe werden die bisher von Frau Huber bekannten Angaben zusammengetragen und besprochen, worauf bis morgen zu achten und was zu tun ist. Herr Becker, Krankenpfleger, übernimmt die Aufgabe, während seines Spätdienstes für Frau Huber zu sorgen. Nach der Übergabe gehen Frau Junghans und Herr Becker zu Frau Huber. Sie ist nicht aufgestanden, aber wach. Frau Junghans: »Frau Huber, ich möchte ihnen meinen Kollegen Herrn Becker vorstellen. Er wird sich heute nachmittag um Sie kümmern. Mein Dienst ist jetzt zu Ende. Wir sehen uns morgen früh wieder.« Frau Huber: »Es nützt alles nichts.« Frau Junghans: »Auf Wiedersehen, bis morgen.« Sie verläßt das Zimmer.

▌ Begründung des pflegerischen Handelns

Ich gehe auf den Vorschlag von Frau Reuther, in die Wohnung von Frau Huber zu kommen, ein, weil mir bewußt ist, daß eine Zwangseinweisung, die den Patienten in seinen Grundrechten einschränkt, den Behandlungsbeginn oft unnötig erschwert. Die Bereitschaft eines Patienten, an seiner Behandlung aktiv mitzuwirken (Compliance), ist leichter zu erreichen, wenn er subjektiv das Gefühl hat, an anstehenden Entscheidungen mitwirken zu können, einen Rest an Verantwortung für sich selbst zu behalten. Zu diesem Zweck will ich versuchen, bei der Begegnung mit Frau Huber an deren früheren stationären Aufenthalt anzuknüpfen. Im Augenblick fällt mir zwar nicht sehr viel zu Frau Huber ein, aber ich weiß, daß ich mich an einiges erinnern werde, sobald ich sie sehe. Ich nehme an, daß es ihr ähnlich geht, wenn sie mich sieht. Vielleicht wird ihr Widerstand, in die Klinik zu gehen, geringer, wenn sie mit der Station auch eine bekannte Person verknüpfen kann.

Nachdem die Bemühungen von Frau Reuther und Herrn Huber erfolglos waren, ist mir klar, daß ich gezielt in das Geschehen eingreifen muß, um unter Umständen ihren Widerwillen zu überwinden. Die Informationen, die ich bekommen habe (Depression, Suizidalität, mangelhafte Nahrungsaufnahme) und mein Eindruck beim Betreten des Zimmers (Bewegungslosigkeit, Haltung, Kleidung etc.) lassen mich erkennen, daß Frau Huber nicht in der Lage ist, von sich aus Kontakt zu mir aufzunehmen, ausreichend zu trinken oder andere Grundbedürfnisse zu befriedigen, Argumente abzuwägen und Entscheidungen zu treffen. Deshalb gehe ich direktiv vor. Ich begebe mich in die Hocke, weil Frau Huber auf mein Kontaktangebot nicht reagiert. Auf gleicher Höhe verleihe ich der Aufforderung mehr Nachdruck, mich wenigstens anzusehen. Auch beim Trinken und in der Aufbruchssituation lasse ich Frau Huber kaum Spielraum: als »Hilfs-Ich« übernehme ich die Entscheidung, daß sie trinkt, daß sie vom Sessel aufsteht, jetzt nicht selbst ihren Koffer packt, zum Auto geht. Entsprechend formuliere ich meine Aufforderungen (Sie trinken...) und handle gleichzeitig (gebe ihr das Glas in die Hand). Damit zeige ich Frau Huber, daß ich mir meiner Sache sicher bin, mit dem Ziel, daß sie sich von meiner Sicherheit anstecken läßt und sich darauf verläßt, daß die Beteiligten verantwortlich handeln. Ich vermute, daß sie in irgendeinem Winkel genau weiß, daß es gar nicht anders geht.

Wahrscheinlich ist Frau Huber so in ihren Gedanken von Aussichtslosigkeit gefangen, daß sie Reize von außen nur mühsam aufnehmen kann. Deshalb spreche ich langsam, in kurzen Sätzen und lege Pausen ein. Ich gebe ihr nur die Informationen, die sie im Moment braucht, um sich zurechtzufinden. Ich bereite sie darauf vor, was als nächstes geschehen wird (Mittagessen, Arzt...) und stelle damit nebenbei immer wieder Gelegenheiten her, in denen sie mich ansprechen kann, wenn sie es will und dazu in der Lage ist.

Die Zahl der Mitarbeiter, die sich mit Frau Huber befassen, bleibt zunächst eng begrenzt (Mittagsdienst, Arzt, Kollege), damit Frau Huber mit zu vielen Menschen nicht überfordert und die Beziehungsaufnahme erleichtert wird. Je schneller tragfähige Beziehungen hergestellt werden, desto geringer wird das Suizidrisiko. Der Gestaltung der Beziehung dient die Vorstellung meines Kollegen, meine Verabschiedung »auf Wiedersehen, bis morgen« dient dazu, ihr zu verdeutlichen, daß ich sie morgen wieder antreffen will, und hilft somit bei der Suizidprophylaxe.

Auf die Klagen von Frau Huber gehe ich verbal nicht ein, weil ich weiß, daß ein depressiver Patient alles als sinnlos empfindet und keine Hoffnung auf zukünftige Besserung hat. Ich darf das Gefühl von Ausweglosigkeit des Patienten nicht bestätigen, kann es ihm aber auch nicht ausreden, weil ich ihn sonst nicht ernst nehme und zurückweise. Ich zeige dem Patienten meine Wertschätzung eher, indem ich ihn unterstütze, seine Grundbedürfnisse zu befriedigen, ihn dabei im Einzelfall auch berühre, mich häufig in seiner Nähe aufhalte.

Bei Frau Huber nutze ich die Gelegenheit, ihr kontinuierlich etwas zu trinken zu geben. Da ich nicht weiß, was sie gerne ißt, treffe ich eine Auswahl unter den verfügbaren kleinen Dingen, um sie ihr anzubieten. Mir ist dabei bewußt, daß ein depressiver Patient angesichts einer vollständigen Mahlzeit eher nichts zu sich nimmt, weil er sich nicht wert fühlt zu essen. Es ist mir wesentlich wichtiger, daß Frau Huber genügend trinkt, die Nahrungsaufnahme steht erst an zweiter Stelle.

Die Aufnahme in die Klinik soll für Frau Huber möglichst erträglich gestaltet werden. Ich entscheide deshalb, sie bald in ihr Zimmer zu begleiten, Tee und Essen hinzubringen, um die Überforderung durch die vielen neuen Gesichter, Mitpatienten wie Mitarbeiter, zu vermeiden. Dann kann auch ihr Mann als wichtige Vertrauensperson noch eine Weile bei ihr sitzen und ihr dadurch zeigen, daß er die Klinikaufnahme für richtig hält, sie aber nicht im Stich läßt.

Vom Zeitpunkt meiner Rückkehr auf die Station an koordiniere ich die wichtigsten anfallenden Aufgaben mit den Pflichten bei der Aufnahme von Frau Huber (z. B. Mittagessen). Ich entscheide, am ärztlichen Aufnahmegespräch nicht teilzunehmen, Frau Huber nur dahin zu begleiten, weil vor der Übergabe noch Dringenderes erledigt werden muß: Ich schreibe den Aufnahmebericht von Frau Huber und führe das fällige Anleitungsgespräch mit der Auszubildenden. Vor Beginn der Übergabe überlege ich, welche Informationen über Frau Huber ich weitergeben muß und welche Fragen im Team zu entscheiden sind.

B Ein akut kranker Patient – nach Roper et al.

▌ Aufnahmesituation

Herr Michael Wolff, 37 Jahre alt, lebt alleine in einem Einzimmer-Appartement, das den Eltern gehört, kommt in maniformem Zustand über den Sozialpsychiatrischen Dienst zum achten Mal in stationäre Behandlung. Bei der Aufnahme wird er vom zuständigen Sozialarbeiter begleitet.

Er ist sehr unruhig, getrieben, leicht reizbar, und redet ununterbrochen über seine Erlebnisse der letzten Tage, wobei ein Zusammenhang kaum herzustellen ist, weil er viele Themen gleichzeitig behandelt. Bei Nachfragen wird er laut und wettert, daß alle um ihn herum doof seien, er habe doch gerade alles erklärt. Er duzt alle Anwesenden sofort, geht zur Kaffeemaschine und bedient sich, nimmt einem Mitpatienten die Zigaretten aus der Hand und zündet sich eine an. Es wirkt, als wenn er hier zu Hause wäre. Er fängt erneut an, engagierte Reden zu halten, die klingen, als gehörten sie zu einem Wahlkampf. Der Krieg im ehemaligen Jugoslawien kommt darin vor, die sich bekämpfenden Landsleute in der benachbarten Großstadt, die Unfähigkeit der Politiker und seine Rolle als Friedensstifter und Ratgeber. Gleichzeitig will er sich für den Kauf von Waffen einsetzen und befürchtet, daß die »Bandenhäuptlinge« ihn verfolgen.

Herr Wolff sieht aus, als sei er seit Tagen nicht aus den Kleidern gekommen. Er wirkt übermüdet, hat Ringe unter den Augen, er humpelt etwas, Kleidung und Schuhe sind verschmutzt, die Haare hängen ihm wirr ins Gesicht.

▌ Biographische Daten

Herr Wolff ist in Südafrika geboren, wo sein Vater zum Zeitpunkt seiner Geburt als Manager eines großen Konzerns arbeitete. Er hat noch drei ältere Geschwister, zu einem Bruder besteht Kontakt. Die Familie kommt nach Deutschland zurück, als Herr Wolff zwölf Jahre alt ist. Im Gegensatz zu seinen Geschwistern hat er Probleme sich einzuleben. Er muß ein Schuljahr wiederholen, findet keine Freunde, wird mehr und mehr zum Einzelgänger und verfolgt keine Interessen. Mit Müh' und Not schafft er das Abitur. Der Wehrdienst bleibt ihm aus gesundheitlichen Gründen erspart. Er unternimmt eine mehrmonatige Reise nach Indien, auf der er wahrscheinlich mit Drogen in Berührung kommt. Nach seiner Rückkehr kann er sich ein halbes Jahr nicht entschließen, was er anfangen will, und beginnt schließlich auf Druck der Eltern, Jura zu studieren, schafft aber keine Scheine. Die Eltern drängen darauf, daß er sich mehr anstrengt und mit dem Studium vorwärtskommt und halten ihm die erfolgreichen Geschwister vor. Es kommt zu immer mehr Streitigkeiten zwischen Herrn Wolff und seinen Eltern, in deren Verlauf er mehrmals den Vater bedroht.

Zur ersten stationären Aufnahme kommt es, als er sich während einer Vorlesung mit dem Professor zunächst streitet, völlig außer sich gerät, ihn beschimpft und bedroht und ihn beschuldigt, ein Nazi zu sein, der alle manipulieren wolle. Er wird gegen seinen Willen von der Polizei in die Klinik gebracht. Nach seinen Berichten erholt er sich rasch und bleibt in ambulanter Behandlung. Er findet an der Universität etwas mehr Kontakt und lernt seine Freundin kennen. Er besucht die Eltern immer seltener. Nach dem sechsten Semester wechselt er das Studienfach und schreibt sich in Philosophie ein, sehr zum Leidwesen seiner Eltern. Die nächsten Jahre beschreibt Herr Wolff als angenehm, er habe sich beschäftigt und mit seiner Freundin schöne Urlaube verbracht. Der Druck der Eltern, endlich das Studium abzuschließen und finanziell unabhängig zu werden, wird immer stärker. Es kommt zu mehr Konflikten zwischen ihm und seiner Freundin, die ebenfalls unzufrieden damit ist, daß er sich nicht auf die eigenen Beine stellt. Sie zieht aus und wendet sich von ihm ab. Seither wird Herr Wolff häufiger krank, die Abstände zwischen Krankheitsphasen werden kürzer. Mit 34 Jahren gibt er das Studium schließlich auf. Er geht Gelegenheitsarbeiten nach und schreibt hin und wieder einen Zeitungsartikel. Seit sieben Jahren wird er vom Sozialpsychiatrischen Dienst betreut, der u. a. versucht, ihm eine berufliche Perspektive zu eröffnen. Dies scheitert jedoch an der konsequenten Ablehnung von Herrn Wolff.

▌ Aktuelle Situation

Der Sozialarbeiter erzählt, daß Herr Wolff seit vier Wochen nicht mehr bereit war, Medikamente einzunehmen. Er sei zunehmend in gehobene, gereizte Stimmung geraten und habe viel Geld für unnütze Dinge ausgegeben. Er habe mehrere Verabredungen mit ihm platzen lassen und sei trotz vieler Überredungsversuche nicht gewillt gewesen, zum Psychiater zu gehen. Er sei heute vom Vater angerufen worden, weil sein Sohn da sei und Geld fordere, wie in den letzten Tagen öfters, ihn beschimpfe und bedrohe, weil er ihm nichts mehr geben wolle. Den Betrag, den er dem Sohn monatlich zur Verfügung stelle, habe er bereits ausgegeben. Er rede – ohne Zusammenhänge – von einem Bandenkrieg. Er und seine Frau kämen mit der Situation nicht mehr zurecht.

Er, der Sozialarbeiter, habe daraufhin einen Hausbesuch gemacht und dabei die Familie sehr aufgeregt vorgefunden. Herr Wolff habe weiterhin den Vater beschimpft, dieser lasse ihn immer im Stich, wenn er ihn brauche. Er habe schließlich die Eltern gebeten, das Wohnzimmer zu verlassen, und in einem langwierigen Gespräch Herrn Wolff dazu gebracht, freiwillig mit ihm in die Klinik zu gehen.

Während der ersten drei Tage auf der Station ist von Herrn Wolff selbst zu erfahren, daß er seit Tagen ständig unterwegs war. Er könne nicht in seine Wohnung zurück, weil diese von der Bande überwacht würde. Sein Bruder sei auch daran beteiligt, ihn zu jagen. Dabei habe er doch nur Frieden schaffen wollen. Um diesen Kampf zu überleben, habe er in den letzten Nächten nicht mehr geschlafen, sondern sich nur auf Parkbänken ausgeruht. Weil ihm das Geld ausgegangen sei, habe er in den letzten Tagen nichts mehr zu essen kaufen können. Seine Eltern seien steinreich, würden ihn aber so verkommen lassen. Das wolle er ihnen heimzahlen.

▌ Pflegeplanung

▌▌ Angaben zu den Lebensaktivitäten und Überlegungen, die zu dem nachfolgenden Pflegeplan führen

Für eine sichere Umgebung sorgen

- Herr Wolff fühlt sich verfolgt und nirgends mehr sicher. Zwei Kolleginnen, die er von früher ganz gut kennt, übernehmen die Bezugpflege.
- Er fühlt sich schnell angegriffen und wehrt sich dann mit Beschimpfungen und Drohungen. Um einer Eskalation vorzubeugen, verbringen Mitarbeiter möglichst viel Zeit mit ihm alleine, nehmen aggressive Äußerungen gelassen hin.
- Da er offensichtlich seine Eltern und seinen Bruder in seine Vorstellungen einbezogen hat, wird genau darauf geachtet, wie sie bei Besuchen miteinander zurechtkommen.
- Von früheren stationären Aufenthalten ist bekannt, daß Herr Wolff seine Wohnung vernachlässigt, wenn es ihm zunehmend schlechter geht. Er bringt den Müll nicht mehr weg und läßt Lebensmittel verderben. Vielleicht ist dies mit ein Grund, weshalb es seit Tagen nicht mehr in der Wohnung war.
- Angesichts der kürzer werdenden Abstände zwischen den Krankheitsphasen soll herausgefunden werden, wie Herr Wolff zu seiner Erkrankung steht. Er bekommt Hilfestellung dabei, sich mit ihr auseinanderzusetzen, damit er sich wieder sicher fühlen kann.

Kommunizieren

- Herr Wolff redet ununterbrochen und durcheinander. Seine Anliegen sind meist schwer verständlich. Die Mitarbeiter stellen ihr eigenes Kommunikationsverhalten darauf ein.
- Er kann im Moment anderen kaum zuhören. Deshalb wird genau darauf geachtet, ob er aufmerksam sein kann, wenn man etwas von ihm will. Überforderung wird vermieden.
- Es ist zu befürchten, daß er mit Mitpatienten schnell aneinander gerät. Deshalb wird genau ausgewählt, an welchen Stationsaktivitäten er teilnimmt.

- Herr Wolff hat im Moment genug mit seinen inneren Konflikten zu tun, so daß ihm äußere erspart bleiben sollten.
- Es ist wünschenswert, daß Herr Wolff den Kontakt zu Eltern und Bruder behält. Deshalb achtet die Bezugsperson in nächster Zeit darauf, daß bei Besuchen nicht noch mehr Porzellan zerschlagen wird.
- Längerfristig, wenn es ihm besser geht, werden seine Vorstellungen bezüglich des Bruders mit diesem besprochen und versucht, wieder Verständnis füreinander zu erreichen. Dasselbe gilt für die aggressiven Auseinandersetzungen mit den Eltern.
- Der Sozialarbeiter des Sozialpsychiatrischen Dienstes besucht Herrn Wolff einmal in der Woche, später werden gemeinsam Zielsetzungen erarbeitet.
- Von einem früheren Aufenthalt ist bekannt, daß er sich mit einem Mitpatienten etwas angefreundet hatte. Der Sozialarbeiter wird gefragt, ob dieser Kontakt weiterhin besteht, so daß Herr Wolff mit Unterstützung die Verbindung wieder aufnehmen kann, wenn es ihm besser geht und er dies will.

Atmen

- Soweit beobachtbar existieren keine Probleme.

Essen und Trinken

- Herr Wolff war so ausgehungert, daß er die ersten Mahlzeiten auf der Station gierig verschlungen hat und sich daraufhin übergeben mußte. Er sieht dies als Strafe an, weil er sich nicht mit den Hungernden im Kriegsgebiet solidarisiert. Jetzt ißt er deshalb nicht ausreichend.
- Die Mitarbeiter achten darauf, daß er ausreichend trinkt. Sie wissen, daß er vorraussichtlich dann wieder normal essen wird, wenn es ihm besser geht, deshalb wird er nicht zum Essen gedrängt.
- Da er beim letzten Aufenthalt auf Lithium eingestellt war und dies gut vertragen hat, wird jetzt sofort mit der Lithium-Behandlung begonnen. Deshalb wird auf ausreichende Salzzufuhr geachtet.
- Da zu erwarten ist, daß Herr Wolff sich einfach bei den Getränken der Mitpatienten bedient, werden diese gebeten, sie einzuschließen.

Ausscheiden

- Bisher keine Probleme, wegen Lithium-Behandlung im Auge behalten.

Körperpflege und Kleidung

- Da Herr Wolff in den letzten Tagen nicht in seiner Wohnung war, hat er keine Kleidung zum Wechseln und kein Waschzeug auf der Station. Er läßt sich vorläufig dazu überreden, Kleidung von der Station anzuziehen.
- Sobald es möglich ist, will die Bezugsperson mit ihm in die Wohnung gehen, um Kleidung und Waschzeug zu holen.
- Herr Wolff bittet am ersten Abend darum, baden zu können, genießt es ausgiebig und singt dabei alte Beatles-Songs. Er wirkt entspannt. Deshalb soll ihm ein Bad zur Entspannung dann angeboten werden, wenn er angespannt wirkt.

- Nach dem ersten Bad zeigt Herr Wolff seine wunden Füße. Er hat einige offenen Blasen und zwei kleine Schürfwunden an den Knöcheln.

Die Körpertemperatur regulieren

- Keine Probleme

Sich bewegen

- Wegen seiner Angst ist Herr Wolff sehr getrieben und unruhig. Die Bezugspersonen finden heraus, in welchem räumlichen Setting er sich einigermaßen sicher fühlt.
- Den herausgefundenen Ergebnissen entsprechend wird Herrn Wolff viel Bewegung in Begleitung drinnen oder draußen angeboten.
- Früher beteiligte er sich gerne beim Schwimmen. Wenn es ihm etwas besser geht, wird er gefragt, ob er wieder mitmachen möchte.

Arbeiten und Spielen

- Herr Wolff kann trotz seiner Erkrankung gleich zum Küchendienst eingeteilt werden. Die Bezugsperson achtet darauf, daß er bei der Stange bleibt und nicht nur redet.
- Es ist bekannt, daß er gerne Schach spielt. Zu gegebener Zeit wird nach einem Partner für ihn gesucht, wenn er damit einverstanden ist.
- Zum frühestmöglichen Zeitpunkt werden mit ihm Schritte zur beruflichen Rehabilitation geplant. Dabei wird der Sozialarbeiter des Sozialpsychiatrischen Dienstes einbezogen.
- Es wird versucht herauszufinden, welche Gründe dazu geführt haben, daß Herr Wolff bisher einen beruflichen Neubeginn immer abgelehnt und welchen Stellenwert eine regelmäßige Tätigkeit und Geld verdienen für ihn haben.
- Herrn Wolff wird angeboten, schon von der Station aus zum Patientenclub zu gehen, sobald er alleine Ausgang hat.

Sich als Mann fühlen und verhalten

- Wenn Herr Wolff stabil ist, leidet er darunter, keine feste Freundin zu haben. Seiner früheren Freundin trauert er weiterhin nach.
- Das Problem kann nicht für ihn gelöst werden, wird aber atmosphärisch berücksichtigt. Er hat die Möglichkeit, darüber zu sprechen, wenn er dies will.
- In seinem jetzigen Zustand spielen Frauen keine Rolle. Er setzt sich ausschließlich mit Männern auseinander, Vater, Bruder und Bandenhäuptlinge, von denen er sich bedroht fühlt. Deshalb übernehmen Frauen die Bezugspflege.

Schlafen

- Herr Wolff hat vor seiner Aufnahme nächtelang nicht oder kaum geschlafen, vermutlich in den Wochen davor schlecht.
- Er kann sich nicht entspannen, weil er zu viel Angst hat. Er hindert sich daran, Erschöpfung und Müdigkeit zu spüren, indem er sich in Daueraktivität hält.

- Er wehrt sich dagegen einzuschlafen, weil es befürchtet, daß ihm im Schlaf etwas angetan wird.

Sterben

- In Anbetracht der häufigen Wiedererkrankungen während der letzten Jahre gab es bei Herrn Wolff immer wieder Zeiten, in denen er sein Leben nicht mehr lohnend fand. Dies gilt es auch jetzt im Auge zu behalten.
- Vielleicht gibt es einen direkten Zusammenhang zwischen dem Sich-bedroht-fühlen und der möglichen latenten Suizidalität, der er so indirekt Ausdruck gibt. Eventuell können wir später mit ihm auf Spurensuche gehen.

Pflegeplan für die akute Krankheitsphase von Herrn Wolff,		
Pflegeprobleme	**Ressourcen**	**Pflegeziele**
Herr Wolff hat überall Angst und fühlt sich bedroht.	Er kennt die Station und die meisten Mitarbeiter. Vermutlich hat er vor Frauen weniger Angst. Er fühlt sich beim Baden besser.	Herr Wolff fühlt sich sicherer und hat weniger Angst.
Herr Wolff ist unruhig und getrieben.	Er kann beim Baden entspannen.	Herr Wolff kommt etwas mehr zur Ruhe, kann manchmal entspannen.
Herr Wolff redet ununterbrochen. Er kann kaum zuhören.	keine	Die Mitpatienten werden möglichst wenig durch sein Verhalten belastet. Herr Wolff nimmt schrittweise wahr, wie sein Verhalten auf andere wirkt.
Herr Wolff gerät leicht in Konflikt mit anderen. Er besteht darauf, daß sich andere seiner Überzeugung anschließen. Wenn sie sich widersetzen, wird er ausfallend.	In gesunden Zeiten ist Herr Wolff still und überangepaßt.	Es kommt niemand zu Schaden, während Herr Wolff akut krank ist. Die Mitpatienten gehen verbalen Auseinandersetzungen aus dem Weg.
Herr Wolff hat seine Angehörigen in seine Ängste einbezogen und lehnt sie deshalb ab.	Die Angehörigen haben während der letzten Jahre immer zu ihm gehalten und Verständnis für ihn gehabt.	Der Kontakt zu den Angehörigen bleibt bestehen, wird aber durch das Verhalten von Herrn Wolff nicht noch mehr belastet.
Herr Wolff kann nicht schlafen.	Er ist erschöpft und müde.	Herr Wolff kommt zur Ruhe und kann ausreichend schlafen.
Herr Wolff ißt und trinkt von sich aus nicht ausreichend. Er achtet nicht auf Salzzufuhr. Er nimmt Mitpatienten Getränke weg.	Wenn es ihm besser geht, ißt und trinkt er normal. Er weiß, daß er ausreichend Salz braucht.	Er trinkt ausreichend und nimmt genügend Salz zu sich. Er nimmt anderen keine Getränke weg.

▼

erstellt am 24. März 1995 von Frau Maier und Frau Müller		
Pflegehandlungen	**Ber.**	**Dat.Hz.**
Mit Herrn Wolff herausfinden, an welchen Orten er weniger Angst hat, wann er sich etwas entspannen kann. Weibliche Bezugspersonen versuchen, ihm Konflikte mit Männern zu ersparen. Es wird darauf geachtet, wie er auf Nachrichten aus dem Kriegsgebiet reagiert.		
Herr Wolff bekommt ein Einzelzimmer, weil er dann keinen Mitpatienten stört, wenn er unruhig ist. Er bekommt Bewegung in Begleitung dort angeboten, wo er am wenigsten Angst hat (Spaziergang, Tischtennis). Herr Wolff kann sooft baden, wie er will.		
Herr Wolff nimmt an den stationsbezogenen Gruppenveranstaltungen nicht teil, sondern wird durch die Bezugsperson abgelenkt. Er bekommt begrenzt die Möglichkeit, über das zu sprechen, was ihn beschäftigt. In konkreten Einzelsituationen bekommt er Rückmeldung über sein Verhalten, wenn er aufnahmefähig ist. Er bekommt Beschäftigung und Ablenkung im Rahmen seiner Konzentrationsfähigkeit.		
Die Bezugspersonen sorgen dafür, daß Herr Wolff sich überwiegend mit ihnen auseinandersetzt. Die Mitpatienten werden gebeten ihm in den nächsten Tagen etwas aus dem Weg zu gehen und sich nicht auf Streit mit ihm einzulassen.		
Während der Besuche der Angehörigen hält sich eine Bezugsperson in der Nähe auf. Wenn es zu Streit kommt, bittet sie die Angehörigen, zu einem anderen Zeitpunkt wiederzukommen. Sie wirbt um Verständnis und Geduld bei den Angehörigen. Ihnen wird die Teilnahme an der Angehörigengruppe angeboten.		
Im Einzelzimmer kann er nachts das Licht anlassen, wenn er will. Es wird ihm angeboten, daß eine Nachtwache sich in seiner Nähe aufhält. Wenn er aufwacht und Angst bekommt, kann er sich im Aufenthaltsraum beschäftigen und bekommt Hilfe von der Nachtwache. Er bekommt die Abendmedikamente eine Stunde früher als die anderen Patienten.		
Herr Wolff trinkt zwei bis drei Liter am Tag. Die Flüssigkeitszufuhr wird kontrolliert und dokumentiert. Die Angehörigen werden gebeten, seine Lieblingsgetränke mitzubringen. Im Bedarfsfall wird Herrn Wolff Salzgebäck angeboten. Die Mitpatienten werden gebeten, ihre Getränke einzuschließen.		

▼

Pflegeplan für die akute Krankheitsphase von Herrn Wolff,		
Pflegeprobleme	**Ressourcen**	**Pflegeziele**
Herr Wolff kann sich kaum konzentrieren, weil ihm zu viele Gedanken durch den Kopf gehen.	Er spielt gerne Schach, wenn es ihm gut geht.	Herr Wolff kann sich schrittweise besser auf andere Dinge als seine Gedanken konzentrieren.
Herr Wolff hat Verletzungen an den Füßen.	Die Füße tun ihm weh. Er ist beweglich.	Die Verletzungen heilen ab, er zieht sich keine neuen zu.
Herr Wolff braucht Kleidung und Waschzeug. Er hat Angst, in seine Wohnung zu gehen.	Er möchte lieber seine eigenen Kleider tragen.	Herr Wolff hat Kleidung und Waschzeug auf der Station.
Es ist anzunehmen, daß Herr Wolff latent suizidal ist.	Er kann seine Angst äußern.	Hinweise für Suizidalität werden frühzeitig erkannt.

erstellt am 24. März 1995 von Frau Maier und Frau Müller		
Pflegehandlungen	**Ber.**	**Dat.Hz.**
Herr Wolff nimmt mit Hilfe der Bezugsperson seinen Küchendienst wahr. Mit Konversationsthemen wird versucht, ihn von seinen Gedanken abzulenken. Ihm werden zunächst, bis er sich besser konzentrieren kann, einfache Brettspiele angeboten.		
Es wird überprüft, ob seine Schuhe richtig passen. Er bekommt Anleitung dazu, die Wunden selbst zu verbinden. Er wird täglich gefragt, ob der Verbandswechsel erledigt ist.		
Die Bezugspersonen überprüfen täglich, ob Herr Wolff genügend Vertrauen gefaßt hat, in Begleitung mit möglichst wenig Angst seine Wohnung aufzusuchen oder einer Vertrauensperson den Schlüssel auszuhändigen, damit sie Kleidung holt. Sie fragen in einem passenden Moment, in welchem Zustand sich seine Wohnung befindet.		
Im Kontakt mit Herrn Wolff wird auf versteckte Hinweise für Suizidalität geachtet. Wenn die Vermutung sich erhärtet, wird er direkt gefragt.		

II   Reflexion und Bewertung der durchgeführten Pflege nach drei Wochen – Beobachtungen und weitere Schritte

Für eine sichere Umgebung sorgen

- Die Angst von Herrn Wolff, verfolgt zu werden, hat nachgelassen. An den meisten Orten fühlt er sich sicher. Er meidet noch Menschenansammlungen wie Kaufhäuser, Bushaltestellen während der Hauptverkehrszeit u. ä. Wahrscheinlich verschwindet die Angst mit zunehmender Besserung des Gesundheitszustandes. Die Bezugspersonen fragen dennoch gelegentlich nach, ob er sein Vermeidungsverhalten beibehält.
- Er fühlt sich weiterhin schnell angegriffen, aber er reagiert nicht mehr so heftig. Wenn er darauf aufmerksam gemacht wird, daß er auf jede Kleinigkeit anspringt, wird er manchmal nachdenklich. Längerfristig ist zu überlegen, mit welchen Mitteln Herr Wolff sein Selbstwertgefühl so stärken kann, daß er sicherer wird.
- Es hat sich als günstig erwiesen, daß die Bezugspersonen viel Zeit mit Herrn Wolff verbracht und ihn meistens von den Mitpatienten abgeschirmt haben. Es ist nur zu wenigen verbalen Entgleisungen gekommen.
- Bei den Besuchen der Angehörigen hat sich Herr Wolff während der ersten Woche überraschend zurückgezogen und nur kurz die Mitbringsel angenommen. Die Besuche seither verliefen unterschiedlich: an manchen Tagen war er ganz kurz angebunden, dann auch wieder freundlich und zugewandt, einmal schickte er den Bruder weg.
- Herr Wolff war in der zweiten Woche mit einer Bezugsperson in seiner Wohnung und hat geholt, was er braucht. Bei dieser Gelegenheit haben die beiden die dringendsten Aufräumarbeiten erledigt und den Kühlschrank geleert. Herr Wolff war bedrückt, daß er schon wieder seine Wohnung so hatte verkommen lassen. Wenn er es sich zutraut, werden mit ihm Schritte geplant, wie seine Wohnung wieder in Ordnung kommt und welche Hilfen er dazu braucht.
- Herr Wolff hat zu Hause die Medikamente abgesetzt, weil er glaubte, die Bandenchefs hätten die Medikamente vergiftet. Jetzt könne er sich nicht erklären, warum er sich keine neuen besorgt habe. Es ist bisher für alle unklar, woran Herr Wolff hätte erkennen können, daß es ihm schlechter geht. Dieser Frage wird weiter nachgegangen, wir suchen weiter nach Frühwarnzeichen.

Kommunizieren

- Herr Wolff ist weiterhin sehr mitteilungsbedürftig, läßt sich aber auch gut bremsen, ohne ärgerlich darüber zu werden. Er redet auch über andere Themen als den Krieg im ehemaligen Jugoslawien. Er kann immer besser zuhören und sich das Gehörte merken.
- Die täglichen schlechten Nachrichten aus Bosnien-Herzegowina und Kroatien haben anfangs Herrn Wolff sehr aufgewühlt und beunruhigt. Er ließ sich aber nicht davon abhalten, die Tagesschau zu sehen. Dies macht er auch weiterhin, aber er bringt die Nachrichten nicht mehr in direkten Zusammenhang mit seinen Ängsten.

- Außer an der Klinikvollversammlung nimmt er jetzt an allen stationsbezogenen Gruppenveranstaltungen ohne nennenswerte Probleme teil. Die Mitpatienten können inzwischen gut mit dem Mitteilungsbedürfnis von Herrn Wolff umgehen, vor allem seit er nicht mehr ausfallend wird, wenn sie ihm sagen, daß sie jetzt genug gehört haben. Wenn er weiterhin so gute Fortschritte macht, kann er in ca. zwei Wochen auch an der Vollversammlung teilnehmen.

- Die Kommunikation mit den Angehörigen war bisher mühsam und hat zeitweise beide Seiten überfordert. Die Anwesenheit der Bezugspersonen bei den Besuchen wurde von allen akzeptiert und wahrscheinlich als Entlastung erlebt. Es ist gelungen, den Kontakt aufrechtzuerhalten.

- Im Augenblick ist noch nicht abzusehen, wann mit klärenden Gesprächen mit der Familie begonnen werden kann.

- Eine Bezugsperson hat Herrn Wolff nach dem früheren Mitpatienten ausgefragt. Er reagierte sehr ablehnend und meinte, daß er bei ihm nicht wisse, woran er sei.

- Gemessen am Gesundheitszustand von Herrn Wolff ist sein Kontakt zu Mitpatienten und Mitarbeitern gut. Es besteht der Eindruck, daß er sehr einsam lebte und jetzt vieles nachholt. Dies könnte auch ein Schlüssel zu seiner Wiedererkrankung sein.

- Jetzt sollten die Anforderungen an sein Kommunikationsverhalten steigen (Zuhören, Konzentration) und durch häufige positive Rückmeldungen begleitet werden.

Atmen

- Weiterhin keine Probleme

Essen und Trinken

- Das Eßverhalten von Herrn Wolff hat sich weitgehend normalisiert. Er ißt wenig, aber ausreichend, er ist immer wieder im Zwiespalt, ob er Fleisch essen darf oder nicht.

- Die Nebenwirkungen des Neuroleptikums hindern Herrn Wolff daran, die Mahlzeiten in Ruhe einzunehmen, alle paar Minuten steht er auf.

- Anfangs mußte Herr Wolff aufgefordert werden zu trinken. Jetzt muß darauf geachtet werden, daß er nicht zuviel Kaffee trinkt.

- Gelegentlich vergreift er sich noch an den Getränken von Mitpatienten, obwohl er selber welche hat. Wenn ein geschädigter Mitpatient darauf besteht, ersetzt Herr Wolff das Getränk.

- Es ist anzunehmen, daß die Nahrungsaufnahme bei Herrn Wolff in kurzer Zeit nicht mehr beachtet werden muß, vor allem, wenn er bei einem anderen Neuroleptikum weniger Nebenwirkungen hat.

Ausscheiden

- Keine neuen Beobachtungen

Körperpflege und Kleidung

▪ Herr Wolff badet häufig und ausgiebig. Er ist danach ruhiger und zugänglicher. Allerdings hinterläßt er das Bad so, daß kein anderer es mehr benutzen kann. Er konnte bisher nicht dazu bewegt werden, daran etwas zu ändern.

▪ Die Wunden an den Füßen sind abgeheilt. Er mußte an den täglichen Verbandswechsel erinnert werden, sonst hätte er ihn immer vergessen.

▪ Herr Wolff hat ausreichend eigene Kleidung und Wäsche zum Wechseln auf der Station. Es gibt täglich Auseinandersetzungen mit ihm über den Gebrauch der Waschmaschine: Er besteht darauf, wegen einer Garnitur Unterwäsche und einem Hemd täglich die Waschmaschine und den Trockner laufen zu lassen, was unsererseits nicht zugelassen wird. Eine Lösung des Konflikts steht noch aus.

Die Körpertemperatur regulieren

▪ Herr Wolff hat zwischenzeitlich eine fieberhafte Erkältung ohne Komplikationen überstanden.

Sich bewegen

▪ Anfangs fühlte sich Herr Wolff in geschlossenen Räumen sicherer. Die Bezugsperson ging deshalb häufig mit ihm in den Gymnastikraum zum Tischtennis spielen. Auf der Station benutzt er den Heimtrainer.

▪ Seit einer Woche nimmt er regelmäßig am Frühsport im Park teil.

▪ Seit ein paar Tagen geht er auch alleine spazieren und genießt dies.

▪ Ab nächste Woche will er wieder an der Schwimmgruppe teilnehmen.

▪ Es gibt immer noch Phasen, in denen er stark von Unruhe geplagt wird.

▪ Da Herr Wolff unter Akathisien leidet, wird derzeit mit ihm verhandelt, welches andere Neuroleptikum eingesetzt werden soll.

Arbeiten und Spielen

▪ Beim Küchendienst mußte Herr Wolff, wie erwartet, anfangs dauernd motiviert werden, dabeizubleiben. Andernfalls vergaß er das Abtrocknen und redete nur. Inzwischen bewältigt er die Aufgabe ohne Schwierigkeiten.

▪ Bei den Brettspielen mit der Bezugsperson stellte sich heraus, daß Herr Wolff nicht verlieren kann und die Regeln zu seinen Gunsten modifiziert. Wenn er zu verlieren droht, gibt er das Spiel auf. Deshalb wurde bisher kein Schachpartner gesucht.

▪ Herr Wolff kann sich nur zehn Minuten konzentrieren. Vielleicht spielt dabei auch die Akathisie eine Rolle, wegen derer er nicht lange sitzen kann.

▪ Herr Wolff soll ab nächster Woche an einer Gruppe in der Beschäftigungstherapie teilnehmen. Er lehnt dies bisher als Spielerei ab. Es muß weiter mit ihm verhandelt werden.

▪ Herr Wolff interessiert sich für den Patientenclub, befragt einen Mitpatienten, der schon lange hingeht, fühlt sich jedoch der Ansammlung von fremden Menschen noch nicht gewachsen.

- Derzeit sieht sich Herr Wolff in der Lage, sein Philosophie-Studium in kurzer Zeit abzuschließen. Dann habe er alle denkbaren beruflichen Chancen und brauche sich um den Kleinkram nicht mehr zu kümmern. Seine Gelegenheitsjobs habe er aufgegeben, weil die Vorgesetzten so kleinkariert waren, wenn er mal ein Stündchen später kam.
- Herr Wolff überschätzt seine Möglichkeiten aufgrund seiner immer noch gehobenen Stimmung. Er bagatellisiert die Schwierigkeiten, die er in stabilen Zeiten mit seinem Arbeitsverhalten hatte. Vermutlich spielt seine Angst vor Menschen eine größere Rolle, als er derzeit zugeben kann. Die finanzielle Unterstützung des Vaters gibt Herrn Wolff einen wirtschaftlichen Spielraum, der mit dem anderer chronisch psychisch Kranker nicht zu vergleichen ist. Dadurch fehlt der finanzielle Anreiz zu regelmäßiger Arbeit.
- Herrn Wolffs Haltung zu Arbeit in gesünderen Zeiten ist weiterhin unklar.

Sich als Mann fühlen und verhalten

- Es hat sich bewährt, daß Frauen die Bezugspflege übernommen haben. Von ihnen fühlt er sich selten angegriffen und muß sich deshalb auch nicht verteidigen.
- Herr Wolff flirtet manchmal, macht hin und wieder Komplimente und von seiner guten Kinderstube Gebrauch, ein Verhalten, das ihm in stabilen Zeiten leider nicht oft zur Verfügung steht; dann ist er sehr zurückgezogen und wirkt hölzern.
- Herr Wolff erlebt Männer nicht mehr als so bedrohlich wie vor drei Wochen. Er geht Gesprächen über den Inhalt der Bedrohung und den Verflechtungen in der Familie noch aus dem Weg. Er scheint sich noch nicht damit auseinandersetzen zu können.

Schlafen

- Herr Wolff schläft mittlerweile ausreichend, aber weiterhin mit Unterbrechungen. Allerdings muß er immer noch mit Nachdruck aufgefordert werden, zu angemessener Zeit ins Bett zu gehen.
- Die ersten drei Nächte hat er so gut wie nicht geschlafen, verbrachte sie überwiegend rauchend und umhergehend im Aufenthaltsraum. Einmal hat er fast alle Mitpatienten mit seinen lauten Reden aufgeweckt.
- Es ist anzunehmen, daß er bald zu viel Zeit im Bett verbringen wird, wie das auch früher der Fall war.

Sterben

- Keine neuen Erkenntnisse

Die weitere Pflegeplanung berücksichtigt die bisherigen Erfahrungen, die Auswertung, die neuen Erkenntnisse und die sich daraus ergebenden Fragen.

▌ Persönliches Resümee zum Fallbeispiel

Wir haben ein Fallbeispiel nach ROPER et al. nur deshalb für unser Buch ausgearbeitet ist, weil ihre Theorie bei uns am weitesten verbreitet, bis vor kurzem die einzige war, die vollständig auf deutsch vorlag und vielerorts als Grundlage für Ausbildung und Pflegeplanung dient. Dabei sind für uns folgende Einwände gegen die Verwendung der Theorie in der Psychiatrie bestätigt worden:

■ Die Betrachtung eines Patienten nach Lebensaktivitäten und ihren Defiziten verführt dazu, in Schubladen zu denken, den Zusammenhang zwischen den Lebensaktivitäten untereinander und den mit psychiatrischen Syptomen außer acht zu lassen, auch wenn die Autoren dies nicht beabsichtigen.

■ Die einzelne Lebensaktivität steht bei der Theorie im Vordergrund, die Persönlichkeit des Patienten als Ganzes mit seiner Lebenserfahrung wird leicht ausgeblendet. Es fällt schwer, den Zusammenhang der Lebensaktivitäten untereinander herzustellen und deren Abhängigkeit von Krankheit und Umgebungsfaktoren ins Handeln einzubeziehen.

■ Die Lebensaktivitäten »Für eine sichere Umgebung sorgen« und »Kommunizieren« tauchen, wie bei unserem Beispiel zu sehen ist, in allen anderen Lebensaktivitäten wieder auf. In der Psychiatrie bilden sie die Grundlage, auf der die anderen Lebensaktivitäten erst angegangen werden können.

■ Die Theorie verleitet dazu, die wichtigsten psychiatrisch-pflegerischen Arbeitsinstrumente, das eigene Verhalten und die Beziehung zum Patienten und seinem Umfeld außer acht zu lassen. Dann ensteht die Gefahr, daß falsche Handlungsschritte geplant werden.

■ So taucht die Angst von Herrn Wolff in allen neun problematischen Lebensaktivitäten auf. Dies gestaltet die Umsetzung der Theorie in die psychiatrische Praxis unnötig umständlich.

■ Im psychiatrischen Alltag vermischen sich Motivation und Auseinandersetzung mit einer einzelnen oder mit mehreren Lebensaktivitäten. Wir konnten uns zum Beispiel schlecht entscheiden, ob unsere Einflußnahme auf das Wäsche waschen von Herrn Wolff bei »Sich sauber halten und kleiden« (Hygiene), »Kommunizieren« (Konflikt) oder »Für eine sichere Umgebung sorgen« (Energieverschwendung kontra Umweltschutz) anzusiedeln sei. Dies erschwert die Dokumentation.

Wir können uns nur wenige Pflegesituationen in der Psychiatrie vorstellen, in denen die Theorie von ROPER et al. als einziges verwendetes Modell weiterhilft.

C Beispiel zur Pflegeanamnese – nach Neuman*

■ Zusammenfassung der lebensgeschichtlichen Daten

Name: Wronski, Anna
Alter: 38 Jahre
Familienstand: ledig

Frau Wronski ist mir seit Jahren aus ambulanter Betreuung bekannt. Ich kenne ihre Eltern und ihre beiden Geschwister, einen Teil ihrer Wohnungsnachbarn und ihre beste Freundin. Außerdem habe ich von früheren stationären Aufenthalten Informationen aus der psychiatrischen Klinik.
Die Vorfahren kamen im letzten Jahrhundert aus Polen ins Ruhrgebiet. Ihre Großeltern haben noch polnisch gesprochen, die Eltern nicht mehr. Als Frau Wronski etwa zehn Jahre alt ist, verliert ihr Vater seine Arbeitsstelle im Bergbau. Die Familie zieht hierher, weil der Vater hier Arbeit findet. Sie schließt die Schule mit mittlerer Reife ab und absolviert mit Erfolg eine Lehre in der chemischen Industrie. Sie schildert sich selber zu dieser Zeit als lebhaft, mit vielen Interessen und Freunden, immer unterwegs, abends in der Disko, am Wochenende auf Ausflügen. Zu ihren Eltern, ihrem Bruder und ihrer Schwester habe sie ein gutes Verhältnis gehabt. Hin und wieder habe sie die Großeltern und Verwandten im Ruhrgebiet besucht.
Nach Abschluß der Lehre wird sie vom Betrieb übernommen und zieht zwei Jahre später mit ihrem Freund in eine eigene Wohnung. Nach einem Jahr geht die Beziehung in die Brüche, der Freund zieht aus. Nach und nach reißen die Verbindungen zu ihren Freunden ab, weil sie abweisend wird. Sie geht nicht mehr regelmäßig zur Arbeit und wird ein Jahr später gekündigt. Sie verläßt immer seltener die Wohnung, liegt viel im Bett und liest nur noch Bücher mit religiösen Inhalten. Die Angehörigen können Frau Wronski immer weniger verstehen.
Als die Schwester sie an einem Sonntag zum Mittagessen zu den Eltern abholen will, findet sie sie bewußtlos vor. Sie wird ins Krankenhaus gebracht und kommt nach der somatischen Stabilisierung in der Inneren gegen ihren Willen auf eine psychiatrische Station.
Seither war Frau Wronski noch drei Mal in stationärer Behandlung, zweimal davon nach einem schweren Suizidversuch. Nach der vorletzten Entlassung vor sechs Jahren habe ich die ambulante Betreuung übernommen. Vor einem Jahr hat Frau Wronski energisch darauf bestanden, die Betreuung zu beenden, weil

---

* Bei diesem Beispiel setzen wir voraus, daß sich der Leser/die Leserin mit der Theorie von Betty NEUMAN befaßt hat, zum Beispiel in MARRINER-TOMEY, Ann: Pflegetheoretikerinnen und ihr Werk, S. 528–563, oder in Veröffentlichungen von Betty NEUMAN selbst.

sie sich stabil genug fühle und allein zurechtkommen wolle. Die Angehörigen und wir Mitarbeiter waren zwar skeptisch, aber wir haben ihrem Wunsch entsprochen.

Gestern ruft die Schwester an und berichtet, daß es Frau Wronski wieder sehr schlecht gehe, sie habe Angst, daß sie sich was antun könne. Deshalb gehe ich heute mit der Schwester zu ihr.

Nach dem Hausbesuch versuche ich, mir mit Hilfe des Betty-Neuman-Instrumentariums darüber klar zu werden, wie ich die Situation von Frau Wronski einschätze.

▌ Wie sieht Frau Wronski selbst ihre Lage und wie wird die Situation von der Schwester eingeschätzt?

In welchem Bereich spürt Frau Wronski den meisten Streß und wo sieht sie bei sich gesundheitliche Probleme?

Frau Wronski fühlt sich für alle Probleme der Welt – Kriege, Umweltverschmutzung, Hunger, Armut... – verantwortlich und leidet darunter, daß sie nichts daran ändern kann, obwohl sie den Auftrag hat, durch Gebet und Verzicht die Welt zu erlösen. Der Verzicht auf Zigaretten falle ihr am schwersten, nur von Wasser und ein paar Kartoffeln zu leben, sei kein Problem für sie. Die Schwester ergänzt, ihrer Meinung nach sei Frau Wronski kurz vor dem Verhungern, sie habe in den letzten zwei Monaten mindestens zehn Kilo abgenommen. Sie habe Angst, daß wenn sie manchmal rauche, sie zu schwach sei, die Zigarette richtig auszudrücken und die Wohnung in Brand gerate.

Wie sieht Frau Wronski selbst den Unterschied zwischen ihrer jetzigen und ihrer früheren Lebensweise?

Frau Wronski fühlt sich schuldig, daß sie früher in Saus und Braus gelebt hat, Nöte nicht erkannt hat und nimmt sich die frühere Verschwendung übel. Sie müsse alles versuchen, um dies wieder gutzumachen. Sie könne die Sorgen der Familie um sie nicht verstehen.

Wie sieht Frau Wronski selbst ihren früheren Umgang mit ähnlichen Problemen? Wodurch entstand ihrer Erinnerung nach eine Änderung ihrer Lage?

Frau Wronski erinnert sich, daß ich sie früher in einer ähnlichen Lage zusammen mit der Psychiaterin besucht habe und sie Medikamente bekommen hat. In der Folgezeit sei ich täglich zweimal gekommen, bei diesen Besuchen habe sie das Gefühl gehabt, daß sie die Last der Welt nicht ganz alleine tragen müsse. Die Schwester teilt mit, daß Frau Wronski kurz danach ihre Freundin wieder in die Wohnung gelassen habe.

Wie sieht Frau Wronski selbst ihre Zukunft als Folge ihrer gegenwärtigen Situation?

Frau Wronski ist unsicher, ob diesmal ihre Kräfte ausreichen, die Welt zu retten, oder ob sie wieder den Druck nicht aushält und versucht, ihm durch Suizid zu entkommen. Sie habe aber die Gewißheit, daß sie in den nächsten Tagen stark genug sei, vor allem, wenn ich ihr dabei helfe. Die Schwester hat Angst, daß etwas Schlimmes passieren könnte.

Wie sieht Frau Wronski selbst ihre Chancen, dem Druck standzuhalten? Was meint sie selbst, was sie dazu tun kann?

Frau Wronski meint, daß sie sich besser auf ihr Bibellesen konzentrieren kann und mehr Kraft daraus schöpft, wenn sie besser schläft. Sie überlege sich, ob sie heute abend vor dem Schlafengehen den Joghurt esse, den ihr die Schwester mitgebracht habe und ein Entspannungsbad nehme. Sie dürfe tagsüber nicht durch Besuche beim Beten unterbrochen werden, auf die sie sich nicht eingestellt habe.

Wie sieht Frau Wronski selbst, wie und wobei sie von mir, Angehörigen und der Freundin unterstützt werden kann?

Frau Wronski erwartet von allen Beteiligten, daß sie sich ähnliche Einschränkungen auferlegen, um ihr dabei zu helfen, die Welt zu retten. Sie ist sehr ungehalten darüber, daß ihr die Anwesenden dies nicht zusagen. Sie überlegt, ob sie das Angebot der Schwester annehmen will, sie am Sonntag zum Gottesdienst abzuholen. Sie wünscht sich, daß ihre Patentante im Ruhrgebiet vor einem bestimmten Marienaltar eine Kerze anzündet.

▋ Wie schätze ich die Stressoren und Ressourcen von Frau Wronski ein?

Welche Faktoren belasten Frau Wronski am meisten, wo sehe ich ihre schwerwiegendsten Gesundheitsprobleme?

Frau Wronski befindet sich in einer beängstigenden Wahnstimmung, die sie vom Essen, Schlafen und von allen sozialen Kontakten abhält. Sie ist deshalb körperlich in einem miserablen Zustand, abgemagert, blaß, hohläugig und zittert vor Schwäche. Sie hat bereits drei schwere Suizidversuche unternommen. Es bleibt die Frage, wie lange sie subjektiv sicher ist, die Welt retten zu können bzw. wann sie sich zu schwach dazu und von der Last erdrückt fühlt. Dann ist sie in großer Gefahr, sich etwas anzutun.

Wie unterscheiden sich aus meiner Sicht ihre gegenwärtigen Lebensbedingungen von ihrem früheren Lebensmuster?

Von Schwankungen und der letzten akuten Wiedererkrankung vor vier Jahren abgesehen war Frau Wronski, seit ich sie kenne, weitgehend stabil: Sie kam in ihrer Wohnung allein zurecht, traf sich regelmäßig mit Angehörigen und ihrer Freundin, besuchte zweimal im Jahr ihre Patentante und nahm an den Festen der Klinik und des Vereins teil. Sie litt darunter, daß ihr Tag so wenig Abwechslung bot, lehnte es aber bisher ab, in die Werkstatt oder in die Tagesstätte zu gehen, weil sie nicht nur unter psychisch Kranken sein wollte.

Jetzt deutet alles darauf hin, daß sie sich seit Wochen nur noch in ihrer Wohnung vergraben und nicht mehr richtig gegessen hat – obwohl sie sonst ganz gerne kocht – sowie den Kontakt zu ihren Mitmenschen weitgehend abgebrochen hat. Ihr Wunsch, besser schlafen zu können, ihr Vorhaben, heute abend ein Bad zu nehmen und den von der Schwester mitgebrachten Joghurt zu essen, beruhigen mich etwas. Vielleicht kann sie die Krise auch zu Hause überwinden.

Hat Frau Wronski schon ähnliche Situationen erlebt? Hat sie damals zweckmäßig gehandelt und wie bewerte ich ihr Handeln?

Vor der letzten stationären Aufnahme hat sich über Wochen ein ähnlicher Zustand entwickelt wie jetzt. Damals hat sie sich erstaunlich schnell erholt. Meines Wissens hat sie es jedoch noch nie geschafft, auf frühe Anzeichen ihrer Erkrankung zu achten und sich danach zu richten. Bei früheren Schwankungen war sie immer darauf angewiesen, daß ich sie bemerke und ihren Rückzugstendenzen gegensteuere. Wenn es ihr ordentlich geht, lehnt sie die Auseinandersetzung mit ihrer Erkrankung ab.

Wie könnte es meiner Meinung nach heute und in naher Zukunft weitergehen?

Da Frau Wronski mitgeteilt hat, was sie heute vielleicht noch tun wird, gehe ich davon aus, daß sie sich heute nichts antut. Sie braucht dringend ambulante psychiatrische Behandlung. Sollte sie dazu nicht zu bewegen sein, steigt ihr Suizidrisiko und sie muß eingewiesen werden.

Wenn sie weiterhin verleugnet, daß sie krank ist und erste Symptome nicht erkennen und ernstnehmen lernt, wird sie vermutlich wieder in Gefahr kommen.

Was kann Frau Wronski aus meiner Sicht tun, um sich selbst zu helfen?

Ich halte es für möglich, daß Frau Wronski heute und in den nächsten Tagen Besuche von mir, ihrer Schwester und der Ärztin zuläßt und der Einnahme von Medikamenten zustimmt. Wahrscheinlich wird sie weiterhin mitgebrachte Kleinigkeiten essen. Erst wenn die Wahnstimmung durch mehr Kontakt als bisher und die Wirkung der Medikamente weniger beherrschend ist, wird sie in der Lage sein, ihre Wohnung wieder in Ordnung zu bringen oder sich daran zu beteiligen. Wenn Frau Wronski in Zukunft einsieht, daß es ihr hilft, wenn sie ihren Tag besser ausfüllt, wird sie nicht so leicht in Gefahr kommen, sich zurückzuziehen.

Was glaube ich, daß Frau Wronski von mir, ihrer Familie, ihrer Freundin oder anderen Personen erwartet?

Frau Wronski erwartet von allen Menschen, daß sie ihr dabei helfen, die Welt zu retten. Ich gehe jedoch davon aus, daß sie trotz ihres schlechten Zustandes ganz im verborgenen merkt, daß es so nicht weitergeht, sonst hätte sie uns wahrscheinlich nicht in ihre Wohnung gelassen. Ihre Wahnvorstellungen erlauben ihr im Moment nicht, Wünsche an andere Menschen wahrzunehmen. Aus früheren Zeiten weiß ich, daß sie ihre Erwartungen an andere äußern kann, wenn sie sich besser fühlt.

▌ Zusammenfassung der Eindrücke

▌▌ Intrapersonale Faktoren

Körperliche: Frau Wronski ist abgemagert, ernährt sich nur unzureichend, ist nicht sichtbar exsikkiert. Sie wirkt schwach und hat fahrige, zitterige Bewegungen. Sie sieht vernachlässigt aus, die Haare sind nicht gewaschen und gekämmt, sie hat lange schmutzige Fingernägel, sie riecht aus dem Mund, das Nachthemd und der Morgenmantel sind schmuddelig.

Psycho-soziokulturelle: Frau Wronski befindet sich in ausgeprägter Wahnstimmung, sie hat die Beziehung zu ihrem eigenen Körper und zu ihrer Person verloren und ist somit nicht in der Lage, sorgsam mit sich umzugehen. Sie ist den Wahninhalten so ausgeliefert, daß sie in Gefahr ist, gesundheitlichen Schaden zu nehmen und sich ganz auf sich selbst zurückzuziehen. Sie selbst erkennt die Gefahr nicht. Sie sieht selbst – noch – die Gefahr, daß sie dem Druck nicht standhalten kann und dann versucht, sich das Leben zu nehmen und hat Angst davor.

Evolutionäre: Mir sind keine gravierenden körperlichen Erkrankungen von Frau Wronski bekannt, die den derzeitigen Ernährungszustand zu einem ernsten Problem für sie werden lassen könnten. Sie ist in einem Alter, in dem sie dies verkraften kann. Andererseits macht mir angst, daß sie in ähnlichen psychischen Zuständen bereits drei ernste Suizidversuche unternommen hat. In stationärer psychiatrischer Behandlung hat sich bisher ihr psychischer Zustand jeweils rasch gebessert.

Spirituelle: Meines Erachtens resultiert die Angst von Frau Wronski vor einem Suizid aus ihrem katholischen Glauben, der ihr verbietet, Hand an sich zu legen. Auf der anderen Seite hat vermutlich das Gebot, sich auch selbst zu lieben, für Frau Wronski momentan seine Gültigkeit verloren. Ihr Wunsch, daß die Patentante eine Kerze anzünden solle, deutet darauf hin, daß sie hofft, daß alles doch noch gutgehe.

II Interpersonale Faktoren

Körperliche: Heute hat die Schwester ihr Kleinigkeiten zu essen mitgebracht. Frau Wronski hat sich vorgenommen, abends einen Joghurt zu essen. Vermutlich nimmt sie auch von mir kleine Mahlzeiten an. Von früher her weiß ich, daß sie gerne Schokolade und Trauben ißt. Am Wochenende ist sie immer bei den Eltern zum Mittagessen eingeladen. Wahrscheinlich wird Frau Wronski ihre persönliche Hygiene – wenn es ihr besser geht – ohne mein Zutun in die Hand nehmen.

Psycho-soziokulturelle: Frau Wronski hat durch ihren extremen Rückzug die Menschen in ihrer Umgebung verprellt. Die Freundin hat den Kontakt vorläufig eingestellt, die Angehörigen haben nicht lockergelassen, obwohl sie sie nicht mehr verstehen konnten. Ich gehe davon aus, daß sie weiterhin von der Familie unterstützt wird.

Mich hat sie immerhin in ihre Wohnung gelassen, obwohl wir uns ein Jahr nicht gesehen haben und der Kontakt über die Schwester zustande kam. Meinem ersten Eindruck nach ist es bei dem guten Draht von früher geblieben.

Evolutionäre: In unserer psychiatrischen Ambulanz arbeitet noch dieselbe Psychiaterin wie vor einem Jahr. Ich nehme an, daß es ihr gelingt, den Kontakt zu Frau Wronski wiederherzustellen. Mir ist unklar, ob die Freundin sehr gekränkt ist oder bereit sein wird, in nächster Zeit die Verbindung wieder aufzunehmen. Ebensfalls unklar ist, wie derzeit das Verhältnis von Frau Wronski zu ihren Nachbarn ist, da sie wahrscheinlich die Treppe nicht putzt und nicht grüßt. Früher hat es Frau Wronski immer geschafft, daß Leute, die sie verärgert hatte, Verständnis für sie aufbrachten.

Spirituelle: Frau Wronski vermittelt mit ihrem Wunsch an die Patentante, daß sie sich von Familie und Verwandten getragen fühlt. Dies zeigt auch das Angebot der Schwester, sie zum Gottesdienst abzuholen. Ich weiß nicht, ob sie weitere Gemeindemitglieder kennt, die für die Zukunft wichtig werden könnten.

II Extrapersonale Faktoren

Körperliche: Mir sind bei dem Hausbesuch keine Dinge aufgefallen, von denen derzeit eine Gefährdung der körperlichen Gesundheit ausgehen könnte: Keine verdorbenen Lebensmittel, kein Ungeziefer, keine Schlaftabletten, keine Zigarettenlöcher im Bettzeug.

Psycho-soziokulturelle: Ich bin überzeugt, daß die Familie finanziell oder mit Lebensmitteln aushilft, wenn Frau Wronski in den letzten Wochen nicht zur Bank gegangen ist. Das Telefon hat noch funktioniert, die Wohnung war geheizt, so daß ich annehme, daß sie die Rechnungen noch bezahlt.

Evolutionäre: Angehörige, Freundin und Nachbarn haben Frau Wronski schon mehrfach in krankem Zustand erlebt. Ich nehme an, daß sie mit Unterstützung von außen auch diesmal die Krise mitbewältigen. Die Angehörigen fanden früher keinen Anhaltspunkt, warum Frau Wronski erkrankt ist. Ob sie diesmal etwas finden, weiß ich noch nicht.

Spirituelle: Keine.

▍ Formulierung einer vorläufigen Pflegediagnose – Abweichungen vom Wohlbefinden

- Frau Wronski verfügt meines Erachtens im Moment über keine Verteidigungs- und nur noch gering ausgeprägte Widerstandslinien. Wodurch sie in diese Lage geraten ist, kann ich heute nicht herausfinden. Ich vermute, daß sie wegen der Nebenwirkungen ihre Medikamente weggelassen hat (Stressor 1) und dann ein belastendes Ereignis (Stressor 2) sie ungeschützt traf.
- Auf erste Symptome, die sie eigentlich kennt, hat sie nicht reagiert (Stressor 3). Sie hat nach den bisherigen Erkrankungen nicht gelernt, sich mit der Krankheit auseinanderzusetzen und sie in ihr Leben zu integrieren, demzufolge hat sie auch keine Coping-Strategien entwickelt. Auch die Familie stand psychischen Veränderungen von Frau Wronski hilflos gegenüber.
- Frau Wronski hat deshalb zu einem bestimmten Zeitpunkt, den ich nicht kenne, ihre eigenen Bedürfnisse völlig außer acht gelassen und sich nur noch von ihren Wahninhalten beherrschen lassen, z. B. hat sie sich nicht einmal erlaubt zu rauchen, obwohl sie Lust darauf hatte. Auf diesem Hintergrund ist sie in diesen lebensbedrohlichen Zustand geraten, in dem sie selbst befürchtet, sich das Leben nehmen zu müssen.
- Frau Wronski ist ihren Wahnvorstellungen so ausgeliefert, daß sie ihre gesamte Energie für Gebet und Verzicht braucht und nichts mehr übrig hat, ihre sozialen Kontakte zu pflegen.

II Arbeitshypothesen

- Oberstes Ziel ist es, daß Frau Wronski sich in den nächsten Tagen nichts antut. Alle anderen Überlegungen werden dem untergeordnet.
- Meiner Einschätzung nach hat Frau Wronski nicht vor, sich heute das Leben zu nehmen. Wenn andere Teammitglieder nach meinem Bericht diese Einschätzung teilen, können wir riskieren, sie heute noch nicht einzuweisen.
- Ich bemühe mich darum, daß die Psychiaterin sie heute noch, spätestens morgen früh besucht, um zu erreichen, daß sie wieder Medikamente einnimmt.
- Es wäre hilfreich – auch zu meiner eigenen Beruhigung –, wenn Frau Wronski heute abend unter meiner Aufsicht ein Schlafmittel einnehmen würde.
- Falls Frau Wronski keinen Kontakt zu der Ärztin aufnimmt und Medikamente ablehnt, muß sie morgen zu ihrem eigenen Schutz stationär aufgenommen werden.

- Ich halte es für möglich, daß Frau Wronski sich auf eine sofortige ambulante Behandlung einläßt, da sie zugelassen hat, daß die Schwester und ich sie besuchen und sie dabei kleine Hilfen angenommen hat, so daß ich vermute, daß sie sich dadurch auch etwas entlastet fühlt.

Anmerkungen: Zum jetzigen Zeitpunkt ist mir unklar, auf was Frau Wronski sich einlassen kann. Sollte sie der ambulanten Behandlung zustimmen, werde ich in nächster Zeit mit Hilfe eigener Informationen und denen anderer Teammitglieder genauer untersuchen,
- warum sie vor einem Jahr die ambulante Behandlung abgebrochen hat,
- welche Stressoren zu der Krise geführt haben,
- welche Mittel sie selbst eingesetzt hat, der Krise zu entkommen,
- ob ihre Grundstruktur durch die erneute Erkrankung gelitten hat,
- wann sie in der Lage ist, mit mir gemeinsame Ziele zu entwickeln,
- welche Ressourcen sie dafür einsetzen kann,
- welche Hilfen wir ihr anbieten könnten, damit sie ihre Widerstandslinien wiederherstellt (Wahninhalte aufgeben),
- wie sie ihre normale Verteidigungslinie wieder erreicht (ihren für sie üblichen sozialen Gewohnheiten wieder nachgehen) und
- wie wir sie dazu bewegen können, eine flexible Verteidigungslinie aufzubauen (Krankheitseinsicht, Auseinandersetzung mit ihrer Erkrankung).

Anzustrebende Ziele im Sinne primärer, sekundärer und tertiärer Prävention des NEUMANschen Systemmodells wären im Idealfall, daß
- Frau Wronski in Gespächen und / oder im Psychoseseminar lernt, daß es sich lohnt, sich mit der eigenen Erkrankung auseinanderzusetzen, den Stellenwert der Krankheit und ihrer Inhalte als sinnhaft zu begreifen und in das eigene Leben zu integrieren,
- die Angehörigen von Frau Wronski in einer Angehörigengruppe erfahren, daß sie mit dem Problem nicht allein dastehen, daß es sinnvoll ist, die eigenen Bedürfnisse wahrzunehmen und zu artikulieren, welche Hilfen sie rechtzeitig in Anspruch nehmen und wie sie sich entlasten können,
- die Freundin es schafft, Frau Wronski auf ihr verletzendes Verhalten aufmerksam zu machen und sich nicht sofort zurückzuziehen,
- Frau Wronski ihre Tage und Wochen mit mehr Inhalt füllt und Neues ausprobiert.

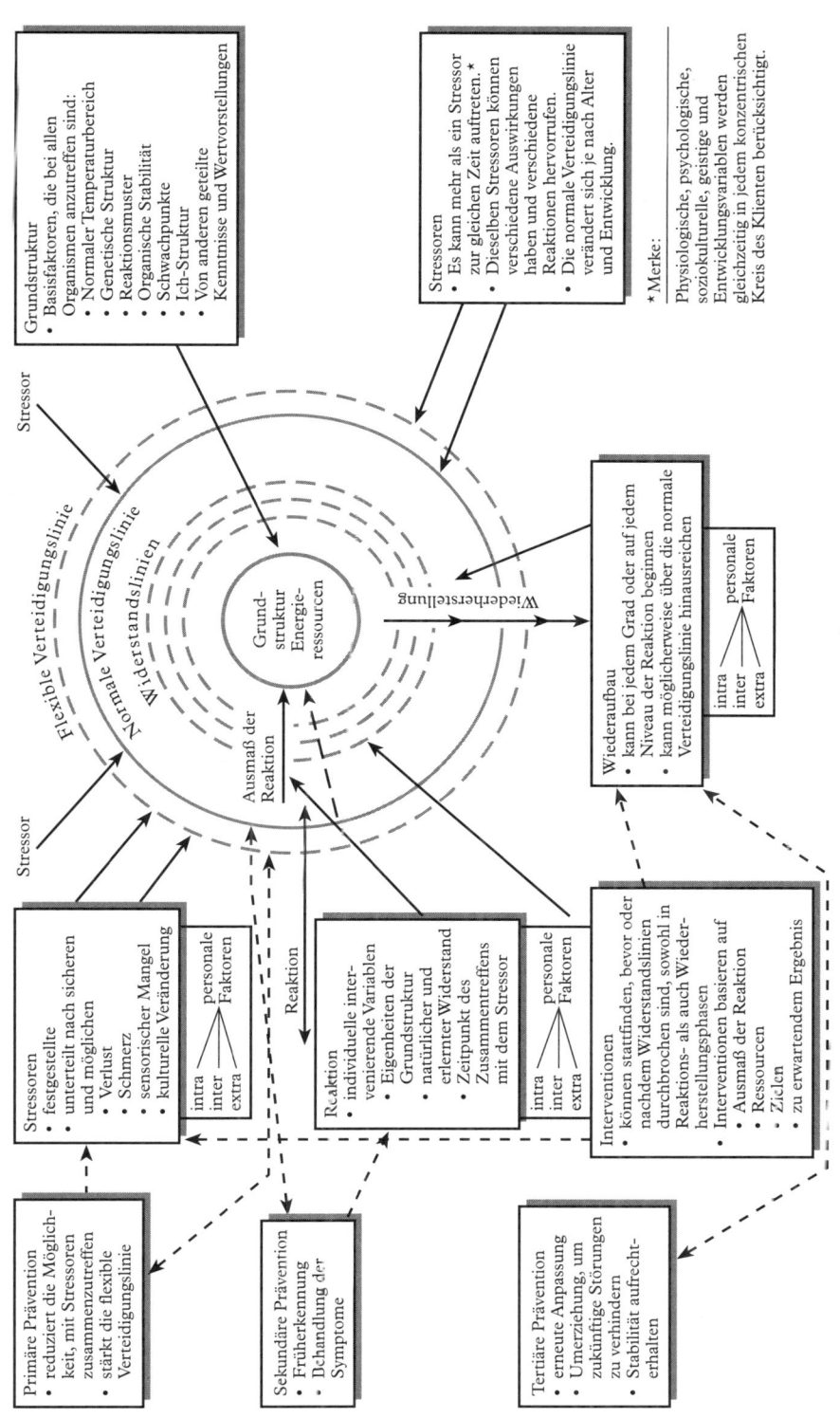

Grundstruktur
- Basisfaktoren, die bei allen Organismen anzutreffen sind:
  - Normaler Temperaturbereich
  - Genetische Struktur
  - Reaktionsmuster
  - Organische Stabilität
  - Schwachpunkte
  - Ich-Struktur
  - Von anderen geteilte Kenntnisse und Wertvorstellungen

Stressoren
- Es kann mehr als ein Stressor zur gleichen Zeit auftreten.*
- Dieselben Stressoren können verschiedene Auswirkungen haben und verschiedene Reaktionen hervorrufen.
- Die normale Verteidigungslinie verändert sich je nach Alter und Entwicklung.

* Merke:
Physiologische, psychologische, soziokulturelle, geistige und Entwicklungsvariablen werden gleichzeitig in jedem konzentrischen Kreis des Klienten berücksichtigt.

Stressor

Flexible Verteidigungslinie

Normale Verteidigungslinie

Widerstandslinien

Grundstruktur Energieressourcen

Ausmaß der Reaktion

Stressor

Wiederherstellung

Wiederaufbau
- kann bei jedem Grad oder auf jedem Niveau der Reaktion beginnen
- kann möglicherweise über die normale Verteidigungslinie hinausreichen

intra
inter
extra
personale Faktoren

Stressoren
- festgestellte
- unterteilt nach sicheren und möglichen
  - Verlust
  - Schmerz
  - sensorischer Mangel
  - kulturelle Veränderung

intra
inter
extra
personale Faktoren

Reaktion
- individuelle intervenierende Variablen
  - Eigenheiten der Grundstruktur
  - natürlicher und erlernter Widerstand
  - Zeitpunkt des Zusammentreffens mit dem Stressor

Reaktion

intra
inter
extra
personale Faktoren

Interventionen
- können stattfinden, bevor oder nachdem Widerstandslinien durchbrochen sind, sowohl in Reaktions- als auch Wiederherstellungsphasen
- Interventionen basieren auf
  - Ausmaß der Reaktion
  - Ressourcen
  - Zielen
  - zu erwartendem Ergebnis

Primäre Prävention
- reduziert die Möglichkeit, mit Stressoren zusammenzutreffen
- stärkt die flexible Verteidigungslinie

Sekundäre Prävention
- Früherkennung
- Behandlung der Symptome

Tertiäre Prävention
- erneute Anpassung
- Umerziehung, um zukünftige Störungen zu verhindern
- Stabilität aufrechterhalten

Aus: Marriner-Tomey, engl. Ausgabe. Nursing Theorists and Their Work, 1994, S. 2/2. Übers. U. Villinger

Pflegediagnose

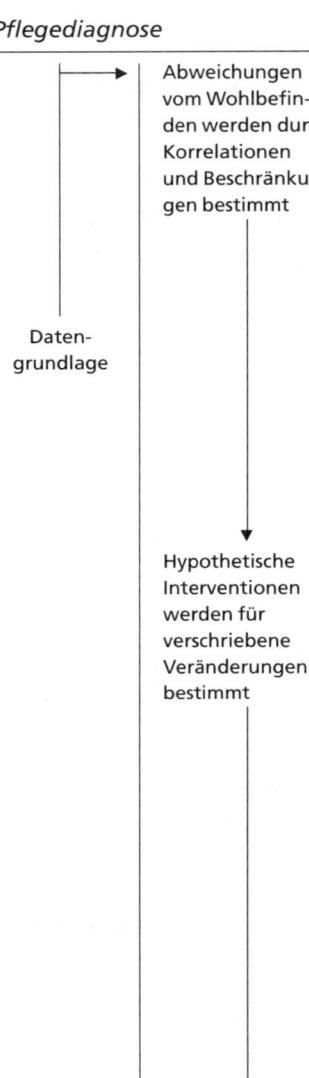

I. Pflegediagnose
  A. Datengrundlage: Bestimmt durch:
   1. Identifizierung und Bewertung möglicher oder tatsäch-
      licher Stressoren, die die Stabilität des Klienten und/
      oder Klientensystems bedrohen.
   2. Einschätzung der Bedingung und Stärke der Faktoren
      der Grundstruktur und der Energieressourcen.
   3. Einschätzung der Eigenschaften der flexiblen und
      normalen Verteidigungslinien, Widerstandslinien,
      Grad der potentiellen Reaktion, Reaktion und/oder
      Möglichkeit der Wiederherstellung nach einer
      Reaktion.
   4. Identifizierung, Klassifizierung und Bewertung der
      möglichen und/oder tatsächlichen intra-, inter-
      und extrapersönlichen Interaktionen zwischen dem
      Klienten und der Umgebung bezüglich aller fünf
      Variablen.
   5. Bewertung des vergangenen, gegenwärtigen und
      möglicherweise zukünftigen Lebensprozesses und des
      Einflusses der Copingpattern auf die Stabilität des
      Klientensystems.
   6. Identifizierung und Bewertung der tatsächlichen und
      möglichen internen und externen Ressourcen für einen
      optimalen Zustand des Wohlbefindens.
   7. Identifizierung und Auflösung der wahrgenommenen
      Unterschiede zwischen den Pflegenden und dem Klien-
      ten/Klientensystem.
  Merke: In allen obengenannten Bereichen der Überlegung
      (dynamische Interaktionen bei dem Klienten/im Klien-
      tensystem) betrachtet der Pflegende gleichzeitig alle
      fünf Variablen: physiologische, psychologische, sozio-
      kulturelle, evolutionäre und geistige.
  B. Abweichungen vom Wohlbefinden: Bestimmt durch:
   1. Die Synthese der Theorie mit den Klientendaten zeigt
      die Voraussetzung, von der aus eine vollständige dia-
      gnostische Aussage gemacht werden kann. Die Zumes-
      sung der Prioritäten der Ziele wird durch das Niveau des
      Wohlbefindens des Klienten/Klientensystems, die Be-
      dürfnisse der Systemstabilität und von vollständig ver-
      fügbaren Ressourcen zum Erreichen der gewünschten
      Zielresultate bestimmt.
   2. Hypothetische Ziele und Interventionen werden aufge-
      stellt, um die erwünschte Stabilität des Klienten oder
      das erwünschte Niveau des Wohlbefindens zu errei-
      chen, d.h., die normale Verteidigungslinie aufrechtzu-
      erhalten und die flexible Verteidigungslinie zum Schutz
      der Grundstruktur zu sichern.

Nursing Process Format für das Neumann-Modell
aus: Marriner-Tomey, S. 539–40

Pflegeziele

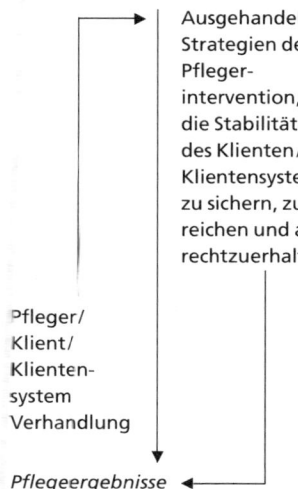

	Ausgehandelte Strategien der Pfleger-intervention, um die Stabilität des Klienten/Klientensystems zu sichern, zu erreichen und aufrechtzuerhalten	II. Pflegeziele: Bestimmt durch:

Pfleger/
Klient/
Klienten-
system
Verhandlung

Ausgehandelte Strategien der Pfleger-intervention, um die Stabilität des Klienten/Klientensystems zu sichern, zu erreichen und aufrechtzuerhalten

II. Pflegeziele: Bestimmt durch:
1. Verhandlungen mit dem Klienten wegen erwünschter Veränderung in der Vorschrift oder Zielresultate, um die Abweichungen des Wohlbefindens zu korrigieren, das auf eingestuften Bedürfnissen und Ressourcen, die in der Pflegediagnose identifiziert wurden, basieren.
2. Geeignete Prävention als Interventionsstrategien werden mit dem Klienten ausgehandelt, um die Stabilität des Klientensystems als erwünschten Resultaten zu sichern, zu erreichen und/oder aufrechtzuerhalten. Die theoretischen Perspektiven, die für die Bewertung und Synthese der Klientendaten benutzt werden, entsprechen denen der Intervention.

Pflegeergebnisse

Bestätigung der Vorschrifts-veränderung oder Neuformulierung der Pflegeziele

III. Pflegeergebnisse: Bestimmt durch:
1. Pflegeintervention wird erreicht durch die Anwendung von einem oder mehreren der folgenden drei Interventionstypen: (1) primäre Prävention (Handlung, um Systemstabilität zu sichern), (2) sekundäre Prävention (Handlung, um Systemstabilität zu erreichen), (3) tertiäre Prävention (Handlung, um Systemstabilität aufrechtzuerhalten) folgt normalerweise der sekundären Prävention/Intervention.
2. Die Bewertung der Zielergebnisse nach der Intervention bestätigt entweder die Zielergebnisse oder dient als Grundlage für die Neuformulierung der folgenden Ziele, die auf systemischen Feedback basieren.
3. Direkte und Langzeitziele für die folgende Pflegehandlung sind entsprechend den kurzfristigen Zielergebnisse strukturiert.
4. Durch das Zielergebnis des Klienten wird der Pflegeprozeß bewertet.

Die Pflege-intervention benutzt einen oder mehrere Präventions-typen

Kurzfristige Zielresultate beeinflussen die mittelfristige langfristige Zielbestimmung

Klientenergebnis bewertet den Pflegeprozeß und wirkt als Feedback für weiteren Systeminput falls erforderlich

Fortsetzung des Nursing Process Format für das Neumann-Modell

D Gespräch mit einem suizidalen Patienten – nach Peplau

▮ Vorgeschichte

Herr Peter Schwarz, 44 Jahre alt, Speditionskaufmann, lebt allein in einer Zweizimmer-Wohnung. Er ist drei Mal geschieden, hat aus erster Ehe zwei erwachsene Kinder, jedoch weder zu ihnen noch zu seiner betagten Mutter engeren Kontakt. Nach Grund- und Realschule absolviert er eine kaufmännische Ausbildung und ist anschließend für neun Monate bei der Bundeswehr. Während dieser Zeit beginnt er, regelmäßig viel Whisky zu trinken. Er wird wegen eines schweren Suizidversuchs vorzeitig aus der Bundeswehr entlassen. Beim Versuch, sich die Pulsadern zu öffnen, verletzt er sich die Sehnen der linken Hand so, daß heute noch eine Bewegungseinschränkung besteht. Er kehrt in seinen Ausbildungsbetrieb zurück und heiratet bald danach. In kurzem Abstand kommen die beiden Kinder zur Welt. Zur Finanzierung eines Einfamilienhauses nimmt Herr Schwarz große Kredite auf, die nur unzureichend abgesichert sind. Bei der bald darauf ausgesprochenen Scheidung bekommt er die Schuld zugesprochen (altes Scheidungsrecht) und muß die Schulden übernehmen.

Er heiratet bald zum zweiten Mal. Wie bereits die erste scheitert auch die zweite Ehe unter anderem daran, daß Herr Schwarz immer wieder so viel trinkt, daß er seine beruflichen und finanziellen Möglichkeiten überschätzt. Die zweite Ehefrau trennt sich von ihm, er verliert seine Arbeitsstelle und unternimmt einen weiteren schweren Suizidversuch. Diesmal kommt er in psychiatrische Behandlung und entschließt sich zu einer Entwöhnungskur. Danach geht es ihm nach eigenen Aussagen einige Jahre gut, er heiratet erneut und findet eine interessante Arbeitsstelle, nur die riesigen Schulden sind geblieben. Vor der dritten Scheidung setzt der alte Kreislauf wieder ein: zunehmend mehr Alkohol, verschwenderische Lebensweise, weiterer Anstieg der Schulden, Flucht vor Gläubigern, Schwarzarbeit, mehr Alkoholkonsum. Diese Lebensweise kann Herr Schwarz aufrechterhalten, bis ihm klar wird, daß er die nächste Mietzahlung nicht aufbringen kann und auch keiner seiner Bekanntnten weiter bereit ist, ihm das fehlende Geld dafür vorzustrecken. Unter diesem Druck entschließt er sich, zur Entgiftung in die Klinik zu gehen, zumal der Arbeitgeber versichert, daß ihm der Arbeitsplatz erhalten bleibt.

Herr Schwarz ist groß, schlank, wortgewandt und hat bis auf wenige distanzlose Entgleisungen angenehme Umgangsformen. Insgesamt wirkt er wie ein kompetenter Geschäftsmann. In nüchternem Ton behandelt er seine Lebensgeschichte, er schildert Probleme, als ob sie ohne größere Anstrengungen zu bewältigen seien, es wird nicht spürbar, daß er leidet.

Nach der unkompliziert verlaufenden Entgiftung wird Herr Schwarz stiller, zieht sich vermehrt zurück, er versucht, die Teilnahme am suchtspezifischen Therapieprogramm mürrisch zu verweigern.

Während der Gesprächsgruppe für abhängige Patienten verläßt er den Raum mit der Entschuldigung, zur Toilette zu gehen und kehrt nicht in die Gruppe, aber auch nicht auf die Station zurück. Zwei Stunden später wird er von der Polizei mit einer Tablettenvergiftung in die Poliklinik gebracht und kommt nach der Akut-Versorgung auf die Station. Die Polizei gibt an, von einem Spaziergänger benachrichtigt worden zu sein, dem ein schwankender Mann im Wald aufgefallen war, der mit einem Strick hantierte.

▌ Krisengespräch

Nachfolgend beschreiben wir die erste Krisenreaktion der Krankenschwester nach Rückkehr von Herrn Schwarz auf die Station. Wir benützen dazu ein Formblatt, das Hildegard PEPLAU vorschlägt und das dazu dienen soll zu reflektieren, was sich in der Beziehung zwischen Krankenschwester/pfleger und Patient bei jeder einzelnen Aktion abspielt.

Aktionen, Reaktionen des Patienten	Antworten, Aktionen, Reaktionen und Empfindungen der Schwester/des Pflegers	Analyse u. Vermutungen der Schwester/des Pflegers
	Bei der Feststellung, daß Herr Schwarz nach Ende der Gesprächsgruppe nicht auf die Station zurückkommt, rufe ich einen der Gruppenleiter an und erfahre, daß er die Gruppe vorzeitig verlassen hat. Ich vermute, daß er entweder keinen Sinn in der Fortsetzung der Behandlung sieht oder daß der Suchtdruck zu groß geworden ist, er sich mit einer Flasche Weinbrand in seine Wohnung begibt. Erst nach dem Anruf der Polizei bin ich erschreckt, besorgt, überlege, was ich möglicherweise am Morgen oder am gestrigen Tag übersehen habe. Ich frage mich, was an meinem oder unserem Verhalten Herrn Schwarz daran gehindert hat, seine Suizidgedanken mitzuteilen. Seine früheren schweren Suizidversuche fallen mir wieder ein.	Schon der Rückzug von Herrn Schwarz, seine mürrische Stimmung hätte uns dazu bringen können, dahinter Suizidalität zu vermuten. Warum ist dies nicht geschehen, was hat uns daran gehindert? (Supervision)

Aktionen, Reaktionen des Patienten	Antworten, Aktionen, Reaktionen und Empfindungen der Schwester / des Pflegers	Analyse u. Vermutungen der Schwester / des Pflegers
Herr Schwarz wird auf einer Trage liegend vom Krankentransportdienst auf die Station gebracht. Er liegt mit erhöhtem Oberkörper, eine Nierenschale auf dem Bauch. Er sieht blaß aus, ist wach. Seine Hose ist verschmutzt, ebenso die Schuhe.	Ich bin erleichtert, ihn einigermaßen wohlbehalten wiederzusehen. »Herr Schwarz, ich bin froh, daß Sie rechtzeitig gefunden worden sind.« Ich möchte noch fragen, wie er sich jetzt fühlt, zögere aber und lasse es dann bleiben. Ich möchte zunächst *ihm* Spielraum geben. Außerdem bin ich viel zu aufgeregt, um jetzt noch mehr zu sagen.	Er ist abhängig und braucht Unterstützung.
Herr Schwarz sieht mich an, richtet sich auf, geht die paar Schritte ins Stationszimmer und setzt sich auf einen Stuhl. Er ist etwas wackelig auf den Beinen.	Die Tatsache, daß Herr Schwarz sich ins Stationszimmer begibt und dort hinsetzt, heißt für mich, daß er meine Nähe sucht, daß er vielleicht auch sprechen möchte, sonst hätte er sich wahrscheinlich eher in sein Bett gelegt. Ich setze mich ihm gegenüber und sehe ihn an.	Ich möchte ihm Gelegenheit zum Sprechen bieten, ihn aber auch nicht drängen.
Mit leicht verzogenen Mundwinkeln sagt Herr Schwarz: »Jetzt habe ich mal wieder eine riesengroße Dummheit gemacht. Sie sind mir wahrscheinlich böse.« Dabei sieht er auf den Boden.	Dem Gesichtsausdruck und der Äußerung von Herrn Schwarz entnehme ich, daß er seinen Suizidversuch eher bagatellisieren möchte, Probleme schon wieder beiseite schaffen will. Es scheint ihm unangenehm zu sein, daß wir uns Sorgen gemacht haben. »Mir kommt es so vor, als würden Sie Ihren Versuch, sich das Leben zu nehmen, jetzt schon wieder nicht mehr ernst nehmen. Dabei haben Sie doch riskiert, daß Sie nicht rechtzeitig gefunden werden.« Pause. »Was ging denn heute früh in Ihnen vor?«	Im Moment begibt sich Herr Schwarz in die Rolle des dummen Jungen, der etwas angestellt hat und der von der »Mutter« Strafe erwartet. Ich will erreichen, daß er sich seinen Problemen stellt und sie nicht überspielt.

Aktionen, Reaktionen des Patienten	Antworten, Aktionen, Reaktionen und Empfindungen der Schwester / des Pflegers	Analyse u. Vermutungen der Schwester / des Pflegers
Herr Schwarz wird ganz ernst, seine Mundwinkel zucken, er scheint den Tränen nahe zu sein. Er zündet sich mit fahrigen Bewegungen eine Zigarette an. Langsam, stokkend und mit großen Pausen berichtet er: »Als ich von der Gruppe weggegangen bin, ist alles wie im Film abgelaufen, ganz schnell. Ich hab' mir selber dabei zugesehen, wie ich in ein paar Apotheken gegangen bin und Tabletten gekauft habe... dann am Kiosk eine Flasche Cognac. Dann bin ich in den Wald gefahren.« Er spricht vollkommen monoton.	Bei dem Bericht habe ich den Eindruck, daß Herr Schwarz zu diesem Zeitpunkt keine Möglichkeit mehr hatte, frei zu entscheiden. Sein Gefühl, eingeschnürt zu sein, ist für mich jetzt deutlich spürbar. Ich habe Mühe, Worte zu finden. »Das klingt so, als ob das ganz automatisch abgelaufen wäre.«	Ich muß versuchen, seine Gefühle auszusprechen, ohne meinen Spielraum zu verlieren, ohne mich von seiner Einengung anstecken zu lassen. oder: Es besteht die Gefahr, daß ich mich von seiner Einengung anstecken lasse, dann verliere ich den Spielraum, zu handeln.
Herr Schwarz blickt auf, sieht mich an, scheint nachzudenken. »Ja, das stimmt.« Pause. »Seit dem Frühstück habe ich nichts anderes mehr denken können.« Er zündet sich eine weitere Zigarette an.	Ich versuche, mich zu erinnern, ob mir beim Frühstück etwas bei Herrn Schwarz aufgefallen ist. Mir fällt nichts ein. Er hat sich vom Wecken an bis zum Beginn der Gesprächsgruppe meiner Wahrnehmung nach so verhalten, wie in den letzten Tagen auch: wortkarg, etwas mürrisch. Der einzige Unterschied: auf meine Frage sagte er, daß er schlecht geschlafen habe. Nach dem Grund dafür gefragt zuckte er die Schultern. Die Möglichkeit, einen Hinweis für Suizidalität bei Herrn Schwarz übersehen zu haben, löst Schuldgefühle in mir aus. »Sie haben heute früh gesagt, daß Sie schlecht geschlafen haben. Ich weiß aber nicht, warum.«	Ich möchte zeitlich weiter zurück, als für Herrn Schwarz noch Bewegung möglich war. Vielleicht löst sich dann seine jetzige Erstarrung.
Herr Schwarz antwortet nicht, starrt vor sich hin, raucht, er wirkt angespannt.	Ich bin ratlos, überlege, ob er von den eingenommenen Tabletten und dem Alkohol müde ist, aber er wirkt nicht so. Es scheint ihm auch nicht übel zu sein. Zumindest stößt er nicht dauernd auf, wie es sonst Patienten tun, die Brechmittel bekommen haben. Immerhin bleibt er sitzen. »Möchten Sie etwas trinken?«	Die Verbindung droht abzureißen. Ich habe Herrn Schwarz mit meiner Frage überfordert, sie kam zum verkehrten Zeitpunkt. Sie sprach ihn als selbständige erwachsene Person an, die er im Moment nicht ist.

Aktionen, Reaktionen des Patienten	Antworten, Aktionen, Reaktionen und Empfindungen der Schwester / des Pflegers	Analyse u. Vermutungen der Schwester / des Pflegers
Herr Schwarz antwortet prompt: »Ja, ein heißer Tee wäre schön«, er sieht dabei auf und richtet sich im Stuhl auf.	Ich bin erleichtert, den Kontakt wiederhergestellt zu haben, stehe auf, um Tee, Tassen etc. zu holen, schenke ein und biete Zucker und Milch an. Das mit dem Tee hätte mir eigentlich früher einfallen sollen.	Ich übernehme die mütterliche, fürsorgliche Rolle. Dies scheint mir im Augenblick die einzige Möglichkeit zu sein, die Verbindung zu halten. Dies ist notwendig, um die aktuelle Gefährdung von Herrn Schwarz einschätzen zu können.
Herr Schwarz nimmt sich Zucker und rührt um. Er wirkt eine Spur lockerer.	Mir geht die Frage durch den Kopf, wie ich den Faden wieder aufnehme. Ich will bei der Schlaflosigkeit der letzten Nacht anknüpfen, aber so, daß Herrn Schwarz die Antwort leichter fällt. »Haben Sie die letzte Nacht überhaupt geschlafen?«	Ich vermute, daß Herr Schwarz auf geschlossene Fragen leichter antworten kann. Er ist in der abhängigen Rolle.
Herr Schwarz trinkt einen Schluck, zündet sich eine Zigarette an und antwortet: »Ich bin ab 1 Uhr wach gewesen.«	Ich habe das Gefühl, wieder auf dem richtigen Weg zu sein. Jetzt muß ich darauf achten, daß ich Herrn Schwarz und mir Zeit lasse, den Weg zum Fortgang des Gesprächs ebne, indem ich Fragen formuliere, die nur kleine Anforderungen stellen. Andere Geschehnisse auf der Station sind unwichtig geworden, ich konzentriere mich ausschließlich auf Herrn Schwarz. »Was haben Sie dann gemacht?«	Mit der allgemein gehaltenen Frage überlasse ich Herrn Schwarz die Entscheidung, ob er jetzt oder später über seine Gefühle sprechen möchte.
Herr Schwarz zögert, scheint nachzudenken. »Ich bin immer wieder aufgestanden, um eine zu rauchen. X-mal habe ich versucht, wieder einzuschlafen, aber es ging nicht, ich bin nicht mehr zur Ruhe gekommen.«	Ich will abwarten, ob Herr Schwarz von sich aus weitererzählt, sehe ihn aufmerksam an.	
Herr Schwarz sieht mich hilfesuchend an, trinkt Tee.	Ich stelle fest, daß er wieder Unterstützung braucht, um weitersprechen zu können. »Woran haben Sie denn heute nacht gedacht?«	Wenn ich konkret nach den Gedanken der letzten Nacht frage, fällt es Herrn Schwarz vermutlich leichter, sich in die Befindlichkeit von heute nacht zurückzuversetzen.

Aktionen, Reaktionen des Patienten	Antworten, Aktionen, Reaktionen und Empfindungen der Schwester/des Pflegers	Analyse u. Vermutungen der Schwester/ des Pflegers
Herr Schwarz seufzt tief. »Ach, wissen Sie, Sie kennen doch meine Lage, alles ist verfahren, ich hab' alles kaputtgemacht, da komm' ich nie wieder raus. Schulden, Alkohol, Schulden, Alkohol. Das Reden hat doch auch keinen Sinn.« Er spricht schnell, abgehackt, lauter als vorher.	Ich fühle mich unter Druck gesetzt. Die Äußerung von Sinnlosigkeit macht mir angst. Mir fällt nichts ein, wie ich weitermachen könnte. Der Gedanke schießt mir durch den Kopf, daß ich für seine Lebenssituation nicht verantwortlich bin. Wenn ich dies jedoch jetzt anspreche, reißt möglicherweise der Kontakt wieder ab. Um Zeit zu gewinnen, schenke ich Tee nach.	Herr Schwarz lädt mir seine ganze Last auf, gleichzeitig weist er mich zurück und stellt mein Tun in Frage. Trotzdem bleibe ich bei der fürsorglichen Rolle.
Herr Schwarz bedankt sich und nimmt Zucker. Er sieht auf den Tisch und sagt leise vor sich hin: »Ich weiß ja, daß ich mir das alles selbst eingebrockt habe.« Pause. »Ich weiß nicht, wie ich ohne Alkohol mit diesem Scherbenhaufen fertigwerden soll.« Pause. »Die Schulden werde ich mein ganzes Leben nicht mehr los.« Pause. »Ich weiß nicht mehr weiter.«	Meine Anspannung läßt nach, ich fühle mich wieder sicherer. Ich spüre seine Verzweiflung, die ich zum Thema machen möchte. Ich bemerke, daß Herrn Schwarz' Zigarettenschachtel leer ist und biete ihm eine von meinen an. »Herr Schwarz, das klingt alles ganz ausweglos.« Pause. »Waren Sie heute früh auch in dieser Stimmung?«	Herr Schwarz ist der Stimmung näher, in der er sich heute früh befunden haben muß. Ich will ihn dabei unterstützen, dies auszusprechen.
Herr Schwarz nimmt die angebotene Zigarette und zündet sie an. »Ja.« Pause. »Ich denke nur noch im Kreis.« Pause. »Es ist alles wie von selber gegangen.« Schweigt.	Ich hoffe, daß jetzt keine Störung durch Telefon oder was Ähnliches dazwischenkommt, die den momentan guten Kontakt wieder erschwert. Die Vermutung eines bereits fertigen Suizidplans, den Herr Schwarz sich nur ins Gedächtnis rufen mußte, reduziert meine Schuldgefühle etwas: ein fertiger Plan kann die Zeitspanne zwischen Erwägung und Suizidhandlung verkleinern und damit meine Chancen, Suizidalität zu erkennen. Um weiter bestehende aktuelle Gefährdung eher einschätzen zu können, will ich herausfinden, ob in ihm ein schon fertiger Plan für eine Suizidhandlung existiert (oder mehrere?). »Wenn alles wie von selbst gegangen ist, könnte ich mir vorstellen, daß Sie bereits einen Plan im Kopf hatten.« Pause. »War das so?«	Ich habe den Verdacht, daß Herr Schwarz den Plan, wie er sich das Leben nehmen kann, schon lange vor dem heutigen Tag fix und fertig im Kopf hatte.

Aktionen, Reaktionen des Patienten	Antworten, Aktionen, Reaktionen und Empfindungen der Schwester / des Pflegers	Analyse u. Vermutungen der Schwester / des Pflegers
Herr Schwarz zögert, sieht dann auf, sucht Blickkontakt und sagt: »Wissen Sie, ich hab' in den letzten Jahren oft daran gedacht, mich umzubringen.« Pause. »Dabei habe ich verschiedene Möglichkeiten durchgespielt.« Er wirkt dabei offener als bisher. »Als ich zu der Apotheke gegenüber gekommen bin, war's ganz klar, was ich mache. Der Rest ist dann automatisch gelaufen.«	Ich bin einerseits froh, daß Herr Schwarz zugewandter ist und etwas ausführlicher berichtet. Ich erfahre mehr und kann dadurch das Ausmaß der jetzigen Gefährdung sicherer beurteilen. Andererseits ängstigt mich die Vorstellung, daß er verschiedene Suizidpläne parat hat, deren Ablauf bei entsprechender Stimmung jederzeit durch einen Zufall (Vorbeikommen an einer Apotheke) in Gang gesetzt werden können. Vielleicht gelingt es mir, die entstandene Nähe zwischen Herrn Schwarz und mir zu nutzen, um mehr über seine aktuelle Gefühlssituation zu erfahren. »Denken Sie jetzt auch daran, sich das Leben zu nehmen?«	Die Aussage von Herrn Schwarz, daß er sich verschiedene Möglichkeiten für Suizidhandlungen ausgedacht hat und diese jetzt erwähnt, läßt mich vermuten, daß er weiterhin an Suizid denkt. Eventuell verfügt er über einen Plan, den er auch auf der Station durchführen kann.
Herr Schwarz drückt die Zigarette aus und sagt: »Natürlich, seit heute früh hat sich nichts geändert, nur daß ich jetzt müde bin. Das kommt von den Tabletten.« Er wirkt erschöpft und traurig.	Ich spüre die drängende Suizidalität von Herrn Schwarz. Obwohl ich wahrnehme, daß er erschöpft und traurig ist, schießt mir der Gedanke durch den Kopf, daß die von ihm erwähnte Müdigkeit ein Vorwand dafür sein könnte, sich ins Bett zu legen und damit der direkten Beobachtung zu entziehen. Seine Begründung für Müdigkeit könnte jedoch auch zutreffen. Das heißt, ich muß eine Lösung finden, die Herrn Schwarz Ausruhen ermöglicht, gleichzeitig Gesprächsangebote und Überwachung sicherstellt. »Also sind Sie jetzt auch nicht sicher, daß Sie es nicht gleich wieder versuchen.«	Ich muß davon ausgehen, daß Herr Schwarz weiterhin akut suizidal ist. Es besteht die Gefahr, daß er sich ohne entsprechenden Kontakt und engmaschige Überwachung auch auf der Station etwas antut.
Herr Schwarz nickt mit dem Kopf. Er sieht vor sich hin, schweigt, schließlich fragt er mich nach einer Zigarette.	Ich halte ihm die Schachtel hin. »Dann müssen wir die Verantwortung für Sie mitübernehmen, solange Sie vor sich selber nicht sicher sind. Ich werde möglichst gut auf Sie aufpassen, damit Sie sich nichts mehr antun. Wenn Sie wollen, können wir weiterreden.«	Ich hoffe, daß Herr Schwarz, wenn nicht jetzt sofort, so doch zu einem späteren Zeitpunkt auf das Gesprächsangebot zurückkommt.

Aktionen, Reaktionen des Patienten	Antworten, Aktionen, Reaktionen und Empfindungen der Schwester / des Pflegers	Analyse u. Vermutungen der Schwester / des Pflegers
Herr Schwarz rückt auf dem Stuhl nach vorne und trinkt seine Tasse leer. »Nein, ich möchte mich jetzt lieber hinlegen und versuchen zu schlafen.« Er zieht nochmal an der Zigarette und drückt sie dann aus.	Ich bedaure, daß Herr Schwarz das Gespräch nicht fortsetzen will. Jetzt steht mir die unangenehme Aufgabe bevor, ihn dazu zu bringen, mir gefährliche Gegenstände auszuhändigen. »Dann gehe ich mit Ihnen in Ihr Zimmer.«	Ich gehe davon aus, daß sich im Gepäck von Herrn Schwarz Gegenstände befinden, die derzeit für ihn zu gefährlich sind. Auf einen Teambeschluß kann ich in der akuten Lage nicht warten.
Wir stehen beide auf und gehen in sein Zimmer.		
Herr Schwarz geht schleppend und mit gesenktem Kopf.	Mir geht auf dem Weg dorthin durch den Kopf, daß ich darauf bestehen muß, daß Herr Schwarz mir Rasierklingen und scharfe Messer gibt. Die Mitpatienten im Zimmer muß ich darum bitten, daß sie solche Gegenstände einschließen. Im Zimmer angekommen sage ich: »Zu Ihrer Sicherheit möchte ich Sie bitten, mir Ihre Rasierklingen zu geben. Ich könnte mir vorstellen, daß sonst die Versuchung für Sie zu groß ist, sich etwas anzutun.«	Abnehmen von gefährlichen Gegenständen ist ein Eingriff in die persönliche Freiheit eines Patienten, den ich so selten wie möglich anwenden möchte. Deshalb nehme ich nur die Dinge an mich, die auch bei noch so engmaschiger Betreuung in wenigen Augenblicken zu schwerwiegenden Verletzungen führen können.
Herr Schwarz geht bei meinen Worten zum Waschbecken, greift mechanisch nach den Rasierklingen und gibt sie mir, ohne mich dabei anzusehen. Er wirkt angespannt.	Ich bin erleichtert, daß der erste Schritt geschafft ist, sehe weitere Rasierklingen auf der Ablage liegen und frage: »Gehören die auch Ihnen?«	Die automatenhaften Bewegungen von Herrn Schwarz bestärken meinen Verdacht, daß er in großer Gefahr schwebt. Ebenso mechanisch, ohne zweifelnde Gedanken zulassen zu können, stelle ich mir den Ablauf der Suizidhandlung am Morgen vor.
Herr Schwarz geht in Richtung seines Bettes und murmelt vor sich: »Nein, die gehören Herrn Müller.«	Ich nehme die Rasierklingen an mich, weil mir die Gefahr im Moment zu groß erscheint. Ich werde später Herrn Müller darum bitten, sie sicher zu verwahren. Bevor Herr Schwarz sich ins Bett legt, muß ich mit ihm den Inhalt seines Schrankes und seines Nachttisches durchsehen. »Was haben Sie noch in Ihrem Schrank oder Nachttisch, was jetzt zu gefährlich für Sie ist? Ich möchte mit Ihnen nachsehen.«	Herrn Schwarz Verantwortung abzunehmen und für seine Sicherheit zu sorgen heißt, ihm keine Wahl zu lassen, dies mit der Formulierung zu verdeutlichen und die Situation so selbstverständlich wie möglich zu gestalten.

Aktionen, Reaktionen des Patienten	Antworten, Aktionen, Reaktionen und Empfindungen der Schwester / des Pflegers	Analyse u. Vermutungen der Schwester / des Pflegers
Herr Schwarz kehrt um, holt seinen Schlüssel aus der Hosentasche und schließt den Schrank auf. Er greift in ein Fach, holt ein Klappmesser heraus und reicht es mir. »Sonst habe ich nichts mehr. Sie können aber auch selbst nachsehen.«	Zunächst schwanke ich, ob ich Herrn Schwarz glauben und vertrauen kann oder ob ich mich selbst überzeugen muß, daß er nichts mehr hat. Ich entscheide zu seiner und meiner Sicherheit, Schrank und Nachttisch selbst durchzusehen, da ich ihn erst seit einer guten Woche kenne. »Ja, das ist mir lieber.« Ich sehe alles durch und finde in einer Jackentasche eine angebrochene Packung Schlaftabletten. »Die nehme ich auch mit.« Pause. »Haben Sie noch einen Rest der Tabletten von heute früh in der Tasche?«	Die Zielsicherheit, mit der Herr Schwarz in den Schrank gegriffen hat, um das Messer herauszuholen, läßt mich vermuten, daß er daran gedacht hat, es für eine Suizidhandlung zu verwenden.
Herr Schwarz blickt auf, scheint zu überlegen, greift nacheinander in Hosen- und Blousontaschen und gibt mir schließlich drei Streifen Schlaftabletten. »Ich habe ganz vergessen, daß ich die auch noch habe.«	Ich erschrecke bei dem Gedanken, daß Herr Schwarz zwischen Erstversorgung in der Poliklinik und jetzt die Tabletten noch hätte nehmen können. Ich ärgere mich, daß in der Poliklinik wie schon häufiger keiner auf die Idee kam, Herrn Schwarz die Tabletten in der aktuellen Situation abzunehmen. Ich hoffe, daß ich bei meiner Suche alle gefährlichen Gegenstände gefunden habe. »Das hoffe ich, Herr Schwarz. Ich mache mir große Sorgen um Sie.«	Ich befürchte, daß Herr Schwarz heute früh oder später die Tabletten noch genommen hätte, wenn sie ihm in die Hände gefallen wären. Das bestärkt meinen Verdacht, daß er weiterhin sehr gefährdet ist.
Herr Schwarz geht zur Tür.	Ich frage: »Wohin gehen Sie?« Es ist mir unangenehm, ihn danach fragen zu müssen.	Es ist mit klar, daß ich jeden Schritt von Herrn Schwarz kontrolliere und ihm damit weitgehend seine Selbständigkeit nehme. Derzeit habe ich jedoch keine andere Wahl.
»Auf's Klo, wohin sonst!« knurrt er und reißt die Tür auf.	Ich verstehe seinen Ärger darüber, daß ich in seine Autonomie als Erwachsener erheblich eingreife. »Es tut mir leid, daß ich Sie so einschränke, aber wegen Ihrer Gefährdung geht das jetzt nicht anders. Ich begleite Sie zur Toilette und bleibe davor stehen.« Ich hoffe, daß es mir gelungen ist, die Härte des fachlichen Handelns so zu äußern, daß Herr Schwarz merkt, daß es um sein Leben geht und er die Kontrolle hinnimmt.	Mit meiner Wortwahl mache ich deutlich, daß es keinen Verhandlungsspielraum gibt. Herr Schwarz soll meine Eindeutigkeit als Rahmen spüren, in dem er sich sicher fühlen und damit eher entspannen kann.

Aktionen, Reaktionen des Patienten	Antworten, Aktionen, Reaktionen und Empfindungen der Schwester / des Pflegers	Analyse u. Vermutungen der Schwester / des Pflegers
Herr Schwarz geht voraus in Richtung Toilette.	Ich gehe hinterher und bleibe vor der Tür stehen. Dabei geht mir durch den Kopf, daß ich bald den Kreislauf von Herrn Schwarz kontrollieren und den Stationsarzt benachrichtigen muß, daß er wieder auf der Station zurück ist. Ich frage mich, was die Mitpatienten von der Situation mitbekommen haben, ob sie schon darüber sprechen. Als Herr Schwarz wieder herauskommt, sage ich: »Das Mittagessen ist gerade gekommen, wollen Sie eine Kleinigkeit essen?«	Ich versuche, mit dem alltäglichen Angebot von Mittagessen über eine für beide Seiten peinliche Situation hinwegzuhelfen. Gleichzeitig ist dies eine vorsichtige Einladung an Herrn Schwarz, trotz seiner hoffnungslosen Stimmung alltägliche Abläufe aufrechtzuerhalten.
»Nein, mir ist schlecht, ich möchte ins Bett.«	Ich kann seinen Wunsch, sich hinzulegen und seine Ablehnung, etwas zu essen, gut akzeptieren. »In Ordnung. Vielleicht ziehen Sie sich wenigstens die Hose aus, die ist dreckig geworden.« Pause. »Ich messe Ihnen jetzt gleich noch den Blutdruck und sage Herrn Dr. Breit Bescheid, daß Sie wieder da sind. Ich bin sofort wieder zurück. Soll ich Ihnen noch einen Tee mitbringen?«	Mir ist klar, daß er wahrscheinlich nicht zur Ruhe kommen wird, zum einen, weil er seine immer wieder um Suizid kreisenden Gedanken nicht abschalten kann, zum anderen, weil wir ihn bei dem Ausmaß seiner Gefährdung dauernd stören müssen. Bei der Frage, ob Herr Schwarz seine schmutzige Hose auszieht, überlasse ich ihm die Entscheidung. Er muß jetzt an so vielen Punkten Einschränkungen seiner Autonomie hinnehmen, daß ein beschmutztes Bett daneben ganz in den Hintergrund tritt.
Beim Ausziehen der Hose antwortet er: »Ja, gerne, ich habe immer noch Durst.« Er legt sich ins Bett. Er sieht blaß aus, wirkt aber etwas entspannter als vor einigen Minuten.	Ich bin froh, daß ich die unangenehme Aufgabe des Kontrollierens hinter mir habe und Herr Schwarz nicht ganz abweisend darauf reagiert hat. Ich nehme erleichtert wahr, daß er etwas entspannter wirkt. Ich bin mir sicher, daß ich ihn jetzt für kurze Zeit alleine lassen kann. »Ich bin in ein paar Minuten wieder da.«	Möglicherweise hat die Entspannung von Herrn Schwarz mit seiner Müdigkeit als Folge der Tabletteneinnahme zu tun, oder er reagiert damit auf das vorläufige Ende der Kontrolle. Auf der anderen Seite besteht die Gefahr, daß ich mein Bedürfnis, aus dieser anstrengenden Situation herauszukommen, Herrn Schwarz als sein Gefühl zuschreibe.

Aktionen, Reaktionen des Patienten	Antworten, Aktionen, Reaktionen und Empfindungen der Schwester / des Pflegers	Analyse u. Vermutungen der Schwester / des Pflegers
Auf mein Klopfen antwortet Herr Schwarz mit »ja«. Er hat die Augen geschlossen, als ich das Zimmer betrete, sieht auf, als er mich hört und streckt mir den Arm hin zum Blutdruckmessen. Er wirkt schlapp.	Ich messe den Blutdruck, sage ihm das Ergebnis und schenke ihm Tee ein. Ich habe den Eindruck, daß es Herrn Schwarz guttut, umsorgt zu werden. »Dr. Breit kommt gleich und sieht nach Ihnen. So lange bleibe ich noch hier.« Pause. »Danach während der Teambesprechung setzt sich Frau Bauer (Kollegin) vor die Tür. Sie läßt die Tür ein bißchen offen und sieht immer wieder nach Ihnen. Dann sind Sie nicht dauernd gestört und können vielleicht ein wenig dösen.«	Ich darf mich von der sichtbaren Schlappheit von Herrn Schwarz nicht täuschen lassen, es könnte auch »die Ruhe vor dem nächsten Sturm« sein (siehe S. 248). Das Ausmaß seiner Gefährdung darf ich nicht alleine beurteilen. Erst wenn sich die anderen Mitarbeiter eigene Eindrücke verschafft haben, können wir gemeinsam die Suizidalität abschätzen.
»Okay, vielen Dank.« Er trinkt Tee, dreht sich dann auf die Seite, um zu ruhen.	Ich setze mich auf einen Stuhl neben Herrn Schwarz' Bett. Ich überlege, welche wichtigen Informationen ich nachher schriftlich und mündlich weitergeben werde, welche Entscheidungen in der Teambesprechung zu treffen sind und was ich noch bis zum Ende meines Frühdienstes bezüglich Herrn Schwarz regeln muß. Dann kommt Dr. Breit und ich verlasse das Zimmer.	Ich habe den Eindruck, daß die für weiteres pflegerisches Handeln wichtigen Dinge zur Sprache gekommen sind: die Situation am Morgen, die sich nicht verändert hat. Im Augenblick hat Herr Schwarz signalisiert, daß er nicht weiterreden möchte, daß er den notwendigen Schutz jedoch akzeptiert.

■ Auswertung – Reflexion

Seit dem Eintreffen von Herrn Schwarz auf der Station sind inzwischen etwa 45 Minuten vergangen. Beim Aufzeichnen des Gespräches ist mir aufgefallen, daß, obwohl wenig gesprochen wurde, sich so vieles ereignet hat und mehrere Aufgaben gleichzeitig bewältigt worden sind:

- Trotz meines Schrecks und meiner Erinnerung an den früheren schweren Suizidversuch von Herrn Schwarz habe ich es geschafft, handlungsfähig zu bleiben.
- Es ist mir gelungen, einen Zugang zu Herrn Schwarz zu finden. Ich habe versucht, ihm ausreichend Zeit zu lassen und ihm zu vermitteln, daß er im Mittelpunkt steht.
- Ich habe mich an die weiterhin vorhandene Suizidalität von Herrn Schwarz herangetastet und ihm gezeigt, daß ich seine Gefährdung ernst nehme, indem ich seinen Versuch zu bagatellisieren nicht zugelassen habe.
- Ich glaube, daß die notwendigen Eingriffe in seine Privatsphäre und die damit

verbundene Kontrolle in akzeptabler Form abgelaufen sind und die Beziehung nicht nachhaltig beinträchtigen werden.

- Für den Augenblick hat Herr Breit die Verantwortung für Herrn Schwarz übernommen. Ich kann jetzt die weitere Überwachung organisieren (Sitzwache).

- Ich möchte später nochmal in meinem Gedächtnis kramen gehen, ob mir irgendein Hinweis auf Suizidalität bei dem Verhalten von Herrn Schwarz heute früh einfällt. Ich werde auch die Kollegen danach fragen.

- Ich bin mir nicht sicher, ob ich in meiner Panik nicht überreagiert habe, als ich Herrn Schwarz alle gefährlichen Gegenstände weggenommen und eine Sitzwache organisiert habe. Vielleicht werden diese Entscheidungen in der Teambesprechung revidiert. Aber im Moment mußte ich alleine entscheiden, konnte niemand fragen, da erschien mir Sicherheit am wichtigsten.

- Da ich heute früh nichts Auffälliges bei Herrn Schwarz bemerkt habe, was auf Suizidalität hindeutete, bin ich auch jetzt nicht sicher, ob ich die Lage richtig beurteile.

- Bei meiner vollständigen Konzentration auf Herrn Schwarz ist mir total entgangen, was die Mitpatienten mitbekommen haben und ob sie bereits darüber reden, was passiert ist. Ich werde gleich im Team klären, wie und wann wir mit den Patienten darüber reden.

- Wenn Herr Dr. Breit Herrn Schwarz untersucht hat, muß ich ihn fragen, welche Komplikationen sich aus der Vergiftung ergeben könnten und in welchem Umfang Herr Schwarz körperlich überwacht werden muß.

E Eine schwierige Patientin –
   nach Johnson

▋ Der Lebensweg

▊ Kindheit und Jugend

Frau Kempf, 29 Jahre alt, lebt alleine in einer Zweizimmerwohnung. Sie hat keinen Beruf gelernt und ist seit sechs Jahren arbeitslos. Sie hat mehrere Geschwister, jedoch keinen Kontakt zu ihnen. Die Eltern leben nicht mehr.

Die Eltern trennen sich, als sie drei Jahre alt ist. Sie lebt zunächst in einer Pflegefamilie, dann in mehreren Heimen, weil die Mutter nicht in der Lage ist, für die Kinder zu sorgen. Mit elf Jahren büchst sie zum ersten Mal vom Heim aus, in der Folgezeit immer häufiger. Die Zeit vom 14. bis zum 16. Lebensjahr verbringt sie in einem geschlossenen Heim. Dort beginnt sie eine Gärtnerlehre, kommt in eine Außenwohngruppe, die sie mit 16 Jahren verläßt, gleichzeitig bricht sie die Ausbildung ab.

Zunächst kommt sie bei einem Freund unter und nimmt Gelegenheitsarbeiten an. Ihre Unzuverlässigkeit und ihr Drang, alle zwischenmenschlichen Bindungen zu zerstören, bevor es andere tun, führen dazu, daß sie immer wieder schnell die Arbeit verliert und Beziehungen zerbrechen. In den nächsten zwei Jahren jobbt sie in Kneipen und lernt dort immer wieder Menschen kennen, bei denen sie kurzfristig unterschlüpfen kann. Mit 19 Jahren trifft sie einen wesentlich älteren Mann, der sich ihrer annimmt, und zieht bei ihm ein. Das geht solange gut, wie der Mann sich nach ihren Wünschen richtet, die jedoch immer grenzenloser und letztlich unerfüllbar werden. Der Mann besteht schließlich darauf, daß sie seine Wohnung verläßt.

▊ Beginn der psychiatrischen Karriere

Sie geht zum Wohnungsamt und erfährt, daß sie nicht sofort eine Wohnung bekommen kann, sondern vorläufig mit einer Notunterkunft vorlieb nehmen muß. Dies bringt Frau Kempf so in Rage, daß sie fürchterlich zetert und schließlich dem Sachbearbeiter damit droht, sich umzubringen. Dann rennt sie weg.

Dieser informiert den Sozialpsychiatrischen Dienst, der jedoch keine Anhaltspunkte finden kann, wo er Frau Kempf suchen sollte. Am Abend desselben Tages findet die Polizei sie mit tiefen Schnittwunden an den Armen und stark angetrunken in einem Park und bringt sie in die chirurgische Ambulanz. Von dort aus wird sie in die psychiatrische Klinik gebracht. Sie ist erleichtert, daß sie ein Dach über dem Kopf hat und Hilfe bei ihren sozialen Anliegen bekommt. Durch intensives Bemühen der Mitarbeiter hat sie bei der Entlassung ihre jetzige Wohnung und Arbeit bei einem Gärtner gefunden. Frau Kempf schafft es bei diesem Klinikaufenthalt, einige Mitarbeiter so für sich einzunehmen, daß sie viel für sie tun und nicht bemerken, wieviel Druck sie häufig ausübt.

ll   Zusammenfassung der weiteren Entwicklung

Während der folgenden vier Jahre kommt Frau Kempf 15 Mal zur Aufnahme, jeweils in ähnlichem Zustand: alkoholisiert und mit Schnittwunden. Sie wird immer wieder in ihre Wohnung entlassen und findet auch immer wieder Jobs. Seit sie keine Arbeit mehr findet, sich schließlich auch nicht mehr darum bemüht, werden die Klinikaufenthalte immer häufiger, manchmal ist sie nur wenige Tage zu Hause.

In Fallkonferenzen wird wieder und wieder verabredet, sie möglichst selten aufzunehmen. Sie bringt es jedoch immer fertig, die diensthabenden Mitarbeiter so unter Druck zu setzen, daß sie sie aufnehmen. Die wiederkehrende Szene: Sie trinkt große Mengen Alkohol, gerät in einen Spannungszustand mit unerträglicher Angst, verliert jegliche Kontrolle über sich und bedroht entweder andere und / oder beschädigt sich selber, indem sie sich z. T. tiefe Schnittwunden zufügt.

Auch auf der Station setzt sich dieses Verhalten fort, vor allem wenn Mitarbeiter nicht so »funktionieren«, wie sie es will. Trotzdem engagieren sich immer wieder Mitarbeiter für sie, es gelingt ihr, Sympathien einiger Mitarbeiter zu gewinnen. Diese sind dann besonders verletzt, wenn sie enttäuscht werden, weil Frau Kempf mit abstoßendem Verhalten alles kaputtmacht. Sie beschimpft einzelne Mitarbeiter weit unter der Gürtellinie und verlangt im nächsten Satz eine Dienstleistung, die sofort erbracht werden soll, anderenfalls werde sie etwas zerschlagen oder sich wieder schneiden, sie habe noch Rasierklingen versteckt. Zielsicher sucht sie sich dabei neue Mitarbeiter mit wenig Erfahrung aus. Andererseits veranlaßt sie gerade neue Mitarbeiter, sich für sie einzusetzen und etwas für sie zu tun. Bemühen sich Mitarbeiter um sie, machen sie schnell die Erfahrung, daß Frau Kempf sich an keine Verabredung hält, die angebotenen Aktivitäten ablehnt und sich allen Stationsregeln widersetzt, und wenden sich ab.

ll   Eine typische Aufnahmesituation

Frau Kempf wird vom Krankentransportdienst der Klinik in Begleitung des diensthabenden Psychiaters gegen Abend auf die Station gebracht. Ihre Schnittwunden wurden in der Poliklinik genäht. Auf dem Weg zur Station hat sie den Verband schon wieder abgerissen. Sie ist so betrunken, daß sie sich kaum auf den Beinen halten und nur schwer verständlich sprechen kann. An ihrer Körperhaltung ist zu erkennen, daß sie wieder hochgespannt ist. Die Mitarbeiter wissen, daß sie in ihrer Verfassung jederzeit ein Glas oder eine Flasche zertrümmern kann, um sich mit den Scherben erneut zu schneiden, und drängen sie, sich fixieren zu lassen. Nach einigem Hin und Her stimmt Frau Kempf der Fixierung zu.

Es wurde in der Vergangenheit schon unzählige Male versucht, die Fixierung durch Einzelbetreuung zu ersetzen. Das Ergebnis war jedoch unbefriedigend: Zum einen war der betreuende Mitarbeiter nach kurzer Zeit völlig ausgelaugt, weil sich die Spannung von Frau Kempf auf den Mitarbeiter übertragen hatte. Zum anderen hat es Frau Kempf oft genug geschafft, trotz Einzelbetreuung etwas »anzustellen«.

Als sie fixiert ist, äußert sie einen Wunsch nach dem anderen an die Mitarbeiter: Rauchen, essen, trinken, ein zusätzliches Kissen, Schlaftabletten etc. Sie bekommt Hilfe beim Rauchen, jedoch nichts zu essen oder zu trinken, weil bekannt ist, daß sie sonst auf jeden Fall erbrechen würde. Sie quittiert die Ablehnung mit wüsten Kraftausdrücken und Drohungen, den Mitarbeitern bei der nächsten Gelegenheit eine zu verpassen. Dann besteht sie darauf, daß der Dienstarzt kommt, weil sie wieder losgemacht werden will. Als dieser es ablehnt, fängt sie an, im Schwall zu erbrechen. Während die Mitarbeiter das Bett und die Umgebung wieder säubern, macht sie sich an ihrer frischen Naht zu schaffen und zerrt einen Faden heraus. Kaum ist das Bett bezogen, näßt sie ein, obwohl sie einige Minuten zuvor gefragt worden war, ob sie die Bettpfanne braucht. Die Prozedur beginnt von vorne. Danach wird sie enger fixiert, damit sie nicht mehr an ihre Verletzungen kommt, der Arm wird erneut verbunden.

Dieser Hickhack setzt sich noch einige Stunden fort, bis Frau Kempf völlig erschöpft einschläft. Häufig testet sie noch den Nachtdienst, ob sie von diesem nicht mehr Wünsche erfüllt bekommt. Wenn sie dann einige Stunden geschlafen hat, ist sie entspannt und wird losgemacht. Sie duscht und steckt ihre Kleider in die Waschmaschine. Bei der nächsten Gelegenheit entschuldigt sie sich bei den Mitarbeitern vom Vortag und fragt, ob sie diesen etwas helfen kann.

▌ Was macht einen Patienten für Mitarbeiter schwierig?

■ Die Mitarbeiter fühlen sich dem Patienten ausgeliefert. Sie verlieren durch ihn ihren Entscheidungs- und Handlungsspielraum. Er zwingt sie, Dinge zu tun, die sie nicht wollen oder nicht für richtig halten.

■ Die Mitarbeiter fühlen sich hilflos, weil der Patient ihnen vor Augen hält, daß keine der eingeschlagenen Behandlungsrichtungen etwas nützt. Sie fühlen sich dadurch in ihrer fachlichen Kompetenz und in ihrer Helferrolle in Frage gestellt.

■ Die Mitarbeiter fühlen sich angesichts der bunten Palette von destruktiven

Verhaltensweisen ohnmächtig. Egal wie sie sich drehen und wenden, der Patient ist ihnen immer eine Nasenlänge voraus. Sie haben Angst davor, nicht immer die Kontrolle über die eigenen Gefühle behalten zu können.

- Viele Mitarbeiter bekommen Angst, im richtigen Moment nicht richtig zu reagieren und das Richtige zu tun, und dies von Vorgesetzten vorgeworfen zu bekommen oder verantwortlich gemacht zu werden.
- Die Mitarbeiter befürchten, selbst einmal Zielscheibe von Angriffen des Patienten zu sein, wenn sie die im Team vereinbarten Grenzen und Vorgehensweisen einhalten. Gleichzeitig haben sie Angst davor, von Teammitgliedern vorgehalten zu bekommen, wenn sie Teambeschlüsse angesichts von Drohungen des Patienten nicht durchhalten. Manchmal schaffen es Teammitglieder schlecht, ihr »Versagen« offenzulegen und bereiten damit die Spaltung des Teams vor, ohne dies zu wollen.
- Die Mitarbeiter lassen sich von der liebenswerten, charmanten Seite des Patienten verführen, zu viel Nähe zuzulassen. Zum »Dank« dafür werden sie wiederholt gekränkt, weil es dem Patienten gelingt, die wunden Punkte jedes einzelnen herauszufinden und ihn entsprechend zu piesacken.
- Die Mitarbeiter ekeln sich vor dem Patienten, der nach Alkohol und Urin stinkt, erbricht, ins Bett macht und spuckt. Viele trauen sich nicht, über den Ekel zu sprechen, auch wenn die Atmosphäre im Team dies erlauben würde. Auch wenn sie sich noch so sehr ekeln, müssen sie den Patienten doch versorgen. Sie bekommen diese Gerüche oft auch nach Dienstschluß nicht aus der Nase.
- Die Mitarbeiter wissen, daß es dem Patienten gelingen wird, Keile in die Zusammenarbeit zu treiben, gleichgültig, wieviel Mühe sie sich geben, daß dies nicht passiert. Irgendwann kommt der Punkt, an dem ein Mitarbeiter als Blitzableiter herhalten muß für den Zorn, den der Patient ausgelöst hat. Es kommt nicht selten vor, daß ein schwieriger Patient ein ganzes Team spaltet, und die Mitarbeiter sich Hilfe suchen müssen, um Ursache und Wirkung herauszufinden.

Zurück zu Frau Kempf: Während der letzten sechs Jahre waren alle Stationen der Klinik mit Frau Kempf befaßt. Es gab kein Gremium, in dem nicht nach Möglichkeiten gesucht wurde, ihre Lebenssituation zu verbessern oder zumindest die Klinik zu entlasten, ohne Ergebnis. Gleichzeitig ist allen bewußt, daß sie sich der Verantwortung nicht entziehen können und sie sich Frau Kempf immer wieder neu stellen müssen.

Wir wollen den Gesundheitszustand und die Ressourcen von Frau Kempf aus pflegerischer Sicht anhand der Pflegetheorie von Dorothy JOHNSON genauer beleuchten, damit wir uns möglicherweise mit Hilfe der Subsysteme darüber klar werden, welche Zielvorstellungen und Handlungsansätze denkbar sind (siehe Ann MARRINER-TOMEY, S. 456).

▮   Die Subsysteme bei Frau Kempf

Nach JOHNSON haben »alle Subsysteme des Verhaltenssystems die gleiche Struktur. Ihre Elemente sind: Antrieb, Verhaltensmuster, Wahlmöglichkeiten und Verhalten.

Jedes Verhalten hat einen Antrieb, der als Motivation zur Erreichung des Verhaltenszieles dient. Der Antrieb eines Subsystems ist grundsätzlich für alle Menschen gleich, er variiert allerdings sehr stark in Ausprägung, Anlaß und Bewertung des Verhaltens.

Das Verhaltensmuster eines Menschen ergibt sich aus seiner Prädisposition oder Prägung, zur Erreichung eines Ziels in bestimmter Weise zu reagieren. Diese Prädisposition wird durch Erfahrung, Lernen und Entwicklung des Individuums beeinflußt.

Die Wahlmöglichkeiten einer Person umfassen das ganze Repertoire von möglichen Verhaltensweisen, um ein Ziel zu erreichen. Von vielen Möglichkeiten werden meist einige wenige bevorzugt, es kann jedoch auf andere zurückgegriffen werden, wenn jene nicht wirksam sind. In der Entwicklung des Individuums werden im Laufe des Lebens beständig neue Wahlmöglichkeiten in Form von Fertigkeiten erworben, wobei in der Jugend viele, im Alter tendenziell weniger neue Möglickeiten hinzukommen.

... Bei der Beurteilung des Verhaltens lautet die Hauptfrage, ob es wirksam ist, um ein gegebenes Ziel zu erreichen, oder ob neue Fertigkeiten und Wahlmöglichkeiten erlernt werden müssen. Genauso müssen die Ziele auf ihre Angemessenheit überprüft werden.« (Petra BOTSCHAFTER, Martin MOERS, 1991, S. 892)

▬   Das Bindungs-Zugehörigkeits-Subsystem

Aufgrund ihrer Biographie hat Frau Kempf einen unstillbaren Hunger nach Nähe und Bindung, sie hat die Tendenz, andere Menschen vollständig für sich zu vereinnahmen. So läßt sie es nicht zu, daß eine Schwester, die sich gerade mit ihr beschäftigt, sich auch nur für einen Moment einem anderen Patienten zuwendet. Tut sie es dennoch, erzwingt Frau Kempf durch ihre Aktionen wieder die Aufmerksamkeit. Wenn es ihr besser geht, schmeichelt sie anderen, macht Komplimente, kocht für andere oder fragt, ob sie etwas helfen kann.

Auch in ihrer häuslichen Umgebung setzt sie mit Drohungen, sich etwas anzutun, oder Demonstrationen ihrer Hilflosigkeit Nachbarn und Bekannte so unter Druck, daß ihren Forderungen nachgegeben wird. Ein vorsichtiges »Nein« oder »Ja, aber.« ihrer Mitmenschen erlebt sie als vollständige Zurückweisung. Gleichzeitig hat sie eine tiefverwurzelte Angst, von anderen Menschen im Stich gelassen zu werden, und zerstört deshalb alle Bindungen, bevor dies die anderen tun. Wenn sich ein Mensch in ihrer Umgebung zutraut, sich längere Zeit mit ihr zu befassen und sich um sie zu kümmern, setzt sie alsbald alle Mittel ein, um diesen Menschen zu vertreiben. Ihre Mittel reichen von absoluter Überforderung mit nächtlichen Anrufen bis hin zu Kränkungen und Drohungen, oder sie verschwindet einige Wochen und läßt sich in einer weit entfernten Klinik aufnehmen.

Daraus ergibt sich, daß das nach JOHNSON wichtigste Subsystem, das Überleben, Sicherheit und soziale Zugehörigkeit bieten soll, bei Frau Kempf seinen Dienst versagt und sie nicht darüber verfügen kann.

Das Abhängigkeitssubsystem

Frau Kempf wendet sich ständig hilfesuchend an andere, Klinikmitarbeiter, Nachbarn, flüchtige Bekannte, Kioskbesitzer etc. Ihre erwachsenen Gegenleistungen sind minimal und nur Menschen gegenüber möglich, denen es noch schlechter geht als ihr, z. B. Obdachlose, die sie dann im Park mit Essen aus der Klinik versorgt. Sie stellen keine Forderungen an sie oder nur solche, denen sie sich problemlos entziehen kann.

Wenn sie auf sich gestellt ist, fängt sie an, so viel Alkohol zu trinken, wie sie bekommen kann, und stellt damit wieder eine Situation her, in der sie nicht mehr für sich geradestehen kann, und andere für sie aktiv werden müssen. Nach JOHNSON ist ein gewisses Maß an gegenseitiger Abhängigkeit für das Überleben von sozialen Gruppen wesentlich. Da Frau Kempf nicht in der Lage ist, das Abhängigkeitssubsystem so zu gestalten, daß ein Gleichgewicht zwischen ihren Ansprüchen und ihren Leistungen entsteht, stößt sie in ihrer Umgebung auf Ablehnung Aufmerksamkeit und Hilfe erhält sie nur unter Druck, Anerkennung bleibt ihr versagt. Also fällt auch dieses Subsystem bei Frau Kempf weitgehend aus. So bekommt sie zwar ausreichend Zigaretten von Mitpatienten, manchmal auch ein freundliches Wort, aber dies sieht von außen betrachtet so aus, als wollten sich die Mitpatienten von einer näheren Beziehung freikaufen. Es ist allen lieber, wenn sie an der Morgenrunde nicht teilnimmt.

Die biologischen Subsysteme

Bei der Nahrungs- und Flüssigkeitsaufnahme zeigt Frau Kempf extreme Verhaltensweisen. Bei jeder sich bietenden Gelegenheit trinkt sie maßlos viel Alkohol, aber auch Kaffee und Mineralwasser. Es gibt Zeiten, in denen sie mehrere Portionen Essen auf einmal verzehrt, ohne daß sie es zu genießen scheint, und nimmt in wenigen Wochen sechs bis acht Kilo zu. In anderen Phasen hungert sie genauso extrem, vor allem wenn sie kein Geld hat. Das hat zur Folge, daß sie häufig Kleider trägt, die ihr nicht passen. Sie ernährt sich einseitig von Nudeln und Fleisch, Alkohol und Kaffee.

In der Klinik nimmt sie in der Regel an den gemeinsamen Mahlzeiten nicht teil, sondern ißt zu anderen Zeiten. Wenn die Mitarbeiter sie mit Nachdruck auffordern, doch daran teilzunehmen, benimmt sie sich miserabel, obwohl sie es anders kann, so daß alle froh sind, wenn sie den Tisch verläßt. Sie kocht gerne, aber sehr fett und außerordentlich viel, so daß häufig Lebensmittel verderben, die sie manchmal alkoholisiert trotzdem ißt, mit den entsprechenden Folgen. Gelegentlich lädt sie sich flüchtige Bekannte von der Straße zum Essen ein, die dann als »Untermieter« einige Wochen bei ihr verbringen.

Die Ausscheidung ist durch ihr Ernährungsverhalten bestimmt. Sie erbricht häufig, hat Durchfall, näßt ein, wenn sie alkoholisiert ist. Ihr gesamter Verdauungstrakt ist geschädigt, z. B. hat sie eine chronische Gastritis.

Frau Kempf kann ihre biologischen Subsysteme meistens nur unzureichend steuern. Aus den sozialen und psychologischen Aspekten des Subsystems Nahrungsaufnahme wie Appetit und Gesellschaft beim Essen kann sie meist keine Befriedigung ziehen. Bei der Ausscheidung verletzt sie Tabus und ruft damit Ekel in ihrer Umgebung hervor.

▬ Das sexuelle Subsystem

Frau Kempf flirtet gerne und viel und läßt dabei ihren ganzen Charme spielen. Das Flirten erstreckt sich wahllos auf alle Männer, die sich in ihrer Nähe befinden, flüchtige Bekannte ebenso wie Mitarbeiter der Klinik. Als ein Mitpatient darauf einging und dann mehr von ihr wollte, schreckte sie jedoch zurück und beleidigte ihn grob. Trotzdem nimmt sie ihn weiterhin finanziell aus.

Sie ist nicht in der Lage, eine längerdauernde Beziehung einzugehen. Trotz ihrer Bedürftigkeit scheint sie vor beständiger Nähe so große Angst zu haben, daß sie sie verhindert, sobald Erwartungen an sie gestellt werden. Sie kann aus dem sexuellen Subsystem nur Befriedigung und Belohnung in Form von finanziellen Zuwendungen ziehen.

▬ Das aggressive Subsystem

Frau Kempf hält sich selbst nicht für wert, sorgsam mit sich umzugehen. Im Gegenteil, sie fügt sich ständig erheblichen gesundheitlichen Schaden zu: Sie isoliert sich, trinkt, verliert das Gefühl für sich selbst und verletzt sich, um wenigstens noch Schmerzen zu spüren. Die Art, wie sie ißt, sieht manchmal so aus, als wolle sie sich ›totfressen‹. In vielen Situationen entsteht der Eindruck, daß sie ausprobieren will, was sie alles aushält, was sie manchmal mit Stolz erfüllt.

Frau Kempf setzt ihre Forderungen an andere mit allen Mitteln durch. Häufig reicht die Ablehnung des Wunsches nach einer Kleinigkeit aus, daß sie völlig die Kontrolle verliert, andere wüst beschimpft oder tätlich wird. Sie erreicht damit aber auch, daß z. B. Mitarbeiter vom Sozialamt so unter Druck geraten, daß sie immer wieder ihre Schulden bezahlen. Mit ihrem aggressiven Verhalten hält sie ihre Umgebung in Schach, so daß es bisher zu keinem Versuch kam, ihr die Wohnung streitig zu machen. Frau Kempf verletzt immer wieder andere Menschen mit Worten und Taten und respekiert deren Grenzen nicht.

≡ Das Leistungssubsystem

Frau Kempf manipuliert ihre Umwelt so geschickt, daß sie viele Wünsche erfüllt bekommt, und daß trotz ihres belastenden Verhaltens viele Menschen sie nicht endgültig fallenlassen. Sie vergißt nie, bei wem sie wieviele Schulden und wen sie in dieser Woche noch nicht angeschnorrt hat. Ihre physischen und sozialen Fähigkeiten sind schwer beeinträchtigt: die physischen haben durch ihre Lebensführung Schaden genommen, die sozialen wurden nie entwickelt. Ihre Kreativität setzt sie ausschließlich zum Zweck der Manipulation anderer ein. Das Ausleben ihrer produktiven Fähigkeiten scheitert an ihrer Bindungsunfähigkeit. Sie setzt sie nur zur Pflege ihrer Wohnung ein. Das Leistungssubsystem von Frau Kempf trägt nicht zu ihrem Selbstwertgefühl und zu ihrer Zufriedenheit bei.

≡ Zusammenfassung

Betrachtet man die Subsysteme von Frau Kempf unter den oben genannten strukturellen Aspekten und setzt sie in Beziehung zu ihrer Lebensgeschichte, wird folgendes deutlich:

■ Das Verhalten von Frau Kempf wird dadurch bestimmt, daß sie viele sich widersprechende Ziele hat, jedoch keines davon über längere Zeit Gültigkeit für sie behält. Ihr Leben ist von ständigem Wechsel geprägt, allen längerfristigen Verpflichtungen ist sie bisher ausgewichen. Die meisten Ziele sind ihren Fähigkeiten nicht angemessen und sind deshalb außerhalb jeglicher Reichweite. So vertrat sie mit Nachdruck ihre Meinung, bald wieder acht Stunden pro Tag arbeiten zu können, nahm jedoch nicht zur Kenntnis, daß sie bereits nach einer Stunde ihren Versuch abbrach, an der Arbeitstherapie teilzunehmen. Sie ignoriert auch das Argument, daß sie keine Termine einhält. Sie ist bisher nicht bereit, kleinere Schritte in Angriff zunehmen, neue Fertigkeiten und Wahlmöglichkeiten zu erlernen, also ist ihr Verhalten nicht geeignet, eines ihrer selbstgesetzten Ziele zu erreichen.

■ Die Bandbreite der Verhaltensmuster von Frau Kempf hat sich in den letzten Jahren reduziert, vor allem, seit sie nicht mehr arbeitet. Vermutlich hat sie, wenn wir ihre Lebensgeschichte betrachten, auch nur wenige gelernt. Im Umgang mit ihr kommen hauptsächlich aggressives, autoaggressives, devotes und manchmal auch charmantes Verhalten zum Tragen, erwachsenes, konfliktlösendes und zielorientiertes Verhalten fehlen vollständig. Einige immer destruktiver werdende Verhaltensmuster wurden sicher in der Klinik unabsichtlich verstärkt. Zum einem »lernte« sie von Mitpatienten, daß aggressive Aktionen selten Sanktionen nach sich ziehen, zum anderen waren die Mitarbeiter nicht immer in der Lage, ihr gegenüber eine Linie durchzuhalten.

■ Daraus ergibt sich logischerweise, daß Frau Kempf wenig Wahlmöglichkeit zwischen ihren Verhaltensweisen hat. Es ist anzunehmen, daß sie in ihrer Kindheit und Jugend nur dann Aufmerksamkeit von anderen erreichte, wenn sie Zorn und Wut auslöste. Wahrscheinlich fehlt ihr die Erfahrung von positiven Rückmeldungen. Sie wählt jetzt Menschen, mit denen sie zu tun hat, so aus, daß es zu keinen nennenswerten Anforderungen an sie kommt, und sie jederzeit die Kontakte zerstören kann. Auch hier erfährt sie nie Bestärkung. Es bleibt Frau Kempf nur noch die »unfreiwillige« Wahlmöglichkeit der Klinikmitarbeiter, die sich ihr nicht entziehen können. Hier hat sie durch ihr Verhalten dafür gesorgt, daß sich nur wenige ihr freiwillig zuwenden. Fast jeder Mitarbeiter hat die Erfahrung gemacht, daß geringe Frustrationen dazu führen, daß sie ihn so kränkt, daß er sich entnervt abwendet. Dann zwingt sie ihn zu Handlungen, die ihm zuwider sind; ihr gewohntes Verhalten hat wieder zum »Erfolg« geführt. In diesem Teufelskreis kann sie keine neuen Fertigkeiten erlernen, ihre Wahlmöglichkeiten bleiben so beschränkt wie sie sind.

■ Ihre Motivation, etwas an ihrer Lebenssituation zu ändern, ist äußerst gering, weil sie sich selbst so geringschätzt. Folglich ist ihr Antrieb, ein Ziel zu verfolgen, durch die geringste Frustration zu erschüttern. Frau Kempf muß ihr Ziel sofort erreichen, oder sie verliert es aus den Augen. Sie konnte bei ihrer Art der Sozialisation offensichtlich nicht lernen, daß ein Wunsch auch dann in Erfüllung gehen kann, wenn man ihn verschiebt. Ihre Reife ist somit die eines Kleinkindes. Im Umgang mit Frau Kempf entsteht der Eindruck, daß sie fast ihre gesamte Energie für zerstörerische Zwecke verwendet. Eine der wenigen Ausnahmen davon bildet ihre Wohnung, die sie zwar manchmal verwahrlosen läßt, aber immer wieder, z. T. mit Hilfe anderer, in Ordnung bringt.

■ Weitere Definitionen nach Johnson

Professionelle Krankenpflege arbeitet nach JOHNSON auf die Zielvorstellung von *Gleichgewicht* und Stabilität des Verhaltenssystems auf dem für das Individuum höchstmöglichen Stand hin. »Dieses Gleichgewicht ist nicht davon abhängig, daß ein erkrankter Mensch wieder gesund wird. Für den Erfolg der Pflege ist ausschlaggebend, daß der Mensch sein Verhalten mit Hilfe der Pflege so regulieren kann, daß ihm wirksame Verhaltensweisen zur Bewältigung seines Alltags zur Verfügung stehen.« (Petra BOTSCHAFTER, Martin MOERS, a. a. O.)

»Das Konzept der *Spannung* ist als ein Zustand definiert, in dem man angespannt oder niedergeschlagen ist, und er kann als Endprodukt einer Störung im Gleichgewicht angesehen werden. Spannung kann bei einer adaptiven Veränderung konstruktiv sein und bei ineffizientem Gebrauch der Energie destruktiv... Spannung ist der Hinweis auf eine Störung im Gleichgewicht.« (in Ann MARRINER-TOMEY, S. 461)

»Interne oder externe Stimuli, die Spannung erzeugen und zu einem Grad an Instabilität führen, werden *Stressoren* genannt. Stimuli können positiv durch ihr Vorhandensein wirken; oder negativ, weil etwas, was erwünscht oder erforderlich ist, nicht vorhanden ist. Stimuli können entweder ihrem Ursprung nach endogen oder exogen sein und können eines oder mehrere unserer verbundenen

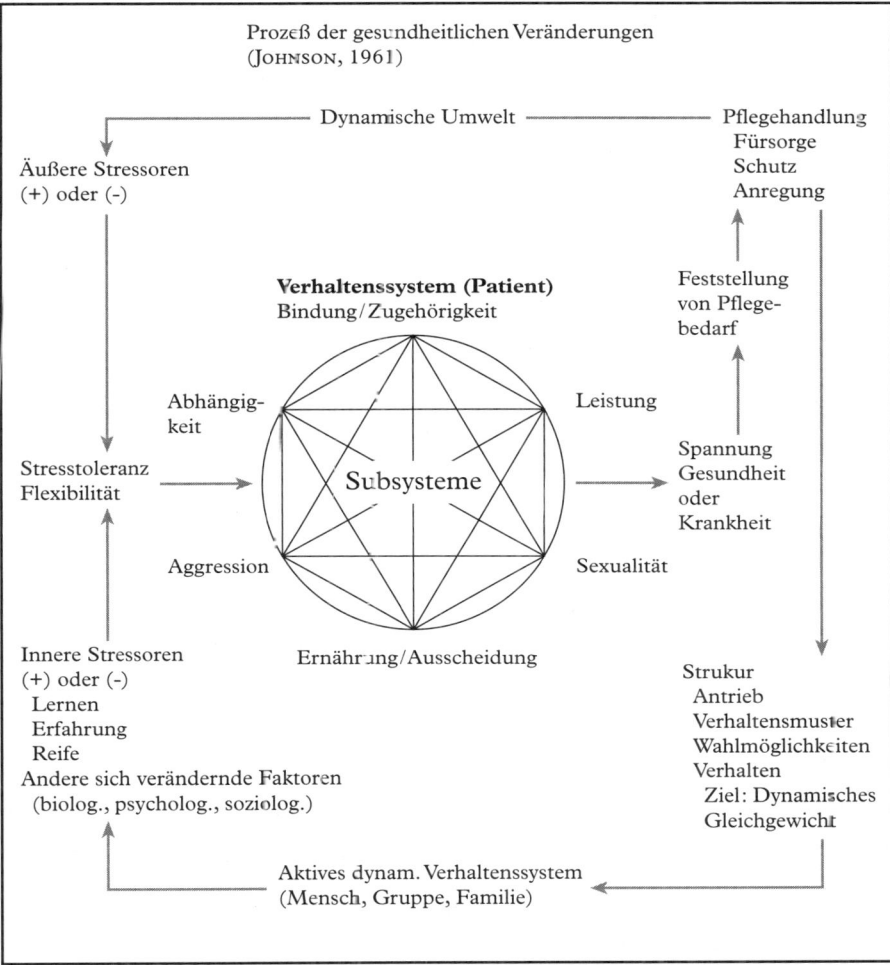

Prozeß der gesundheitlichen Veränderungen
(JOHNSON, 1961)

Dynamische Umwelt ———— Pflegehandlung
Fürsorge
Schutz
Äußere Stressoren   Anregung
(+) oder (-)

Feststellung
von Pflege-
bedarf

Verhaltenssystem (Patient)
Bindung/Zugehörigkeit

Abhängig-   Leistung
keit

Stresstoleranz   Spannung
Flexibilität   Subsysteme   Gesundheit
oder
Krankheit

Aggression   Sexualität

Innere Stressoren   Ernährung/Ausscheidung
(+) oder (-)   Strukur
Lernen   Antrieb
Erfahrung   Verhaltensmuster
Reife   Wahlmöglichkeiten
Andere sich verändernde Faktoren   Verhalten
(biolog., psycholog., soziolog.)   Ziel: Dynamisches
Gleichgewicht

Aktives dynam. Verhaltenssystem
(Mensch, Gruppe, Familie)

Aus: MARRINER-TOMEY, S. 463
Veränderte Übersetzung: U. VILLINGER

offenen Systeme ausnützen. Die offen verbundenen Systeme befinden sich in
einem ständigen Austausch. Sie umfassen das physiologische System, die Persönlichkeit und bedeutsame kleine Gruppensysteme (z. B. die Familie) genauso wie
große soziale Systeme.« (in Ann MARRINER-TOMEY a. a. O.)
Gleichgewicht ist für Frau Kempf, wie aus der Beschreibung der Subsysteme zu
ersehen, nicht oder nur für ganz kurze Zeit zu erreichen. Wenn wir den Kreis in
der Mitte der Graphik als Ball ansehen, die Subsystem und ihre Verbindungen als
stabilisierende Elemente des Balls, wird vorstellbar, warum Frau Kempfs Ball
bei teilweise kaum ausgebildeten Subsystemen und unzureichenden Verbindungen zwischen ihnen nicht rollen kann. Selbst wenn sie sich für kurze Zeit in Ruhe
befindet, genügt die geringste Irritation und Frustration (Stressoren), sie in
Spannung zu versetzen. Die inneren Stressoren stehen bei ihr im Vordergrund.

Aufgrund ihrer Biographie hatte Frau Kempf wenig Chancen, erwachsene Reife zu erreichen, sie hat wenig positive – im Sinne von annehmenden – Erfahrungen gemacht. Damit wird verständlich, warum sie ihre innere Spannung nicht fruchtbar für sich nutzt, sondern destruktiv gegen sich und andere richtet. Vermutlich hat Frau Kempf nie erfahren, daß es ein angenehmes Gefühl ist, ausgeglichen und im Gleichgewicht zu sein.

Nachdem wir uns Verhalten, Möglichkeiten und Defizite von Frau Kempf systematischer betrachtet haben, sind wir selbst erstaunt, daß sie angesichts kaum vorhandener Ressourcen und Bindungsfähigkeit bis jetzt überlebt hat, zumindest einen Teil des Jahres selbstbestimmt in ihrer Wohnung lebt, manchmal einen Tag genießt und noch nicht straffällig geworden ist. Die Klinik ersetzt ihr den fehlenden eigenen Ball der Subsysteme. Eine ihrer wenigen tragfähigen Ressourcen scheint darin zu bestehen, daß sie die Hilfe der Klinik, wenn auch oft unter dramatischen Umständen, fast immer freiwillig in Anspruch nimmt.

▌ Konsequenzen

Die Ergebnisse der Betrachtung führen dazu, daß wir akzeptieren, daß Frau Kempf über wenige Handlungsmöglichkeiten verfügt und für sich keinen Handlungsspielraum entwickelt hat. Das bedeutet, ihre aggressiven und autoaggressiven Verhaltensweisen als gegeben hinzunehmen, sie als ihre »normalen« Reaktionsmuster anzusehen. Bei ihrer Biographie ist nicht zu erwarten, daß sie einen Reifungsprozeß nachholen kann, der ihr einen pfleglicheren Umgang mit sich selbst und anderen eröffnen würde. Frau Kempf würde aus unserer Sicht überfordert, wenn wir von ihr mehr erwarten würden als zu überleben, in irgendeiner Weise Hilfe in Anspruch zu nehmen und damit gesellschaftliche Normen und Regeln zu akzeptieren. In alltägliches Handeln übertragen heißt dies:

■ Schnittwunden werden adäquat versorgt, bilden jedoch keinen Gesprächsgegenstand mit Frau Kempf. Im Team bekommen die autoaggressiven Handlungen nur den Raum, der zu Information und Entlastung notwendig ist.

■ Dasselbe gilt für alkoholische Exzesse. Wenn sie betrunken ist, werden ihre Wünsche nach Gesprächen auf später verschoben, wenn sie wieder nüchtern ist. Auf verbale Angriffe wird nicht eingegangen.

■ Es wird mit allen denkbaren Mitteln versucht, sie an tätlichen Angriffen auf Dinge und Menschen zu hindern. Wenn sie Schaden angerichtet hat, ist sie zu Schadenersatz verpflichtet.

■ Diejenigen Mitarbeiter, die Frau Kempf schon lange kennen, helfen den »Neulingen« dabei, sie trotz ihres regressiven Verhaltens als Erwachsene zu behandeln. Das heißt, daß Frau Kempf die Verantwortung für ihre autoaggressiven Handlungen selbst trägt.

■ Die Mitarbeiter akzeptieren untereinander, daß es Frau Kempf gegenüber unterschiedliche Distanzbedürfnisse gibt und nicht jeder gleich belastbar ist. Dazu gehört auch, daß ein Mitarbeiter mit Verständnis der Kollegen rechnen kann, wenn er unter zu großem Druck von Frau Kempf einen Teambeschluß nicht mehr durchhält.

- Die Mitarbeiter wissen, daß Frau Kempf den Schutz der Klinik braucht, wenn sie unter Spannung gerät und unter Angstattacken leidet. Sie akzeptieren, daß sie dann auf professionelle Hilfe und Pflege angewiesen ist.
- Jeder noch so kleine Ansatz von erfreulichem Verhaltensweisen wird bestärkt. Sie wird dazu angeregt, ihre Fähigkeiten im Haushalt für sich und andere zu nutzen. Sie wird bestätigt, wenn sie sich ihren Magen-Darm-Probleme entsprechend ernährt oder ihre übrige gesundheitliche Lage berücksichtigt.
- Die Vorgesetzten kennen das Ausmaß der Belastung der Mitarbeiter und bieten geeignete Hilfen an.

»Obwohl Johnsons Verhaltenssystemtheorie sich auf den Menschen als passives Wesen zu konzentrieren scheint, glaubt Johnson, daß die Menschen aktive Wesen sind, die ständig versuchen, sich nicht nur der Umwelt anzupassen, sondern auch die Umwelt so anzupassen, daß sie für sie besser funktioniert. Sie sieht das Verhaltenssystem auch eher aktiv als reaktiv.« (in Ann MARRINER-TOMEY, S. 468) Dies wird auch bei Frau Kempf sichtbar: Ihrer tiefgreifenden Störung entsprechend nutzt sie die Teile des psychiatrischen und sozialen Versorgungssystems, die ihr helfen zu überleben.

Resümee: Bei der Erarbeitung dieses Beispiels kam uns die Idee, daß es bei vielen schwierigen Patienten sinnvoll ist, sich die Zeit zu nehmen, abseits vom Arbeitsplatz das Verhalten und die Möglichkeiten eines solchen Patienten anhand einer Pflegetheorie ähnlich gründlich zu beleuchten. Es ist hilfreich, macht Spaß, man kann viel dabei lernen. *Vorschlag:* Die Pflegedienstleitung oder Abteilungsschwester bereitet ein Klausurwochenende vor, indem sie geeignete Pflegetheorien auswählt, den Mitarbeitern dazu die nötigen Informationen vermittelt und jedes Pflegeteam darum bittet, sich auf einen »schwierigen« Patienten zu einigen.

F Eine Behandlungsvereinbarung

von Sophie Wessels

Bielefelder Bürger und Bürgerinnen haben seit dem 1.3.94 die Möglichkeit, schriftliche Vereinbarungen mit der psychiatrischen Klinik Bethel über Aufnahme- und Behandlungsmodalitäten für den Fall einer späteren psychiatrischen Behandlung zu treffen.

Hier wird *in gesunden Tagen* schriftlich vereinbart, wie der Betroffene in der akuten Krise behandelt werden soll.

In einer Arbeitsgruppe, die sich paritätisch aus Vertretern des Vereins Psychiatrie-Erfahrener und Vertretern der psychiatrischen Klinik, darunter Chefarzt und Pflegedienstleiter, zusammensetzte, wurde auf der Grundlage eines Entwurfes der Psychiatrie-Erfahrenen ein Leitfaden für die Vereinbarungsgespräche entwickelt.

Dieser Prozeß war weder auf seiten der Psychiatrie-Erfahrenen noch auf seiten der Klinik unumstritten. Bedenken, Vorbehalte und Veränderungen der ersten Entwürfe des Vereinbarungs-Textes wurden sowohl in Klinikkonferenzen als auch in Vereinsversammlungen der Psychiatrie-Erfahrenen heftig diskutiert.

II Erste Erfahrungen

In der Behandlungsvereinbarung erfolgen verbindliche schriftliche Absprachen zwischen Klinik und Psychiatrie-Erfahrenen. Es handelt sich nicht um eine einseitige Willensbekundung wie im psychiatrischen Testament. Der Psychiatrie-Erfahrene kann eine Vertrauensperson benennen, die im Falle einer zukünftigen Behandlung alle Angelegenheiten übernimmt, die er nicht selbst regeln kann.

Die Behandlungsvereinbarung wird in einem gemeinsamen Gespräch von Psychiatrie-Erfahrenem, Vertrauensperson, dem verantwortlichen Oberarzt für die im Falle einer Behandlung zuständigen Station, der pflegerischen Stationsleitung und dem zuständigen Mitarbeiter des Psychosozialen Dienstes getroffen. Die Vereinbarung wird von allen an dem Gespräch Beteiligten unterschrieben.

Die Vereinbarungsgespräche finden auf der – im Falle einer Behandlung – zuständigen Sektorstation statt. In dem Gesprächsleitfaden für die Vereinbarungsgespräche werden folgende Themen behandelt:

- gewünschte und unerwünschte Kontakte in den ersten Tagen der Behandlung
- Aufnahmemodalitäten
- medikamentöse Behandlung
- Notfallmaßnahmen, falls erforderlich
- soziale Situation, z. B. Wohnungssituation, Versorgung des Kindes etc.

Die Möglichkeit, eine schriftliche Vereinbarung mit der Klinik abzuschließen, wurde inzwischen von über 20 ehemaligen Patienten und Patientinnen der Klinik genutzt, eine Reihe weiterer Anfragen liegt vor. Ungefähr ein Drittel kommt aus dem Umkreis des Vereins Psychiatrie-Erfahrener, ein weiteres Drittel wurde durch ambulante Dienste und die Rehabilitationsklinik auf die Behandlungsvereinbarung aufmerksam, das letzte Drittel erfuhr durch »Hören-Sagen« in- und außerhalb der Klinik davon. Die überwiegende Mehrzahl derjenigen, die bisher eine Behandlungsvereinbarung abgeschlossen haben, verfügt über langjährige Psychiatrie-Erfahrung mit vielen Klinikaufenthalten und etlichen Zwangsbehandlungen. Die Mehrzahl leidet an einer schizophrenen Psychose, einige wenige an einer manisch-depressiven Erkrankung, an Borderline-Störungen und neurotischen Erkrankungen.

Alle Vereinbarungsgespräche wurden außerhalb des stationären Aufenthaltes durchgeführt. Sie dauerten 60 bis 90 Minuten. Bei den bisherigen Vereinbarungen wurden von zwei Dritteln der Erfahrenen Vertrauenspersonen benannt. Dabei handelte es sich überwiegend um Lebensgefährten und Lebensgefährtinnen, Geschwister, Freunde. Die eigenen Eltern wurden bisher nicht als Vertrauensperson benannt. Mitarbeiter und Mitarbeiterinnen ambulanter Dienste waren bei einigen Behandlungsvereinbarungen als Vertrauenspersonen beteiligt.

II   Tendenzen und Probleme

Von den Personen, die bisher eine Behandlungsvereinbarung abgeschlossen haben, ist inzwischen die Hälfte erneut zur stationären Aufnahme in die Klinik gekommen, einige bereits mehrmals, so daß inzwischen Erfahrungen mit über 15 Behandlungsepisoden mit Behandlungsvereinbarungen vorliegen. Aufgrund von Überbelegungen und räumlicher Enge in der Klinik konnten nur $\frac{1}{3}$ der Behandlungen sofort auf der Station durchgeführt werden, mit der die Vereinbarung abgeschlossen wurde. Dies erschwerte die Durchführung der in der Behandlungsvereinbarung festgelegten Maßnahmen in einigen Fällen erheblich. Es wäre vermessen, die bisher vorliegenden Erfahrungen verallgemeinern zu wollen. Eine erste Tendenz deutet in die Richtung, daß es Psychiatrie-Erfahrenen mit Behandlungsvereinbarung leichter fällt, rechtzeitig in die Klinik zu kommen, wenn sie sich in Behandlung begeben müssen. Sie scheinen eine größere Sicherheit zu haben, ihren Wünschen und den getroffenen Vereinbarungen entsprechend behandelt zu werden.

Mit den Erfahrungen werden allerdings auch die Probleme in der praktischen Umsetzung deutlicher: Die Sicherstellung des Informationsflusses in der Klinik hat sich als ein nicht unerhebliches Problem herausgestellt. Die hohe Fluktuation der MitarbeiterInnen des Pflegedienstes und der Assistenzärzte, das 3-Schicht-System, die Hektik und so manche Notsituation in der Klinik, die einem Pflichtversorgungsauftrag nachkommt, erschweren die eigentlich selbstverständliche Umsetzung verbindlicher Absprachen.

Wie gehen wir damit um, wenn der aktuelle Wille des Patienten bei der Aufnahme und während der Behandlung sich von dem unterscheidet, was wir gemeinsam schriftlich festgelegt haben?

In einem Fall hielten sich die MitarbeiterInnen an die schriftliche Vereinbarung, was dazu führte, daß der Psychiatrie-Erfahrene die Behandlungsvereinbarung am nächsten Tag schriftlich aufkündigte, inzwischen allerdings wieder in Kraft gesetzt hat.

In einem anderen Fall hielten sich die aufnehmenden Ärztinnen nachts an den Wunsch der Patientin, entgegen der schriftlich fixierten Vereinbarung, die benannte Vertrauensperson nicht anzurufen. Am nächsten Tag erfolgte ein Suizidversuch der Patientin, der vielleicht durch einen Anruf bei der Vertrauensperson – auch gegen den ausdrücklichen Wunsch der Patientin – hätte verhindert werden können.

II   Beispiel der Entstehung einer Behandlungsvereinbarung

Sozialanamnese:

Name:	Erdsiek, Karola
Adresse:	Wilhelmstr. 350, 33617 Bielefeld
Alter:	32 Jahre
Beschäftigung:	Halbjährl. Praktikum in einem Spielwarengeschäft
Familienstand:	ledig, ein Sohn, 6 Jahre alt, alleinerziehend
Eltern:	Ursula Erdsiek, Erich Erdsiek, seit 15 J. geschieden, Vater ist wieder verheiratet
Beschäftigung d. Mutter:	Hilfsarbeiterin
Beschäftigung d. Vaters:	Frührentner
Geschwister:	3 Schwestern
Religion:	katholisch

▬   Klinische Daten

Frau Erdsiek kommt mit ihrem sechsjährigen Sohn an der Hand direkt auf die ihr seit vielen Jahren bekannte Station A 8. Sie ist aufgeregt und berichtet, daß sie seit einigen Tagen nachts sehr schlecht schlafe und schwere Schuldgefühle habe. Sie habe sich versündigt und müsse nun büßen. Sie merke, daß sie sich z. Zt. nicht um ihren Sohn kümmern könne. Sie schaffe es nicht, ihn morgens in den Kindergarten zu bringen. Außerdem sei er dort schlechten Einflüssen ausgesetzt. Den ganzen Tag könne sie ihn aber auch nicht um sich haben, sie sei im Moment in erster Linie mit sich selbst beschäftigt. Außerdem ist sie vor kurzem umgezogen. Die Kisten seien noch nicht ausgepackt, auch habe sie kaum Möbel in der Wohnung. Sie schlafe auf der Erde. Aber das alles sei für sie und ihren Sohn kein Problem. Sie kriege das alles allein in den Griff. Der sechsjährige

Dirk wirkt verunsichert, drückt sich eng an seine Mutter. Er hört aufmerksam zu, ist mit den Schwierigkeiten seiner Mutter vertraut. Seit ca. vier Monaten nimmt Frau Erdsiek nach eigenen Angaben keine Medikamente mehr. Sie sei davon müde gewesen, sei morgens nicht rechtzeitig aus dem Bett gekommen und fühle sich dadurch in ihren Aktivitäten eingeschränkt. Frau Erdsiek benötigt Hilfe, sie wirkt ängstlich und stark irritiert.

▪ Zur Vorgeschichte

Frau Erdsiek ist in der Klinik seit dreizehn Jahren bekannt. Sie war häufig mit schweren psychotischen Krisen auf offenen und geschlossenen Stationen in Behandlung. Die in diesen Phasen hochdosiert verabreichten Neuroleptika führten z. T. zu schweren Nebenwirkungen. Da sie weiterhin den Kontakt zum Vater ihres Sohnes aufrecht erhält, betreut dieser während des Klinikaufenthaltes gelegentlich das gemeinsame Kind. Seit zwei Jahren hat Dirk einen Platz in einer Kindertagesstätte.
Den schweren Psychosen gingen in der Regel schwierige, sie überfordernde Auslöser voraus:
- Belastende Situationen, Streit mit den geschiedenen Eltern
- Probleme in der Liebesbeziehung
- Versuche der Bewältigung ihrer belastenden Kindheit durch verschiedene Therapieversuche
- die Notwendigkeit, den Alltag als alleinerziehende Mutter zu meistern
- den hohen Anspruch, alles besser zu machen als ihre Mutter
- unregelmäßige Medikamenteneinnahmen
In den Krisen sucht Frau Erdsiek häufig Halt in religiösen Vereinigungen und Sekten.
Wir raten Frau E. dringend, in vollstationärer Behandlung auf unserer Station A 8 zu bleiben. Die Frage ist, wo der sechsjährige Dirk betreut werden kann, da sein Vater z. Zt. verreist ist. Der Großvater des Kindes, Frau Erdsieks Vater, sagt zu, den Jungen erst einmal zu sich nach Köln zu holen.
Im Laufe des sechswöchigen Klinikaufenthaltes hat sich einiges »entwickelt«. Frau Erdsiek ist inzwischen mit einer Depot-Medikation einverstanden. Sie akzeptiert auch Unterstützung bei der Einrichtung und Fertigstellung der Wohnung. Während der letzten zwei Wochen des Klinikaufenthaltes nimmt Frau Erdsieks Mutter Urlaub und betreut Dirk in Bielefeld. Er geht nun wieder in die Kindertagesstätte und sieht seine Mutter möglichst oft. Frau Erdsiek hat in einer Beratungsstelle in der Stadt wöchentlich einen Gesprächstermin.
Da die zuverlässige Betreuung des Kindes in Krisenzeiten der Mutter ein Problem bleiben wird, ist Frau Erdsiek einverstanden, daß wir eine Patenfamilie suchen, die bereit ist, den Jungen gegebenenfalls vorübergehend aufzunehmen. Die Angehörigen stimmen diesem Vorschlag zu, und eine Familie ist bald gefunden. Vor der Entlassung aus der Klinik sagt Frau Erdsiek, daß sie von der Möglichkeit einer Behandlungsvereinbarung gehört habe. Sie sei entschlossen, mit

uns darüber zu verhandeln. Wir sehen diesen Wunsch als einen Beweis des Vertrauens ihrerseits an.

Drei Wochen nach der Entlassung sind wir mit Frau Erdsiek zum Vereinbarungsgespräch verabredet. Eine Behandlungsvereinbarung (blanco) hatte sie bereits und damit die Möglichkeit, sich auf die einzelnen Punkte vorzubereiten. Sie kommt pünktlich in deutlich stabilisiertem Zustand auf die Station. Frau Erdsiek bringt keine Vertrauensperson mit, sagt, daß sie keine geeignete Person kenne und diese Vereinbarung alleine mit uns treffen wolle. Anwesend sind außer Frau Erdsiek die zuständige Stationsärztin, der Oberarzt, die Mitarbeiter vom Psychosozialen Dienst und die stellvertretende pflegerische Stationsleiterin (gleichzeitig Frau Erdsieks Bezugs-Mitarbeiterin). Frau Erdsiek hat sehr klare Vorstellungen von den einzelnen Punkten der Behandlungsvereinbarung:

Vereinbarung

zwischen der Psychiatrischen Klinik _____ und
Erdsiek, Karola 28. 2. 1963, Wilhelmstr. 350, 33617 Bielefeld Tel. 34 98 67
(Name, Vorname, Geb.-Datum, Anschrift, Telefon)

In einem Gespräch am _15. 5. 95_ wurden folgende Vereinbarungen getroffen:

1. Herr/Frau *Erdsiek* **beauftragt seine/ihre Vertrauensperson** (Name, Anschrift, Telefon)
_____ *entfällt* _____ alle Angelegenheiten, die er/sie nicht selbst wahrnehmen kann, zu übernehmen. Die Vertrauensperson soll möglichst von Anfang an hinzugezogen werden. Ihr gegenüber entbindet Herr/Frau *Erdsiek* die Klinik von der Schweigepflicht und ermächtigt die Vertrauensperson,
❏ Daten weiterzugeben
❏ Daten von Institutionen und Sozialleistungsträgern abzufragen.

Falls die oben genannte Vertrauensperson nicht erreichbar ist, soll (Name, Anschrift, Telefon)
_____ *entfällt* _____ ihre Vertretung übernehmen.

Behandelnder Psychiater und ambulante Dienste:
Psychiatrische Ambulanz, Frau Meyer; Beratungsstelle der Caritas, Herr Kruse

2. Kontakte

Folgende Personen sollen in den ersten Tagen möglichst viel Zeit mit ihr/ihm verbringen:
_____

Mit folgenden Personen möchte er/sie keinen Kontakt haben, auch wenn diese von sich aus in die Klinik kommen:
_____

Diese Personen dürfen auf Nachfrage keine Informationen darüber bekommen, daß sie/er sich in der Klinik befindet:
_____

Weitere Kontaktabsprachen (z. B. Besuch eines Vertreters der Religionsgemeinschaft):
_____

3. Aufnahme und Behandlung

Herr/Frau *Erdsiek* wohnt im Sektor *West*. Von den beiden Sektorstationen ist für Aufnahme und Behandlung Station *A 8* vorgesehen.

Als Bezugspersonen sind gewünscht: *Frau Wessels*

In der Aufnahmesituation ist für sie/ihn folgendes hilfreich:
(z. B. in Ruhe gelassen werden, möglichst nicht allein sein, Gespräche):
Frau Erdsiek wünscht sich regelmäßige Ansprache von Mitarbeitern. Längere Gespräche nur auf ihren eigenen Wunsch. Viel Ruhe

❏ Frau *Erdsiek* sollte möglichst von weiblichen Mitarbeiterinnen aufgenommen und behandelt werden.

Weitere Hinweise für die Behandlung (Umgang z. B. mit Suizidalität, vorschnellen Entlassungswünschen):
Über Entlassungswünsche in der akuten Krise soll von Profis entschieden werden. Bei vorschnellen Entlassungswünschen soll gemeinsam mit Frau E. nach Kompromissen gesucht werden. Z. B. Tagesklinik Status auf Station A 8

Besondere Wünsche an den Therapieplan
kein Sport, statt dessen häufige Spaziergänge, ggf. in Begleitung. Unterstützung in den alltäglichen Dingen wie Finanzen

❏ Eine Selbsteinschätzung von Herrn/Frau _____ und/oder eine Darstellung der eigenen Entwicklung liegt dieser Vereinbarung bei.

4. Medikamente und Notfallbehandlung

Herr/Frau *Erdsiek* nimmt zum Zeitpunkt der Vereinbarung folgende Medikamente:
1 ml 2 %iges Fluanxol Depot 14-tägig, Akineton ret. 1 o o o, bei Bedarf Atosil

In der Krise haben bisher folgende Medikamente besonders gut geholfen:
ausschließlich Fluanxol in Kombination mit Akineton und Atosil

Nicht geholfen hat: _____

☒ Sie/Er lehnt die Einnahme folgender Medikamente bzw. Medikamentengruppen ab:
Haldol und Neurocil wegen starker Nebenwirkungen. Ebenso alle Benzodiazepine wegen der Suchtgefahr.

Sofern nach _____ Tagen eine Besserung nicht eingetreten ist, ist sie/er bereit, folgende Medikamente zu nehmen: *entfällt*

Bei der Medikamenteneinnahme bevorzugt sie/er folgendes:
☒ Tabletten/Dragees   ❏ Tropfen   ❏ Spritze   ☒ Depot
Gründe: *Das Depot gibt sicheren Schutz, kann nicht vergessen werden*

Auf keinen Fall möchte sie/er: *Änderung der Medikation ohne Absprache mit Frau Erdsiek*

Falls während der Behandlung psychiatrische Notfallmaßnahmen notwendig erscheinen, soll vorher folgendes versucht werden (z. B. Spaziergang, Rauchen, Gespräch, Vertrauensperson hinzuziehen):
Kontakt zu weiblichem Personal (Bezugsperson)
Gespräche, Spaziergänge, klare und eindeutige Absprachen, Ruhe

Falls Notfallmaßnahmen unumgänglich sind, ist folgende Reihenfolge anzustreben (bitte mit Nummern kennzeichnen) und folgendes zu beachten:
_2_ Ausgangsbeschränkung
_3_ Zwangsmedikation   *bitte nur im äußersten Notfall*

___ Fixierung

___ Isolierung

_1_ Einzelbetreuung

weitere Notfallmaßnahmen werden nach den bisherigen Erfahrungen nicht in Betracht kommen

Bei Notfallmaßnahmen soll möglichst _entfällt_ benachrichtigt werden.

❑ Die vorhandene Dokumentation über die Notfallmaßnahme soll im Rahmen einer Nachbesprechung gemeinsam eingesehen und besprochen werden.

5. Soziale Situation

Bei Herrn / Frau *Erdsiek* ist folgendes zu klären:

Wohnung

❑ Situation im Haus mit Nachbarn (Hausfrieden)

☒ Ist die Wohnung abgeschlossen?

❑ Hausdienste

❑ Licht, ❑ Gas, ❑ Wasser, ❑ Strom, ❑ Inventar, ❑ Pflanzen, ❑ Tiere

Finanzen

☒ anstehende Ratenzahlungen

❑ Rückgängigmachen von Kaufverträgen

❑ Überziehung des Bankkontos, Absprachen mit der Bank

Fahrzeuge absichern

Arbeitgeber / ~~Schule~~ (Name, Anschrift, Telefon): *Spielwarengeschäft Müller, Brackwede, Tel. 17 85 93*

❑ Krankmeldung ohne Kennzeichnung »Psychiatrische Klinik«

Der Kontakt mit dem Arbeitgeber soll wie folgt aufgenommen werden: *telefonische Mitteilung*

Kinder

Ich habe folgende Kinder (Name, Geb.-Datum): _Dirk Erdsiek, geboren 6. 4. 89_

Ich bitte mit

❑ der Krankenkasse _____ gemäß § 38 SGB V die Haushaltshilfe und falls da keine Lösung gefunden werden kann,

❑ dem Jugendamt weitere Hilfen abzuklären, oder

☒ *Patenfamilie Krause, Berliner Str. 25, Bielefeld, Tel. 29 58 37*

Ich habe für folgende Personen Verpflichtungen übernommen:

_____

Wichtige Termine und Ereignisse, die beachtet werden müssen (z. B. Prüfungen für Ausbildung und Studium):

_____

Sonstige Vereinbarungen:

Sollte Familie Krause nicht erreichbar sein, bitte meinen Vater in Köln, Tel. 0221 – 89 35 19 benachrichtigen

und Dirk bis zum Eintreffen meines Vaters in der Klinik betreuen

Diese Vereinbarung kann jederzeit auf ihre Gültigkeit hin überprüft werden. Sollten sich bei einem der Vereinbarungspartner grundlegende Dinge ändern, wird er sich mit dem anderen in Verbindung setzen.

Bielefeld, den _30. 5. 95_

_____   _____
Psychiatrie-Erfahrene / r   Vertrauensperson

_____   _____   _____
Ärztlicher Dienst   Pflegedienst   Psychosozialer Dienst

Das Behandlungsvereinbarungs-Gespräch dauert ca. eine Stunde. Wie bereits erwähnt, möchte Frau Erdsiek keine Vertrauensperson hinzuziehen. Auch zu dem Punkt »Kontakte« trifft sie keine Vereinbarung. Die Absprache über psychiatrische Notfallmaßnahmen verläuft unkompliziert. In einem anderen Behandlungsvereinbarungs-Gespräch gab es in diesem Punkt zwischen der psychiatrieerfahrenen Patientin und uns Professionellen unterschiedliche Einschätzungen. So entschieden wir gemeinsam, den Wunsch dieser Patientin, daß sie nicht fixiert werden will, ebenso schriftlich zu vermerken wie auch unsere Erfahrung, daß bei extremer Umtriebigkeit – verbunden mit Aggressivität – uns eine Fixierung notwendig erscheint.

Frau Erdsiek gibt uns in dem Gespräch wichtige Rückmeldungen aus der Zeit ihrer klinischen Behandlung. Sie berichtet, daß eine Veränderung der Medikation nicht mit ihr besprochen worden sei. Man habe ihr ohne Erklärung das neue Medikament gereicht, das habe sie mißtrauisch gemacht. Ebenso sei sie immer wieder gedrängt worden, am Sportprogramm teilzunehmen. Es habe sie sehr viel Kraft gekostet, sich dagegen zu wehren. Die Angst, ihren Sohn in verschiedenen Betreuungssituationen zu wissen, habe sie sehr belastet. Dadurch sei die Sorge geschürt worden, das Kind würde ihr weggenommen.

Frau Erdsiek ist in allen Punkten der Behandlungsvereinbarung sehr klar. Sie läßt uns spüren, daß sie sich ernstgenommen fühlt. Das gegenseitige Vertrauen wird durch dieses Gespräch und die schriftliche Fixierung vertieft.

Nachdem die Behandlungsvereinbarung im Sekretariat getippt worden ist, wird sie Frau Erdsiek zur Einsicht bzw. Überprüfung und Unterschrift zugeschickt. Zur Sicherstellung des vereinbarten Umgangs mit Frau Erdsiek wird eine Kopie des Schriftstückes auf unserer Station an einem allen MitarbeiterInnen bekannten Platz abgeheftet. In der Pforte (Aufnahme) liegt ein zu jeder Zeit sichtbarer Hinweis auf die Vereinbarung.

G Ein chronisch kranker Patient – nach Orem

Herr Helmut Sänger, 48 Jahre alt, nicht verheiratet, im Haushalt der Mutter lebend, wird im Herbst 1989 erstmals von zwei Mitarbeitern (Krankenschwester und Sozialarbeiterin) des Sozialpsychiatrischen Dienstes besucht. Die Mutter hatte sich ratsuchend an den Gemeindepfarrer gewandt, weil sie erkrankt war und deshalb mit der Versorgung des Sohnes nicht mehr alleine zurechtkam. Der Pfarrer stellte den Kontakt zum Sozialpsychiatrischen Dienst her.

▌ Der erste Hausbesuch

Die Wohnung liegt im ersten Obergeschoß eines in den 20er Jahren errichteten dreistöckigen Blocks mit Sozialwohnungen, zwei Zimmer, Küche, Bad. Nach dreimaligem Klingeln tritt die Mutter auf den Balkon. Erst nachdem sich die beiden Mitarbeiterinnen präzise vorgestellt und darum gebeten haben, das Gespräch in der Wohnung fortzusetzen, öffnet sie schließlich die Tür.

Frau Sänger ist Mitte siebzig, gepflegt, aber einfach gekleidet. Sie spricht mit hoher singender Stimme, wiederholt sich häufig und geht oft auf Fragen nicht ein. So entsteht der Eindruck, daß sie schlecht hört. Sie berichtet, daß die Versorgung des Sohnes sie zunehmend überfordere, seit ihr Mann vor fünf Jahren gestorben sei. Während der letzten Wochen habe sich der Sohn vermehrt ausfallend ihr gegenüber verhalten, vor allem, wenn sie zum Arzt gegangen sei. In der Zeit ihrer Abwesenheit habe er oft stundenlang geschrien, so daß die Nachbarn sich beschwert hätten. Seit einer Woche habe der Sohn nachts kaum mehr geschlafen und zweimal auch nachts geschrien. Sie habe es jetzt nicht geschafft wie früher hin und wieder, ihm beruhigende Medikamente im Essen oder Trinken beizubringen.

Schließlich unterbrechen die Mitarbeiterinnen den Bericht der Mutter und bitten darum, jetzt zu dem Sohn gehen zu können. Frau Sänger bringt die Mitarbeiterinnen in ein kleines, sehr spärlich eingerichtetes Schlafzimmer. Herr Sänger liegt in halb sitzender Haltung auf viele Kissen gestützt im Bett, eine Bibel liegt auf seinen Knien, er murmelt vor sich hin, als ob er bete. Die Mitarbeiterinnen stellen sich vor und erklären, warum sie hier sind. Dabei blickt Herr Sänger kurz auf, wendet sich aber sofort wieder seiner Bibellektüre zu. Auf weitere Kontaktangebote und Fragen reagiert er nicht mehr, auch dann nicht, als die Mutter ihn auffordert zu antworten.

Nach zehn Minuten verlassen die SpD-Mitarbeiterinnen Herrn Sängers Schlafzimmer. Die Mutter klagt an der Wohnungstür, der Sohn werfe ihr vor, den Tod des Vaters verschuldet zu haben, dabei sei ihr Mann doch an einem Schlaganfall gestorben. Es wird mit ihr verabredet, daß durch Hausbesuche in zweitägigen Abständen versucht werde, mit ihrem Sohn in Kontakt zu kommen. Sie scheint damit nicht zufrieden zu sein, da sie sich offensichtlich eine sofortige Veränderung der Lage erhofft hat.

Bei den Hausbesuchen der nächsten beiden Wochen ändert Herr Sänger sein Verhalten nicht. Danach beschließt das SpD-Team, sich für den Versuch, Kontakt zu ihm herzustellen, ein zeitliches Limit von weiteren vier Wochen zu setzen. Danach soll in Absprache mit der Klinik ein Unterbringungsverfahren zur psychiatrischen stationären Behandlung in die Wege geleitet werden. Während der drei Monate, die bis zur zwangsweisen stationären Aufnahme verstreichen, versuchen die Mitarbeiter des sozialpsychiatrischen Dienstes, die inzwischen für den Wirkungskreis medizinischer Behandlung bestellte Pflegerin, Gemeindemitglieder und die Mutter vergeblich, Herrn Sänger davon zu überzeugen, daß die Situation für die Mutter unerträglich geworden sei, und daß er daran mitarbeiten solle, sie zu verändern.

▌ Die Aufnahme

Herr Sänger wird auf einer Trage sitzend vom Roten Kreuz, der Polizei, der Ärztin des Sozialpsychiatrischen Dienstes und der Pflegerin auf die Station gebracht. Er schimpft, schreit, gestikuliert und ist vor Anstrengung und Aufregung ganz rot im Gesicht. Er läßt sich ohne Widerstand von den Sanitätern und pflegerischen Mitarbeitern ins Bett setzen.

Nachdem Herr Sänger eine kurze Zeit alleine im Zimmer ist, läßt die Aufregung nach, und er hört schließlich auf zu schreien. Er wird im Lauf des Tages häufig von den pflegerischen Mitarbeitern in seinem Zimmer aufgesucht. Dabei verhält er sich ebenso abweisend wie bisher. Auf Informationen und Angebote wie z. B. Essen, Zeigen der Klingel reagiert er nicht sichtbar. Gegen Abend jedoch klingelt er, läßt sich die Toilette zeigen und bittet um Tee.

▌ Lebens- und Krankheitsgeschichte

Im Lauf der ersten zwei Wochen werden aus verschiedenen Quellen (Arztbriefe eines anderen psychiatrischen Krankenhauses, Pflegschaftsgutachten, Angaben eines Kirchengemeindemitglieds – Frau Ritter – und aus Telefonaten mit dem Nervenarzt) folgende Daten zur Biographie Herrn Sängers zusammengetragen:

Herr Sänger wird 1941 als zweites Kind eines städtischen Verwaltungsboten geboren, die Mutter ist Hausfrau, er hat eine sieben Jahre ältere Schwester. Nach

Beendigung der 8jährigen Volksschule arbeitet er unregelmäßig in verschiedenen Hilfsarbeiterstellen. Mehrfach verliert er die Stelle, weil er wiederholt unpünktlich ist oder unentschuldigt bei der Arbeit fehlt. Dies wird von der Familie damit begründet, daß Herr Sänger immer ein schwächliches Kind und beruflichen Anforderungen nicht gewachsen gewesen sei. 1961 – mit 20 Jahren – kommt er nach mehreren aggressiven Ausbrüchen zum ersten Mal zwangsweise in stationäre psychiatrische Behandlung. Im Lauf der folgenden sechs Jahre wiederholt sich dies acht Mal, die Behandlungsdauer schwankt zwischen zwei und sechs Monaten. Seit dieser Zeit nimmt Herr Sänger nie wieder eine Arbeit auf und zieht sich vollständig von den vorher schon spärlichen sozialen Kontakten zurück. Wegen »Nervenschwäche« verbringt er zunehmend mehr Zeit im Bett und wird von den Eltern versorgt, die zeitweise Gemeindemitglieder in die Pflege einbeziehen. 1978 wird der Vater berentet, die Familie zieht von der städtischen Wohnung in die jetzige Sozialwohnung um. Diese Wohnung hat Herr Sänger in jetzt elf Jahren noch nie verlassen.

Im Lauf der folgenden Wochen wird bei Besuchen der Mutter und Gemeindemitgliedern das Ausmaß der fatalen Entwicklung deutlich: Den Rückzugsbedürfnissen von Herrn Sänger kam die Einstellung der Umgebung entgegen, jemand so schwaches müsse mit Geduld und christlicher Opferbereitschaft begegnet werden. Daraus ergab sich eine zunehmend einengende Verquickung, die bei Herrn Sänger zu schwersten Hospitalismusschäden führte und die sich mit der Erkrankung der Mutter so zuspitzte, daß dann mit Hilfe von außen eine Änderung der Lage eingeleitet werden konnte.

∎ Beschreibung von Herrn Sänger zu Beginn der stationären Behandlung

Herr Sänger ist mittelgroß und übergewichtig. Sofort beeindruckt das Mißverhältnis zwischen dem massiven breiten Rumpf mit ausladendem Gesäß und den extrem dünnen Armen und Beinen, die so aussehen, als würden Muskeln vollkommen fehlen. Er liegt auf der Station ebenso wie zu Hause in halbsitzender Stellung auf viele Kissen gestützt im Bett. Auf dem Weg zur Toilette geht er in beinahe rechtwinklig nach vorne abgeknickter Haltung, so daß man dauernd befürchtet, er würde nach vorne überfallen. Beim Sitzen ist der Rücken so gekrümmt, daß das Kinn fast den Tisch berührt. Wegen des nach unten geneigten Kopfes, den er auch nicht hebt, dies vielleicht auch nicht kann, sieht er nur seinen Teller, kann aber z. B. die Teekanne auf dem Tisch nicht finden. Herr Sänger hat nur noch einzelne Zähne, eine Prothese fehlt, ebenso die benötigte Lesebrille.

Herr Sänger geht selbständig zur Toilette und verbringt jeweils eine bis eineinhalb Stunden dort. Die »Katzenwäsche« erledigt er in viel Zeit alleine, baden

oder duschen lehnt er anfangs ab. Finger- und Fußnägel sind lang, zur Nagel-
pflege ist er nicht in der Lage. Er wechselt die Unterwäsche nicht von sich aus, er
besitzt keine Tageskleidung. Bei den Mahlzeiten fällt auf, daß er Suppe, Kartoffeln und Gemüse selbständig ißt, das Fleisch schimpfend liegen läßt, wenn es ihm
nicht geschnitten wird. Brote beschmiert er nicht. Er trinkt nur ausreichend,
wenn er dazu gedrängt wird. Herr Sänger nimmt von sich aus keinen Kontakt zu
Mitpatienten auf, zu Mitarbeitern nur dann, wenn er einen dringenden Wunsch
hat. Kontaktangebote wehrt er schimpfend oder schweigend ab, wobei der Inhalt
der Schimpfausbrüche nicht zu verstehen ist.

▬   Einschätzung der Selbstpflegefähigkeiten von Herrn Sänger nach D. Orem bei der Aufnahme

In der nachfolgenden Tabelle werden die Selbstpflegedefizite – geordnet
nach den Leistungskomponenten von D. OREM – systematisch dargestellt.

Einschätzung der Selbstpflegefähigkeiten von Herrn Sänger nach D. Orem bei der Aufnahme

Leistungskomponente	Selbstpflegedefizite von Herrn Sänger
Die Fähigkeit, aufmerksam zu bleiben.	Herr Sänger wehrt Kontaktangebote ab oder beantwortet sie mit Schimpfen. Wir haben den Eindruck, daß er fast nichts aufnimmt, weil er Angst hat.
Die Fähigkeit, die Lage und die Haltung des eigenen Körpers wahrzunehmen und zu steuern.	Herr Sänger liegt seit vielen Jahren nur im Bett und hat dadurch schwerwiegende körperliche Schäden erlitten. Er ist nicht in der Lage, sich selbständig zu pflegen und anzuziehen.
Die Fähigkeit, die eigene Motivation und den Antrieb aufrechtzuerhalten.	Herr Sänger hat offensichtlich so große Angst vor Fremdem und vor Veränderungen, daß er sich vollständig zurückgezogen hat und sich versorgen läßt. Sein Antrieb reicht noch dazu aus, auf die Toilette zu gehen und die Bibel zu lesen.
Die Fähigkeit, vernünftig zu sein und erwachsen zu reagieren.	Herr Sänger ist Argumenten nicht zugänglich. Sein Verhalten gleicht dem eines Säuglings.
Die Fähigkeit, Entscheidungen zu treffen.	Ein »Säugling« kann keine Entscheidungen treffen. Herr Sänger hat seit Jahren nur die »Entscheidung« getroffen, im Bett zu bleiben und Verantwortung anderen übergeben. Angesicht seiner großen Angst ist dieser Entschluß als unfreiwillig zu betrachten.
Die Fähigkeit, Wissen zu erwerben und anzuwenden.	Die nach außen gerichtete Aufmerksamkeit von Herrn Sänger war wahrscheinlich so minimal, daß er kein neues Wissen erworben hat. Seine vorhandenen Kenntnisse hat er kaum angewandt.
Die Fähigkeit, die geeigneten Selbstpflegehandlungen zum Erreichen eines Zieles auszuwählen.	Unserer Einschätzung nach besteht bei Herrn Sänger nur das eine Ziel, seine Angst zu vermeiden. Dafür scheint der Rückzug geeignet gewesen zu sein, jedoch mit dem Ergebnis ausgedehnter anderer Schäden. Jetzt reicht offensichtlich das Mittel des Rückzugs nicht mehr aus.
Die Fähigkeit, die Selbstpflege-handlungen durchzuführen und in das tägliche Leben zu integrieren.	Bei Herrn Sänger nicht vorhanden.
Die Fähigkeit, die eigenen Reserven für die erforderlichen Selbstpflegehandlungen einzuteilen.	Seine Angst und seine körperliche Schwäche führen dazu, daß Herr Sänger keine Reserven hat, die er einteilen könnte.
Die Fähigkeit, die Selbstpflege geschickt durchzuführen.	Bei Herrn Sänger liegen fast alle Fertigkeiten brach.

II   Einschätzung des Ist-Zustandes

Herr Sänger hat im Laufe seines Lebens, bedingt durch seine Erkrankung und Umgebungsfaktoren, nur noch seinem Bedürfnis nach Ruhe Ausdruck verliehen. Bei allen anderen sonst von Erwachsenen erwarteten Selbstpflegefähigkeiten konnte er sich auf andere verlassen. Eines der wenigen Dinge, die von ihm erwartet wurden und denen er auch nachkam, war seine Beteiligung an Bibel- und Gebetsstunden, die an seinem Bett abgehalten wurden. Darin fand er auch meistens seinen Lebenssinn. Nur in sich manchmal häufenden aggressiven Ausbrüchen kam zum Ausdruck, daß viele Bedürfnisse unbefriedigt blieben. Die psychotische Angst davor, bei Erweiterung seines Aktionsradius' mehr zu sündigen, die neurotische Angst, durch erwachsenes Verhalten die Zuwendung seiner Eltern zu verlieren, führten dazu, daß er seine Passivität lieber beibehielt, auch wenn andere Dinge dabei zu kurz kamen. Die wegen der Ängste unterdrückte Aktivität richtete sich als Autoaggression gegen ihn selbst und ist nun in Form seiner schweren körperlichen Behinderung sichtbar.

Im Stationsteam wird während der Fallbesprechung festgestellt, daß es sich bei dem Unterfangen, Herrn Sängers Selbstpflegefähigkeiten zu erweitern, um einen langfristigen Prozeß handelt und daß vorläufig ein Jahr dafür anberaumt wird. In winzig kleinen Schritten soll versucht werden, ihm beim Essen und Trinken, bei der Körperpflege, bei Mobilität und beim Kontakt zu Mitmenschen zu selbständigerem Verhalten zu verhelfen, ohne ihn massiv zu überfordern. Alle zwei Monate sollen in einer Fallbesprechung das Vorgehen überprüft und weitere Schritte geplant werden.

Im folgenden werden zwei Selbstpflegebedürfnisse, die Herr Sänger zu Beginn seines Krankenhausaufenthaltes nicht wahrnahm, in ihrer Entwicklung mit den damit verbundenen Anforderungen an die Pflege beispielhaft dargestellt. Selbstverständlich sind alle Selbstpflegebedürfnisse eng miteinander verwoben, so daß die getrennte Darstellung künstlich erscheint. Es geschieht trotzdem – der Deutlichkeit halber.

■   Die fünf helfenden Methoden – nach Orem – hier zur Erinnerung:

1. für jemanden etwas tun
2. jemanden führen/leiten
3. jemanden unterstützen
4. eine Umgebung schaffen, die persönliche Entwicklung und die Fähigkeit fördern, erforderliche Handlungen zu vollbringen
5. jemanden lehren, belehren

▌ Kommunikation – Beziehungsaufnahme

Während der ersten Tage verstummt Herr Sänger vollständig, er gibt allenfalls brummelnde Laute von sich. Die Mitarbeiter gehen in höchstens einstündigen Abständen in sein Zimmer, fragen nach seinen Wünschen, seiner Lektüre und informieren ihn »häppchenweise« über den Stationsablauf. Zunächst blickt Herr Sänger nicht von seiner Bibel auf. Am dritten Tag sieht er auf, offenbar um zu sehen, wer das Zimmer betritt. Im Lauf der nächsten Tage scheint er dem Gesagten zuzuhören, zumindest liest er nicht weiter und sieht den Mitarbeiter an. Die erste verbale Äußerung erfolgt auf eine Frage nach dem Inhalt der Bibellektüre. Dabei redet er schnell und unverständlich. Erst wiederholtes Bitten, langsam und deutlich zu sprechen, bringt Erfolg.

Im nächsten Schritt wird Herr Sänger mit den Erwartungen der pflegerischen Mitarbeiter konfrontiert: Er müsse zu allen Mahlzeiten aufstehen, den Bademantel anziehen und in den Tagesraum gehen, um dort mit den anderen Patienten zusammen zu essen. Das Essen würde ihm nicht mehr aufs Zimmer gebracht. Er erhalte Hilfe beim Aufstehen und werde in den Tagesraum begleitet. Dies gelingt, wenn auch unter lautstarkem, unverständlichem Protest, der allerdings im Verlauf der nächsten Wochen leiser wird und schließlich aufhört. Während der Mahlzeiten hat er Schweißperlen auf der Stirn, die von den Mitarbeitern als Angstschweiß interpretiert werden. Deshalb setzt sich ein Mitarbeiter beim Essen zu ihm, dabei werden ihm die Tischnachbarn mit Namen vorgestellt und allgemeine Konversationsthemen angeregt.

Nach ungefähr vier Wochen ist es selbstverständlich, daß Herr Sänger nach Einladung zum Essen in den Aufenthaltsraum kommt, er scheint dabei auch weniger Angst zu haben, so daß die pflegerische Begleitung reduziert wird. Von nun an übernehmen Mitpatienten von sich aus die Aufgabe, ihm beim Öffnen der Portionspackungen behilflich zu sein, ohne daß er darum bitten muß. Herr Sänger wird aufgefordert, selbst um Hilfe zu bitten, wenn er sie braucht. Als dies erfolglos bleibt, wird das Thema »Hilfestellung für Herrn Sänger« in der Morgenrunde besprochen, an der er in der Zwischenzeit regelmäßig teilnimmt. Zunächst verzichtet er dann auf den Inhalt der Portionspackungen, die er nicht öffnen kann, und ißt auch mal ein Brot ohne Belag. Schließlich spricht er seine Tischnachbarn an, wenn er Hilfe braucht, zunächst etwas kurz angebunden, dann auch freundlicher.

In dieser Phase sind Mitarbeiter und Mitpatienten häufig auf die »Übersetzerdienste« von Frau Ritter angewiesen, die ihn regelmäßig besucht, da Herr Sänger für ungeübte Ohren meist unverständlich spricht. Dies ändert sich erst, als er eine Zahnprothese hat und sie nach langem Kampf auch regelmäßig trägt.

Durch das gezielt eingesetzte Verhalten der Mitarbeiter, auf Schimpfen und Jammern Herrn Sängers immer weniger einzugehen, und durch Einüben von Möglichkeiten, wie er seine Anliegen in angemessener Form zur Sprache bringen kann, wird aus völlig einseitiger eine zunehmend wechselseitige Kommunikation. Zuletzt ist er in der Lage, sich in alltäglichen Zusammenhängen (z. B. im Bus, beim Einkaufen, im Café) verständlich zu artikulieren.

■ Mobilität und Aktivierung

Als der erste Kontakt hergestellt ist, wird Herr Sänger mit erheblichem Nachdruck dazu gebracht, zu den Mahlzeiten in den Aufenthaltsraum zu gehen. Dies ist zunächst nur mit tatkräftiger Unterstützung von zwei Mitarbeitern möglich. Nach diesen etwa 15 Metern Weg ist Herr Sänger total erschöpft und läßt sich auf den nächsten Stuhl fallen. Die körperliche Anforderung eines so kurzen Weges erklärt auch die langen Aufenthalte auf der Toilette.
Trotz der Anstrengung läßt Herr Sänger im weiteren Verlauf nur wenige Mahlzeiten aus. Er benötigt nach dem Essen nur Hilfe dabei, vom Stuhl aufzustehen. Zunächst muß links und rechts unterstützend angepackt werden, später reichen Anweisungen, wie er es am besten alleine schaffe. Den Weg ins Zimmer und ins Bett bewältigt er von vornherein selbständig.

Zur Vorbereitung des nächsten Schrittes – Tageskleidung anzuziehen – sind umfangreiche Vorbereitungen erforderlich:
■ Kontaktaufnahme mit der Mutter, um herauszufinden, welche Kleidung zu Hause noch vorhanden ist.
Ergebnis: Es existieren nur noch wenige passende Kleidungsstücke, vor allem jedoch keine Straßenschuhe. Die Mutter beharrt darauf, daß die Anschaffung neuer Kleidungsstücke Verschwendung sei, da der Sohn ja bettlägerig bleibe.
■ Klärung der wirtschaftlichen Verhältnisse.
Ergebnis: Es muß ein Kleidergeldantrag beim Sozialamt gestellt werden.
■ Beschaffung der nötigsten Kleidungsstücke.
Ergebnis: Einige Versuche, Herrn Sänger zur Mitarbeit zu bewegen, scheitern. Erst die Initiative des zuvor schon erwähnten Gemeindemitgliedes Frau Ritter bringt ihn dazu, die von ihr zur Ansicht herbeigeschafften Kleidungsstücke anzuprobieren und auszuwählen. Aus pflegerischer Sicht wird darauf geachtet, daß Herr Sänger die ausgewählten Dinge auch alleine an- und ausziehen kann. Zum Beispiel kann er sich nicht so weit bücken, daß er sich die Schuhe zubinden kann, deshalb sind Slipper und ein langer Schuhlöffel angebracht.

Nun wird Herr Sänger aufgefordert, sich weniger im Bett und mehr im Aufenthaltsraum aufzuhalten und gleichzeitig mehrmals am Tag mit einer Pflegeperson über die Station zu gehen. Die Mitarbeiter achten dabei darauf, kleine Flurgespräche mit Mitpatienten, anderen Mitarbeitern oder der Putzfrau in Gang zu bringen, um ihm dadurch die Station weiter zu erschließen. Diesen Schritt der Mobilisierung beantwortet Herr Sänger mit Muskelkater und heftigen Rückenbeschwerden. Der hinzugezogene Orthopäde empfiehlt wegen der gebeugten Haltung und der verkümmerten Rückenmuskulatur ein Stützkorsett, bei dessen Anlegen Herr Sänger jedoch immer Hilfe braucht.

Mit Rücksicht auf die aufgetretenen Beschwerden wird Herr Sänger bei entsprechendem Wetter im Rollstuhl in den Park gefahren. Ziel dabei ist, seinen Aktionsradius über die Station hinaus zu erweitern und ihm neue Eindrücke zu verschaffen. Der begleitende pflegerische Mitarbeiter macht ihn z. B. auf die Pflanzen am Weg, Geräusche, Gebäude und Passanten aufmerksam und fordert ihn hin und wieder auf, neben dem Rollstuhl herzugehen oder ihn selbst zu schieben. Zu einem späteren Zeitpunkt wird der Rollstuhl nur noch als Symbol der Sicherheit mitgenommen. Bei den ersten Einkaufsgängen will Herr Sänger den Rollstuhl nicht mitnehmen, weil es ihm peinlich ist, sich so abhängig zu zeigen.

▌ Beschreibung und Bewertung der Beziehungsebene

Was bisher als problemlose logische Abfolge verschiedener Schritte pflegerischer Handlungen geschildert wurde, ist in der Durchführung von heftigen Auseinandersetzungen mit Herrn Sänger selbst, seiner Mutter und auch innerhalb des Teams begleitet.

Im Team bestehen bei verschiedenen Anlässen Bedenken, ob es ethisch vertretbar sei, so viele Maßnahmen gegen seinen erklärten Willen durchzusetzen. Damit würde seine bisherige Lebensweise vollständig in Frage gestellt. Dem steht die Überlegung entgegen, daß seine bisherige Lebensführung – ohne Anforderungen an ihn und in vollständiger Abhängigkeit – ihn in eine Sackgasse gebracht hat, in der er seine Bedürftigkeit nur noch in Form von unverständlicher Aggressivität zum Ausdruck bringen konnte (Hospitalismussymptom). Winzige Fortschritte, wie zum Beispiel daß Herr Sänger sich selbst Tee aus der Kanne nimmt, werden in ihrer Bedeutung für ihn von manchen Mitarbeitern als nicht so wichtig angesehen. Ungeduld und damit Diskussionen über das Tempo der Rehabilitation sind die Folge.

Bei jeder neuen Anforderung, mit der Herr Sänger konfrontiert wird, reagiert er zunächst mit tagelangem Protest, indem er abwechselnd schimpft, schreit und jammert. So beantwortet er die ihm gestellte Aufgabe, sein Essenstablett jeweils selbst am Wagen zu holen und es nach der Mahlzeit wieder zurückzutragen, damit, daß er darauf beharrt, er sei zu schwach. Steht eine Mahlzeit an, protestiert er lautstark gegen die Bitte, vom Stuhl aufzustehen und zum Essenswagen zu gehen. Erst nachdem Mitarbeiter ihn mehrfach vom Stuhl hochziehen und ihn rechts und links führend zum Essenswagen begleiten, nimmt er das Tablett in die Hände.

Im weiteren Verlauf müssen Mitpatienten immer wieder davon überzeugt werden, daß es für Herrn Sänger wichtig sei, seine Selbständigkeit zu erweitern, und daß sie auf sein mitleidheischendes Verhalten nicht eingehen sollten, was oft auf

Unverständnis stößt. Durch konsequentes Üben erreicht Herr Sänger es nach etwa sechs Wochen, einen kleinen Teil seines Bedürfnisses – zu essen – selbständig zu regeln. Seine Zufriedenheit über den erreichten Erfolg zeigt sich darin, daß er später häufig fragt oder nachsieht, ob der Essenswagen schon auf der Station ist.

Je selbständiger sich Herr Sänger verhält, desto heftiger gestalten sich die Wortwechsel zwischen Mutter und Sohn während der wöchentlichen Besuche. Die Mutter bringt ihm z. B. weiterhin Schlafanzüge mit, während er darauf besteht, neue, nicht von anderen abgelegte Tageskleidung zu bekommen. Die pflegerischen Mitarbeiter bemühen sich darum, die Verständigung zwischen Mutter und Sohn zu erleichtern und die Mutter für die angestrebten Ziele zu gewinnen, allerdings ohne hinreichenden Erfolg. Herr Sänger meint dazu, die Mutter stelle sich immer taub, wenn ihr etwas nicht passe. In manchen Punkten kommt das Beharren der Mutter auf dem von zu Hause gewohnten Lebensstil dem Passivitätsbedürfnis von Herrn Sänger entgegen. Dies zeigt sich z. B. darin, daß er die Wochenenden bei der Mutter überwiegend im Bett verbringt.

Im Gegensatz dazu unterstützt Frau Ritter die Bemühungen um die Verselbständigung Herrn Sängers durchgängig. Obwohl er bei manchen Gelegenheiten seine ganze Verbitterung in Form von wüsten Beschimpfungen bei ihr ablädt, bleibt sie beständig im Kontakt und ermutigt ihn. Damit ist Frau Ritter die einzige Person, die – weil sie ihn mag und ihm dies auch zeigt – ihn über die ganze Zeit des lebensgeschichtlichen Umbruchs begleitet und diesen gutheißt.

	Auszüge aus der Pflegeplanung vom dritten bis einschließlich zum			
Dat.	P.: Probleme / R.: Ressourcen	Pflegeziele	Pflegemaßnahmen	Meth. n. Orem
2.5.	P.: Läßt sich von anderen beim Essen bedienen. R.: Ißt gerne, nimmt an den Mahlzeiten teil.	Holt sein Essenstablett selbst vom Wagen ab und bringt es wieder zurück. Öffnet die Portionspackungen selbst, schenkt sich selbst Getränke ein. Übernimmt beim Küchendienst das Abtrocknen.	Wenn Herr Sänger zum Essen geholt wird, wird er direkt zum Essenswagen begleitet. Auf seinen Protest wird nicht eingegangen. Die Mitpatienten werden immer wieder darauf hingewiesen, daß es für Herrn Sänger wichtig ist, selbständiger zu werden, und gebeten, ihm nichts abzunehmen, was er selber tun kann. Herr Sänger wird mittwochs und samstags zum Küchendienst eingeteilt. Eine Pflegekraft sorgt dafür, daß er abtrocknet.	2 5 4 3+4+5
2.5.	P.: Verläßt wegen seiner Angst die Station nicht alleine. Bewegt sich zu wenig und ist schnell erschöpft. R.: Herr Sänger ist sehr neugierig.	Erweiterung seines Aktionsradius, bewegt sich sicher, Gewöhnung an Neues, Reduktion der Angst.	Einmal täglich (wenn es nicht regnet) mit Herrn Sänger im Rollstuhl in den Park gehen. Dort soll er den Rollstuhl als Gehhilfe vor sich herschieben, dabei die Strecke langsam steigern. Während er im Rollstuhl sitzt, wird er auf Dinge in der Umgebung aufmerksam gemacht. Nach Möglichkeit Mitpatienten mitnehmen. Bei jeder sich bietenden Gelegenheit Herrn Sänger positive Rückmeldung geben.	1 2+3 4 4 4+5

fünften Monat des stationären Aufenthaltes.	
Dat.	**Bericht / Ergebnisse**
2.5.	Derzeitiger Stand / Ergebnisse der Pflegebesprechung: Herr Sänger nimmt nach Aufforderung an allen Mahlzeiten teil. Er versucht, mit Jammern Hilfeleistungen von Patienten und Mitarbeitern zu erreichen. Wenn dies abgelehnt wird, lamentiert er laut oder wird trotzig. Vor der Erweiterung seines Aktionsradius' hat er große Angst. Abends sitzt er manchmal vor dem Fernseher und sieht Krimis, was er sich am nächsten Tag sehr übel nimmt. Das bisher Erreichte muß nach wie vor eingefordert werden, so z. B. sich adäquat anzuziehen. Jeder neue Schritt ist mit großer Angst verbunden. Herr Sänger übernimmt weiterhin keine Verantwortung dafür, Bedürfnisse selbst zu befriedigen. Hz. Pflegeplanung für die nächsten 4–6 Wochen.
4.5.	Bei dem Versuch, Herrn Sänger das Essenstablett in die Hand zu drücken, gab es eine heftige Auseinandersetzung. Er brüllte, er sei nicht in der Lage, dieses schwere Ding zu tragen, es würde ihm runterfallen. Schließlich nahm ein Mitpatient uns beiden das Tablett aus den Händen. Nach dem Essen nahm ich Herrn Sänger am Arm, drückte ihm das Tablett in die Hände und schob ihn zum Essenswagen, was von ihm mit lautem Jammern begleitet wurde. Er ließ es jedoch nicht fallen. Beim Gang in den Park war er nicht dazu zu bewegen, den Rollstuhl zu verlassen. Auf meine Fragen hin konnte er viele Blumen bestimmen. Hz.
7.5.	Der erste Versuch, Herrn Sänger zum Abtrocknen zu bewegen, scheiterte: Er warf die Bestecke auf den Boden und verließ die Küche. Im anschließenden Gespräch konnte er sich darauf einlassen, es in ein paar Tagen doch wieder zu versuchen. Hz.
9.5.	Ich habe Herrn Sänger darauf aufmerksam gemacht, daß heute Abend der James Bond-Film »Goldfinger« gesendet wird und ihn dazu eingeladen. Er kam pünktlich in den Aufenthaltsraum und sah sich mit einigen anderen Patienten den Film an. Wenn wieder ein Mord passierte, schien Herr Sänger ganz zufrieden zu sein. Er hat sich durch Zwischenbemerkungen nicht ablenken lassen. Hz.
10.5.	Auf meine Frage, wie ihm denn der Film gestern Abend gefallen habe, lamentierte Herr Sänger, er habe die ganze Nacht nicht geschlafen. Das sei die gerechte Strafe dafür, daß er sich in Gedanken gegen Gottes Gebote versündigt habe. Ich erzählte ihm, daß ich den Film gut gemacht finde, von der Technik fasziniert gewesen sei und daß ich damit spannende Stunden verbracht hätte, die mir gutgetan haben. Hz.
20.5.	Wie vorgestern ließ sich heute Herr Sänger dazu bewegen, zumindest vom Rollstuhl aufzustehen und auf die Bank zu setzen. Er erwähnte, daß er die Frühlingssonne angenehm fände. Ich schob den Rollstuhl ein paar Meter weg, so daß er einige Schritte gehen mußte. Dabei kam er erstmalig der Bitte nach, den Rollstuhl noch ein Stück zu schieben. Hz.
22.5.	Inzwischen geht Herr Sänger von sich aus zum Essenswagen, wenn er auf die Station kommt, und prüft, ob sein Essen da ist. Dann versucht er jedes Mal, einen Mitpatienten zu engagieren, der ihm das Tablett zum Tisch tragen soll. Dies gelingt ihm nur noch selten, da die Mitpatienten nach zahlreichen Gesprächen und durch eigenen Augenschein überzeugt sind, daß er das Tablett selber tragen kann. Herr Sänger nimmt dies mit Gebrummel hin. Er bekommt viel Bestätigung von allen Seiten, wenn er sich selbst Getränke einschenkt und die Portionspackungen selbst öffnet. Hz.

▼

		Auszüge aus der Pflegeplanung vom dritten bis einschließlich zum		
Dat.	**P.: Probleme / R.: Ressourcen**	**Pflegeziele**	**Pflegemaßnahmen**	**Meth. n. Orem**
2.5.	P.+R.: Nimmt sich seine Gier auf Sensations- geschichten und Morde in Krimis übel, weil sie zu seiner christlichen Einstellung nicht paßt.	Kann z. B. Krimis im Fernsehen ansehen, Unglücks- meldungen in der Zeitung und Groschenromane lesen, ohne sich dafür Vorwürfe zu machen.	Herrn Sänger Gesellschaft leisten, wenn er einen Krimi ansieht, den Inhalt mit ihm besprechen. Nach Möglichkeit andere Patienten in das Gespräch einbeziehen. Ihm deutlich machen, daß seine Gewohnheiten alltägliche Mittel zur Entspannung sind. Nach neuen Meldungen in der Zeitung fragen.	4+5 4 5 4
8.6.	P.: Kann seine Bedürfnisse nach Lieblingsspeisen nicht umsetzen. R.: Äußert auf Befragen, was er gerne ißt.	Trifft selbständige Auswahl unter den angebotenen Menüs. Füllt Essenskarten selbst aus. Kauft gewünschte Lebensmittel zur Ergänzung ein.	Mit Herrn Sänger täglich üben, die Essenkarten selbst auszufüllen. Er soll selbst entscheiden, was er bestellen will. Dabei mit ihm über jetzige und frühere Leibspeisen und die Eßgewohnheiten der Familie sprechen. Zusammen mit Herrn Sänger und seiner Mutter festlegen, über welchen Betrag er als regelmäßiges Taschengeld verfügen kann. Geldbeutel besorgen. Montags und donnerstags mit ihm am Kiosk oder im Lädchen an der Ecke einkaufen gehen.	5 2 4 3+4 1 2+3+5

▼

384

|ünften Monat des stationären Aufenthaltes.	
Dat.	**Bericht / Ergebnisse**
27.5.	Es ist weiterhin schwierig, Herrn Sänger zum Küchendienst zu bewegen. Heute setzte er sich zwar zum Abtrocknen hin, trocknete ein paar Teller ab, hörte aber sofort auf, sobald ich ihm den Rücken kehrte. Unter lautstarkem Protest kam er meinen Aufforderungen zum Weitermachen nach. Manchmal habe ich den Eindruck, daß er diese Auseinandersetzungen genießt. Hz.
3.6.	In den letzten Tagen hat Herr Sänger den Rollstuhl mehr geschoben, als daß er drin saß. Deshalb schlug ich ihm heute vor, ihn doch auf der Station zu lassen, er komme doch ohne ihn zurecht. Er reagierte ängstlich und betonte, daß er ihn zur Sicherheit brauche. Unterwegs frage ich ihn nach den neuesten Zeitungsmeldungen. Er berichtet genüßlich über einen Flugzeugabsturz und nennt die genaue Anzahl der Toten. Kurze Zeit später sagt er angstvoll, daß ich dies aber seiner Mutter nicht erzählen dürfe, sie würde ihn sonst schimpfen. Hz.
8.6.	Derzeitiger Stand / Ergebnisse der Pflegebesprechung: Hat in geringem Umfang mehr Verantwortung für die Erfüllung seiner Bedürfnisse übernommen. Äußert hin und wieder, was er gerne ißt, z. B. Honig. Verkleckert sich weniger beim Essen. Wenn dies doch passiert, stellt er es selbst fest und zieht sich nach Aufforderung um. Kann ca. 200 m gehen, ohne sich hinzusetzen. Klagt gelegentlich über Rückenschmerzen. Genießt es, im Park zu sitzen und die Umgebung zu betrachten. Wenn er im Aufenthaltsraum sitzt, steht er jetzt häufiger auf und wechselt die Plätze. Antwortet meist, wenn er von Mitpatienten oder Mitarbeitern angesprochen wird, spricht von sich aus niemanden an. Ab und zu setzt er sich in gebührendem Abstand zu anderen in den Aufenthaltsraum und scheint die Unterhaltung der anderen zu verfolgen. Beim Küchendienst keine Änderung seit 27.5. Die Angst vor Neuem ist unverändert. Es hat sich herausgestellt, daß die Mutter das Taschengeld verwaltet, Herr Sänger selbst keinen Personalausweis und kein Konto hat. Hz. Erweiterung der Pflegeplanung für die nächsten 4-6 Wochen, der Pflegeplan von 2.5. bleibt im wesentlichen bestehen.
10.6.	Bisher weigert sich Herr Sänger standhaft, den Stift zum Ausfüllen der Essenkarten selbst in die Hand zu nehmen. Er liest jedoch die Menüauswahl und entscheidet selbst. Wenn möglich entscheidet er sich für das süße Gericht. Er erzählte, daß die Pfannkuchen seiner Mutter die besten seien. Hz.
13.6.	Beim heutigen Besuch der Mutter nahm ich die Gelegenheit wahr, mit ihr und Herrn Sänger die Taschengeldfrage anzusprechen. Sie läßt sich nicht auf einen regelmäßigen Betrag festlegen, betont, daß sie ihm schon genügend Geld gebe und daß sie im übrigen durch den Krankenhausaufenthalt ihres Sohnes seine Hilfe zum Lebensunterhalt nicht mehr bekomme und somit weniger Geld zur Verfügung habe. Das Gespräch verlief schwierig, z. T. auch heftig. Es entstand der Eindruck, daß Frau Sänger wenig Interesse daran hat, daß ihr Sohn selbständiger wird. Herr Sänger blieb bei seinem Anliegen, regelmäßig einen festen Betrag zu bekommen. Zweimal forderte er seine Mutter auf, ihr Hörgerät lauter zu drehen, einmal sagte er ärgerlich, sie höre doch immer nur das, was ihr in den Kram passe. Bevor sie sich verabschiedet, drückt sie dem Sohn gereizt 30 Mark in die Hand. Als ich ihm einen Geldbeutel dazu gebe, wirkt er ganz zufrieden. Hz.

▼

			Auszüge aus der Pflegeplanung vom dritten bis einschließlich zum	
Dat.	P.: Probleme / R.: Ressourcen	Pflegeziele	Pflegemaßnahmen	Meth. n. Orem
8.6.	P.: Äußert seine Wünsche nicht von selbst. R.: Kann verständlich sprechen und auf Befragen Wünsche artikulieren.	Spricht kleine Bedürfnisse von sich aus an. Geht von sich aus manchmal auf andere zu.	Vor dem Einkauf mit Herrn Sänger besprechen, was er möchte. Ihn darauf hinweisen, daß er im Laden selbst sprechen muß, daß man nur einspringt, wenn er dazu auffordert. Mit Frau K. (Mitpat.) besprechen, daß sie ihren Nachtisch nur dann an Herrn Sänger abtritt, wenn er sie danach fragt.	2+3 4+5 4 1+4
8.6.	P.: Ist bezüglich Geld von der Mutter abhängig. R.: Er hat eigene Wünsche.	Selbstverwaltung des Sozialhilfe – Taschengeldes. Reduktion der Abhängigkeit von der Mutter.	Herrn Sänger informieren, welches Taschengeld ihm zusteht. Ihn mit der Rollenerwartung an einen Erwachsenen konfrontieren, ein eigenes Konto zu haben und über sein Geld selbst zu bestimmen. Ihn schrittweise darauf vorbereiten, daß demnächst ein Personalausweis beantragt und ein Konto eingerichtet werden muß. Paßbilder anfertigen.	5 2+5 2+3+5 3
8.6.	P.: Traut sich selbst wenig zu und hat deshalb Angst vor jedem neuen Schritt. R.: Ist neugierig, nimmt von sich und seiner Umgebung mehr wahr.	Äußert weniger Ablehnung gegenüber neuen Schritten.	Wenn Herr Sänger Angst hat, wird das Vorhaben möglichst genau mit ihm durchgesprochen. Immer wieder darauf hinweisen, daß er in den letzten Wochen schon viel erreicht hat. Seine Neugier durch viele und vielseitige Informationen bestärken.	3 3+4 4

fünften Monat des stationären Aufenthaltes.	
Dat.	Bericht / Ergebnisse
14.6.	Am heutigen Montag bespreche ich mit Herrn Sänger, daß wir um 11 Uhr einkaufen gehen, er solle sich überlegen, was er haben wolle. Wie erwartet protestiert er heftig. Trotzdem gehen wir, er läßt sogar den Rollstuhl auf der Station mit der Bemerkung, er wolle sich nicht als Krüppel auf der Straße zeigen. Am Kiosk braucht er lange Zeit, bis er sich für eine Tafel Schokolade entscheidet, auf die er mit der Hand deutet. Das Hantieren mit Geld und Wechselgeld fällt ihm sehr schwer. Die Schokolade ißt er auf der Station sofort auf. Hz.
16.6.	Beim gemeinsamen Frühstück sagt Herr Sänger, daß er endlich mal wieder Waldhonig essen möchte. Ich bot ihm an, diesen morgen mit ihm zu besorgen. Allerdings müsse er dem Ladeninhaber selber sagen, was er wolle. Hz.
17.6.	Heute meinte Herr Sänger, daß er keinen Honig brauche, außerdem sei der Laden zu weit weg. Nach einigem Hin und Her landeten wir dann doch im Laden. Trotz vorherigem Üben konnte Herr Sänger erst nach meiner dritten Aufforderung sagen, was er haben wollte. Durch sein kurz angebunden sein – er sagt weder »Guten Tag« noch »Auf Wiedersehen«, weder »bitte« noch »danke«, wirkt Herr Sänger sehr ruppig auf andere. Hz.
20.6.	Herr Sänger bringt jetzt zum Frühstück immer ganz stolz sein Glas Honig mit. Als er beim Ausfüllen der Essenskarten wieder den Stift nicht in die Hand nehmen wollte, informierte ich ihn daß wir ab Mittwoch die Karten nicht mehr für ihn schreiben würden und daß er kein Essen bekomme, wenn ers nicht selbst mache. Er reagierte mit lautem Schimpfen. Hz.
23.6.	Beim Küchendienst bruddelte Herr Sänger vor sich hin, mit so nassen Geschirrtüchern könne er nicht abtrocknen. Wütend pfefferte er eins in die Ecke. Auf meine Frage sagte er, er wisse nicht, wo die frischen sind. Ich ging mit ihm zum Schrank, zeigte es ihm. Daraufhin trocknete er weiter ab. Später bekam ich im Aufenthaltsraum mit, wie Herr F. Herrn Sänger sagte, daß jetzt gleich »Kojak« im Fernsehen komme. Herr Sänger blieb sitzen und lachte schallend, als eine Verfolgungsjagd gezeigt wurde. Hz.
10.7.	In den letzten Tagen fiel mehreren Mitarbeitern auf, daß Herr Sänger Mitpatienten ansprach, ob er deren Nachttisch haben könne. Nur bei Frau K. war er erfolgreich. Als ich heute zum wiederholten Male Herrn Sänger frage, wann wir ins Fotogeschäft gehen, um Paßbilder zu machen, war er weniger abweisend als sonst gewohnt. Er meinte, wir könnten ja irgendwann Paßbilder machen lassen, aber jetzt noch nicht. Hz.

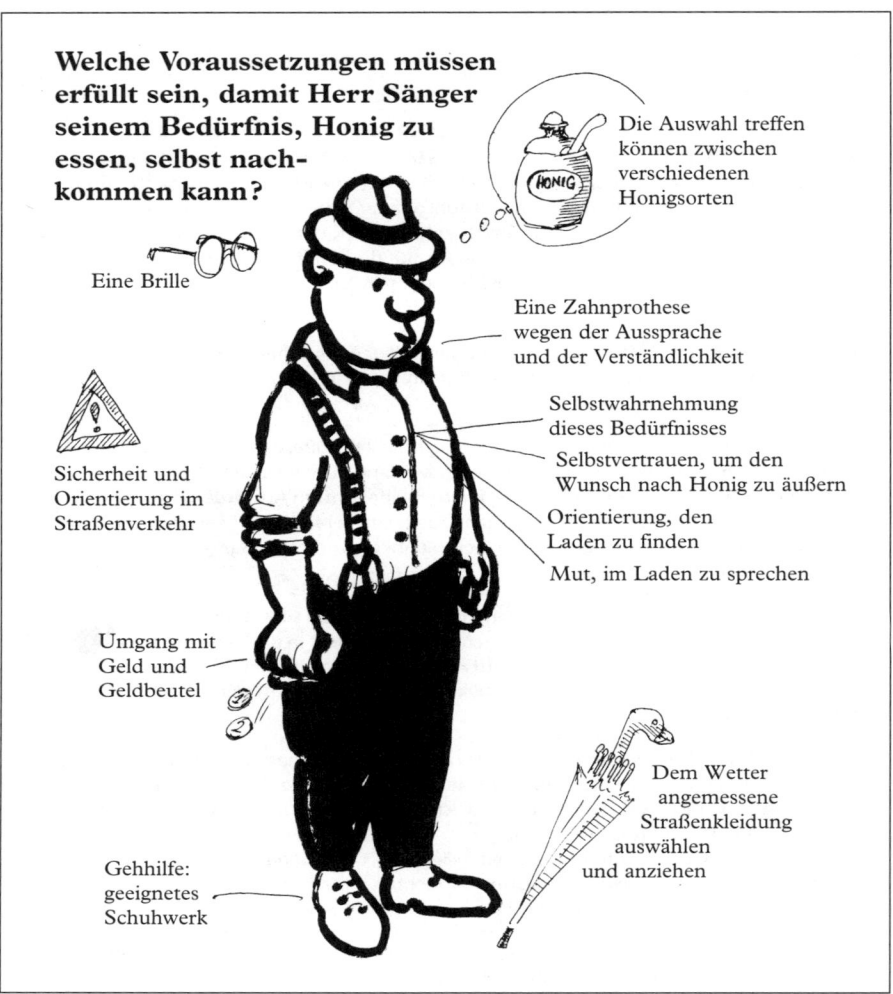

Welche Voraussetzungen müssen erfüllt sein, damit Herr Sänger seinem Bedürfnis, Honig zu essen, selbst nachkommen kann?

Die Auswahl treffen können zwischen verschiedenen Honigsorten

Eine Brille

Eine Zahnprothese wegen der Aussprache und der Verständlichkeit

Selbstwahrnehmung dieses Bedürfnisses

Selbstvertrauen, um den Wunsch nach Honig zu äußern

Sicherheit und Orientierung im Straßenverkehr

Orientierung, den Laden zu finden

Mut, im Laden zu sprechen

Umgang mit Geld und Geldbeutel

Dem Wetter angemessene Straßenkleidung auswählen und anziehen

Gehhilfe: geeignetes Schuhwerk

▌ Zusammenfassung der Ergebnisse

Die beschriebenen Erfolge werden während der ersten etwa fünf Monate erreicht. Im Lauf des folgenden Jahres bis zur Entlassung aus stationärer Behandlung wird der eingeschlagene Weg fortgesetzt, die Selbstpflegefähigkeiten Herrn Sängers in kleinen Schritten zu erweitern.

Die Ergebnisse werden hier zusammenfassend genannt:

- Herr Sänger geht regelmäßig, vier von fünf Tagen jede Woche, in die Werkstatt für Behinderte.
- Er kann selbständig einkaufen, ins Café gehen etc., braucht jedoch verbale Unterstützung oder Anregung, sich diese Wünsche selbständig zu erfüllen.
- Er kann nach langen Bemühungen selbständig Taxi und Bus benutzen.
- Er geht aufrechter, ist auch ohne Stützkorsett weitgehend beschwerdefrei und benutzt einen Stock.
- Er besucht in regelmäßigen Abständen die Familie von Frau Ritter und verbringt die Wochenenden bei der Mutter.
- Er nimmt von sich aus Kontakt zu Mitpatienten und Mitarbeitern auf, beteiligt sich ein wenig an Gesprächen und an allen Stationsaktivitäten.
- Er legt Wert auf sein Äußeres, muß jedoch zu ausreichender Körperpflege weiterhin aufgefordert werden.
- Er kann seine Ängste und seinen Zorn in realen Zusammenhängen zum Ausdruck bringen.

Einschätzung der Selbstpflegefähigkeiten von Herrn Sänger zum Zeitpunkt der Entlassung

In der nachfolgenden Tabelle werden die Selbstpflegefähigkeiten und Defizite – geordnet nach den Leistungskomponenten von D. OREM – systematisch dargestellt.

Einschätzung der Selbstpflegefähigkeiten von Herrn Sänger nach D. Orem zum Zeitpunkt der Entlassung

Leistungskomponente	Selbstpflegefähigkeiten und -defizite von Herrn Sänger
Die Fähigkeit, aufmerksam zu bleiben.	Herr Sänger reagiert sofort und meistens adäquat, wenn man ihn anspricht. Er interessiert sich für seine Belange und manchmal für das Fernsehprogramm.
Die Fähigkeit, die Lage und die Haltung des eigenen Körpers wahrzunehmen und zu steuern.	Die körperlichen Schäden bei Herrn Sänger sind zurückgegangen. Er nimmt Schmerzen und Beschwerden wahr und richtet sich danach. Er kann sich alleine anziehen und benutzt Brille und Zahnprothese.
Die Fähigkeit, die eigene Motivation und den Antrieb aufrechtzuerhalten.	Herr Sänger geht regelmäßig in die Werkstatt, braucht dazu aber Motivation von außen. Wenn er dort eine Aufgabe beendet hat, bleibt er untätig. Er gönnt es sich hin und wieder, ins Café zu gehen. Zu den Besuchen bei Familie Ritter wird er abgeholt und genießt sie. Bei vielen Aufgaben des täglichen Lebens braucht er weiterhin Motivation von außen.
Die Fähigkeit, vernünftig zu sein und erwachsen zu reagieren.	Herr Sänger kann seine Angst und seine Wut direkt in der entsprechenden Situation äußern. Neuen Anforderungen begegnet er zunächst mit kindlichem Trotz.
Die Fähigkeit, Entscheidungen zu treffen.	Bei anstehenden Entscheidungen ist Herr Sänger zunächst immer überfordert. Er braucht viel Zeit und Beratung, bis er in der Lage ist, sich mit einer Frage zu befassen und eine Entscheidung zu treffen.
Die Fähigkeit, Wissen zu erwerben und anzuwenden.	Herr Sänger ist neugierig geworden und fragt nach. Er läßt sich von anderen viel erzählen und beteiligt sich an Konversation. Er kann viele seiner früheren Kenntnisse wieder anwenden.
Die Fähigkeit, die geeigneten Selbstpflegehandlungen zum Erreichen eines Zieles auszuwählen.	Dadurch, daß seine Angst geringer geworden ist, hat Herr Sänger seinen Aktionsradius erweitert. Wenn ihm ein Weg zu weit ist, benützt er ein Taxi, wenn er etwas braucht, geht er einkaufen. Um diese Fähigkeiten zu erhalten, ist weiterhin ständige Motivation von außen erforderlich.
Die Fähigkeit, die Selbstpflegehandlungen durchzuführen und in das tägliche Leben zu integrieren.	Bei Herrn Sänger hat sich eine gewisse Routine des Tages- und Wochenablaufs eingestellt. Auch hier braucht er Unterstützung von außen, sonst würde er sich wieder vermehrt ins Bett zurückziehen. Bei vielen Aufforderungen an ihn hat es den Anschein, als würde er die Diskussionen genießen.
Die Fähigkeit, die eigenen Reserven für die erforderlichen Selbstpflegehandlungen einzuteilen.	Herr Sänger stößt rasch an seine körperlichen Grenzen und fühlt sich dann zu erschöpft, um etwas anderes anzupacken. Er hat keinen Überblick über seine finanziellen Möglichkeiten, weil die Mutter dies weiterhin verhindert. Er braucht Beratung bei der Einteilung seines Geldes.
Die Fähigkeit, die Selbstpflege geschickt durchzuführen.	Herr Sänger hat sich viele Fertigkeiten wieder angeeignet, dabei ist er in manchen Bereichen weiterhin ungeschickt und langsam und versucht, andere Menschen einzuspannen.

Und ein Jahr nach der Entlassung:

- Entgegen den Befürchtungen aller Mitarbeiter geht Herr Sänger weiterhin durchschnittlich vier von fünf Wochentagen in die Werkstatt für Behinderte.
- Dort besucht er weiterhin die Eingangsstufe und muß zu kontinuierlicher Arbeit angehalten werden.
- Mitarbeiter vom Betreuten Wohnen und vom Sozialpsychiatrischen Dienst bringen ihn abwechselnd morgens zum Bus.
- Er wird regelmäßig zur wöchentlichen Kaffeerunde in den Sozialpsychiatrischen Dienst abgeholt.
- Ein Mitarbeiter vom Betreuten Wohnen besucht ihn einmal wöchentlich zu Hause und hilft ihm beim Baden.
- Herr Sänger behält den bei der Entlassung aus stationärer Behandlung beschriebenen Umfang an sozialer Kompetenz bei (Selbstpflegekompetenz).

H Versorgungsgruppe in einer Tagesklinik

von Rainer Leichtenberger

Die Tagesklinik Reinickendorf der Karl-Bonhoeffer-Nervenklinik in Berlin ist als teilstationäre Behandlungseinrichtung ein wichtiger Baustein der bezirklichen psycho-sozialen Dienstleistungen. Sie verbindet die Vorzüge einer stationären Behandlung von z. B. Intensität, Kontinuität und Regelmäßigkeit mit dem Erhalt von Selbständigkeit, Eigenverantwortung und sozialen Kontakten. Die Patienten verbringen in der Tagesklinik – wie die Mitarbeiter – von Montag bis Freitag einen 8-Stunden-Tag. Eine Absicht der Tagesklinikarbeit ist die selbständige Lebensführung. Dieses Ziel erfordert ein differenziertes Behandlungsangebot, durch das die Nutzer die Möglichkeit bekommen, sich mit ihren Gefühlen deutlicher wahrzunehmen, Wünsche zu entwickeln und ihre Fähigkeiten zu erkennen und einzuüben. Die unterschiedlichen Bausteine des Behandlungskonzeptes besitzen deshalb exemplarischen Charakter. Sie spiegeln auch die Behandlungsideen und Überzeugungen der Mitarbeiter wider, sowie ihre Möglichkeiten zur Umsetzung dieser Vorstellungen. Sie beinhalten Widersprüche und stellen Räume zur Verfügung, um diese auszudrücken.

■ Arbeit als essentieller Teil der tagesklinischen Behandlung

Im Wochenplan der Tagesklinik nimmt die Arbeit einen breiten Raum ein. Sie ist ein wesentlicher Bestandteil der Behandlung. Die Arbeitsgruppen finden jeden Vormittag statt und am Montag nachmittag. »Arbeit ist ein gutes Mittel, die Teilnahme an der gesellschaftlichen Realität kennenzulernen und die damit verbundene Realitätskontrolle sowie die Umweltbeziehungen (wieder) zu erwerben.« (Ursula PLOG: Tag für Tag) Das bedeutet, daß durch die Art der Gestaltung von Arbeit eine Bezogenheit möglich werden muß, die dem einzelnen eine unmittelbare Beziehung zu seinem Tun und dem der anderen gestattet. Zwei Gestaltungsmerkmale sind dabei wesentlich: zum einen muß der Nutzen der Arbeit erkennbar und transparent sein und so auch Möglichkeiten der Identifikation bieten. In der Tagesklinik Reinickendorf findet das in den unterschiedlichen Gruppenaufgaben Ausdruck. Eine Gruppe ist für die Mahlzeiten zuständig und kocht das Mittagessen. Sie kauft auch die nötigen Zutaten dafür selbst ein. Eine andere bestellt den Garten und das Gewächshaus. Eine dritte Gruppe fertigt textile Produkte, die überwiegend für den Verkauf auf Basaren hergestellt werden. Das zweite wichtige Gestaltungsmerkmal der Arbeit ist in der Gemeinsamkeit des Tuns von Patienten und Mitarbeitern begründet. Die Arbeitsgruppenleiter gestalten mit den Patienten die Arbeit und führen sie auch gemeinsam aus. Die Form des Kontaktes findet somit ihren unmittelbaren Ausdruck im gemeinsamen Handeln.

▌ Arbeitsgruppe und Krankenpflege

Im Aufnahmegespräch wählen die Patienten eine Arbeitsgruppe aus, die – wenn irgend möglich – sie auch aufnimmt. Die Versorgungsgruppe, daß heißt die Küchen- und Einkaufsgruppe, wird durch eine Krankenpflegekraft geleitet. Diese Zuordnung ist gewollt und sozusagen Programm. Durch die oben beschriebenen Gestaltungsformen von Arbeit grenzt sie sich von klassischer Arbeitstherapie ab, gleichwohl soll erwähnt sein, daß moderne Krankenpflege und Ergotherapie immer mehr Berührungspunkte und Gemeinsamkeiten entwickeln.

Die Grundidee, das tägliche Essen selbst zuzubereiten, ist die Selbstversorgung. Sie ist nicht nur eine Übungsmethode im Hinblick auf das erklärte Ziel der selbständigen Lebensführung, sondern sie ist zugleich ein Ort für die allervielfältigsten seelischen, körperlichen und sozialen Wünsche, sowie auch von unterschiedlichsten Konflikten. Hier öffnet sich für die Krankenpflege ein breites und buntes Spektrum an Möglichkeiten. Eine Küchenarbeitsgruppe fordert die Krankenpflege in ihrem traditionellen Selbstverständnis heraus, indem sie von einer primären Haltung der Versorgung hin zu einer partnerschaftlichen Beziehungsgestaltung neue Handlungsspielräume ermöglicht, die durch das gemeinsame Tun geprägt sind.

Die Verbindung von Pflege und Essen ist nicht erst seit der Erfindung der »Aktivitäten des täglichen Lebens« hergestellt. Auch das Thema Arbeit war vor dem Einzug der Beschäftigungs- und Arbeitstherapeuten in die Psychiatrie originäre Aufgabe der Krankenpflege. Somit ist eine Küchenarbeitsgruppe auch unter dem Aspekt von Wiederaneignung eines Arbeitsfeldes zu verstehen, das durch die Spezialisierung und Zersplitterung der Psychiatrie in den letzten 40 Jahren verlorenging.

Die Herausforderung einer Arbeitsgruppe ist die Gemeinsamkeit des Handelns. Sie ist, unter anderem, Voraussetzung dafür, daß die Tagesklinik ein Ort des sozialen Lernens sein kann, denn »Tagesklinik ist eine Reaktion auf ein Verständnis von psychischer Krankheit als sozialer Erscheinung« (Ursula PLOG: Tag für Tag). Dies ist Ausdruck einer Grundhaltung, die für die Krankenpflege eine Lernchance ist. Sie ist nicht alleine herstellbar, weil sie schon von der Definition des Sozialen her die anderen mit einschließt. Somit braucht die Krankenpflege ein Team, in dem möglichst unterschiedliche Sichtweisen aufeinandertreffen, das durch gemeinsames Lernen und Verstehen eine gemeinsame Grundhaltung entwickelt. Diese Form pflegerischen Selbstverständnisses bietet die Möglichkeit, sich von der Spezialisierungs- und vor allem Abgrenzungstendenz von Pflege zu anderen Berufsgruppen freizumachen, und durch aufgabenbezogenes professionelles Miteinander Teamarbeit als eine Methode der Sozialpsychiatrie zu begreifen, die viel Raum für selbstbewußte und emanzipierte Krankenpflege läßt und öffnet.

▌ Essen ist ein Bedürfnis

Allgemeinhin wird Essen, sich mit Nahrung zu versorgen, zu den Grundbedürfnissen gezählt. Die Befriedigung von Grundbedürfnissen zu ermöglichen, ist eine Aufgabe der Krankenpflege. Aber Essen ist viel mehr als nur das. Genußessen, Frustessen, naschen sind nur einige Varianten der »Nahrungsaufnahme«. Vielfältiger wird die Bedeutung in der Hintergründigkeit von Sprüchen und Volkswahrheiten: einem anderen in die Suppe spukken; die eingebrockte Suppe selbst auslöffeln; wie das Salz in der Suppe, so...; ein Haar in der Suppe finden, Suppenkasper und ähnliches mehr. Rund ums Essen gesellen sich Wünsche, Ansprüche, Warnungen, Drohungen, Bedürftigkeit und Wohlgefühle. Mit all dem ist man als Küchengruppenleiter konfrontiert und wird so unversehens zum »Oraltherapeuten«. Es geht um das Orale mit all den unbewußten Erwartungen und Erfahrungen, die jeder mit in diese Gruppe bringt.

In dem oben erwähnten Frustfressen kommt eine besondere Form von Bedürftigkeit zum Ausdruck. Häufig werden wir als Profis im Zusammenhang mit Eßstörungen und Sucht darauf aufmerksam. Bei genauerem Hinsehen kennt jeder solche Wünsche. Sie können z. B. Ausdruck von Regressionswünschen sein. Fragt man dann bei den Patienten nach, hört man nicht selten »früher hat meine Mutter mir dann einen Vanillepudding (oder Grießbrei) gekocht«. So hat man eine Möglichkeit zur Stützung weicher und warmer Gefühle sowie regressiver Bedürfnisse und bindet sie therapeutisch an das Team bzw. einen Mitarbeiter, ohne daß sie als Ausdruck von Depressivem zu Abhängigkeit und Unselbständigkeit führen müssen.

Bei anderen steht der Übungsaspekt zur Selbstversorgung im eigenen häuslichen Bereich im Vordergrund. Das gilt vor allem für die Mehrzahl der jungen Männer in der Küchengruppe. Viele von ihnen haben nach der Vollversorgung durch die Familie (und vor allem durch die Mütter) das Für-sich-selbst-sorgen-können schlicht nie gelernt. Ihre widersprüchlichen Forderungen nach zugleich Versorgung und Autonomie, bieten viel Konfliktstoff und Reibungsmöglichkeiten, die als Grundvoraussetzung für weitere Entwicklungsschritte notwendig sind. Wieder andere, und hier sind es vor allem die Mütter, erleben das erneute verantwortlich sein für das Kochen – und damit Versorgung anderer – als konflikthaft. Dies sind nur einige Beispiele dafür, wie Essen und Kochen als Grundthema der Arbeitsgruppe nutzbar gemacht werden können. Sie beschreiben in Verbindung mit dem Arbeitsauftrag der Gruppe, nämlich der Zubereitung der Mahlzeiten, das Wesen der Arbeitsgruppen in der Tagesklinik. Die Kunst des Tuns besteht darin, die Entwicklungsschritte, Möglichkeiten und Bedürfnisse der Gruppenmitglieder mit dem Arbeitsauftrag in Übereinstimmung zu bringen, und zwar in einem angemessenen Verhältnis zueinander.

▌ Viele Köche verderben den Brei

Diese Behauptung gilt es täglich zu widerlegen. Nach dem halbstündigen morgendlichen Kaffeetrinken, das ein Ort für informelle Gespräche zwischen Mitarbeitern und Patienten ist, beginnt um 9 Uhr die Arbeitsgruppe. Die Pünktlichkeit, oder auch Unpünktlichkeit, ist oft schon ein Merkmal des Gruppenzusammenhaltes und der Stimmung in der Gruppe. Das erste ist, eine allgemeine Aufmerksamkeit darüber herzustellen, ob alle da sind. Oft drängt es einzelne, jetzt Schwierigkeiten und Probleme des Vorabends oder der Nacht anzusprechen, und sich in ihren unterschiedlichen Befindlichkeiten mitzuteilen. Das wird von allen kurz wahrgenommen und vom Gruppenleiter verbalisiert. Aber nur kurz, denn die morgendliche Arbeitsplanung soll kein Ersatz für die Gesprächsgruppe oder die Vollversammlung sein.
Zuerst wird die Einkaufsliste erstellt mit den Zutaten des Essens für den kommenden Tag und den alltäglichen Dingen wie Brot, Milch, Butter und anderes. Dies nimmt schnell 15 Minuten in Anspruch. Die Einkaufsgruppe hat sich erarbeitet, wo sie in der näheren Umgebung welche Produkte am günstigsten bekommt. Im Anschluß daran wird die Zubereitung des Mittagessens geplant und besprochen. Dabei ist die Balance schwierig, zwischen den Gewohnheiten der einzelnen zu vermitteln und gleichzeitig ein gemeinsames Rezept zu erarbeiten. Autoritäres, von »das macht man so!«, bis verschüchtertes, »ich wollte ja nur sagen, wie ich das kenne«, sowie stummes Verhalten treffen hier aufeinander. Die Rolle des Gruppenleiters ist in dieser Situation sehr diffizil und erfordert Einfühlungsvermögen, Flexibilität und Kompromißbereitschaft. Manchmal ist es auch richtig, eine konkrete Vorgabe zu machen. Es treffen Emotionen aufeinander, die moderiert, verstärkt oder begrenzt, auf jeden Fall aber wahrgenommen werden wollen. Hier werden wichtige Weichen gestellt für den Verlauf des Arbeitsvormittages. Dabei kommt es nicht darauf an, wer Recht hat (auch wenn an Salzkartoffeln wirklich kein Zucker kommt). Viel wichtiger ist, daß jeder in seinem Bemühen ernstgenommen wird, etwas dazu tun zu wollen, sowie auch den »Schweigern« die Möglichkeit zu geben, sich mit dem Geschehen zu identifizieren und einen Platz in der Gruppe zu finden. Ist dieser Punkt erreicht, hilft eine klare Planung die gerade eben lebendig gewordenen Unterschiedlichkeiten in eine gemeinsame Vorgehensweise zu bündeln und zusammenzufassen. Die Frage, die nun kommt, lautet: wer macht was? Unterschiedliche Aspekte bestimmen diese Zuordnungen. Die einen haben eine feste Aufgabe, z. B. das kleine Buffet für das zweite Frühstück herzurichten. Die Kontinuität und/oder Begrenztheit einer Aufgabenstellung kann

hierfür ausschlaggebend sein. Andere werden angeregt, neue Dinge auszuprobieren. Die erfahrenen Köchinnen und Köche sollen nicht immer für das Hauptgericht zuständig sein. Pärchen haben sich gebildet, die gerne zusammen arbeiten. Die Müden und Lustlosen sollen sich nicht verkriechen, sondern angemessen ihrer Möglichkeiten teilhaben. Die von extra-pyramidalen Neuroleptikawirkungen Geplagten können nur grobmotorische Arbeiten verrichten und brauchen immer wieder Gelegenheit, sich zu bewegen. Die aus Krankheitsgründen ungepflegten Menschen können aus hygienischen Gründen noch nicht die Speisen zubereiten und brauchen Aufgaben, die nicht zu Kalfaktoren-Diensten mißbraucht werden dürfen. Oft fügt es sich auch, daß die Gruppenmitglieder ihren augenblicklichen Vorlieben folgen und die verschiedenen Arbeiten sich so zuordnen.

Wichtig ist, daß die anfallenden Arbeiten sich nicht in Einzeltätigkeiten zersplittern, sondern daß die Patienten in Kleingruppen gemeinsam die Kartoffeln schälen, die Bohnen schneiden und die Schnitzel anbraten. Dadurch besteht immer wieder der Anreiz, miteinander zu sprechen und sich aufeinander zu beziehen in seinem Tun, sich abzustimmen, aber auch über sich und die Welt ins Gespräch zu kommen. Gemeinsamkeiten und Vorlieben werden hier deutlich, aber auch Mißgunst, Neid und Rivalität. Alle zwischenmenschlichen Empfindungen können beim gemeinsamen Möhrenschaben entstehen. Das sind hervorragende Chancen, sich im alltäglichen Verhalten mit anderen kennnenzulernen und dieses auch gespiegelt zu bekommen. Weiche und aggressive, zärtliche und ängstliche Gefühle kommen zum Ausdruck, zeigen sich der Welt.

Und trotz alledem muß das Mittagessen um 12.30 Uhr auf dem Tisch stehen.

▬ Ein Gruppenbeispiel:

Schweinebraten mit Salzkartoffeln und Mischgemüse steht auf dem Speiseplan. Zum Nachtisch soll es Rote Grütze mit Vanillesoße geben. Die Arbeitsbesprechung gestaltet sich schwierig. Schweinebraten ist die Spezialität von Frau L., doch die soll heute nicht kochen, andere sind dran. Überhaupt ist mit nunmehr 70 Jahren ihr Lernziel, auch die Jüngeren einmal machen zu lassen, ihr eigenes Tun nicht immer nur über Leistung zu bewerten. Das fällt ihr schwer, zumal für den Braten heute Herr R. und Frau Sch. zuständig sind. Herr R. hat zwei linke Hände, wie er sagt, und Frau Sch. hat in ihrem Leben noch keinen Schweinebraten zubereitet. Das Arbeiten in der Küchengruppe ist für viele in den letzten zwei Wochen unerfreulich geworden. Seit Herr S. in die Gruppe gekommen ist, hat sich die Atmosphäre verändert. Herr S. ist 35 Jahre alt und seit zehn Jahren in Kontakt mit der Psychiatrie. Die letzten Monate hatte er nicht einmal mit seinem Betreuer persönlichen Kontakt, sprach mit niemandem mehr und blieb allen gegenüber scheu. Als er in die Tagesklinik kam, war schnell deutlich, daß er wegen seines ungepflegten Äußeren bald zur Zielscheibe anderer Mitpatienten werden würde. Nicht nur die Kleidung ist schmuddelig, die Haare und der Bart sind verfilzt, und er stinkt regelrecht, wenn man ihm zu nahe kommt. In der Küchengruppe war er drei Jahre zuvor schon einmal, und sie ist die einzige Gruppe, auf die er sich überhaupt einlassen kann. Manche ekelt es vor ihm. Wenn überhaupt, so solle er doch in die Gartengruppe gehen, dort den Kompost umschichten. In der Küchengruppe sei er doch nicht tragbar. Wir einigen uns, daß er dennoch Arbeiten verrichten kann wie Tische decken, abwaschen und Geschirr einräumen. So ist es auch an diesem Tag, und jeder wendet sich nun seinen Aufgaben zu.

Mißtrauisch beobachtet Frau L., wie Herr R. den Braten zunächst mit Senf bestreicht. Beinahe fällt er ihm aus der Hand. Frau Sch. hat schon keine Lust mehr, weil sie nicht absehen kann, wie dabei je ein ordentliches Mittagessen herauskommen soll. Frau L. und Herr G. backen einen Kuchen für den Nachmittag. Die beiden mögen sich gerne, und schon nach kurzer Zeit sind sie ganz mit Teigzutaten und Glasuren beschäftigt. Er ist »ihr Junge«, und ihm gefällt es gut in dieser Rolle, auch wenn er mit seinen 56 Jahren eher ihr kleinerer Bruder sein könnte. Manchmal flirten sie regelrecht miteinander. Der eigentliche Chefkoch ist Herr H. Er hat in den letzten zwei Jahren über eine Reha-Maßnahme in der Küche eines noblen Restaurants als Beikoch gearbeitet und kennt fast jeden Kniff. Heute ist er jedoch ganz muffelig, hat gestern Abend wahrscheinlich wieder zuviel getrunken, will aber nicht darüber sprechen. Er macht heute die Grütze und will dabei seine Ruhe haben. Alleine zu arbeiten liegt ihm eh am besten. Nach einer halben Stunde ist der Braten angeschmort, auf der einen Seite vielleicht ein bißchen zu doll. Nun kommt er in den Backofen und soll die nächsten 1½ Stunden vor sich hin garen. Zeit, um jetzt in Ruhe die Kartoffeln zu schälen. Herr R. braucht erst einmal eine Pause. Die Schalen der Kartoffeln sind viel zu dick, meint Frau L., die immer wieder prüfen muß, ob die anderen ihre Arbeiten »auch ordentlich« machen. Während des Krieges mußte sie am Abend zu Hause der Mutter die Schalen zeigen, und wenn diese zu dick abgeschält waren, gab es Schelte. Das prägt. Die Jungen wissen gar nicht, wie gut sie es heutzutage haben. Das ruft nun endgültig den energischen Protest von Frau Sch. auf den Plan, die diese Geschichten schon von ihrer Großmutter nicht mehr hören mochte. Schließlich sei nicht mehr Krieg, und sie solle ihre ollen Geschichten für sich behalten und ihr damit nicht auf die Nerven gehen. Sie schreibe ihr ja auch nicht vor, daß sie den Kuchenteig links statt rechts herum rühren solle. Frau L. ist gekränkt und beschließt, in Zukunft kein Wort mehr zu sagen. Herr H. verläßt die Küche. Auseinandersetzungen liegen ihm nicht, schon gar nicht in diesem Ton und heute erst recht nicht. Herr G. meint, man müsse das schon verstehen. Er kennt auch noch die schlechten Zeiten und findet, daß wir oft zu sorglos mit dem Essen umgehen. Viel zu viel schmeißen wir in letzter Zeit weg, anstatt zu überlegen, wie daraus am nächsten Tag noch ein gutes Reste-Essen werden kann. Dieser Vermittlungsversuch stimmt auch Frau Sch. wieder etwas versöhnlicher, die nun ihrerseits erzählt, wie sie von ihrer Großmutter immer regelrecht schikaniert wurde. Nie konnte sie ihr etwas recht machen, so viel Mühe sie sich auch gegeben habe. Herr H. kommt wieder zurück und fragt, ob der Zoff nun zu Ende sei, was die Gemüter gleich wieder erregt. An der Stelle hilft, daß jeder sich wieder seinen Aufgaben zuwendet, denn schließlich ist in einer Stunde Mittagszeit. Der Dunst des Bratens mischt sich mit den Gerüchen des Kuchens, und die vielen ›Ahs‹ und ›Ohs‹ der anderen, die ihre Nase mal kurz zur Türe herein strecken, heben die Stimmung und machen stolz auf die eigene Arbeit. Die Kartoffeln sind gar, und auch das Mischgemüse wird nur noch auf kleiner Flamme warm gehalten. Jetzt kommt der Höhepunkt: der Braten wird aufgeschnitten. Frau L. ist aufgefallen, daß der Backofen nur auf 140 °C eingestellt war. Das kann nicht gut gehen, und tatsächlich ist der Braten in der Mitte noch nicht ganz durch. Das Essen muß nun auf den Tisch, und nach kurzem hin und her beschließt die Gruppe, daß es heute »Schweinebraten medium« gibt. »Siehste«, sagt noch Frau L. und Frau Sch. verdreht die Augen. Doch jetzt ist es zu spät, und es wird gegessen, was auf den Tisch kommt.

▌ Die Rolle des »Küchenchefs«

Eine wichtige Voraussetzung, um eine Küchengruppe zu leiten, ist, daß man selbst Spaß am Kochen und an der Küchenarbeit hat. Im Prinzip gilt diese Regel für jede Arbeitsgruppe. Eine Versorgungsgruppe birgt viel Konfliktstoff, so daß eine positive Identifikation mit dieser Arbeit auch den nötigen inneren Grund und Schutz bietet. Bei kaum einer Arbeit erfährt eine Gruppe so unmittelbare Rückmeldungen wie bei der Küchenarbeit. Ob es gut schmeckt oder versalzen ist; ob es zu wenig oder angebrannt ist; nichts entgeht den anderen Patienten, da sie ja alle Nutzer und Kritiker zugleich sind. Das Ergebnis der Arbeit ist für alle transparent und beurteilbar: das Essen schmeckt, oder es schmeckt nicht. Stolz auf die Arbeit sein oder Frust zu erfahren liegt oft nur eine Schalterstufe des Temperaturreglers am Herd auseinander. Dieses unmittelbare Feedback ist natürlich sehr wertvoll. Dadurch ist das Bestreben groß, es immer (allen) recht zu machen. Hierbei ist die Gefahr groß, daß der Gruppenleiter den Wert seiner Arbeit vornehmlich an diesen Kriterien mißt. Um kein Mißverständnis hervorzurufen: ein gelungenes Mittagessen ist das angestrebte Ziel. Und gleichzeitig ist alles Mittel zum Zweck für die Vielzahl der dynamischen Gruppenprozesse, die therapeutisch nutzbar gemacht werden. Deshalb hat diese Tagesklinik sich Arbeitsgruppen als Methode gewählt. Das ist für jeden Pflegenden eine Herausforderung. Groß ist die Versuchung, einfach alles an sich zu ziehen, wenn das Essen nicht gelingt. Sei es, daß die Zeit davonläuft oder die Beilagen anzubrennen drohen oder wenn es wirklich danebengegangen ist, noch schnell etwas aus dem Hut zu zaubern. Nun Gelassenheit zu behalten und nicht ins Agieren zu geraten ist die eigentliche Schwierigkeit. Dabei kommt es in den besten Familien vor, daß der Sonntagsbraten anbrennt und zu wenig Kartoffeln gekocht werden. Es ist einfach normal, daß die Dinge auch einmal danebengehen – und das zulassen zu können, ist ein wichtiger Lernschritt. Es ist für Patienten und Gruppenleiter schwer, dies als mögliches Ergebnis eines Arbeitstages anzusehen. Schnell gerät man in Rechtfertigungsdruck, auch den Kolleginnen und Kollegen gegenüber. Mißerfolge anzunehmen ist schwer. Es gilt: nicht der Geschmack der Mahlzeiten bestimmt die Qualität der Arbeit allein. Viel wesentlicher ist das individuelle und soziale Lernen aus solchen Situationen, welches bewußt gemacht werden kann und Wachstum ermöglicht.

▬ Ein Gruppenbeispiel:

Montag ist der schwierigste Tag in der Woche. Nicht nur auf dem Kraftfahrzeugzulassungsamt und in den U-Bahnen trifft man auf mürrische und unausgeschlafene Menschen; auch in der Tagesklinik sind die Patienten – und oft auch die Mitarbeiter – noch nicht wieder aufeinander bezogen, kommen aus dem »Mustopf«. Genauer gesagt ist es die große Einsamkeit, aus der die meisten sich am Montag morgen herausgerissen haben, tapsend und unsicher sich wieder auf andere einlassend. In der Vollversammlung, zu Beginn der Woche, ist das am deutlichsten. Hier ist Krankes sichtbarer als an den anderen Tagen der Woche, wenn die Atmosphäre und das Milieu der Klinik ver-rücktes Verhalten und anderes Leid in den Hintergrund treten läßt. Deshalb ist die Struktur des restlichen Tages durch Arbeit bestimmt – als Möglichkeit, sich hauptsächlich auf die eigene Arbeitsgruppe zu beziehen und langsam wieder mit sich und der Umwelt in Kontakt zu kommen. Die Küchengruppe hat sich darauf eingestellt, indem sie montags ein einfaches Essen kocht, das wegen der fehlenden Stunde durch die Vollversammlung nicht zu viel Zeit in Anspruch nimmt und von den Anforderungen her nicht zu kompliziert ist. Spaghetti, Milchreis und Eintöpfe sind häufig die Gerichte der Wahl. Die Arbeitsbesprechung ist mühsamer als an den anderen Wochentagen. Die Arbeitsschritte werden kleiner und überschaubarer gestaltet. Gruppenregeln werden wieder belebt, wie z. B. den anderen ausreden lassen, während der Besprechung nicht rauchen und ähnliches mehr.

Heute soll Herr R. den Frühstückswagen zubereiten. Das hat er zwar noch nie alleine getan, aber irgendwann ist immer das erste Mal. Ich werde ihn unterstützen, wenn er nicht zurechtkommen sollte. Heute morgen ist die Gruppe nämlich nur zu viert, und keiner hat Lust zum Arbeiten. Das Wochenende war verregnet, und niemand aus der Gruppe hat einen Schritt vor die Wohnungstür gesetzt. Herr H. und Frau Sch. sind sogar die ganze Zeit im Bett geblieben, noch ganz eingeigelt und den anderen Menschen fern. Da es heute Rührei mit Spinat und Salzkartoffeln zu essen geben soll, ist das nicht ganz so schlimm, denn der Arbeitsaufwand hält sich in Grenzen. Stockend kommt die Arbeit in Gang, kaum einer mag reden. Herr R. hat den größten Druck, da der Frühstückswagen um 11 Uhr fertig sein muß. Ständig fragt er nach, ob die Wurst und der Käse zusammen auf einen Teller kommen, ob die Teller reichen, zu dem Pfefferminztee auch noch ein schwarzer Tee gekocht werden soll, und es wird schnell klar, daß er – zumindest heute – mit dieser Aufgabe alleine völlig überfordert ist. Also gehen wir alles zusammen noch einmal durch. Was wird auf dem Wagen eingedeckt, bzw. was braucht man zum Frühstück? Die Kaffeelöffel sind nicht dabei und auch die Untertassen fehlen. Das Toastbrot, das er in den Korb gelegt hat, ist von der vorigen Woche und schon ganz vertrocknet. Er will es wegschmeißen, aber wir erinnern uns daran, daß wir aus altem Brot noch Semmelbrösel reiben oder es für Bouletten verwenden können.

In der letzten Vollversammlung gab es eine ausführliche Diskussion über Eßkultur und Eßgewohnheiten. Viele stört, daß der Frühstückswagen nach dem Prinzip »wer zuerst kommt...« geleert wird. Manche packen sich drei Scheiben Wurst auf, so daß für andere nur noch Pflaumenmus übrig bleibt. Auch daß beim Essen geraucht wird, ist nicht nur für die Nichtraucher manchmal unerträglich. Und schließlich waren die Tische zu Beginn der Mahlzeiten nicht immer abgewischt, oft standen noch die vollen Aschenbecher herum. Eine deutliche Kritik an die Adresse der Küchengruppe, die dafür verantwortlich ist. Aber warum sollen die Nichtraucher (aus der Küchengruppe) auch für das Leeren der Aschenbecher verantwortlich sein? Viele Fragen von Kultur und Stil, die sich jede soziale Gruppe immer wieder neu erarbeiten muß.

Herr R. erinnert heute morgen nicht eine dieser Absprachen. In fünf Minuten kommen die anderen Arbeitsgruppen zum Frühstück, und der Tee ist noch nicht einmal gebrüht, das Brot muß noch geschnitten werden und es sind nicht genügend saubere Tassen da. Schon juckt es mich, schnell die fehlenden Tassen abzuwaschen und das Brot aufzuschneiden. Doch wir halten gemeinsam kurz inne und beschließen, die anderen um Hilfe zu bitten. Herr R. wird das Brot aufschneiden, und ich stehe einfach daneben, weil ihm das bei seiner Angst vor der Schneidemaschine hilft. Das Frühstück wird heute fünf Minuten später fertig.

Während dieser Frühstückspause kommen die Arbeitsgruppenleiter, Praktikanten und wer sonst im Team noch Zeit hat, zusammen, um sich auszutauschen und Stimmungen im Hause aufzuspüren. Herr R. hat mich ganz schön Nerven gekostet. Ob ich denn nicht mitbekommen habe, daß sein Vater am Wochenende ins Krankenhaus gekommen sei. Es war eigentlich vorherzusehen, daß er solchen Arbeitsanforderungen nicht gewachsen sei. Vielmehr brauche er heute Bergendes statt Leistungsanforderungen. Außerdem sei der Frühstückswagen eh zu üppig, meint die Leiterin, die nun auch dazu gekommen ist. Das sage sie schon seit drei Wochen... und ich möchte am liebsten gleich nach Hause gehen. Zu fordern sei eben auch eine typisch männliche Ausdrucksweise, wenn doch eher ein Annehmen der regressiven Bedürftigkeiten angezeigt wäre, sagen die Arbeitsgruppenleiterinnen. Glücklicherweise muß ich nicht zu lange trotzig und vergrätzt sein. Ich werde dahingehend beraten, heute den Leistungsanspruch ganz runterzufahren – und in Wirklichkeit tut mir das heute auch ganz gut.

So wird aus den Rühreiern mit Spinat und Salzkartoffeln eine einfache Spinatsuppe. Zwar maulen einige über diese Idee, aber so ist das eben manchmal montags.

▌ Krankenspeisung und Selbstversorgung

In den Hospizen des vorletzten Jahrhunderts mußten die Kranken durch ihre Familienangehörigen versorgt werden, ähnlich wie das heute in ärmeren Kulturen (z. B. in Zentralafrika) noch üblich ist. Die Ärmsten und Einsamsten erhielten Essen als mildtätige Gabe durch die Kirche bzw. die Orden, die oft Betreiber der Hospize waren. Erst durch die Errichtung von Krankenhäusern und die damit einhergehende staatliche Verantwortung wurden die Patienten durch die Krankenhausbetreiber mit Nahrungsmitteln versorgt. Die Krankenspeisung hatte somit nicht mehr nur einen caritativen Charakter, sondern sie wurde Teil der Regelversorgung, d. h., daß jeder einen Anspruch darauf hatte, unabhängig von seinen familiären Möglichkeiten und seines gesellschaftlichen Status'. Die Krankenspeisung ist eine bis heute unveränderte Leistung der Krankenhäuser und Anstalten. War dies ehemals eine humanistische Errungenschaft, so lohnt es sich heute, diese Praxis einmal von der therapeutischen Sinnhaftigkeit her für die Patienten zu betrachten.

Unstrittig ist es, daß auf Wöchnerinnen- und Kinderstationen das Essen für die Patientinnen zubereitet wird. Auch eine orthopädische oder eine Augenabteilung braucht diesen Service. Doch schon auf internistischen Stationen lohnt sich ein differenzierender Blick. Für alle Patienten mit Stoffwechselerkrankungen ist eine diätetische Behandlung lebenserhaltend. Gleiches gilt für bestimmte Formen von Nieren- und Lebererkrankungen. In vielen Krankenhäusern ist es mittlerweile gängige Praxis, daß diese Patienten von Diät-Assistentinnen beraten werden und von diesen eine theoretische Schulung zu diätetischer Ernährung und Zubereitung der Speisen erhalten. Ausgerüstet mit Nährstofftabellen und guten Ratschlägen versuchen diese Patienten dann zu Hause, den täglichen Kompromiß zwischen Mengenvorgaben, Geschmack und Zutatenbeschränkung zu finden. Viel sinnvoller wäre es, wenn Diabetiker noch während ihrer stationären Behandlung, unter täglicher fachlicher Anleitung, das Diät-Kochen erlernen, oder an Bluthochdruck erkrankte Patienten mit Alternativen zu kochsalzhaltigen Speisen vertraut gemacht würden – als essentieller Teil ihrer Therapie.

Wieder unter einem anderen Blickwinkel ist die institutionelle Speisung von alten Menschen in Seniorenwohnheimen und auch Altenheimen zu bedenken. Die Entbindung von der Essenszubereitung von einem Tag zum anderen verurteilt alte Menschen zu trostloser Langeweile, über die viele von ihnen klagen.

Noch kritischer muß die Krankenspeisung in der Psychiatrie betrachtet werden. Jeder aktive Schritt einer Institution, Patienten die Verantwortung für ihre alltäglichen Bedürfnisse und Belange aus der Hand zu nehmen, ist ein Schritt zur Hospitalisierung. Somit rechtfertigt sich die Behauptung, daß die Krankenspeisung in der Psychiatrie die Hospitalisierungsschäden von Patienten fördert. Das gilt für stationäre wie für teilstationäre Einrichtungen gleichermaßen. Neben den oben genannten Bedeutungen von Arbeit als Teilhabe an sozialem Leben und als

Übungsfeld für soziale Lernprozesse bedeutet das Zubereiten von Mahlzeiten auch den Erhalt und die Förderung von Selbständigkeit.

In den meisten Einrichtungen sind Koch- und Backgruppen feste Bestandteile des Behandlungsangebotes. Sie haben einen großen Wert im Sinne eines Übungsfeldes und als Trainingsmöglichkeit. Für manche Patienten ist es die Chance, etwas Außergewöhnlicheres zu tun und die Möglichkeit, dem Großküchenspeiseplan für einen Tag in der Woche zu entgehen. Sofern diese Gruppen nicht von Ergotherapeuten geleitet werden, sind sie oft die einzige Gelegenheit für Pflegende, mit Patienten in einer Gruppe zu arbeiten. Für viele ist das eher ängstigend, weil sie durch die Ausbildung und die berufliche Sozialisation auf Einzelsituationen, d. h. Zweierbeziehungen spezialisiert sind. Diejenigen, die es wagen, sind manchmal in Verdacht, sich »aus der Stationsarbeit herausziehen« zu wollen, oder werden als ›Küchenmamsell‹ abgewertet. Ermutigung verdienen all die, die sich von beidem nicht abschrecken lassen – und die erfahren sie kurioserweise eher von Kolleginnen und Kollegen der anderen Berufsgruppen.

In Tageskliniken hat sich die Selbstversorgung durch eine Arbeitsgruppe bewährt. Ob dies auch auf allgemein-psychiatrischen Stationen möglich wäre, ist noch nicht erprobt. Die akuten Krankheitszustände der Patienten dienen als erstes Argument, das einem solchen Ansinnen entgegengehalten wird. Zum einen ist das natürlich ein bedenkenswerter Grund, zum anderen ist es aber auch Ausdruck von Widerstand, sich auf solche Behandlungsmethoden einzulassen. Nie sind alle in einer akuten Krankheitsphase. Stimmen zu hören ist kein Grund, nicht abwaschen zu können, und wahnhafte Patienten mit z. B. Vergiftungsideen hätten obendrein die Möglichkeit, sich der Speisezutaten selbst zu vergewissern. Diese Idee ist natürlich nur realisierbar, wenn alle Patienten von der Struktur her in feste Gruppenprozesse eingebunden sind. Außerdem bedarf es der kollektiven Unterstützung und Wertschätzung durch das ganze Team, um solch ein Vorhaben umzusetzen. Im Suchtbereich und in forensischen Abteilungen sind die Möglichkeiten der Patienten sicher noch größer. Die Frage der Motivation wäre hier eher der erste Widerstand. Gleichzeitig sind Motivationsfragen immer nur dialogisch zu beantworten, indem sich die Mitarbeiter den gleichen Fragen kritisch unterziehen. Ein weiterer Widerstand ist von der administrativen Seite her zu erwarten, denn auch Verwaltungen haben für solche Praktiken keine Modelle. In solchen Ansinnen steckt viel potentieller Konfliktstoff, der auch hier Möglichkeiten der Weiterentwicklung und des Wachstums beinhaltet.

▌ Selbstversorgung und Wirtschaftlichkeit

Bei dem Beginn einer Küchengruppe kommen Ängstlichkeiten auf mit den Fragen, ob eine Patientengruppe in der Lage sei, täglich das Mittagessen für alle Patienten zu kochen, und der Sorge, ob es auch abwechslungsreich und schmackhaft sein wird. Es sind zunächst eher Fragen, die das Leistungsvermögen der einzelnen und der Gruppe insgesamt meinen. Aufregend wird es dann, wenn man, das Vorhaben der Selbstversorgung genaunehmend, auch den täglichen Einkauf selbst organisiert. In der Tagesklinik Reinickendorf stehen zu Zeit (1994) für jeden Patienten DM 5.50 pro Tag zur Verfügung. Diese Summe ist orientiert an der Höhe des Sozialhilfesatzes. Von diesem Geld werden nicht nur die Zutaten für das Mittagessen eingekauft, sondern auch Kaffee, Tee, Getränke und ein kleiner Imbiß am Vormittag als zweites Frühstück. Am Anfang dieser Umstellung gab es viele Ängste, daß es ab sofort nicht mehr genügend für alle zu essen geben, nur noch Eintopf, Milchreis und Pellkartoffeln mit Quark den Speiseplan bestimmen würden. In der Tat verlangte dieses Vorhaben von allen Aufmerksamkeit dafür, wo es Sonderangebote gibt, welche Gemüse und Obstsorten in der Saison und somit günstig sind. Es war nun nicht mehr die Großklinik, die ihr unerschöpfliches Füllhorn über die Tagesklinik ausschüttete und gleichzeitig die Verantwortung für die Kosten trug. Dazu kam die Befürchtung, daß es zwangsläufig weniger werden müsse, da man die Großeinkäuferpreise der Klinik nicht nutzen könne. Eine Ausgabenauflistung des Vorjahres hatte ergeben, daß die Tagesklinik – bei Lieferung der Zutaten durch die Großküche der Klinik – genau ihr Ausgabenbudget in Anspruch genommen hatte, das ihr zustand. Wie sollte das nun gehen, wenn man auf die Preise der kleineren und größeren Lebensmittelgeschäfte angewiesen war? Da die Tagesklinik zudem keine Geschäfte in unmittelbarer Nähe zur Verfügung hat, wurde eine Einkaufsgruppe gegründet, die mit diesen neuen Aufgaben betraut wurde. Alle Ausgaben müssen belegt und aufgelistet und alle zwei Wochen mit der Abteilung für Finanzen der Klinik abgerechnet werden. Die Abrechnung wird in der Einkaufsgruppe erstellt. Am Anfang war es wichtig, daß diese Schritte immer wieder in die Vollversammlung hineingetragen wurde. Damit entstand Transparenz und Kontrolle für alle zugleich. Es hatte außerdem den Effekt, daß die Verwendung der Gelder nicht nur für die Nutzer belegt wurden, sondern gleichzeitig alle auch in der Verantwortung standen, wirtschaftlich mit dem Geld umzugehen und diesen Prozeß mitzugestalten. Schon bald zeigte sich, daß das Geld ausreichte. Im Laufe eines Jahres gelang es sogar, mit diesem Geld die besonderen Ausgaben für Feste – wie Ernte-Dank und Weihnachtsfeier –, zu bestreiten. Der Speiseplan wurde vielfältiger und vor allem flexibler gestaltbar. Besondere Geburtstagswunschessen bedurften nicht mehr der Begründung in der Klinik, sondern oblagen der Kalkulation der Versorgungsgruppe, also der Küchen- und Einkaufsgruppe.

Das alles ist heute bereits Alltag geworden, und keiner mag sich mehr vorstellen, diese Selbständigkeit je wieder aufzugeben.

I Zusammenarbeit mit einer Patientin und ihrer Mutter – nach King*

Frau Sophia Odabas ist 26 Jahre alt. Sie teilt seit ihrem vorigen stationären Aufenthalt eine Wohnung mit zwei anderen Frauen hier in der Stadt. Alle drei bekommen Hilfestellung von Mitarbeitern des Betreuten Wohnens. Frau Odabas geht keiner regelmäßigen Beschäftigung nach. Sie hat zwei Geschwister, die beide schon eigene Familien gegründet haben. Zu ihnen hat sie lockeren Kontakt, während sie ihre Eltern, die ca. 30 km entfernt leben, regelmäßig besucht.

Frau Odabas schließt die Schule mit Mittlerer Reife ab und beginnt anschließend eine Ausbildung zur Erzieherin, die sie jedoch nach einem Jahr abbricht, als sie zum ersten Mal krank wird. In den folgenden Jahren muß sie noch mehrfach zur stationären Behandlung ins Krankenhaus. Zwischen den stationären Aufenthalten nimmt sie manchmal Gelegenheitsjobs an, während der letzten drei Jahre gelingt ihr dies nicht mehr.

Seit drei Wochen befindet sich Frau Odabas zum ersten Mal in unserer Klinik. Sie hatte sich von ihren Mitbewohnerinnen und anderen Menschen zunehmend bedroht gefühlt, war ständig auf der Flucht und nicht mehr zur Ruhe gekommen. Einer Mitarbeiterin des Betreuten Wohnens war es nach einigen Tagen gelungen, sie zur stationären Aufnahme zu bewegen.

▮ Die Kleiderfrage

Wir beschränken uns bei der folgenden Darstellung auf ein einziges Pflegeproblem, das im Umgang mit Frau Odabas aufgetreten war.

In der Pflegebesprechung tragen wir unsere Beobachtungen über ihr eigentümliches Verhalten bezüglich Kleidung und Wäsche zusammen:

- Sie zieht sich häufig am Tag um.
- Sie betont immer wieder, daß ihre Kleidung schmutzig sei und sie diese deshalb dauernd wechseln müsse, wir können jedoch keine Verschmutzung sehen.
- Sie beklagt sich darüber, daß die Mutter ihr nicht genügend Kleidung und Wäsche bringen würde.
- Wir stellen im Lauf der Zeit fest, daß die Mutter bei ihren regelmäßigen Besuchen den Schrank der Tochter durchforstet und jeweils nur wenige Kleidungsstücke und Wäsche daläßt.

---

* Bei diesem Lernfall setzen wir voraus, daß sich Leserinnen und Leser mit der Pflegetheorie befaßt haben, z. B. in MARRINER-TOMEY, Ann: Pflegetheoretikerinnen und ihr Werk, S. 505–527.

- Frau Odabas protestiert heftig gegen die Einmischung der Mutter, die sich jedoch nicht beirren läßt und jedes Mal den Schrankschlüssel von der Tochter auch bekommt.
- Bei den täglichen Telefonaten mit der Mutter geht es fast ausschließlich darum, daß sie bestimmte T-Shirts, Unterwäsche, Handtücher etc. gebracht haben möchte.
- Mehrmals fällt uns auf, daß ein Mitpatient oder eine Mitpatientin ein T-Shirt trägt, das vermutlich Frau Odabas gehört. Auf Nachfragen erfahren wir, daß sie dies auf keinen Fall zurückhaben möchte.
- Nach jedem Besuch der Mutter verlangt sie, daß alle mitgebrachten Wäschestücke in die Waschmaschine gesteckt werden, obwohl sie unserer Meinung nach frisch gewaschen sind.
- Über diese unnötige Umweltbelastung und Verschwendung gibt es harte Auseinandersetzungen mit Frau Odabas, jedoch ohne Erfolg.

Wir kommen zu der Einschätzung, daß Kleidungs- und Wäschefragen zwischen Frau Odabas und ihrer Mutter eine große Rolle spielen, möglicherweise andere Konflikte auf diesem Feld ausgetragen werden. Wir sind uns einig, daß die Mutter ihre Tochter in dieser Frage bevormundet, und befürchten, daß sie ihre Tochter nicht erwachsen werden lassen kann.

Wir beschließen, daß die Bezugspflegeperson beim nächsten Besuch mit Frau Odabas und ihrer Mutter spricht mit dem Ziel, einen Kompromiß zwischen den beiden zu erreichen und die Mutter dazu zu gewinnen, daß sie uns bei unseren Bemühungen um mehr Selbständigkeit der Tochter unterstützt.

▬ Gesprächsverlauf (Auszüge)

Ich: Ich wollte mit Ihnen beiden sprechen, weil uns aufgefallen ist, daß es offensichtlich immer wieder Probleme wegen Kleidung und Wäsche gibt.

Tochter: (läßt micht kaum ausreden): Ich habe überhaupt nichts hier, und wenn, dann nur alte Klamotten. Du bringst mir nie die Sachen, die ich haben will.

Mutter: Ich komme doch fast jeden Tag und bringe dir immer frische Sachen mit.

Tochter: Aber nicht genug. Ich brauche mehr Sachen zum Wechseln.

Mutter: Sophia, in den drei Wochen hast du schon wieder T-Shirts und Handtücher verschenkt. Ich kann dir nicht dauernd neue Sachen kaufen. Wenn du so weitermachst, hast du wieder nichts mehr im Schrank, wenn es dir besser geht. (An mich gewandt:) Sie könnten auch etwas besser aufpassen, was Sophia mit ihren Sachen macht.

Tochter: (steht abrupt auf, rennt raus und knallt die Tür hinter sich zu. Vom Flur her ist ihr lautes Schimpfen zu hören.)

Ich: Das Kleiderthema scheint für Ihre Tochter zu heikel zu sein, deshalb ist sie rausgerannt. Ich verstehe nicht, was dahintersteckt.

Mutter: Wissen Sie, wenn es Sophia so schlecht geht wie jetzt, will sie alles loswerden, weil sie sich in nichts wohlfühlt. Wenn es ihr besser geht, ist sie darüber traurig und will alles neu beschaffen. So viel, wie Sophia dann haben will, können wir uns nicht leisten.

Ich: Haben Sie eine Idee, warum Ihre Tochter ihre Kleidung verschenkt?

Mutter: Sie haben doch auch schon von ihr gehört, daß sie mich nicht als ihre Mutter ansieht, wenn sie so krank ist. Deshalb soll ich auch ihre Wäsche nicht versorgen. Wer soll es aber dann tun? Vielleicht hat das Verschenken damit was zu tun.

Ich: Und wie ging das bisher dann weiter?

Mutter: Sophia hat nach fast allen Krankenhausaufenthalten kaum noch Kleider gehabt. Dann haben wir sie völlig neu ausstaffiert. Wir können sie ja nicht wie ein Bettelkind rumlaufen lassen, zumal ihr selbst wichtig ist, chic auszusehen.

Ich: Jetzt verstehe ich, daß Sie so aufpassen, daß nichts wegkommt. Ich kann mir vorstellen, daß es immer sehr teuer für Sie ist, vor allem, weil Ihre Tochter kein eigenes Geld verdient.

Mutter: Ich glaube, daß sie dies auch zukünftig nicht kann. Wir müssen ihr deshalb auch so schon sehr viel Geld geben und werden von keiner Stelle unterstützt. Mehr, als wir bisher tun, können wir nicht leisten.

Ich: Jetzt weiß ich etwas mehr, so daß wir in den nächsten Tagen überlegen können, wie wir das Problem von unserer Seite aus angehen können. Ich komme dann wieder auf Sie zu, damit wir es gemeinsam mit Ihrer Tochter besprechen können.

Ergebnis: Es ist mir peinlich, daß wir der Mutter von Frau Odabas unterstellt haben, daß sie ihre Tochter bevormundet, weil sie sie nicht loslassen kann. Wie die Auszüge aus dem Gespräch zeigen, hat die Mutter gute Gründe, sich bei der Wäscheversorgung ihrer Tochter einzumischen, solange wir nicht mehr Verantwortung dabei übernehmen.

■ Erneute Problemanalyse und Planung von Zielen und Maßnahmen

In der darauffolgenden Pflegebesprechung berichtet eine Kollegin darüber hinaus, Frau Odabas habe ihr gegenüber geäußert, daß sie Angst davor habe, daß die Mutter die Wäsche mit giftigem Waschpulver wasche. Mit dieser zusätzlichen Information beschließen wir nach gründlichem Abwägen der Vor- und Nachteile die nachfolgenden Ziele und Maßnahmen:

■ Wir wollen erreichen, daß Mutter und Tochter weniger Gründe für Konflikte haben.

■ Wir wollen dahin gelangen, daß Frau Odabas sich in ihren Kleidern sicherer fühlt als bisher.

- Wir wollen so weit als möglich verhindern, daß sie weiterhin wahllos Kleidung und Wäsche verschenkt.
- Es ist uns wichtig, daß Frau Odabas so bald wie möglich die Verantwortung für ihre Kleidung selbst übernimmt.
- Frau Odabas wäscht ihre Wäsche auf der Station und bekommt dazu die Hilfe, die sie braucht.
- Jeden Vormittag sortiert ein Mitarbeiter mit ihr gemeinsam die Kleidung und Wäsche aus, die anschließend gewaschen wird. Wenn sie trocken ist, legt er sie mit ihr zusammen in den Schrank.
- Es werden auch Teile gewaschen, die nur sie als verschmutzt ansieht.
- Die Mutter wird gebeten, mehr Wäsche mitzubringen.
- Die Bezugspersonen verschaffen sich einen Überblick darüber, was und wie viel an Kleidung und Wäsche Frau Odabas im Schrank hat. Sie überprüfen täglich, ob etwas fehlt.
- Die Mitpatienten werden gebeten, keine Kleidung von Frau Odabas anzunehmen. Alle Mitarbeiter treiben verschenkte Kleidungsstücke wieder ein.
- Die Mitarbeiter der Nachbarstation werden über das Vorgehen informiert.
- Unsere Planung wird mit Mutter und Tochter besprochen, bevor wir damit beginnen.

Dabei spielen folgende Überlegungen eine Rolle: Wir halten die Sorge der Mutter für berechtigt, daß die Tochter am Ende des Krankenhausaufenthaltes keine Kleider mehr besitzt. In der Zwischenzeit wissen wir, daß Frau Odabas sich in ihrer Kleidung nicht wohl fühlt und befürchtet, daß die Mutter ihr durch giftiges Waschpulver Schaden zufügen will. Zunächst sind wir uns nicht einig, ob wir ihren paranoiden Ängsten zu viel Raum geben oder sie zu sehr verfestigen, wenn wir tägliches Waschen der Wäsche zulassen. Wir entschließen uns zu dem beschriebenen Vorgehen, weil wir uns auf die langjährige Erfahrung der Mutter stützen, die uns berichtet hatte, daß das Problem keine Rolle mehr spiele, sobald es ihrer Tochter besser gehe. Wir sind uns darüber einig, daß wir sobald wie möglich Umwelt- und Verschwendungsaspekte wieder berücksichtigen und mit Frau Odabas diskutieren werden. Wir nehmen an, daß wir mit unserem Vorgehen zukünftige Konflikte in der Familie um Kleidung und Geld reduzieren.
Der Plan sieht an diesem Punkt tägliche langdauernde Einzelbetreuung mit alltagspraktischem Inhalt vor, von dem wir erwarten, daß Frau Odabas den Bezug zu ihren eigenen Angelegenheiten trotz ihrer Ängste behält und ihrer Verantwortung dafür in möglichst großem Umfang nachkommen kann. Wir gehen davon aus, daß die Konflikte um die Wäscheversorgung für Frau Odabas leichter zu bewältigen sind, wenn sie sich dabei mit einem Mitarbeiter auseinandersetzen muß und nicht mit ihrer Mutter und daß dann das Zusammensein mit ihr andere Schwerpunkte bekommt und entspannter verläuft.
Wir rechnen damit, daß die Strukturierung des Tages durch Einzelbetreuung und die damit verbundene Beziehungsgestaltung durch wenige Personen das Gefühl von Sicherheit und Orientierung bei Frau Odabas erhöht.

Bei diesen Überlegungen sind nachfolgende Vorgaben von Imogene King berücksichtigt:
1. »Die Wahrnehmungen von Pflegekraft und Patient beeinflussen den Prozeß
der Interaktion.
2. Individuen und Familien haben ein Recht auf Information über ihre Gesundheit.
3. Sie haben das Recht, an Entscheidungen beteiligt zu werden, die sich auf ihre
Gesundheit und auf öffentliche Dienstleistungen auswirken.
4. Die Angehörigen der Gesundheitsberufe sind dafür verantwortlich, daß der
einzelne Informationen erhält, die ihm helfen, informierte Entscheidungen in
bezug auf seine Gesundheit zu fällen.
5. Die Angehörigen der Gesundheitsberufe sind dafür verantwortlich, relevante
Informationen über die Wahrnehmung des Patienten zu sammeln, damit es zu
einer Kongruenz ihrer Ziele mit denen des Patienten kommt.«
(Aus: MISCHO-KELLING, Maria und WITTNEBEN, Karin 1995, S. 74)

∎ Weiteres Vorgehen

Im ersten Gespräch mit Frau Odabas über unseren Plan reagiert sie zunächst erleichtert und zustimmend. Als wir die einzelnen Punkte gemeinsam
zeitlich festzulegen versuchen, wird ihr klar, daß sie Verpflichtungen übernehmen muß. Daraufhin stellt sie den ganzen Plan in Frage, indem sie ins Feld führt,
daß sie die meisten ihrer Kleider nicht tragen könne, weil sie zerrissen seien,
Knöpfe fehlten, und sie deshalb reif für die Kleidersammlung seien. Sie stimmt
meinem Vorschlag zu, jetzt gleich die Kleidung auf Schäden hin durchzusehen.
Bei den meisten Teilen werden wir uns einig, daß es sich um Kleinigkeiten handelt, die leicht zu reparieren sind. Nach kurzer Diskussion kommen wir überein,
zusätzlich zweimal pro Woche einen Termin zum Ausbessern der Kleidung ein-
zuplanen.
In einem weiteren Gespräch mit Frau Odabas und ihrer Mutter wird weitgehende
Einigkeit erreicht. Allerdings ist die Mutter etwas skeptisch, ob ihre Tochter
mitmachen wird. Gleichzeitig ist sie erleichtert, von den kontrollierenden Aufgaben entlastet zu werden. Wir vereinbaren, nach Ablauf von zwei Wochen erneut
miteinander zu sprechen und unsere Erfahrungen auszutauschen. Als die Mutter
sich verabschiedet, spricht sie an, daß sie sich wegen des Vorwurfs, giftiges
Waschpulver zu verwenden, von ihrer Tochter abgelehnt fühlt und nicht wisse,
wie sie darauf reagieren solle. Ich bitte sie zu versuchen, dies zu überhören und
als einen Ausdruck der Krankheit ihrer Tochter anzusehen. Vermutlich trete der
Vorwurf durch das vereinbarte Vorgehen in den Hintergrund.

Klassifikationssystem der Krankenschwester-Patienten-Interaktionen, die zu Transaktionen führen

---

Elemente in den Interaktionen

Aktion
Reaktion
Störung
Gemeinsames Zielesetzen
Untersuchen der Maßnahmen zur Erreichung der Ziele
Übereinstimmung über die Maßnahmen zur Erreichung der Ziele
Transaktion
Erreichte(s) Ziel(e)

Aus: Marriner-Tomey, S. 516

▌ Analyse der bisherigen Informationen und Ereignisse

Nachfolgend werden die bisherigen Informationen und Ereignisse dem Klassifikationssystem der Krankenschwester – Patienten – Interaktionen zugeordnet.

Aktion:

- Frau Odabas verschenkt ihre Kleidung.
- Sie verdächtigt ihre Mutter, die Kleidung nicht gründlich genug zu waschen, fühlt sich nicht wohl und hat Angst vor Schmutz.
- Sie wirft ihrer Mutter vor, ihr zu wenig zum Anziehen zu bringen.
- Sie drängt darauf, daß auch Teile in die Waschmaschine kommen, die noch nicht getragen sind.

Reaktion:

- Die Mutter kontrolliert bei jedem Besuch den Kleiderschrank ihrer Tochter.
- Sie geht auf die Suche nach Kleidungsstücken, die fehlen, oder fragt ihre Tochter, wo diese geblieben sind.
- Sie bringt so wenig Wäsche mit, daß sie jederzeit den Überblick behält.
- Wir unterstellen der Mutter, daß sie die Tochter überfürsorglich behandelt.
- Wir bedauern, daß Frau Odabas nicht eigenständig werden darf.
- Wir wollen versuchen, die Einmischung der Mutter bei der Wäscheversorgung der Tochter zu unterbinden.
- Wir streiten mit Frau Odabas darum, wie häufig sie die Waschmaschine benutzen darf.

Störung:

- Wir initiieren ein Gespräch mit Frau Odabas und ihrer Mutter auf der Grundlage von Vermutungen, ohne die nötigen Informationen zu haben.
- Wir verfolgen deshalb zunächst in dem Gespräch unrealistische Ziele, wobei wir weder Mutter noch Tochter gerecht werden.
- Mutter und Tochter haben bezüglich der Kleidung unterschiedliche Interessen, Frau Odabas möchte mehr Kleidung zur Verfügung haben, während die Mutter verhindern will, daß die Tochter dauernd etwas verschenkt.
- Frau Odabas macht ihrer Mutter Vorwürfe, die Mutter kritisiert, daß wir nicht genügend auf die Kleidung aufpassen, wir unterstellen der Mutter, daß sie die Tochter bevormundet.
- Frau Odabas spürt die Spannung und entzieht sich, indem sie rausrennt.

Gemeinsames Zielesetzen:

- Wir verlassen die ursprünglichen Ziele, weil sie weder für Frau Odabas selbst noch für ihre Mutter relevant sind.
- Aufgrund der neu gewonnenen Informationen erstellen wir neue Ziele, die die Störung zwischen den drei Parteien reduzieren sollen.
- Die geplanten Maßnahmen werden mit Mutter und Tochter besprochen und ergänzt, wobei auf allen Seiten eine gewisse Skepsis bleibt, ob die Maßnahmen zu den gewünschten Zielen führen.

Untersuchen der Maßnahmen zur Erreichung der Ziele:

- siehe »Überlegungen« zum Maßnahmen-Katalog.

Übereinstimmung über die Maßnahmen zur Erreichung der Ziele:

- siehe die beiden Gespräche mit Frau Odabas und ihrer Mutter.

Transaktion:

Während der nächsten zwei Wochen werden die geplanten Maßnahmen durchgeführt.

- Beim nächsten Besuch bringt die Mutter eine große Reisetasche voller Kleidung und Wäsche mit. Eine Mitarbeiterin räumt die Sachen zusammen mit Frau Odabas in deren Schrank und merkt sich in etwa, was die Mutter mitgebracht hat. Frau Odabas wird gebeten, eine Liste der jetzt vorhandenen Kleidungsstücke anzufertigen. Sie sagt dies zu, kommt der Bitte jedoch nicht nach.
- Beim täglichen Sortieren der Wäsche ist Frau Odabas bei vielen Teilen hin- und hergerissen, ob sie gewaschen werden sollen oder nicht, es dauert deshalb häufig bis zu einer halben Stunde. An manchen Tagen kommt sie mit einer Waschmaschinenfüllung aus, an anderen braucht sie drei. Hin und wieder verschmutzt sie alle ihre Handtücher mit Schminke, um sie dann waschen zu können.
- Zum täglichen Zusammenlegen und Aufräumen der Wäsche ist Frau Odabas nur schwer zu motivieren. Deshalb wird diese Aufgabe manchmal von einer Mitarbeiterin übernommen.

- Frau Odabas muß zwar zu den verabredeten Terminen zum Ausbessern der Kleidung aufgefordert werden, macht dann aber gut mit und äußert sich zufrieden, wenn einige Teile wieder in Ordnung sind.
- Gegen Ende der zwei Wochen fängt sie von sich aus an, Jeans und Blusen zu bügeln.
- Frau Odabas versucht nach wie vor, Kleidung zu verschenken. Die Mitarbeiter bemerken dies jedoch, die Mitpatienten bringen Teile zurück, die sie nicht direkt zurückweisen konnten.
- Als die Mutter nach einer Woche den Schrankinhalt überprüft, äußert sie sich zufrieden, daß trotz ihrer anfänglichen Skepsis alle Kleider vorhanden sind.
- Nach zwei Wochen verwenden Mutter und Tochter ihre gemeinsame Zeit für Spaziergänge und Café-Besuche, von denen beide entspannt auf die Station zurückkehren. Bei den täglichen Telefonaten erkundigt sich Frau Odabas nach den übrigen Familienmitgliedern.
- Frau Odabas zieht sich nur noch höchstens dreimal am Tag um. Sie scheint sich in ihren Kleidern wohler zu fühlen.
- Zu den Mitarbeitern, die viel mit ihr zu tun haben, bestehen inzwischen gute Beziehungen. Sie sucht von sich aus Gespräche, die nichts mit der Wäsche zu tun haben.

Erreichte(s) Ziel(e):

- Der Konfliktherd der Wäscheversorgung ist zwischen Mutter und Tochter fast vollständig in den Hintergrund getreten. Das Thema spielt nur noch dann eine Rolle, wenn Frau Odabas grenzenlose Wünsche nach neuer Kleidung äußert.
- Sie scheint sich in ihren Kleidern sicherer zu fühlen, seit sie selbst die Wäscheversorgung übernommen hat. Dies zeigt sich darin, daß sie sich seltener umzieht.
- Das Ziel, daß Frau Odabas keine Kleider mehr verschenkt, wurde bisher nicht erreicht. Beim täglichen Sortieren der Wäsche äußert sie immer wieder, daß dieses Stück ihrer Meinung nach nicht mehr modisch sei oder zu abgetragen und sie es deshalb nicht mehr behalten wolle. Sie versucht weiterhin, Mitpatienten ihre Sachen aufzudrängen.
- Frau Odabas beginnt in kleinen Ansätzen (bügeln), die Verantwortung für ihre Kleidung selbst zu übernehmen.

▌ Das dynamische interaktive System

In der nachfolgenden Graphik stellt Imogene KING ihre Auffassung vom Menschen als offenes System dar, das vom zwischenmenschlichen System einer Gruppe und vom sozialen System der Gesellschaft beeinflußt wird und umgekehrt auch die beiden Systeme beeinflußt.

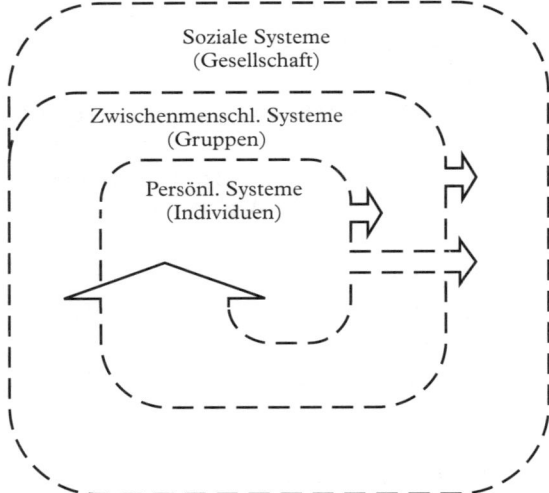

Dynamisches interaktives System
Aus: MARRINER-TOMEY, S. 507

Kommt im Fall von Frau Odabas eine psychische Erkrankung dazu, verändern sich die gegenseitigen Einflüsse der Systeme und es entstehen Leiden und Konflikte.

Das persönliche System von Frau Odabas wird zum Zeitpunkt der Krankheit bestimmt durch ihre Angst, die Mutter könnte vergiftetes Waschpulver verwenden. Sie verhält sich logisch, indem sie versucht, ihre Kleider loszuwerden, erneut zu waschen, sich dauernd umzuziehen und von den Eltern neue Kleider zu bekommen. Damit gerät sie in Konflikte mit der Mutter, die ihren Kleiderschrank kontrolliert und ihr die finanziellen Grenzen der Familie vor Augen führt, und mit den Mitarbeitern, die ihr zunächst nicht erlauben, die Waschmachine täglich in Gang zu setzen, weil sie ihre Angst noch nicht verstanden haben und daher mit Umweltschutzaspekten argumentieren.

Die Mutter als Vertreterin des zwischenmenschlichen Systems hat die Sorge, daß ihre Tochter nach der stationären Behandlung wieder keine Kleider mehr hat und versucht, dies zu verhindern. Die pflegerischen Mitarbeiter werfen schließlich ihre Umweltbedenken über Bord, als sie feststellen, daß es sich bei dem Verhalten von Frau Odabas um ein voraussichtlich vorübergehendes, krankheitsbedingtes handelt. Mit ihren Maßnahmen tragen sie dazu bei, das Verhältnis zwischen persönlichem und zwischenmenschlichem System zu entspannen: Frau Odabas hat weniger Sorge, daß ihr Schaden zugefügt wird, wenn sie die Wäsche selber wäscht, die Mutter muß den Kleiderschrank nicht dauernd nachsehen, weil dies die pflegerischen Mitarbeiter übernehmen, und ist so entlastet.

Das soziale System (Gesellschaft) beeinflußt an mindestens drei Punkten das persönliche System von Frau Odabas und deren zwischenmenschliches System bezüglich der Kleiderfrage:

1. Da Frau Odabas sehr früh erkrankt ist, hat sie kein eigenes Einkommen und bleibt von den Eltern finanziell abhängig. Die Eltern bekommen keine wirtschaftliche Unterstützung zum Unterhalt ihrer Tochter.

2. In unserer Gesellschaft hat eine gepflegte äußere Erscheinung einen hohen Stellenwert, durch sie wird die zugewiesene Rolle mitbestimmt. Frau Odabas und ihren Eltern ist es wichtig, daß sie durch ihre Kleidung nicht auffällt.

3. Frau Odabas ist wie die meisten anderen Menschen auch den Modeströmungen ausgesetzt. Wenn sie nach einer Krankheitsphase noch fast alle Kleider besitzt, besteht die Möglichkeit, daß ihr die Eltern den einen oder anderen Wunsch erfüllen können, weil sie kein Geld für eine Grundausstattung ausgeben müssen.

8 Themen im Fluß

Pflegeberufe im Umbruch 415

A Pflegekonzepte 415

B Pflegediagnosen – Beurteilung der Pflegesituation 417

▌ Beispiel einer Pflegediagnose 417

‖ Selbstverstümmelungsgefahr 417

‖ Diskussion 419

C Pflegestandards 421

▌ Standards im Alltag 422

‖ Beispiele für ausformulierte Standards 423

‖ Entwurf eines Pflegestandards Suizidprophylaxe 426

‖ Standardpflegepläne 429

‖ Diskussion 429

8

Pflegeberufe im Umbruch

»Da ist die Geschichte, und da ist die Zukunft. Dazwischen liegt der höchst interessante Moment, in dem sich die Welt verändert. Morgen wissen wir mehr als heute.« MARGRIET DE MOOR

Die Pflegeberufe befinden sich in einer Umbruchphase zwischen Heilhilfsberuf und beruflicher Eigenständigkeit. Die alte Orientierung des Handelns an ärztlichen Vorgaben tritt in den Hintergrund, weil sie fragwürdig geworden ist, die Orientierung an pflegerischen Maßstäben und Bedürfnissen des einzelnen Patienten gelingt derzeit nur bruchstückhaft. Die Diskussionen in Arbeitskreisen, Gremien und auf Tagungen belegen die Suche nach Orientierung. Dabei wird vorwiegend auf Literatur und Konzepte aus dem angelsächsischen Sprachraum zurückgegriffen. Ein Blick in die deutschsprachige Fachpresse zeigt, daß Themen, deren Diskussion z. B. in den USA bereits vor 15 bis 20 Jahren geführt wurden, bei uns langsam bekannt werden, wie Pflegetheorien und -modelle, Pflegediagnosen und Pflegestandards. Nach unserem vorläufigen Eindruck wird auch hier das Pferd wieder am Schwanz aufgezäumt: Pflegestandards werden erstellt, bevor Themen wie die Beurteilung der Pflegesituation oder das Pflegeleitbild ausreichend diskutiert sind. Unseres Erachtens wurde derselbe Fehler bei der Einführung von Pflegedokumentationssystemen gemacht: es wäre die elementare Voraussetzung dafür gewesen, sich zuerst mit verschiedenen Pflegemodellen zu befassen und einheitliche Vorstellungen von psychiatrischer Pflege zu entwickeln, und anschließend dazu passende Dokumentationssysteme zu gestalten.

A Pflegekonzepte

Ruth SCHRÖCK schreibt in ihrem Kapitel »Konzepte, Modelle und Theorien« S. 54f: »So gibt es Gegenstände aus Holz, Eisen, Plüsch, Leder und Plastik; mit einem, drei oder vier Beinen; niedrig oder höher; in jeglicher Farbe; mit einer Lehne und Armstützen oder auch nicht, die alle als ›Stuhl‹ kategorisiert werden. Nur ein spezifisches Merkmal wird hier gebraucht, um die Zuordnung vorzunehmen, nämlich daß man auf diesem Gegenstand sicher sitzen kann.«
So vielfältig, wie Stühle aussehen können, sind die Auffassungen darüber, was psychiatrische Pflege sein soll. Dabei ist es gleichgültig, ob die Nutzer, deren Angehörige, Krankenschwestern und -pfleger aus anderen Fachdisziplinen, Mitarbeiter anderer Berufsgruppen oder die psychiatrischen Pflegekräfte selbst ge-

fragt werden. Die Mitarbeiter psychiatrischer Versorgungseinrichtungen brauchen daher ein gemeinsames Grundverständnis darüber, welche Ziele sie mit ihrer Arbeit verfolgen, welche Mittel sie dazu einsetzen wollen und was sie als gelungene Arbeit bewerten. Bestandteil dieses Grundverständnisses ist eine Vorstellung vom Menschen, über die sich die beteiligten Mitarbeiter weitgehend einig werden müssen.

In vielen psychiatrischen Versorgungseinrichtungen besteht ein gemeinsames Grundverständnis, das jedoch z. B. für einen neuen Mitarbeiter nur indirekt, unausgesprochen erfahrbar wird. Erst nach schriftlicher Festlegung wird hierzulande von einem *Pflegekonzept* gesprochen. Ein Pflegekonzept bietet den Mitarbeitern Grundlagen und Richtlinien für ihr Handeln und Maßstäbe, nach denen sie ihre Arbeit beurteilen können, neuen Mitarbeitern und Auszubildenden bietet es Orientierung. Ein Pflegekonzept wird im Idealfall in regelmäßigen Abständen diskutiert, neu überdacht, den veränderten Bedürfnissen der Patienten und Mitarbeiter und neuen Erfahrungen, Erkenntnissen und Forschungsergebnissen angepaßt.

Es hat sich bewährt, ein Pflegekonzept in einer kleinen Gruppe interessierter pflegerischer Mitarbeiter zu entwerfen, erarbeitete Teilergebnisse in den dafür in Frage kommenden Gremien breit zu diskutieren und Anregungen aufzunehmen. Im Diskussionsprozeß nähern sich bislang verschiedene Standpunkte an, die gemeinsame Basis wird breiter, die Verständigung erleichtert, und Fortbildungsbedarf wird erkennbar. Wir halten es für sinnlos, Pflegekonzepte anderer Institutionen zu übernehmen, weil dadurch der wichtige Prozeß der Erarbeitung eines gemeinsamen Grundverständnisses, der Reflexion der eigenen Haltung und des Lernens von Kollegen ausgeklammert wird: ein abgeschriebenes Pflegekonzept wird nie das eigene, Mitarbeiter können sich nicht damit identifizieren. Allenfalls können Pflegekonzepte anderer Institutionen als Anregung für die Diskussion im eigenen Haus herangezogen werden.

Die Auszüge aus dem Offenbacher Pflegekonzept unter den Materialien wollen wir daher nur als Anregung verstanden wissen.

B Pflegediagnosen – Beurteilung der Pflegesituation

»In den USA, wo der Pflegeprozeß seit 1950 bekannt ist, entstand anfangs der siebziger Jahre das Bedürfnis nach einer verbindlichen und allgemein verständlichen Umschreibung der Pflegeprobleme, ›Nursing Diagnoses‹, Pflegediagnosen genannt. Eine Gruppe von Expertinnen arbeitete mit erfahrenen Pflegepersonen zusammen, um die in der Praxis am häufigsten vorkommenden Pflegeprobleme zu ermitteln. Daraus entstand in der Folge die North American Nursing Diagnosis Association (NANDA). Eine erste Konferenz wurde 1973 abgehalten, um die Erfahrungen auszutauschen und die Liste der bisher entwickelten Pflegediagnosen zu diskutieren und zu erweitern. Seither finden NANDA-Konferenzen in regelmäßigen Abständen statt, und die Berichte werden jeweils in Buchform herausgegeben.

Das Ziel der NANDA ist es, eine verbindliche Terminologie und eine internationale Klassifikation für Pflegediagnosen zu schaffen. Pflegediagnosen sollen dabei nicht von medizinischen Diagnosen, Organsystemen oder pflegerischen Handlungen ausgehen, sondern von Leidenszuständen, die beim Menschen auftreten und die durch Pflege angegangen werden können.

Die NANDA stützt sich auf die Definition der Pflege der American Nurses Assosiation (ANA): ›Pflege ist das Erkennen und Behandeln von menschlichen Reaktionen auf bestehende oder potentielle Gesundheitsprobleme.‹

Mit einer international akzeptierten Taxonomie von Pflegediagnosen erhofft sich die NANDA:

■ Genauere Umschreibung von Wissen und Können der Krankenschwestern/ Pfleger, was für die Ausbildung und zur Professionalisierung der Pflege wichtig ist,

■ Schaffung einer computergerechten Sprache zum Zwecke der Statistik und Forschung,

■ Unterstützung der Pflegenden in der Dokumentation der Pflegeprozesse.«

(Aus: Marilynn E. DOENGES, Mary Frances MOORHOUSE: Pflegediagnosen und Maßnahmen, S. 5 f.)

▌ Beispiel einer Pflegediagnose

▌▌ »Selbstverstümmelungsgefahr«

▬ Definition

»Die Präsenz von Risokofaktoren zur Ausführung von selbstverletzenden Handlungen, ohne sich zu töten, einhergehend mit Gewebsverletzung und der Entlastung von Anspannungen.

▄   Kennzeichen (Risikofaktoren)

- Unfähigkeit, vermehrte psychologische/physiologische Anspannung in einer gesunden Weise zu bewältigen
- Gefühle von Niedergeschlagenheit, Ablehnung, Selbsthaß, Trennungsangst, Schuld und Depersonalisation
- Schwankende Gefühle
- Zwangsvorstellungen
- Bedürfnis nach sensorischen Reizen
- Elterlicher emotionaler Liebesentzug
- gestörte Familienverhältnisse

▄   Risikogruppen

- Borderline Persönlichkeitsstörung, besonders Frauen, die 16 bis 25 Jahre alt sind
- Psychotischer Zustand – häufig Männer im frühen Erwachsenenalter
- Emotional gestörte und/oder mißhandelte Kinder
- Geistig behinderte und autistische Kinder
- Vorgeschichte mit Selbstverletzung
- Vorgeschichte mit physischem, emotionalem oder sexuellem Mißbrauch.«
(Aus: Marjory GORDON: Pflegediagnosen, S. 295)

Die von der NANDA verabschiedeten Pflegediagnosen enthalten umfassende Kataloge von Pflegemaßnahmen, die in drei bis vier Pflegeprioritäten eingeteilt sind. Die Diagnose »Selbstverstümmelungsgefahr« enthält unter anderen folgende Pflegemaßnahmen:
»1. **Pflegepriorität:** Ermitteln der ursächlichen/begünstigenden Faktoren:
- Ermittle die Hintergründe der individuellen Situation, wie bei den Risikofaktoren vermerkt. Achte auf frühere Verstümmelungsversuche...
- Erfasse bestehende Merkmale eines wenig flexiblen und schlecht anpassungsfähigen Charakters, die Persönlichkeitsstörung/Charakterschwäche widerspiegeln, z. B. impulsiv, unberechenbar, nicht angemessene Verhaltensweisen, starke oder unkontrollierbare Wut.
- Achte auf das Ausmaß der Beeinträchtigung im sozialen und beruflichen Beziehungs- und Tätigkeitsfeld...
2. **Pflegepriorität:** Das Umfeld des Patienten gestalten, um Sicherheit zu gewährleisten:
- Hilf dem Patienten, Gefühle und Verhaltensweisen zu erkennen, die dem Drang nach Selbstverstümmelung vorangehen.
- Beteilige den Patienten an der Pflegeplanung, um persönliche Grenzen neu festzulegen und das Bedürfnis nach Selbstverstümmelung zu mindern...
- Achte auf Gefühle der Teammitglieder (Frustration, Wut, Abwehr, Mißachtung, Verzweiflung und Machtlosigkeit, Gefühl, den Patienten »retten« zu müs-

sen). Es kann sein, daß der Patient das Team manipuliert/spaltet, was Abwehr-gefühle hervorruft und einen daraus resultierenden Konflikt verursacht. Diese Gefühle müssen erkannt und dargelegt werden, und Team und Patient müssen offen damit umgehen.

▪ Gestalte ein Milieu, wo positiv, klar und offen zwischen Teammitgliedern und Patienten kommuniziert wird, so daß in gegenseitigem Einvernehmen »Geheimnisse nicht geduldet«, sondern angesprochen werden.

3. Pflegepriorität: Fördern einer Ausrichtung auf positive Handlungen:

▪ Unterstütze den Patienten, ein sicheres anstatt unsicheres/aggressives Verhalten zu erlernen.

▪ Schließe mit dem Patienten/Team einen die Sicherheit des Patienten betreffenden Vertrag, z. B. »Innerhalb der nächsten 48 Stunden werde ich mir weder eine Schnittwunde noch eine andere Verletzung zufügen«.

▪ Fördere gesundes Verhalten, indem Konsequenzen und Ergebnisse der momentanen Handlungsweise erkannt werden. Stelle dem Patienten beispielsweise folgende Fragen: »Erreichen Sie hiermit, was Sie wollen?«

▪ Beteilige den Patienten an Gruppentherapien.

4. Pflegepriorität: Fördern des Wohlbefindens (Beraten/Ausbilden):

▪ Besprich die Verpflichtung, sich sicher zu verhalten, und das Vorgehen bei Anzeichen unerwünschten Verhaltens.

▪ Stelle fest, welche Lebensumstände der Patient nach der Entlassung haben wird. Möglicherweise ist Hilfe beim Umsetzen von Veränderungen zur Vermeidung eines Rückfalls erforderlich.

▪ Regle die Weiterführung der Gruppentherapie(n).

▪ Beteilige die Familie/Bezugsperson(en) an der Entlassungsberatung.«

(Aus: M. E. DOENGES, M. F. MOORHOUSE: Pflegediagnosen und Maßnahmen, S. 418 ff.)

II   Diskussion

Die Beschäftigung mit Pflegediagnosen hat im deutschsprachigen Raum erst begonnen. Die Tatsache, daß in kurzer Folge zwei amerikanische Bücher zum Thema Pflegediagnosen ins Deutsche übersetzt wurden, läßt uns vermuten, daß hier Pflegediagnosen ohne kritische Überprüfung übernommen werden. Mit der Auswahl des Diagnose-Beispiels und den zitierten Einzelmaßnahmen wollen wir zeigen, daß Pflegediagnosen einerseits hilfreiche und die pflegerische Arbeit strukturierende Elemente enthalten, z. B. »Achte auf das Ausmaß der Beeinträchtigung im sozialen und beruflichen Beziehungs- und Tätigkeitsfeld« (1. Pflegepriorität) oder »Stelle fest, welche Lebensumstände der Patient nach der Entlassung haben wird« (4. Pflegepriorität). Andererseits zeigt sich, daß die Rolle und Aufgaben von psychiatrischer Pflege in den USA sich von denen bei uns unterscheiden, so daß bestimmte Maßnahmen bzw. Vorschläge für uns nicht relevant sind, z. B. liegt »Beteilige den Patienten an Gruppentherapie(n)« (3.

Pflegepriorität) außerhalb der alleinigen pflegerischen Entscheidungskompetenz. Psychiatrische Pflege in den USA sieht ihre Aufgabe eher darin, psychotherapeutisch tätig zu sein, während wir uns hier als Spezialisten für das Alltägliche betrachten. Die vorgeschlagenen Maßnahmen vermitteln den Eindruck, daß alle Lebens- und Gesundheitsprobleme mit pflegerischen Mitteln positiv zu beeinflussen sind, ohne die Grenzen des einzelnen kranken Menschen und den Schweregrad seiner Störung zu berücksichtigen. Uns fehlen Vorschläge für Maßnahmen, die die Erhaltung des Ist-Zustandes mit pflegerischen Mitteln zum Ziel haben: langfristige Begleitung eines Menschen, auch wenn Heilung oder Besserung des Zustandes außerhalb der realen Möglichkeiten liegen.

Wir haben nicht überprüft, ob der in den uns vorliegenden psychiatrischen Pflegediagnosen enthaltene wertende und abwertende Sprachgebrauch im amerikanischen Orginal so enthalten ist oder auf Mängeln der Übersetzung beruht.

▬   Bei der Auseinandersetzung mit Pflegediagnosen beschäftigen uns derzeit folgende Fragen:

▪ Es erscheint uns fraglich, ob das Interesse der NANDA, »eine verbindliche Terminologie und eine internationale Taxonomie« (s. o.) sich verwirklichen läßt, da die kulturellen Unterschiede der einzelnen Länder sich auch auf das Pflegeverständnis und dadurch auf die Pflegeprioritäten auswirken. Wir können uns vorstellen, daß die Definitionen vieler Diagnosen übernommen werden können, daß jedoch einige der daraus folgenden Maßnahmen in der jeweiligen Kultur erarbeitet werden müssen.

▪ Die Einteilung der Pflegemaßnahmen in drei oder vier Prioritäten wird das pflegerische Handeln strukturieren und dabei helfen, im Alltag die richtigen Schwerpunkte zu setzen, den Patienten an seiner Pflege zu beteiligen, das Umfeld einzubeziehen und schon bei der Aufnahme die Entlassung im Auge zu behalten.

▪ Es kommt uns bisher so vor, als ob die psychiatrischen Pflegediagnosen, mit denen wir uns befaßt haben, so umfassend sind, daß sie in das alltägliche Handeln unter den hier üblichen Bedingungen nur schwer zu integrieren sind. Es bleibt abzuwarten, ob die zukünftigen Pflegeexperten daran etwas ändern werden.

▪ Wir können uns vorstellen, daß im europäischen oder deutschsprachigen Raum formulierte Pflegediagnosen und Maßnahmen dazu beitragen werden, daß Pflege eigenständig wird und die Qualität der geleisteten Arbeit nachvollziehbar und überprüfbar macht, auch für die Kostenträger.

In den letzten Jahren haben mehrere europäische Konferenzen zum Thema Pflegediagnosen stattgefunden, auch in Deutschland nimmt die Diskussion zu. Wir halten es für notwendig, sich an der Diskussion zu beteiligen und genau zu überprüfen, welche Anteile der in den USA verabschiedeten Pflegediagnosen für uns nützlich sind.

C Pflegestandards

In den letzten Jahren tauchen in der Fachliteratur und in alltäglichen Diskussionen die Begriffe »Pflegestandard«, »standardisierte Pflege«, »Standardpflegepläne« und »Mindeststandard« auf, ohne daß sich die Berufsangehörigen darüber einig sind, was unter den einzelnen Begriffen zu verstehen ist.

Im Fremdwörterlexikon steht unter dem Begriff »Standard«: Maßstab, Normalmaß, Muster, Durchschnittsbeschaffenheit, Norm. Die WHO definiert »Pflegestandard« 1988 wie folgt: »Ein Standard in der Pflege ist ein vereinbartes Maß an für einen bestimmten Zweck benötigter pflegerischer Betreuung. Ein Standard ist ein an einem Kriterium ausgerichtetes erreichbares Leistungsniveau. Die tatsächliche Leistung wird daran gemessen.«

Adelheid VON STÖSSER definiert: »Pflegestandards sind allgemein gültige und akzeptierte Normen, die den Aufgabenbereich und die Qualität der Pflege definieren. Pflegestandards legen themen- oder tätigkeitsbezogen fest, was die Pflegepersonen in einer konkreten Situation generell leisten wollen/sollen und wie diese Leistung auszusehen hat.« (A. von STÖSSER: Pflegestandards, S. 2)

Aus dem betriebswirtschaftlichen Bereich werden die Begriffe Struktur-, Prozeß- und Ergebnisstandard übertragen. »Strukturstandards beschreiben die Vorraussetzungen, unter denen die Pflege zu erbringen ist, z. B. Organisationsform, Materialien, Personalbedarf, Kompetenzabgrenzung, räumliche Erfordernisse, Zeit. Prozeßstandards beschreiben Art und Umfang des pflegerischen Handelns. Orientiert an der pflegerischen Zielsetzung legen sie den Qualitätsanspruch fest: z. B. generelle Problemstellung – Zielsetzung – Maßnahmenplan (Standardpflegepläne), Beschreibung einzelner Maßnahmen (Handlungsabläufe), Auflistung von Maßnahmen (Aufgabenspektrum). Ergebnisstandards beschreiben die angestrebte Veränderung im Verhalten und im Gesundheitszustand des Patienten. Es werden generelle Pflegeziele festgelegt, anhand derer das Pflegeergebnis am Patientenzustand im Ist-Soll-Vergleich bewertet werden kann.« (A. VON STÖSSER: a. a. O., S. 2f)

»Der ICN (Weltbund der Krankenschwestern und Krankenpfleger) hat für die Entwicklung von Pflegestandards Richtlinien aufgestellt, die im folgenden schwerpunktmäßig zusammengefaßt sind (ICN 1985):

1. Standards sollen der Erreichung eines festgelegten Ziels dienen. Der Zweck von Standards besteht darin, die Qualität von Dienstleistungen festzulegen.

2. Standards sollten auf klaren Definitionen von beruflicher Tätigkeit und Verantwortung beruhen.

3. Standards sollten die größtmögliche Entwicklung des Berufs im Einklang mit seinem potentiellen gesellschaftlichen Beitrag fördern.

4. Standards sollten umfassend und flexibel genug sein, um ihren Zweck zu erfüllen und gleichzeitig Freiraum für Innovation, Wachstum und Veränderung zu ermöglichen.

5. Standards sollten ein allgemein gleiches Niveau der Berufsausübung fördern und zu beruflicher Identität und Beweglichkeit ermutigen.
6. Standards sollten die Gleichberechtigung und gegenseitige Abhängigkeit der Berufsgruppen anerkennen, die unentbehrliche Dienstleistungen anbieten.
7. Standards sollten so formuliert werden, daß im Beruf ihre Anwendung und Nutzung erleichtert wird.«
(A. VON STÖSSER: a. a. O., S. 3)

▎ Standards im Alltag

In jeder Station und jeder Einrichtung bestehen eingefahrene Gewohnheiten und vereinbarte Richtlinien des Handelns. Erstere werden vielerorts beibehalten, ohne sie in regelmäßigen Abständen zu überdenken, veränderte Anforderungen von seiten der Patienten zu berücksichtigen oder neue Erkenntnisse einzubeziehen. Die ausgesprochenen und unausgesprochenen Übereinkünfte prägen als Standards die Arbeit auf der Station oder in der Einrichtung.

Beispiele:
▪ Auf einer Aufnahmestation werden alle Sachen, die der Patient mitbringt, registriert.
▪ Die Küche ist für Patienten nicht zugänglich.
▪ Jeden Donnerstag abend stehen Spiele auf dem Programm.
▪ Der Fernseher wird um Mitternacht ausgeschaltet.
▪ Jeder Patient, der alleine keinen Ausgang hat, bekommt zweimal am Tag einen Spaziergang in Begleitung angeboten.
▪ Kein Patient darf ein Feuerzeug oder Streichhölzer bei sich haben.
▪ Patienten dürfen das Stationszimmer nicht betreten.
▪ Mitarbeiter lassen sich bei ihren Besprechungen durch nichts stören.
▪ Es ist üblich, daß Patienten am Wochenende ausschlafen können.
▪ Im Wohnheim für psychisch Kranke betreten Mitarbeiter die Zimmer der Bewohner nicht, ohne ausdrücklich eingeladen zu sein.
▪ Ein Patient, der seinen Termin zur Depot-Injektion nicht einhält, wird angerufen. Wenn er nach drei Tagen nicht erreicht worden ist, erfolgt ein Hausbesuch.
▪ Auf einer Station geht die Nachtwache immer stündlich durch alle Schlafzimmer.

Wir regen dazu an, die eigene Praxis nach zweckmäßigen Standards und ›alten Zöpfen‹ zu durchsuchen und die oben angeführten Beispiele auf ihre Eignung zu überprüfen.

II   Beispiele für ausformulierte Standards

In vielen Häusern existieren ausformulierte Standards für einzelne pflegerische Verrichtungen und Notfälle, die mit ihrer Einführung schriftliche Dienstanweisungen geworden sind. Beispiele hierfür sind Standards für Dekubitusprophylaxe, Operationsvorbereitung, Verbandwechsel bei zentralem Venenkatheter oder der Standard zur Fixierung eines Patienten (S. 284). Sie geben den Mitarbeitern eine verbindliche Richtschnur vor, nach der diese Verrichtung durchzuführen ist. Abweichungen im Einzelfall müssen fachlich begründet werden. Der Standard selbst ist neuen wissenschaftlichen Erkenntnissen anzupassen. Schriftlich festgelegte Pflegestandards bilden vor allem bei Verrichtungen und Notfällen, die auf einer bestimmten Station selten vorkommen, eine wertvolle Hilfe.
Bei komplexen pflegerischen Aufgaben wird die Formulierung von Pflegestandards schwierig, weil in ihnen meist die individuelle Situation des Patienten unberücksichtigt bleibt.
Im folgenden stellen wir zwei Pflegestandards »Suizidaler Patient« gegenüber.
Zuerst der Standard »Umgang mit suizidgefährdeten Patienten« im Zusammenhang mit dem Standard »Depression« von Adelheid VON STÖSSER (S. 414/415).
Sie dienen in einem Allgemeinkrankenhaus der Sicherheit des betroffenen Patienten und der Mitarbeiter. Für eine psychiatrische Klinik wäre er unzureichend. Dort wird z. B. von den Mitarbeitern erwartet, daß sie adäquat mit dem Patienten über seine Todeswünsche sprechen können oder daß sie gemeinsam im Team abwägen und entscheiden, welche Maßnahmen zur Sicherheit des Patienten durchzuführen sind. Die Aufforderung, darüber hinaus den Standard »Depression« in allen Punkten zu beachten, könnten psychiatrische Fachleute nicht unbesehen übernehmen, da sie zu dem Trugschluß verführt, Suizidalität gehe immer mit einer schweren Depression einher. (Siehe auch Kapitel »Suizidalität«, S. 243 f)
Hier wird deutlich, daß Standards, die in einer inneren oder chirurgischen Abteilung hilfreich sein können, in einer psychiatrischen nicht ausreichen. Also müssen Standards in der jeweiligen Institution selbst gestaltet und weiterentwickelt werden. Wir wollen unseren anschließend folgenden Entwurf hier zur Diskussion stellen. Er soll darüberhinaus als Anregung zur eigenen Entwicklung von Standards dienen.

Suicid	Klinik		Umgang mit dem suicidgefährdeten Patienten	Stösser **Standard**
	Station	11/95		

Als suicidgefährdet gilt ein Patient, wenn er:

a) seine diesbezügliche Absicht - verbal - ankündigt.
b) durch sein gesamtes Verhalten ein deutliches Gefühl des "Gefährdetseins" vermittelt.
c) diesbezüglich Handlungen hinter sich hat und/oder er offensichtlich Gelegenheit hierzu sucht.

Ab dem Zeitpunkt des "Bekanntseins" der Suicidalität übernehmen die Pflegekräfte eine Mitverantwortung für die Sicherheit des Patienten. Solange sich dieser auf der Station befindet und die Suicidalität besteht, sind folgende Punkte zu beachten:

ZIELE:

1. Der Patient muß vor einer möglichen Selbsttötung **angemessen geschützt werden.**

Im Falle eines Suicids, wird die Polizei den Hergang und die Sicherheitsvorkehrungen genau überprüfen!!

2. Der Patient soll Gelegenheit erhalten seine Situation, sein Vorhaben zu überdenken. Er soll dabei aus seiner gedanklichen Einbahnstraße herausfinden.

© A.v.Stösser

NOTWENDIGE SICHERHEITSVORKEHRUNGEN:

1.1 **Arzt informieren,** sobald eines der o.g. Gefährdungsmerkmale beobachtet wird.

1.2 **Patienten durchgehend überwachen:** Nach weiterer Abklärung durch den Arzt evtl. Sitzwache bestellen (wird angeordnet), ansonsten den Patienten engmaschig überwachen.

1.3 **Persönlichen Bereich des Patienten auf Hilfsmittel für Suicid durchsuchen:**
z.B. Messer, Medikamente, Gelegenheiten wie: offenes Fenster, Tür, Medikamentenschrank u.a.m. ausschließen

1.4 **Vertrauensbasis schaffen:** Den Patienten über die Sicherheitsvorkehrungen informieren, ihm erklären, daß man sich um ihn sorgt und verhindern möchte, daß er wegen seiner momentanen Tiefstimmung sein Leben aufgibt.

1.5 **Alle Verhaltensauffälligkeiten des Patienten sowie das Abklingen der Suicidalität müssen** (auch zur eigenen Absicherung) im **Pflegebericht genau dokumentiert werden!** Ebenfalls sollen besondere Absprachen mit dem Arzt oder dem zuständigen Therapeuten im Bericht schriftlich festgehalten werden.

Sofern sich die Pflegeperson dies zutraut und der Patient einigermaßen zugänglich ist:
Patienten konkret auf seine Situation ansprechen: z.B. "Wovor möchten Sie fliehen? Was bedeutet für Sie der Tod? Angenommen, es gibt ein Weiterleben nach dem Tod, was könnte der Sinn Ihres Lebens sein?" Evtl. Buch- oder Video von R.A.Moody "Leben nach dem Leben" gemeinsam mit dem Patienten ansehen und besprechen. Aufbauende Literatur, wie "Die Möwe Johnatan", "Johannes" evtl. vorlesen und gemeinsam darüber nachdenken.

Darüber hinaus ist der Standard "Depression" in allen Punkten zu beachten!

Depress Klinik Station 11/95	Depression: Umgang mit schwer depressiven Patienten	Stösser Standard

Wenn ein Mensch ohne ersichtlichen Grund in einem Zustand tiefer Traurigkeit, innerer Beklemmung, Trostlosigkeit und Verzweiflung verharrt, spricht man zumeist von endogener Depression. Je nach Ausprägungsgrad lassen sich depressive Symptome wie: Grübelei, Lustlosigkeit, Schlaflosigkeit, Unruhe, Appetitlosigkeit, Verstopfung bis hin zur völligen Antriebslosigkeit/Bewegungslosigkeit sowie eine mehr oder weniger ausgeprägte 'Todessehnsucht' beobachten. Ein Gefühl der Aussichtslosigkeit, der Enge und des inneren Gefangenseins zieht den Betroffenen mitunter derart herunter, daß ihm der Selbstmord als einziger Ausweg erscheint. Eine tiefe, endogene Depression ist deshalb 'lebensgefährlich'; sie bedarf einer fachkundigen Therapie und Begleitung. Der Depressive ist meistens schwer zugänglich und schottet sich von seinen Mitmenschen ab.

PFLEGEZIELE:

1. Der Patient soll die Krise sicher überwinden

Er soll spüren, daß man ihm aus seiner beklemmenden Lage heraushelfen will!

wichtige Grundhaltung:
- echtes Interesse an der Person
- Symptomatik nachzuvollziehen versuchen
- Pat. immer wieder daran erinnern, daß dieser Zustand wieder vorbeigeht, daß auch für ihn die Sonne wieder scheinen wird!!

2. Basale Stimulation mit natürlichen Mitteln

3. Gepflegtheit und vitalisierende Ernährung

PFLEGEMASSNAHMEN: vgl. auch Standard _Antrieb_

1.1. Bezugspersonen individuell ermitteln (herausfinden, wer den besten Zugang zum Patienten findet) und für eine möglichst kontinuierliche Betreuung und Begleitung des Patienten sorgen (wichtiger Therapiepunkt!!)

1.2 Verhalten des Patienten gezielt beobachten: Stimmungsänderungen dem Arzt mitteilen und dokumentieren. Auf Anzeichen von Suizidalität achten!! (s. Standard _Suizid_), gezielt auf Wirkungen/Nebenwirkungen der angeordneten Medikamente achten (Antidepressiva, Neuroleptika etc.) und genau dokumentieren.

1.3 Gründe für die Depression aufspüren (zusammen mit dem Arzt/Therapeuten; über Angehörige mehr Information) Den Patienten in Momenten relativer Zugänglichkeit konkret auf seine Stimmung ansprechen: z.B. "Können Sie genau beschreiben, wie Sie sich jetzt fühlen? Was könnte das sein, was Sie derart herunterzieht?" (nicht bedrängen, Anteilnahme - keine Mitleidshaltung, Hoffnung machen - jedoch keine Bagatellisierung).

1.4 Angehörige zur Unterstützung anleiten und begleiten, frühere Interessen und Aktivitäten des Patienten in Erfahrung bringen und einbeziehen; auch bei ablehnender und verschlossener Haltung: Patienten immer wieder ansprechen, zeigen, daß man ihm helfen möchte; Angebote machen, von denen man glaubt, daß sie ihm gut tun (z.B. bestimmte Lieblingsspeisen/Getränke, Spaziergang im Park, Lieblingsmusik, -Bilder)

2.1 Anregung zu regelmäßigen **Atemübungen:** Vorgehen s. Standard _Antrieb_

2.2 **Aromatherapie** (natürl. Aromaöle): s. Standard _Antrieb_

2.3 **Musiktherapie:** herausfinden, welche Musik positive Reaktionen hervorruft (evtl. Angehörige bitten, entsprechende Kassetten + Rekorder mitzubringen), Meditationsmusik kombiniert mit Duftlampe, evtl. unterstützt durch positive Visualisierung (auf spez. Meditationskassette, Video oder ggf. selbst erstellen)

2.4 **Lichttherapie:** helles freundliches Zimmer (Sonnenseite) - möglichst viel an die frische Luft und in die Sonne gehen, evtl. auch kurze Sonnenbäder, und/oder Vollspektrumlampe im Zimmer installieren

2.5 Wasseranwendungen, Beschäftigungs-, Gruppentherapien u.a.m. je nach Situation und Gegebenheit

3.1 **vitalstoffreiche Ernährung** (s. auch Standard _Appetit_): Essenseinnahme regelmäßig beobachten, sofern der Patient keine Lust zum Essen hat, dabeibleiben, Zureden und Beharrlichkeit, regelmäßig zu trinken anbieten.

3.2 Unterstützung bei der Körperpflege und anderen alltäglichen Verrichtungen je nach Erfordernis, dabei Pat. zur Selbständigkeit ermuntern (Hin und wieder kann auch "Verwöhnen" hilfreich sein. Antreiben wirkt wie Bestrafung, erweckt unangenehme Kindheitserinnerungen und führt eher zu einer gegenteiligen Wirkung.)

© A.v.Stösser

II   Entwurf eines Pflegestandards Suizidprophylaxe – zur Diskussion gestellt

Definitionen

Ein Mensch, der sich aus inneren oder äußeren Gründen intensiv mit dem Gedanken befaßt, seinem Leben ein Ende zu setzen, gilt als suizidal. Suizidprophylaxe zielt 1. darauf ab zu verhindern, daß der Betroffene sein Vorhaben in die Tat umsetzt, und 2. will man mit ihm neue Perspektiven finden.

Hinweise für Suizidalität erkennen

- Verbale Ankündigungen
- Äußerungen von Sinnlosigkeit, Hoffnungslosigkeit und Verzweiflung
- Fehlende Zukunftsperspektive
- Anamnestische Daten inclusive früherer Suizidhandlungen oder suizidaler Krisen
- Weitere Risikofaktoren
- Überraschende Verhaltensänderung
- Änderung der Stimmungslage
- Veränderungen in Beziehungen und Kommunikation
- Einengung von Interessen und Gedanken
- Entwertung der eigenen Person
- Aggressionshemmung / gegen die eigene Person gerichtete Aggressionen

Die Suizidalität einschätzen

- Den Patienten offen nach Suizidimpulsen und -plänen fragen (Bezugsperson)
- Vollständiger Austausch von Beobachtungen und Einschätzungen im Team
- Regelmäßige Überprüfung des Ausmaßes der Suizidalität
- In engem Kontakt mit dem Patienten bleiben (festgelegte Personen)
Hinweis: Der Patient gilt als gefährdet, wenn ein Mitarbeiter ihn für suizidal hält

Ziele

- Der Patient unternimmt keine Suizidhandlung
- Der Patient fühlt sich sicher vor seinen suizidalen Impulsen
- Der Patient sucht Hilfe, wenn er sich nicht mehr sicher vor sich selbst fühlt
- Der Patient bekommt die ihm angemessene Zeit und Unterstützung, um neue Perspektiven zu entwickeln
- Die Mitarbeiter finden bei Bedarf Entlastung

▪   Maßnahmen festlegen und durchführen, abgestimmt auf den jeweiligen Patienten

- Betreuungsintensität festlegen
- Festlegen, wer die Betreuung zu welchem Zeitpunkt gewährleistet
- Maßnahmen zur Sicherheit des Patienten festlegen
- Den Patienten über die vorgesehenen Maßnahmen informieren
- Die Selbstheilungstendenzen des Patienten unterstützen
- Den Patienten ermutigen, über seine Gefühle von Trauer, Schmerz, Schuld und Aggressivität zu sprechen
- Dem Patienten die eigene Zuversicht zeigen, daß er die Krise durchstehen wird
- Diejenigen Personen über die Suizidalität informieren, die Bescheid wissen müssen

▪   Im Falle von Einzelbetreuung ist zu bedenken

- Es ist zu überlegen, welche Vorerfahrungen bezüglich persönlicher Nähe und Distanz mit diesem Patienten bestehen, welches Maß an Nähe und Distanz momentan bei diesem Patienten für zuträglich gehalten wird, mit welchen Mitteln Nähe hergestellt werden kann, wenn der Patient sich zurückzieht oder sich abweisend verhält, wann und wie bei einem fordernden Patienten zu große Nähe begrenzt werden kann.
- Es ist zu entscheiden, ob und von wem der Patient regelmäßig Gespräche angeboten bekommt oder ob auf ein Signal seinerseits gewartet wird, welchen Raum seine Todeswünsche in den Gesprächen einnehmen sollen.
- Es ist zu überlegen, welche anderen Gesprächsinhalte oder ablenkende Beschäftigung dem Patienten angeboten werden sollen. Es ist zu entscheiden, ob diese Alternativen dem Patienten vorsichtig nahegebracht werden oder ob er mit Nachdruck dazu aufgefordert wird.
- Es wird festgelegt, wie die Ablösung erfolgt und wie der Betreuer sich Hilfe holen kann.

   Hinweis: Eine Einzelbetreuung ist für den Patienten ebenso belastend wie für den Mitarbeiter.

▪   Informationsweitergabe und Dokumentation

- Beobachtungen über Stimmung und Verhalten des Patienten mündlich weitergeben und dokumentieren
- Gesprächsinhalte, mit dem Patienten durchgeführte Aktivitäten und seine Reaktion darauf mündlich weitergeben und dokumentieren
- Absprachen im Team über die Art der Betreuung des Patienten schriftlich festhalten
- Bei Einzelbetreuung dokumentieren, wer wann für den Patienten zuständig ist

| Sterben   Klinik   Station   11/95 | Begleitung Sterbender | Stösser **Standard** |

Die Situation des Menschen, der sein Sterben in vollem Bewußtsein erlebt, ist vor allem geprägt von seinen Ängsten vor dem Tod und von seinem Glauben an das, was danach sein wird. Schwankungen zwischen Hoffnung und Verzweiflung, zwischen Annahme und Verweigerung, sowie ein Klammern an das Hier und Jetzt sind bei Sterbenden häufig zu beobachtende Reaktionen. Wie ausgeprägt diese auftreten, ist abhängig von dem gelebten Leben, den sozialen Bindungen, dem Glauben oder Nichtglaubenkönnen und dem körperlichen Befinden des Sterbenden.

Jeder stirbt seinen eigenen Tod. Deshalb ist es wichtig zu erkunden,
was den Sterbenden geprägt hat und was ihm Trost geben könnte.

PFLEGEZIELE:

1. Der Sterbende soll sich in seiner letzten Lebensphase nicht alleine gelassen fühlen und von diesem Leben, von Angehörigen und Freunden in Frieden Abschied nehmen können.

Es gilt jeweils herauszufinden, welche Art der Mitteilung am besten ist (Handhalten, Schweigen, Sprechen, gemeinsames Gebet o.a.m.).

2. Er soll den seelsorgerischen Beistand erhalten, den er sich wünscht.

3. Er soll keine vermeidbaren (unnötigen) körperlichen Beschwerden oder Belastungen ertragen müssen.

BEGLEITUNG/BETREUUNG:

1. *Persönliche Zuwendung und Anteilnahme:* wann immer möglich, sich zu dem Sterbenden setzen oder dafür sorgen, daß eine vertraute Person bei ihm ist (evtl. Sitzwache - möglichst von Angehörigen).

2. *Auf Fragen oder Signale einfühlsam und ehrlich reagieren:* dem Sterbenden die Möglichkeit geben, über seine Ängste und sein Erleben zu sprechen (zuhören, anteilnehmen).

3. *Für ruhige und entspannende Atmosphäre sorgen:* Einzelzimmer anbieten, Unruhe fernhalten, evtl. leise Musik (z.B. Lieblingsmusik oder Meditationsmusik), angenehme Beleuchtung, entspannende Düfte (z.B. Duftlampe mit Lavendel-, Bergamotte-, Zimt-, Zirbelkieferöl).

4. *Angehörigen und Freunden helfen, den Sterbenden abschiednehmend zu begleiten:* Ihnen die Möglichkeit geben, über ihre Ängste und ihr Erleben der Situation zu sprechen , ggf. Übernachtungsmöglichkeit im Zimmer schaffen , Entlastung anbieten.

5. *Spezielle Wünsche des Sterbenden erfüllen helfen:* z.B. Nachlaßänderungen, Aussprache und Versöhnung mit bestimmten Menschen u.a.m.

6. *Seelsorgerischen Beistand je nach Religiosität und Konfession anbieten:* ggf. den gewünschten bzw. zuständigen Seelsorger verständigen (s. Stammblatt des Dokumentationssystems).

7. Ggf. Vorbereitungen für die Krankensalbung, Beichte oder das Heilige Abendmahl treffen. Angehörige aktiv einbeziehen, angemessene Atmosphäre herstellen (weißes Tischdeckchen, "Versehkoffer", Kerzen, Kreuz, Blumen, Gebetbücher , evt. passende Musik u.a.m).

1. Schmerzäußerungen ernst nehmen , Abhilfe veranlassen: Absprache mit dem Arzt - Schmerztherapie.

2. Für eine möglichst bequeme, schmerzfreie Lage sorgen, dekubitusgefährdete Stellen schützen.

3. Bedürfnisse wie: Ruhe, Schlaf, Nahrungsaufnahme, freie Atemwege, ungehinderte Ausscheidung, Bewegung und Körperpflege befriedigen helfen. Die Hilfestellung bei allen Lebensaktivitäten ist individuell für die Situation des Sterbenden anzupassen, dabei sollten alle Maßnahmen vermieden werden, die zusätzliche Beschwerden verursachen (auch medizinische Interventionen).

Hinweis: Um unliebsame Störungen zu vermeiden, sind regelmäßige Absprachen mit allen Beteiligten wichtig (Angehörige, Arzt, Pflegeteam, Seelsorger). Mitarbeiter und Angehörige, für die der Umgang mit *Sterben* und *Tod* schwierig ist (z.B. Schüler, Zivis), bedürfen einer einfühlsamen Begleitung. In besonderen Sterbesituationen bietet sich der Seelsorger zur Teambegleitung an.

© A.v.Stösser

II Standardpflegepläne

Der Übergang zwischen Einzelstandards und Standardpflegeplänen ist fließend. Für uns ist es eine offene Frage, ob der oben angeführte Pflegestandard Suizidprophylaxe – erweitert um eine allgemeine Beschreibung der Situation des Patienten – einen Standardpflegeplan darstellen würde.

Auf der nebenstehenden Seite finden Sie als Beispiel den Standardpflegeplan »Begleitung Sterbender« von Adelheid VON STÖSSER (a. a. O. S. 62)
Adelheid VON STÖSSER ist der Meinung, daß nur auf der Grundlage von Standardpflegeplänen individuelle Pflegeplanung durchgeführt werden kann, die vereinbarten Qualitätsnormen entspricht und daran überprüft werden kann.

II Diskussion

Verena FIECHTER und Martha MEIER weisen in ihrem Buch »Pflegeplanung« ausdrücklich darauf hin, daß auf der einen Seite Standardpflegepläne bei häufig vorkommenden Abläufen hilfreich sind, indem sie Pflegeplanung und -dokumentation erleichtern. Auf der anderen Seite »... ist doch die Gefahr groß, daß sie stur und routinehaft bei jedem Patienten angewendet werden, ohne auf die individuellen Unterschiede zu achten«. (V. FIECHTER, M. MEIER, S. 55)
Pflegestandards und Standardpflegepläne bergen die Gefahr in sich, daß Mitarbeiter sich akribisch an das vorgegebene Schema halten, die eigene Beurteilung einer Pflegesituation vernachlässigen, der eigenen Phantasie Grenzen setzen und dann die Abwandlung des Schemas auf die individuellen Anforderungen des Patienten nicht gelingt. Berufsangehörige können von Standards und Standardpflegeplänen zu der Meinung verleitet werden, sie hätten ordentliche Arbeit geleistet, wenn sie sich an das vorgegebene Muster halten und einzelne Verrichtungen nur abhaken. Es ist zu befürchten, daß Standards und Standardpflegepläne veralten und nicht rechtzeitig neuen Erkenntnissen angepaßt werden.
Auf der anderen Seite sind gut ausformulierte Pflegestandards und Standardpflegepläne eine wertvolle Hilfe für neue Mitarbeiter und Auszubildende, die aus ihnen ersehen können, welche Handlungsweisen in dieser Institution üblich sind. Außerdem tragen sie dazu bei, pflegerisches Handeln zu vereinheitlichen und überprüfbar zu machen, Schlamperei und Fehler werden reduziert. Bei pflegerischen Verrichtungen, die im eigenen Arbeitsbereich selten vorkommen, gleichen gut formulierte Standards Wissensdefizite aus.

Beispiel: Wenn ein depressiver Patient mit einer Apoplexie auf meine Station kommt, kann ich nachschlagen, wie ich Mobilisierungshilfen einsetze.

Die Pflegestandards und Standardpflegepläne, die uns bisher aus dem eigenen Fachgebiet der psychiatrischen Pflege bekannt sind, entsprechen nicht den Anforderungen, die wir an diese Instrumente stellen, insbesondere denen von Flexibilität, weitgehender Vollständigkeit und der Eigenverantwortlichkeit des beruflichen Handelns. Hier ist in Zukunft noch vieles zu erarbeiten, in der Praxis zu erproben und wissenschaftlich zu überprüfen. Dabei erscheint uns in der psychiatrischen Pflege die Orientierung an den Lebensaktivitäten, z. B. bei ROPER et al. als zu einseitig und hinderlich. Es bleibt zu prüfen, welche Pflegetheorien in unserem Fachgebiet geeignet sind, um auf ihrer Grundlage Pflegestandards und Standardpflegepläne zu entwerfen.

Wenn Pflegestandards die Qualität psychiatrischer Pflege verbessern und dazu beitragen sollen, daß sie nachvollziehbar und überprüfbar wird, müssen sie nach unserer Meinung die Kriterien des ICN (s. o.) erfüllen. Wir halten es für notwendig, daß engagierte und fachkompetente Kolleginnen und Kollegen im Sektor der psychiatrischen Pflege Standards entwickeln und überprüfen, die diesen Kriterien entsprechen.

Während der Vorbereitungen für dieses Kapitel haben wir nach weiteren Arbeitshilfen gesucht: Ein Dokumentationssystem, aus dem sich die geleistete Pflegequalität ersehen läßt und das demzufolge Qualitätskontrolle ermöglicht; Einarbeitungspläne für neue pflegerische Mitarbeiter in der Psychiatrie, aus denen sich ergibt, welche Fähigkeiten und Kenntnisse der neue Mitarbeiter zu einem bestimmten Zeitpunkt erworben haben soll und welche Hilfen er dazu bekommt; Anleitungspläne für Auszubildende, die psychiatrisch-pflegerische Inhalte mit dem jeweiligen Institutionskonzept verknüpfen. Wir haben keine Arbeitshilfen gefunden, die uns geeignet erscheinen. Möglicherweise existieren in einigen Einrichtungen gute Konzepte, die jedoch nicht veröffentlicht sind.

9 Materialien zur Anregung

Zu den Materialien 433

A   Lernzielkatalog für die praktische Ausbildung in der
    Psychiatrie 433

B   Denkanstöße zu bildungspolitischen Konzepten
    in der Pflege 439

C   Grundriß psychiatrischer Pflege 445

D   Behandlungsvereinbarung 451

E   Pflegekonzept der Psychiatrischen Klinik an den
    Städtischen Kliniken Offenbach – Auszüge 457

F   Pflegeanamnese – ein Formblatt zur Anregung 472

9

Zu den Materialien

Die ersten drei Beiträge »Lernzielkatalog«, »Denkanstöße« und »Grundriß psychiatrischer Pflege« entnahmen wir in Auszügen den Materialien des »Arbeitskreis Pflege in der DGSP«. Die nachfolgende Behandlungsvereinbarung aus Bielefeld ist die aktuellste Version, die uns bei der Entstehung des Buches bekannt war.

A Lernzielkatalog für die praktische Ausbildung in der Psychiatrie

■ Vorwort

Seit Inkrafttreten des neuen Krankenpflegegesetzes mit Ausbildungs- und Prüfungsverordnung 1985 ist ein Praktikum der Auszubildenden in der Psychiatrie vorgeschrieben. Auch wenn es nicht gelungen ist, mit dem Krankenpflegegesetz von 1985 den internationalen Ausbildungsstandard zu erreichen, so räumt es der psychiatrischen Pflege einen höheren Stellenwert ein. Als Anregung für die praktische Ausbildung in der Psychiatrie erarbeitete der Arbeitskreis (AK) Pflege in der DGSP 1987 einen fachbezogenen Lernzielkatalog. 1990 und 1991 legte die vom hessischen Sozialministerium beauftragte Kommission, bestehend aus Krankenpflege-Fachleuten, ein zweiteiliges Curriculum vor. Dieses nahm der AK Pflege zum Anlaß, den Lernzielkatalog strukturell zu überarbeiten (Oktober 1992).

Ebenso wie das Curriculum-Team geht der AK Pflege in der DGSP von einem Pflegeverständnis aus, das umfassende, ganzheitlich individuelle und geplante Pflege anstrebt. Inzwischen liegen mehrere Pflegemodelle vor, die sich am oben genannten Pflegeverständnis orientieren.

Der AK Pflege hat für seine Überlegungen zunächst die Modelle der »Lebensaktivitäten« (ROPER, JUCHLI) und das des »Selbstpflege-Defizits« (OREM) zugrunde gelegt. Wir halten es jedoch für denkbar, daß sich zukünftig andere Modelle für die psychiatrische Pflege besser eignen als die vorgenannten.

Bei der Erarbeitung dieser Vorschläge für einen Lernzielkatalog für die praktische Ausbildung in der Psychiatrie wurde von der Vorstellung ausgegangen, daß die Ausbildung in allgemeiner Krankenpflege eine Grundausbildung darstellt, in der von den Auszubildenden eine Grundeinstellung zum Gesundsein und Kranksein erworben werden soll, einschl. der dazu notwendigen Fähigkeiten wie

Kontaktaufnahme, Gesprächsführung und Beobachtung, und die darüber hinaus einen umfassenden Überblick über die verschiedenen Tätigkeitsfelder der Krankenpflege bieten soll. Erst nach einem so vielfältigen Überblick während der Grundausbildung kann jemand eine fundierte Entscheidung darüber treffen, wo er/sie in Zukunft seinen/ihren beruflichen Schwerpunkt suchen will. Danach ist ein zweijährige Weiterbildung in dem ausgewählten Fachgebiet erforderlich. Daraus ergibt sich, daß während der praktischen Ausbildung in der Psychiatrie (in der Grundausbildung) nur Grundlagen psychiatrisch-pflegerischen Handelns vermittelt werden.

Die Gliederung des hier vorgelegten Lernzielkataloges psychiatrischer Pflege basiert ansatzweise auf der Methode des Pflegeprozesses:

- Pflegebedarfsermittlung
- Handlungsstrategien
- Auswertung/Reflexion

Es wurde bewußt darauf verzichtet, den einzelnen Lernzielen Arbeitsinhalte zuzuordnen, da sich die Ausbildungssituation in den einzelnen Bereichen der Psychiatrie einschl. teilstationärer und ambulanter Einrichtungen stark in ihren Arbeitsschwerpunkten und Vorgehensweisen unterscheiden. Diese Aufgabe ist von der Ausbildungsstation bzw. der Ausbildungseinrichtung selbst noch zu lösen.

Lernzielkatalog für die praktische Ausbildung in der Psychiatrie

Ausbildungszeit:	– 240 Stunden
Ausbildungsmöglichkeiten:	– allgemeine Psychiatrie
	– spezielle Psychiatrie
	(z. B. Gerontopsychiatrie, Suchtabteilungen)
	– komplementäre Einrichtungen
	(z. B. Tageskliniken, Ambulanzen, Soz.-psych. Dienst, Wohnheime)

Die praktische Ausbildung sollte sich nur auf eine Station beschränken!

Notwendige Voraussetzungen:

Vor der praktischen Ausbildung:	– ca. 20 Doppelstunden einführende psychiatrische Pflege, begleitet von psychiatriebezogenem Unterricht in den Fächern: Krankheitslehre, Arzneimittellehre, Rehabilitation etc.
	(s. Hess. Curriculum Teil 2, S. 41)
Während der praktischen Ausbildung:	– ca. 10 Doppelstunden einsatzbegleitender Unterricht
Nach der praktischen Ausbildung:	– ca. 10 Doppelstunden reflektierender Unterricht zur Nachbereitung des Praktikums
Themen dieses Unterrichts z. B.:	* Verwirklichung von Grundbedürfnissen
	* therapeutisches Milieu
	* Psychopharmaka und ihre Nebenwirkungen
	* Einführung im Umgang mit klassischen psychiatrischen Symptomen

* Geschichte der Psychiatrie
* Gewalt und ihre Vermeidung
* Hospitalisierungsschäden und ihre Verhütung

Dieser Unterricht muß von einer psychiatrisch erfahrenen Fachpflegekraft erteilt werden.

Allgemeine Vorbereitungen:	– Allgemeine Lebensaktivitäten (LA)
	– Berufsethik
	– Kontaktaufnahme
	– Psychologie/Pädagogik/Soziologie usw.
Praktische Ausbildung:	– betreut durch Fachkrankenschwester/-pfleger
	– betreut durch ausgebildete Praxisanleiter/Mentoren, die für ihre Anleiterfunktion außerhalb des Stellenschlüssels laufen
Ausbildungsstand:	Der/die Auszubildende befindet sich im 2. oder 3. Ausbildungsjahr

1 Der/Die Auszubildende soll den Pflegebedarf bei psychisch Kranken erkennen können

1.1. Der/Die Auszubildende soll akzeptierend auf psychisch Kranke zugehen können und ihnen mit Achtung und Würde begegnen.
– Grundhaltung: sich Vorbehalte bewußt machen und mit der Realität vergleichen
– Informationen über: Person, Lebensgeschichte, Krankheitserscheinungen und Auswirkungen

1.2. Er/Sie soll Verhaltensweisen und Äußerungen der Patienten beobachten.
– Beobachtungskriterien:
* äußere Erscheinung
* Sozialverhalten
* Orientierung
* Schlaf
* Stimmung
* Antrieb
* Medikamente (Wirkung und Nebenwirkung)
* Kommunikation
* Fähigkeiten
* Essen, Trinken, Ausscheidung

1.3. Er/Sie soll Patientenbedürfnisse und -fähigkeiten erkennen können.
* Was kann der Patient selbst? Was muß ich mit ihm tun? Was muß ich für ihn tun? Was tue ich gegen ihn – und warum?

1.4. Er/Sie soll Veränderungen in Verhalten und Stimmung der Patienten auch in Beziehung zu Ereignissen in der Umgebung sehen.
* neuer Mitpatient
* Urlaub
* Mitarbeiterwechsel
* besondere Ereignisse (z. B. Baumaßnahmen, politische Ereignisse, Umstrukturierungen…)
* Besuch
* Stimmung des Pflegeteams, aller Mitarbeiter
* Krisen

1.5. Er/Sie soll den Patienten als einen wichtigen Teil in seinem sozialen Umfeld wahrnehmen.
– individuelle Lebensgeschichte in Zusammenhang mit
* Angehörige, Freunde, Bekannte
* Lebensräume
* Arbeitswelt/Freizeit
* Umwelt/Kultur/Herkunft
* sozialpolitische Bedingungen

1.6. Er/Sie soll bei Patienten klassisch psychiatrische Symptome und Erkrankungen erkennen können.

* Angst
* Orientierungsstörungen
* Wahnideen/Wahnerleben
* manische Verstimmung
* Aggressionen
* Suizidalität

* Antriebsstörungen (Unruhe, Passivität)
* Halluzinationen
* depressive Verstimmung
* gereizte Verstimmung
* Sucht/Abhängigkeit
* körperliche Auswirkungen wie: Harnverhalten, Schmer- zen, Hautveränderungen, Vitalzeichenveränderungen, Flüs- sigkeitsmangel

2 Er/Sie soll mit/bei psychisch Kranken pflegerisch handeln können

2.1. Er/Sie soll Möglichkeiten kennenlernen und üben, Kontakt zu psychisch Kranken aufzunehmen und ge- zielt weiterzuführen.

* verbal/nonverbal
* taktil

* mimisch
* im gemeinsamen Tun

2.2. Er/Sie soll die Fähigkeiten des Patienten erhalten, unterstützen und nutzen.

2.3. Er/Sie soll in annehmbarer Form und in angemessener Öffentlichkeit den Patienten Rückmeldungen geben, z. B. über Verhalten, Äußeres, Fähigkeiten, Fortschritte...

* Feedback-Regeln

2.4. Er/Sie soll das Begleiten und Unterstützen der Patienten bei den allgemeinen Lebensaktivitäten als Bestandteil psychiatrisch-pflegerischer Arbeit verstehen.

* Spaziergänge
* Aufräumen

* Spiele

2.5. Er/Sie soll auf Patienten mit klassisch psychiatrischen Symptomen und Erkrankungen angemessen einge- hen können und mögliche eigene Verhaltensweisen den Patienten gegenüber üben (siehe 1.5.).

2.6. Er/Sie soll Sinn und Möglichkeiten von tages- und wochenstrukturierenden Maßnahmen erkennen ler- nen.

– Bedeutung für den einzelnen Patienten und Patientengruppen
– Bedeutung für das Leben auf der Station
   * Orientierung
   * Sicherheit
   * »Normalität«
   * Lebensrhythmus

2.7. Er/Sie soll Faktoren, die ein therapeutisches Milieu fördern, kennenlernen.

* Offene Kommunikation
* Angstfreie Atmosphäre
* Rückzugsmöglichkeiten
* Eigentum
* Mitentscheidungsmöglichkeiten für alle
* Wohnliche Umgebung, die sich gestalten läßt
* Klare Strukturen/verläßliche Regeln
* Eigener Bereich auf der Station (Bett, verschließbarer Schrankraum, Nachtschrank usw.)

2.8. Er/Sie soll einfache gruppendynamische Prozesse erkennen und an Gruppen sinnvoll teilnehmen können (Stationsversammlung, Frühsport, Freizeitgruppen...).

– Sozialverhalten des einzelnen in der Gruppe:
   * Kontakt
   * Sozialverhalten
   * Fähigkeiten
   * Überforderung und Unterforderung
   * störende Verhaltensweisen

2.9. Er / Sie soll Wirkungen der wichtigsten Psychopharmaka kennen, deren Nebenwirkungen beobachten und pflegerisch darauf eingehen können.

- Wirkungen von:
  - * Neuroleptika
  - * Lithiumsalze
  - * Antiparkinsonmittel
  - * Antidepressiva
  - * Carbamazepin
  - * Tranquilizer
- Nebenwirkungen wie:
  - * extrapyramidale
  - * allergische
  - * psychische
  - * hormonelle
  - * vegetative
  - * sexuelle Störungen

3 Er / Sie soll sein / ihr pflegerisches Handeln mit / bei psychisch Kranken reflektieren, auswerten und in Zusammenhang mit dem psychiatrischen Versorgungssystem sehen können

3.1. Er / Sie soll sowohl objektiv als auch subjektiv über Patienten und pflegerisches Handeln in mündlicher und schriftlicher Form berichten können.

- Üben von beschreibender, nichtwertender Ausdrucksweise (Übergabe / Pflegebericht)

3.2. Er / Sie soll eigene Gefühle im Umgang mit psychiatrischen Patienten wahrnehmen und ausdrücken können.

- Reflektieren des eigenen Erlebens und Handelns (verbal u. nonverbal)
  - * Macht
  - * Angst, Ablehnung
  - * Hilflosigkeit
  - * Aggression
  - * Freude
  - * Spannung
  - * Freundschaft / Sympathie
  - * Überlegenheit
  - * Trauer
  - * Wut
  - * Gleichgültigkeit
  - * Zufriedenheit
  - * Ablehnung

3.3. Er / Sie soll den Umgang mit Nähe und Distanz reflektieren und üben.

- das Bedürfnis nach Nähe und Distanz wahrnehmen und ernst nehmen
- im Rahmen der beruflichen Rolle und Aufgabe eigene Möglichkeiten von Nähe und D - stanz einschätzen lernen (Sympathie und Antipathie, Anrede »du« oder »Sie«, Dienstkleidung, Namensschild usw.)
- die zeitliche Begrenzung des Kontaktes bedenken

3.4. Er / Sie soll pflegerische Handlungsweisen in ihrer Bedeutung für den Patienten / die Patientengruppe anhand von Pflegemodellen reflektieren, z. B.

- Roper (Allgemeine Lebensaktivitäten)
- Juchli (Aktivitäten des täglichen Lebens)
- Orem (Selbstpflege und deren Defizite)

3.5. Er / Sie soll Grenzen psychiatrischer Pflege und Behandlung verstehen können.

- * Suizid
- * Leben mit chronischer psychischer Erkrankung
- * Leben mit psychischer Behinderung

3.6. Er / Sie soll sich mit Erscheinungsformen von Gewalt und Zwängen innerhalb u. außerhalb einer psychiatrischen Station auseinandersetzen.

- institutionelle Rahmenbedingungen
- gegen den Willen des Patienten handeln müssen
  - * Medikamente
  - * Kontrolle
  - * Besuchseinschränkung
  - * Fixierung
  - * Ausgangsregelung

- psychische und physische Gewalt
- Unterbringung nach den Unterbringungs- bzw. Psychisch-Kranken-Hilfe-Gesetzen des jeweiligen Landes; rechtliche Grundlagen
- Schlüssel, verschlossene Türe und Fenster
- gesellschaftliche Bedingungen (Armut, Ausgrenzung, Arbeitslosigkeit usw.)

3.7. Er/Sie soll Rehabilitationsmöglichkeiten, ambulante und komplementäre Hilfen für psychisch Kranke kennenlernen.

- sich über das psychiatrische Versorgungssystem der Region informieren und einzelne Einrichtungen besuchen (Sozialpsychiatrische Dienste, Ambulanzen, Tagesstätten, Werkstätten...)

B Denkanstöße zu bildungspolitischen Konzepten in der Pflege

▬ Bisheriger Stand (April 1993)

»Der relativ niedrige Stand von Bildung und Ausbildung in der Kranken-pflege ist eine unmittelbare Folge der Abkoppelung der Pflegeausbildung vom allgemeinen Bildungssystem. Die Krankenpflegeschulen in der Bundesrepublik sind grundsätzlich an Krankenhäuser angeschlossen und werden von ihnen be-trieben. Die Krankenpflegeausbildung gehört somit weder der schulischen noch der dualen Ausbildung an; der tertiäre Bereich, die Universität, ist ihr bisher verschlossen. Der Pflege als klassischer Frauenberuf wird – nicht nur von einer männlich dominierten Medizin – die berufliche Identität verweigert, so wie sich die männlich dominierte Wissenschaft der Pflege verweigert.« (Maria MISCHO-KELLING; in: Demokratisches Gesundheitswesen 7–8/1989)

▬ Ausbildung

Der Pflegeberuf kann nach unserer Auffassung aus der derzeit schwierigen und katastrophalen Situation nur herauskommen, wenn Bildung und eigenstän-diges Berufsbild/eigenverantwortliches Handeln die Grundlage sind.

Einerseits wollen wir eine zu frühe Auslese, aber auch den Verlust des hand-lungsorientierten Ansatzes vermindern, andererseits den Pflegeberuf dem tertiä-ren Bildungsbereich angliedern und »Bildungsdurchlässigkeit« ermöglichen.

Wir stellen uns eine vierjährige Grundausbildung vor. Die Ausbildung erfolgt für alle Pflegeberufe gemeinsam. Im vierten Ausbildungsjahr differenziert eine Schwerpunktsetzung in:

- Gesundheits- und Krankenpflege
- Kinderkrankenpflege
- Altenpflege
- Entbindungspflege

Die pflegerische Grundausbildung findet im dualen Bildungssystem statt: Die theoretische Ausbildung ist an Berufsfachschulen angesiedelt, die Qualifikation der Lehrenden in der Pflege entspricht der von Berufsschullehrern in anderen Bereichen (Sekundarstufe II). Die praktische Ausbildung wird in Kooperation mit der Berufsfachschule an Krankenhäusern, ambulanten, teilstationären und komplementären Einrichtungen durchgeführt, die Praxisanleiter haben über ihre fachliche Qualifikation hinaus eine pädagogische Fortbildung absolviert.

Die Hälfte der Ausbildungszeit entfällt auf theoretischen Unterricht, der im Sinne der Erwachsenenbildung gestaltet wird (Wissensvermittlung, Gruppenar-beit, Reflexion des pflegerischen Alltags, praxisbezogene Übungen und Rollen-spiel). Während der anderen Hälfte der Zeit finden Praktika statt, die so geplant sind, daß der/die Auszubildende die unterschiedlichen Pflegesituationen er-fährt, kennenlernt und damit herausfindet, wo vorerst seine Neigungen liegen.

Pflegewissen bildet den Mittelpunkt der Ausbildungsinhalte, alle anderen Fächer werden den pflegerischen Themen zugeordnet (z. B. Hessisches Curriculum). Bisher vernachlässigte Inhalte wie z. B. Zusammenarbeit mit Angehörigen anderer Berufe und Dienste, Grenzen pflegerischen Handelns werden fester Bestandteil der Ausbildung. Gleichzeitig erkennt der/die Auszubildende den Pflegeberuf als dynamischen Prozeß, der die Notwendigkeit ständig aktualisierender Fortbildung und fachlicher Weiterbildung beinhaltet.

Gemäß den Forderungen der WHO und ihrer europäischen Pflegekonferenz (»Gesundheit für alle im Jahr 2000«) übernehmen die Pflegeberufe Aufgaben der Gesundheitspflege und Prävention. Die dafür erforderlichen Ausbildungsinhalte werden fester Bestandteil der pflegerischen Grundausbildung: Die Erfahrung mit der »gesunden Lebenssituation« fließt z. B. in Form von Praktika in Kindergarten, Alteneinrichtung, Sozialamt, Gesundheitsamt und Industriebetrieb o. ä. in die Ausbildung ein. Größeres Gewicht erhalten auch Praktika in der Gemeinde, teilstationären, komplementären und ambulanten Einrichtungen. Dadurch entfallen die Praktika in speziellen klinischen, vor allem diagnostischen Abteilungen.

Mit einer breiteren Ausbildung des »Gesundheitsberufes Pflege« in diesem Sinne wird im Laufe eines Berufslebens dem/der Pflegenden die Möglichkeit eröffnet, nach entsprechender Fortbildung andere Schwerpunkte zu setzen und das Tätigkeitsfeld zu wechseln. Dies trägt zu höherer Berufszufriedenheit und damit zu längerem Verbleiben im Beruf bei.

◼ Weiterbildung

Die Weiterbildungslehrgänge für Fachkrankenpflege Psychiatrie, allgemeine Gesundheits- und Krankenpflege, Gemeindekrankenpflege, Arbeitsmedizin und Rehabilitation, Gerontologie, Pädiatrie, Intensivpflege und Anästhesie sowie Operationsdienst sind an staatlich anerkannten Weiterbildungsstätten (dreijährig, berufsbegleitend) und an Berufsober- und Fachoberschulen (zweijährig, Vollzeit) angesiedelt. Sie sind landesrechtlich geregelt, vereinheitlicht und befinden sich in unabhängiger Trägerschaft.

Bestandteil der Fachweiterbildung als Weiterbildung für die Pflegepraxis ist über fachspezifische pflegerische Inhalte hinaus pädagogisches, anleitungsorientiertes Fachwissen. Kenntnisse, die zu Leitungsfunktionen auf der mittleren Führungsebene befähigen (Station, Pflegegruppe, Pflegeeinheit) und die notwendigen allgemeinbildenden Fächer, die zur fachgebundenen Hochschulreife führen, werden fakultativ angeboten.

Die Abschlußprüfung der Fachweiterbildung ist der Meisterprüfung im gewerblichen Bereich gleichgesetzt. Hierfür sind neue gesetzliche Regelungen erforderlich.

Diese »Meisterprüfung« ist für selbständige, gewerbliche ambulante Pflegetätigkeit notwendig, weil sie die eigenständige Festlegung des Pflegebedarfs und seine Verordnung fachlich ermöglicht.

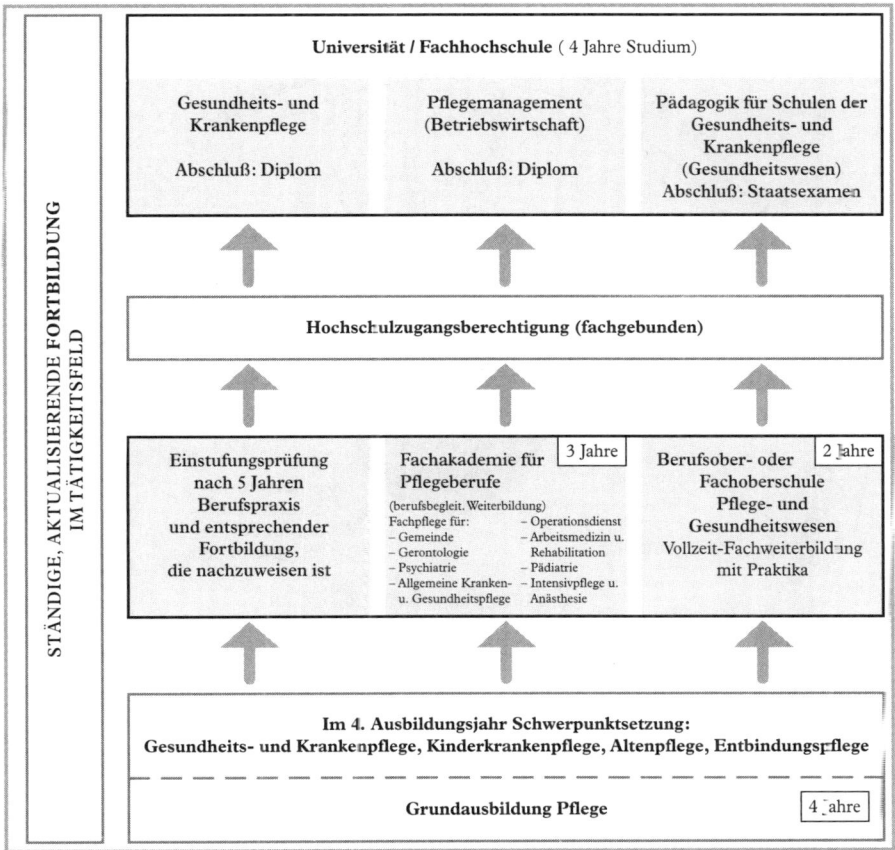

Bildungskonzept der Pflegeberufe des Arbeitskreises Pflege in der DGSP

Während der »Fachweiterbildung Psychiatrische Pflege« wird der Arbeitsplatz bzw. die bisherige psychiatrisch-pflegerische Erfahrung der Teilnehmer als wesentlicher Bestandteil mit einbezogen, spezifisches psychiatrisch-pflegerisches Fachwissen vermittelt und Zusammenhänge zu den wissenschaftlichen Bereichen hergestellt, die für den pflegerischen Alltag bedeutsam sind.

Der/die Weiterbildungsteilnehmer/in lernt Patienten/Klienten in unterschiedlichen Lebenssituationen (z. B. in der Wohnung, in der Klinik), in unterschiedlichem gesundheitlichem Zustand (z. B. akut krank, chronisch krank), in unterschiedlichem Alter und unterschiedlichen Versorgungsstrukturen (z. B. städtisch oder ländlich, Sucht, Forensik oder allgemeine Psychiatrie) kennen. Mit Hilfe von Reflexion, theoretischen Modellen, Diskussionen mit anderen Teilnehmern und Dozenten erwirbt er/sie sich eine Grundhaltung, die es ihm/ihr ermöglicht, sein/ihr pflegerisches Handeln an den individuellen Bedürfnissen des psychisch kranken Menschen und seiner Umgebung zu orientieren, den Pflegebedarf festzulegen und die Durchführung der geplanten Pflege in Zusammen-

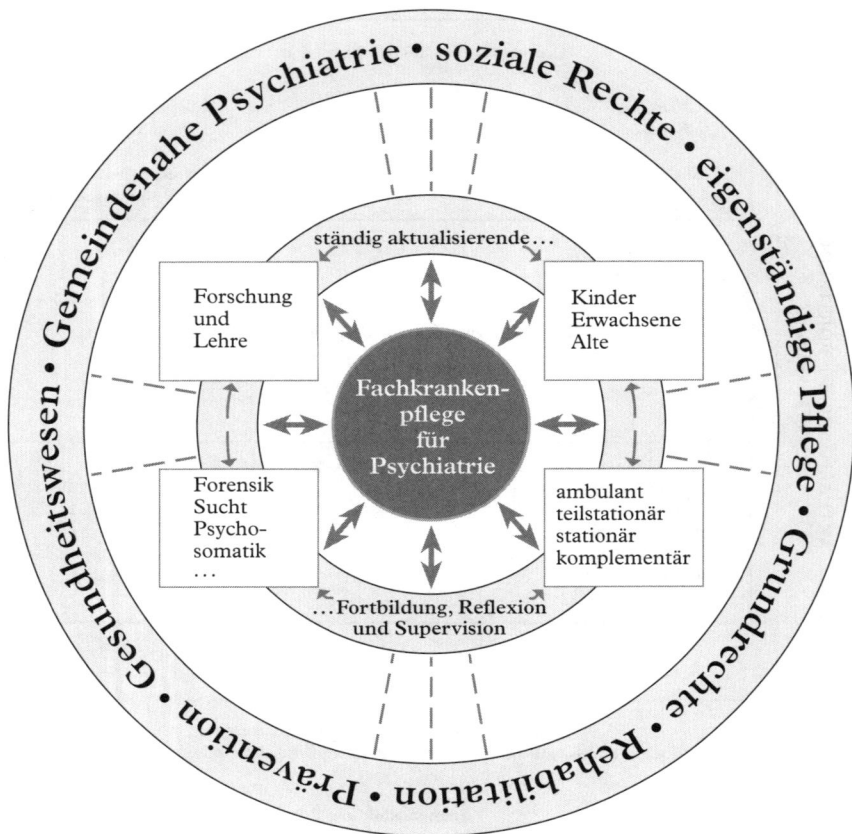

Modell Gesundheits- und Krankenpflege, Fachkrankenpflege Psychiatrie

arbeit mit anderen Berufsgruppen und Diensten in ein umfassendes Behandlungskonzept zu integrieren. Gesundheitsfördernde Faktoren bilden einen weiteren wesentlichen Bestandteil der Weiterbildungsinhalte.

Weiterbildungsziel ist es, eigenständige pflegerische Handlungskompetenz im psychiatrischen Bereich zu erreichen und sie in allen psychiatrischen Pflegesituationen anzuwenden. Spezialkenntnisse der unterschiedlichsten Tätigkeitsfelder werden in der Fortbildung erworben. Mit einer einheitlichen Weiterbildung als Grundlage wird die Möglichkeit geschaffen, sich ändernden Interessen im Berufsleben nachzugehen und das Tätigkeitsfeld zu wechseln.

▪ Fortbildung

▪ Voraussetzung für Pflege als dynamischer Prozeß ist die Teilnahme an ständig aktualisierender Fortbildung. Fachakademien für Pflegeberufe bzw. Berufe im Gesundheitswesen (Weiterbildungsstätten) bieten umfassende Fortbildungsprogramme für alle Fachrichtungen an. Die erfolgreiche Teilnahme wird bescheinigt und dient als Grundlage für das berufliche Fortkommen.

Die wichtigsten Ziele der Fortbildung sind:
- Aktualisierung des Wissensstandes
- Erwerb von Spezialkenntnissen
- Erfahrungsaustausch und Reflexion der Praxis
- Verbesserung der Zusammenarbeit mit anderen Berufsgruppen und Diensten
- konstruktive Mitarbeit an der Verbesserung der Versorgungsstruktur

Bestandteile des Angebotes der Fachakademien im psychiatrischen Bereich sind u. a.:
- berufsübergreifende, regionalisierte Fortbildung im Sinne der Sozialpsychiatrischen Zusatzausbildung
- Spezialkurse für z. B. Sucht, Forensik, Gerontopsychiatrie
- Vermittlung von Exkursionen und Hospitationen

▬ Studium an Universitäten und Fachhochschulen

Mögliche Zugangsvoraussetzungen:
- Fachgebundene Hochschulreife, erworben durch pflegerische Weiterbildung mit allgemeinbildenden Fächern
- Einstufungsprüfung nach fünf Jahren Berufspraxis mit nachgewiesener Fortbildung
- Allgemeine oder fachgebundene Hochschulreife und sechsmonatiges Zulassungspraktikum

Studiengänge:

- *Gesundheits- und Krankenpflege*
...mit Abschluß Diplom befähigt zur pflegepraktischen oder pflegewissenschaftlichen Tätigkeit
- *Pflegemanagement*
...mit Abschluß Diplom befähigt zur pflegerischen Leitung einer Institution
- *Pädagogik für Schulen der Pflegeberufe (Gesundheitswesen)*
...Lehrer/-innen für die Sekundarstufe II mit Abschluß Staatsexamen, Lehramt im gesamten Bildungsbereich der Pflegeberufe

Regelstudienzeit:

8 Semester
Möglicher Studienverlauf: (siehe Grafik auf der nächsten Seite)

```
        1    2    3    4    5    6    7    8    Semester
- - - - ┬─────────────────────────────────────────────────
        │                       │         │    • Praxisorientierte
        │                       │         │      Diplomarbeit
        │                       │         │
        │                       │         • Praxis- (Themen-)
        │                       │           orientiertes Semester
        │                       │
        │                       • Praxissemester
        │
        • 6monatiges Zulassungspraktikum in der Pflege
          (bei Zugang nach Abitur)
```

▬ Zusammenfassung

In unserem gesellschaftlichen Wertesystem befinden sich Berufe im sozialen/
psychosozialen Dienstleistungsbereich ohne möglichen Bildungsaufstieg an der
unteren Prestigeskala.

Nur mit dem Zugang zur Universität, mit der Schaffung eines »pflegerischen«
Fachbereiches dort, ist eigene Forschung und Lehre möglich und damit die Eigenständigkeit des Berufes, Attraktivität und Chancengleichheit erreichbar.

Wenn in Zukunft die Attraktivität des Pflegeberufes zunehmen soll, wenn zudem
die Ziele der WHO »Gesundheit für alle im Jahr 2000« verwirklicht werden sollen
und die Pflege der ihr darin zugedachten Rolle gerecht werden soll, ist der Bil-
dungsnotstand der Pflege auf dem dargestellten Weg zu beseitigen.

Insbesondere sind Durchlässigkeit des Bildungswesens, Weiterentwicklung von
Pflege im Sinne von Gesundheitsförderung und berufliche Eigenständigkeit zu
verwirklichen. Individuelle berufliche Planung und ggf. die Änderung der Pläne
sind in diesem System leicht möglich und der Veränderung von Interessen anzupassen.

Das vorgelegte Konzept kommt sowohl den Interessen einer guten sowie individuell planbaren beruflichen Bildung entgegen als auch den Interessen einer individuellen beruflichen Planung. Dies fördert nicht nur die Zufriedenheit im Beruf, es eröffnet auch Qualifizierungschancen je nach Lebenssituation und beruflichen wie privaten Bedürfnissen. Damit kann auch erreicht werden, daß Pflegekräfte nicht nur mit ihrem Beruf zufriedener sind und ihn länger ausüben, sondern auch spezifischer ihre Pflegekompetenz (im Sinne von Pflegeexperten) über
einen längeren Zeitraum einsetzen.

C Grundriß psychiatrischer Pflege

= Grundhaltung

In der psychiatrischen Pflege steht die Begleitung von Menschen, die in ihrer Person als Ganzes von einer psychiatrischen Erkrankung betroffen sind, im Vordergrund. Psychiatrisch Pflegenden ist bewußt, daß jeder einzelne Patient auf der Basis seiner einzigartigen Biographie, seines sozialen Umfeldes und seiner individuellen Möglichkeiten und Ziele bzw. Lebensvorstellungen, begleitet und unterstützt wird. Die Unterstützung erfolgt so lange und so intensiv, wie der einzelne dies braucht, um sich mit der Krankheit auf den unterschiedlichsten Ebenen auseinanderzusetzen, Defizite zu kompensieren, seinen Alltag trotz Erkrankung zu bewältigen, kritische Situationen zu erkennen und sich darauf einzustellen, Ressourcen des sozialen Umfeldes und der psychosozialen Versorgung zu nutzen. Dieser Prozeß kann sich auf lange Zeit erstrecken, ist möglicherweise von Rückschlägen beeinträchtigt, stagniert zeitweise, mündet manchmal in ein Leben mit Behinderung oder wird selten mit Suizid beendet. Darüber hinaus sind psychiatrisch Pflegende hin und wieder belastenden Situationen ausgesetzt, die jeden in unterschiedlichem Ausmaß an seine persönlichen Grenzen stoßen lassen (z. B. Behandlung gegen den Willen, Verwahrlosung, Gewalt).

Psychiatrisch Pflegenden ist deshalb bewußt, daß ständige Reflexion des beruflichen Alltags erforderlich ist, um trotzdem neugierig auf Menschen zu bleiben, die Ehrfurcht vor dem Leben zu bewahren.

Psychiatrisch Pflegende setzen sich mit der Geschichte des Berufes auseinander. Um die heutige Stellung des Berufes zu verstehen, sind folgende Themen besonders wichtig:

- die Ursprünge beruflicher psychiatrischer Pflege bei den Wärtern und Wärterinnen
- die Entstehung der bürgerlichen Pflege als Frauenberuf
- die Unterordnung des Berufes unter die naturwissenschaftliche Medizin
- die Rolle der psychiatrischen Pflege bei der Ermordung psychisch Kranker und Behinderter während des Dritten Reiches
- die Entwicklung psychiatrischer Pflege seit 1945 (u. a.: Veränderungen im Krankenpflegegesetz 1965/1985, Einrichtung von Weiterbildungen, Enquéte, PsychPV, Expertenkommission)

Psychiatrisch Pflegende befassen sich kritisch mit gesellschafts- und sozialpolitischen Gegebenheiten und Entwicklungen wie: die Situation von Randgruppen, Armut, Einschnitten ins soziale Netz, Entsolidarisierung, Bildungschancen, Arbeitsmarkt, Leistungsdenken... Psychiatrisch Pflegende ziehen im Sinne der betroffenen psychisch Kranken die notwendigen Schlüsse und handeln im Zusammenwirken mit anderen entsprechend.

Psychiatrisch Pflegende übernehmen die Verantwortung für ihr berufliches Handeln.

■ Pflegewissen

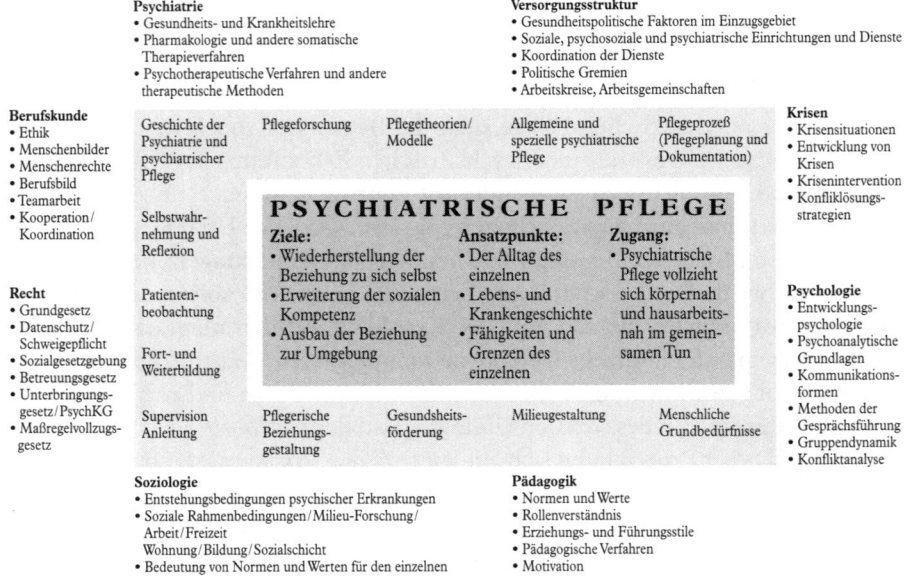

Psychiatrie
- Gesundheits- und Krankheitslehre
- Pharmakologie und andere somatische Therapieverfahren
- Psychotherapeutische Verfahren und andere therapeutische Methoden

Versorgungsstruktur
- Gesundheitspolitische Faktoren im Einzugsgebiet
- Soziale, psychosoziale und psychiatrische Einrichtungen und Dienste
- Koordination der Dienste
- Politische Gremien
- Arbeitskreise, Arbeitsgemeinschaften

Berufskunde
- Ethik
- Menschenbilder
- Menschenrechte
- Berufsbild
- Teamarbeit
- Kooperation/ Koordination

Krisen
- Krisensituationen
- Entwicklung von Krisen
- Krisenintervention
- Konfliklösungsstrategien

Geschichte der Psychiatrie und psychiatrischer Pflege

Pflegeforschung

Pflegetheorien/ Modelle

Allgemeine und spezielle psychiatrische Pflege

Pflegeprozeß (Pflegeplanung und Dokumentation)

Selbstwahrnehmung und Reflexion

PSYCHIATRISCHE PFLEGE

Ziele:
- Wiederherstellung der Beziehung zu sich selbst
- Erweiterung der sozialen Kompetenz
- Ausbau der Beziehung zur Umgebung

Ansatzpunkte:
- Der Alltag des einzelnen
- Lebens- und Krankengeschichte
- Fähigkeiten und Grenzen des einzelnen

Zugang:
- Psychiatrische Pflege vollzieht sich körpernah und hausarbeitsnah im gemeinsamen Tun

Recht
- Grundgesetz
- Datenschutz/ Schweigepflicht
- Sozialgesetzgebung
- Betreuungsgesetz
- Unterbringungsgesetz/PsychKG
- Maßregelvollzugsgesetz

Patientenbeobachtung

Fort- und Weiterbildung

Psychologie
- Entwicklungspsychologie
- Psychoanalytische Grundlagen
- Kommunikationsformen
- Methoden der Gesprächsführung
- Gruppendynamik
- Konfliktanalyse

Supervision Anleitung

Pflegerische Beziehungsgestaltung

Gesundheitsförderung

Milieugestaltung

Menschliche Grundbedürfnisse

Soziologie
- Entstehungsbedingungen psychischer Erkrankungen
- Soziale Rahmenbedingungen/Milieu-Forschung/ Arbeit/Freizeit Wohnung/Bildung/Sozialschicht
- Bedeutung von Normen und Werten für den einzelnen

Pädagogik
- Normen und Werte
- Rollenverständnis
- Erziehungs- und Führungsstile
- Pädagogische Verfahren
- Motivation

■ Aufgaben psychiatrischer Pflege

Die spezifischen Aufgaben psychiatrischer Pflege haben wir in Anlehnung an die Personalverordnung Psychiatrie in die folgenden drei Bereiche untergliedert:

- Einzelfallbezogene Aufgaben
- Gruppenbezogene Aufgaben
- Umfeldbezogene Aufgaben

Bei der Aufzählung der Aufgaben beschränken wir uns auf die Aufgaben, die den pflegerischen Alltag im psychiatrischen Bereich prägen.

■ Einzelfallbezogene Aufgaben

1. Erkennen des Pflegebedarfs

1.1 Pflegeanamnese erstellen (Biographie, Lebensgewohnheiten des Patienten...)

1.2 Krankenbeobachtung: Verhaltensweisen und Äußerungen des Patienten unter Beachtung bestimmter Beobachtungskriterien (u. a. äußere Erscheinung, Sozialverhalten, Orientierung, Schlaf, Stimmung, Antrieb, medikamentöse Auswirkungen, Kommunikation, Fähigkeiten, Fertigkeiten...) Ihn als Teil seines sozialen Umfeldes wahrnehmen und verstehen (Lebensräume, Umwelt, Kultur, Arbeitswelt, Freizeitgestaltung...)

1.3. Bedürfnisse des Patienten erkennen und einbeziehen

1.4 Klassische psychiatrische Symptome und Erkrankung erkennen, zuordnen und angemessen darauf reagieren (z. B. Suizidalität, Wahnideen, Halluzinationen, Aggressionen, Antriebsstörungen, Angst, Unruhe, manisch-depressive Verstimmungen, körperliche Auswirkungen...)

1.5 Krisensituationen und Veränderungen im Verhalten und in der Stimmungslage erkennen (gegebenenfalls in Beziehung setzen zu Ereignissen in der Umgebung des Patienten wie z. B. Besuch, Urlaub, Mitarbeiterwechsel, besondere Ereignisse auf der Station...)

2. Pflegerisches Handeln

2.1 Beziehungsgestaltung
- Kontakt und Vertrauen aufbauen durch verbale und nonverbale Kommunikation und gemeinsames Tun (Nähe und Distanz beachten)
- Beziehung des Patienten zu sich selbst und anderen fördern
- sich auf langfristige Beziehungen einlassen
- das Ende einer pflegerischen Beziehung geplant gestalten

2.2 Patienten Rückmeldungen geben (Verhalten, Äußeres, Beziehung, Fortschritte...), alternative Verhaltensweisen aufzeigen

2.3 Therapeutisches Milieu gestalten

2.4 Bedürfnisse und lebenspraktische Fähigkeiten erkennen, erhalten, fördern, neue entdecken und nutzen. Lebensqualität verbessern, erhalten

2.5 Patienten im Alltag unterstützen, seine individuellen Wertvorstellungen, Möglichkeiten und Grenzen dabei berücksichtigen, gemeinsam neue Wege finden (u. a. Tages- und Wochenstrukturierung, Hygiene, Haushalt, Freizeit, Arbeit, Umgang mit Krankheit/Behinderung...)

2.6 Auseinandersetzung und Umgang mit Psychopharmaka

2.7 Zusammenarbeit mit anderen beteiligten Berufsgruppen und Diensten. Motivation zu und Mitwirkung an therapeutischen Maßnahmen

2.8 In unterschiedlichen Krisensituationen adäquat professionell handeln

2.9 Dokumentation der Pflege

3. Psychiatrische Pflege reflektieren und auswerten

3.1 Pflegerisches Handeln überprüfen, hinterfragen und gegebenenfalls neu anpassen

3.2 Gefühle im Umgang mit dem Patienten wahrnehmen, sich über ihre Ursache klar werden und angemessen handeln

3.3 Eigene Grenzen erkennen und sich entsprechend verhalten

3.4 Krisen, Ausnahmesituationen (u. a. Zwang, Gewalt, Suizid...) bearbeiten

=   Gruppenbezogene Aufgaben

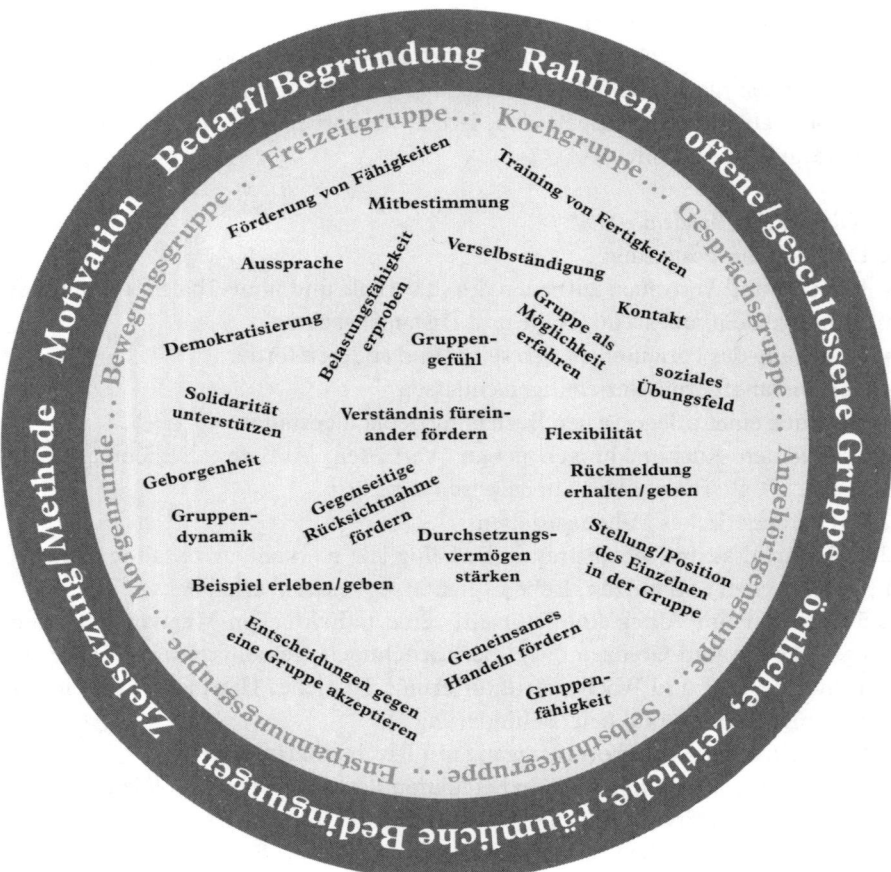

=   Umfeldbezogene Aufgaben

1. Direkte Bezugspersonen (Angehörige, Freunde, Nachbarn)

- kennenlernen
- entlasten
- gegenseitige Verletzungen berücksichtigen
- vermitteln der Versorgungsstrukturen (wo bekomme ich weitere oder welche Hilfe)
- die wechselseitigen Belastungsgrenzen deutlich machen
- gemeinsame Wege des Kontaktes finden
- informieren, erklären
- in Behandlungsschritte einbeziehen
- gemeinsames Tun fördern (nicht dauernd Probleme wälzen)
- fördern von Selbsthilfe

2. Arbeit, Tagesstrukturierung, Freizeitgestaltung
- Verständnis für den Patienten wecken (z. B. bei Arbeitskollegen)
- informieren, erklären (über den Patienten)
- Kompromisse finden zwischen den Möglichkeiten des Patienten und den Notwendigkeiten des Arbeits- oder Freizeitbereiches
- informieren über weitere Hilfs- und Unterstützungsmöglichkeiten (z. B. Versorgungsamt)
- für Fragen zur Verfügung stehen, unterstützen
- Konflikte klären
- Teilnahme am kulturellen Leben

3. Wohnen
- Milieugestaltung
- Haushaltsführung
- Nachbarschaftshilfe
- Kontakt zum Wohnungsamt, Sozialamt
- Kontaktpersonen im Wohnbereich einbeziehen

4. Professionelle Bezugspersonen
- Anleitung und Ausbildung von Berufskollegen
- ständige Fortbildung und Reflexion
- Kooperation und Koordination mit anderen Berufsgruppen und Diensten

5. Mitarbeit in der Gemeinde
- Kennen der politischen/gesundheitspolitischen Landschaft
- Mitarbeit in entsprechenden Arbeitsgruppen und Gremien (z. B. PSAG)

Rahmenbedingungen

Die organisatorischen Rahmenbedingungen bestimmen, inwieweit die nachfolgenden Hilfsmittel fachgerecht und wirkungsvoll angewandt werden können. Die wichtigsten Hilfsmittel im Zusammenhang psychiatrisch pflegerischer Aufgaben sind: (Reihenfolge ohne Gewichtung)
- Gruppenarbeit
- Bezugspflegesystem
- Pflegeprozeß/-planung
- Dokumentationssystem
- Fort- und Weiterbildung
- Supervision
- multiprofessionelles Team
- Pflegestandards
- Pflegetheorien/-modelle
- Qualitätssicherung (Qualitätssicherungsmaßnahmen)
- Pflege- und Behandlungskonzept

- Stellenbeschreibung
- Personalentwicklung
- Fachbibliothek und Fachzeitschriften (Mediothek)

= Zusammenfassung:

Im vorliegenden Grundriß psychiatrischer Pflege haben wir versucht, Voraussetzungen, Aufgaben und Hilfsmittel psychiatrischer Pflege aufzuzeigen.
Die Vielfältigkeit der Aufgaben wird deutlich und erfordert ein umfassendes Pflegewissen und die ständige Auseinandersetzung mit Erkenntnissen von Pflegewissenschaft und -forschung.
Fachkompetentes, selbstbewußtes und qualitätssicherndes, psychiatrisch pflegerisches Handeln braucht diese Grundlagen. Wir hoffen auf rege Diskussion!

D Behandlungsvereinbarung

In Bielefeld gibt es seit dem 1. 3. 1994 für Psychiatrie-Erfahrene die Möglichkeit, schriftliche Vereinbarungen mit der Psychiatrischen Klinik zu treffen über die Modalitäten einer möglichen Aufnahme und Behandlung in der Psychiatrischen Klinik.

Nachfolgend dokumentieren wir die aktuellste Version dieser Behandlungsvereinbarung.

Erklärungen und Absprachen
zwischen

Frau/Herrn (Name, Vorname, Geburtsdatum):
(Anschrift, Telefon):

und der

Psychiatrischen Klinik Gilead, Remterweg 69/71, 33617 Bielefeld
Tel.: 0521/144–3700

für den Fall einer Behandlung

Präambel

Seit Jahren bestehen positive regelmäßige Kontakte der Klinik zu Selbsthilfegruppen Psychiatrie-Erfahrener vor Ort. Mit diesen wurde das nachfolgende Rahmenpapier ausgearbeitet. Die Klinik will mit diesen Absprachen die Erfahrungen der Psychiatrie-Erfahrenen nutzen, um ihnen in Krisensituationen adäquater zu helfen.

Psychiatrie-Erfahrene sehen sich zunehmend für ihre psychische Entwicklung selbst verantwortlich und möchten hiermit erreichen, daß ihre Erfahrungen mit ihren Krisen und mit der Klinik beachtet und im Rahmen einer zukünftigen Behandlung genutzt und umgesetzt werden.

Diese Behandlungsabsprachen dienen der **gegenseitigen Vertrauensbildung**. Sie enthalten wichtige Hinweise für eine individuell angemessenere Behandlung.

Die Klinik verpflichtet sich, für die Einhaltung der Absprachen konkret Sorge zu tragen – auch bei einer Unterbringung im Rahmen des PsychKG oder des Betreuungsgesetzes – und die Behandlung zu dokumentieren.

Die Klinik verpflichtet sich, über ihr Vorgehen Rechenschaft abzulegen – insbesondere für den Fall, in dem die Klinik sich nicht an die Absprachen halten konnte. Von den Absprachen darf nicht abgewichen werden, wenn nicht zuvor die/der diensthabende Oberärztin/arzt bzw. der ärztliche Hintergrunddienst eingeschaltet wurde und zugestimmt hat. Wenn im Einzelfall von den Behandlungsabsprachen abgewichen wird, ist dies von seiten der Klinik ausführlich zu begründen und mit der Patientin/dem Patienten zu besprechen, sobald diese/r es wünscht.

In diesem Sinne gehört die Beachtung und Einhaltung der Behandlungsvereinbarung zu einer ordnungsgemäßen Behandlung. Die getroffenen Absprachen bilden jedoch keinen rechtlich einklagbaren Vertrag.

Diese Absprachen und Erklärungen sind für die Psychiatrie-Erfahrenen nützlich, die sich im Vorfeld mit ihrer Situation (soziales Umfeld, Gründe für die Entstehung von Krisen, verläßlicher Freundeskreis usw.) auseinandersetzen wollen.

Wer sich gegen eine Behandlung (generell oder gegen bestimmte psychiatrietypische Behandlungsmethoden) in einer Psychiatrischen Klinik aussprechen will oder diese Absprachen für zu begrenzt hält, für den besteht die Möglichkeit, sich beim Verein Psychiatrie-Erfahrener Bielefeld über das Psychiatrische Testament zu informieren.

Juni 1995

Absprachen

Die Präambel ist Bestandteil dieser Absprachen.

1. Kontakte

Die Vertrauensperson ist in jedem Fall unverzüglich zu benachrichtigen

Folgende Personen sollen in den ersten Tagen jederzeit Zugang zu Frau/Herrn _____ haben (auch im Fall einer Fixierung): _____

Mit folgenden Personen möchte Frau/Herr _____ keinen Kontakt haben, auch wenn diese von sich aus in die Klinik kommen:

Weitere Kontaktabsprachen (z. B. Besuch eines Vertreters der Religionsgemeinschaft):

_____

2. Aufnahme und Behandlung

Zur Zeit behandelnder/r Psychiater/in und ambulante Dienste:

_____

Frau/Herr _____ wohnt im Sektor ____. Von den beiden Sektorstationen ist für die Aufnahme und Behandlung Station ____ soweit möglich vorgesehen. Diese Absprachen gelten grundsätzlich für alle Stationen.

Als Bezugspersonen aus dem Stationsteam sind gewünscht: _____

_____

In der Aufnahmesituation ist für sie/ihn folgendes hilfreich (z. B. in Ruhe gelassen werden, möglichst nicht allein sein, Gespräche): _____

_____

❑ Frau _____ sollte möglichst von weiblichen Mitarbeiterinnen aufgenommen und behandelt werden. Dabei ist folgendes wichtig/hilfreich:

_____

Weitere Hinweise für die Behandlung (z. B. Umgang mit Suizidalität, Umgang mit »Gereiztheit«, »Entweichungen«): _____

Besondere Wünsche an den Therapieplan: _____

3. Medikamente/Zwangsbehandlung

3.1 Medikamente

Frau/Herr _____ nimmt zum Zeitpunkt der Vereinbarung folgende Medikamente:

_____

und hat folgende Erfahrungen mit Medikamenten gemacht: _____

_____

In der Krise waren bisher folgende Medikamente hilfreich: _____

_____

unverträglich bzw. nicht hilfreich war: _____

❏ Frau/Herr _____ lehnt die Einnahme folgender Medikamente bzw. Medikamentengruppen ab: _____
Begründung: _____

❏ Frau/Herr _____ erklärt, daß sie/er keine Elektrokrampftherapie erhalten will.

❏ Frau/Herr _____ erklärt, daß sie/er die Therapie in der Klinik nutzen möchte, jedoch
keine Psychopharmaka oder Elektrokrampftherapie erhalten will.

❏ Frau/Herr _____ ist zur Zeit bereit, folgende Medikamente einzunehmen, sofern nach
__ Tagen keine Besserung eingetreten ist: _____
(Diese Entscheidung kann jederzeit widerrufen werden.)

Bei der Medikamenteneinnahme bevorzugt sie/er folgendes:
❏ Tabletten/Dragees   ❏ Tropfen   ❏ Spritze   ❏ Depot
Gründe: _____

3.2. Zwangsbehandlung

Falls während der Behandlung psychiatrische Zwangsmaßnahmen notwendig erscheinen,
soll vorher unbedingt folgendes versucht werden (z. B. Spaziergang, Rauchen, Gespräch,
Einzelbetreuung, Vertrauensperson hinzuziehen): _____

Falls Zwangsmaßnahmen aus Sicht der Klinik unumgänglich sind, soll folgendes auf
Grund der Erfahrungen von Frau/Herrn _____ beachtet werden (u. a. Erklärungen zur
Ausgangsbeschränkung, Zwangsmedikation, Fixierung, Isolierung, ggf. Festlegung einer
Reihenfolge ...): _____

_____

Sofern Frau/Herr _____ sich freiwillig in der Klinik befindet und extreme Gefahrensi-
tuationen (Selbst- oder Fremdgefährdung) auftreten, können aus der Sicht der Klinik
folgende Zwangsmaßnahmen notwendig sein: _____

_____

Dies ist keine Zustimmung von Frau/Herrn _____ im voraus zu diesen Maßnahmen.
Eine Zustimmung im voraus ist auch rechtlich nicht zulässig.

Bei Zwangsmaßnahmen soll _____ benachrichtigt werden.

❏ Die vorhandene Dokumentation über die Zwangsmaßnahme soll im Rahmen einer
Nachbesprechung gemeinsam (auf Wunsch auch mit der Vertrauensperson) eingesehen
und besprochen werden.

3.3 PsychKG

Wenn Frau/Herr _____ infolge eines Beschlusses nach dem Gesetz über Hilfen und Schutzmaßnahmen bei psychischen Krankheiten in Nordrhein-Westfalen (PsychKG) in die Klinik zwangseingewiesen wurde, soll ihr/ihm schnellstmöglich eine Freiwilligkeitserklärung vorgelegt werden.

❏ Mit dem Krisennotdienst hat Frau/Herr _____ eine Vereinbarung zur Abwendung eines Beschlusses nach PsychKG getroffen (siehe Anlage).

4. Soziale Situation

Die Klinik bemüht sich, im Rahmen der Möglichkeiten des eigenen Psychosozialen Dienstes, sich um die nachfolgenden sozialen Angelegenheiten zu kümmern (ggf. in Zusammenarbeit mit der Vertrauensperson/dem Betreuer). Sollte der Psychosoziale Dienst feststellen, daß bestimmte Angelegenheiten geregelt werden müssen und er selbst dies nicht leisten kann, hat er Sorge dafür zu tragen, daß andere Personen oder Dienste (Amt für Soziale Dienste, Sozialpsychiatrischer Dienst, Beratungs- und Betreuungsstellen der freien Träger der Wohlfahrtspflege) diese Aufgaben übernehmen.
Bei Frau/Herrn _____ ist folgendes zu klären:

– Wohnung
  ❏ Situation im Haus mit Vermietern/drohende Kündigung/Nachbarn/Hausfrieden
  ❏ Ist die Wohnung abgeschlossen/aufgebrochen?
  ❏ Hausdienste
  ❏ Licht,   ❏ Gas,   ❏ Wasser,   ❏ Strom,   ❏ Inventar,   ❏ Pflanzen,
  ❏ Tiere
  ❏ Sollte Frau/Herr _____ entgegen der Absprache unerwartet die Klinik verlassen, bittet sie/er, keine Polizei zur Wohnung zu schicken (Gefahr des Verlustes der Wohnung, Angst vor Polizeigewalt, Vorurteile der Nachbarn), sondern zunächst die Vertrauensperson einzuschalten, die einen Wohnungsschlüssel hat. Die Vertrauensperson und/oder der/die MitarbeiterIn der Klinik suchen zunächst alleine die Wohnung auf. Die Klinik behält sich vor, im Notfall (z. B. bei Nichtöffnen der Wohnung, Suizidgefahr) die Polizei oder das Gesundheitsamt einzuschalten.

– Finanzen
  ❏ anstehende Ratenzahlungen
  ❏ Rückgängigmachen von Kaufverträgen
  ❏ Überziehung des Bankkontos, Absprachen mit der Bank

– Fahrzeuge
  ❏ absichern (❏ PKW, ❏ Motorrad, ❏ Mofa, ❏ _____)

– Arbeitgeber/Schule (Name, Anschrift, Telefon):

_____

❏ Krankmeldung ohne Kennzeichnung »Psychiatrische Klinik«
Der Kontakt mit dem Arbeitgeber soll wie folgt aufgenommen werden:

_____

– Kinder
Ich habe folgende Kinder (Name, Geburtsdatum):

_____

_____

Ich bitte
- ☐ mit der Krankenkasse _____ gemäß § 38 SGB V die Haushaltshilfe und, falls da keine Lösung gefunden werden kann,
- ☐ mit dem Jugendamt weitere Hilfen abzuklären

– Ich habe für folgende Personen Verpflichtungen übernommen:

_____

_____

– Wichtige Termine und Ereignisse, die beachtet werden müssen (z. B. Prüfungen für Ausbildung und Studium): _____

Sonstige Absprachen

_____

_____

Diese Absprachen können jederzeit auf ihre Gültigkeit hin überprüft werden. Sollten sich bei einem der Vereinbarungspartner grundlegende Dinge ändern, wird er sich mit dem anderen in Verbindung setzen.

Bielefeld, den

Psychiatrie-Erfahrene/r	Vertrauensperson	Betreuer nach BGB
		(falls ein Betreuer als rechtlicher Vertreter insbesondere für Unterbringung und Heilmaßnahmen bestellt wurde)

Ärztlicher Dienst	Pflegedienst	Psychosozialer Dienst

Weitere Hinweise und Erläuterungen geben:

von seiten der Klinik
Frau Dietz	Telefon: 0521/144–2605
Sekretariat Dr. Pörksen	Telefon: 0521/144–2031
Sekretariat Dr. Burdinski	Telefon: 0521/144–2625

von seiten des Vereins Psychiatrie-Erfahrener Bielefeld
Selbsthilfegruppe Psychose-Erfahrene, jeden Dienstag, 18^{00}–20^{00} Uhr
Feilenstr. 4, 33602 Bielefeld (im Haus der Kamera, 2. Stock, Raum 4)
Selbsthilfegruppe Manisch-Depressive, 14tägig dienstags, 18^{00}–20^{00} Uhr
Ravensberger Str. 12, 33602 Bielefeld (Hinterhof rechts bei »Profil e. V.«)

Anlage:
- ☐ Eine Selbsteinschätzung von Frau/Herrn
- ☐ Eine Vereinbarung mit dem Krisendienst zur Abwendung eines Beschlusses nach PsychKG
- ☐ Eine persönliche Erklärung der/des Psychiatrie Erfahrenen – Seite 7 – zur Bevollmächtigung einer Vertrauensperson (ggf. mit Vorschlag für einen Betreuer nach BGB als rechtlichen Vertreter)
   liegt dieser Vereinbarung bei.

Persönliche Erklärungen der/des Psychiatrie-Erfahrenen

Es ist hilfreich, eine Vertrauensperson zu benennen, aber keine Voraussetzung für den Abschluß dieser Absprachen und der Regelung der zukünftigen Behandlung.

Ich, _____, gebe folgende Erklärung ab, die jederzeit widerrufen werden kann:
(Bitte entsprechendes eintragen oder ggf. schriftlich ändern.)

1. Vertrauensperson

Ich, _____, bevollmächtige hiermit meine Vertrauensperson,
(Name, Anschrift, Telefon): _____

_____

alle Angelegenheiten, die ich nicht selbst wahrnehmen kann, zu übernehmen und für mich zu erledigen.

Die Vertrauensperson ist auf jeden Fall unverzüglich über meine Aufnahme in die Klinik Gilead IV zu informieren. Sie soll von Anfang an hinzugezogen werden. Ihr gegenüber entbinde ich die Klinik von der Schweigepflicht und ermächtige die Vertrauensperson,

❑ Daten weiterzugeben

❑ Daten von allen natürlichen und juristischen Personen – Institutionen, Behörden, Krankenhäusern, Geldinstituten und Sozialleistungsträgern abzufragen

❑ für mich Akteneinsicht wahrzunehmen.

2. Betreuer als rechtlicher Vertreter (nach dem Bürgerlichen Gesetzbuch)

❑ Falls für mich eine Betreuung nach dem Bürgerlichen Gesetzbuch (BGB) (§§ 1896, ggf. 1903, 1906 BGB) erforderlich werden sollte (insbesondere mit dem Wirkungskreis: Unterbringung, Zustimmung zu Heilmaßnahmen) schlage ich, _____, Frau/Herrn (Name, Anschrift, Telefon):

_____

als Betreuer (gemäß § 1897 BGB) vor.

_____

Falls Frau/Herr _____ (als Vertrauensperson/Betreuer) nicht erreichbar ist, soll (Name, Anschrift, Telefon): _____
ihre/seine Vertretung übernehmen.

Folgende Personen dürfen auf Nachfrage keine Informationen darüber bekommen, daß ich mich in der Klinik befinde:

Bielefeld, den

_____
Psychiatrie-Erfahrene/r

E Pflegekonzept der Psychiatrischen Klinik an den Städtischen Kliniken Offenbach – Auszüge*

1. Zweck des Papiers

Ausgangslage: Die Mitglieder der Arbeitsgruppe »Pflegeleitbild« sind sich in ausführlichen Diskussionen darüber einig geworden, daß unter den pflegerischen MitarbeiterInnen in der Psychiatrischen Klinik an den Städtischen Kliniken Offenbach keine einheitliche Vorstellung darüber besteht, welche pflegerischen Ziele beim einzelnen Patienten und im gesamten Klinikskonzept mit welchen pflegerischen Methoden verfolgt werden und welche Hilfsmittel dazu benutzt werden können. Um diesen Mangel zu beheben, hat die Arbeitsgruppe das Pflegekonzept erstellt. Sie verfolgt damit folgende

Ziele:

■ Alle MitarbeiterInnen in der Pflege orientieren sich an einer gemeinsamen Grundhaltung gegenüber dem stationären und ambulanten Patienten, der gemeinsamen Aufgabe der Vollversorgung aller Offenbacher Bürger, die stationäre psychiatrische Hilfe in Anspruch nehmen müssen.

■ Das »Pflegekonzept« dient als Hilfe dazu, im alltäglichen Handeln die Prioritäten richtig zu setzen, Patienten weder zu viel Verantwortung zuzumuten noch abzunehmen, Hospitalisierungsschäden beim Patienten zu vermeiden, das eigene Handeln kritisch zu überprüfen und damit die Qualität der Pflege zu verbessern.

■ KollegInnen, die sich für die pflegerische Arbeit an der Psychiatrischen Klinik der Städtischen Kliniken Offenbach interessieren und solche, die hier als neue MitarbeiterInnen ihre Tätigkeit aufnehmen, können erkennen, welche Erwartungen an sie gestellt werden und orientieren sich an gemeinsam erarbeiteten Zielvorstellungen und Arbeitsmethoden.

■ Das »Pflegekonzept« wird in Zukunft in ein Gesamtkonzept der Arbeit der Psychiatrischen Klinik integriert. Es trägt dazu bei, MitarbeiterInnen anderer Berufsgruppen die Aufgaben der Pflege zu verdeutlichen. Damit wird das Ziel verfolgt, in Konfliktsituationen mit anderen Berufsgruppen zu deren Klärung beizutragen.

---

* Zur besseren Orientierung für die Leserinnen und Leser sind von den nicht abgedruckten Abschnitten die Überschriften angegeben.

Den Mitgliedern der Arbeitsgruppe »Pflegeleitbild« ist bewußt, daß es sich bei dem vorgelegten »Pflegekonzept« um eine Zielvorstellung der Arbeit handelt, zu deren inhaltlicher Ausgestaltung u. a. weitere Diskussionen, Fortbildungen, Pflegewissen, Stationskonzepte und ein noch zu erstellender Einarbeitungsplan für neue MitarbeiterInnen erforderlich sind.

2. Philosophie

2.1. Präambel: Pflegephilosophie für die Städtischen Kliniken Offenbach

- In der Pflege beachten wir die Einheit von Körper, Geist und Seele und die soziokulturelle Herkunft des Menschen, um optimale Bedingungen zu schaffen, seine Selbständigkeit und Gesundheit zu bewahren oder wiederzuerlangen.
- Die Miteinbeziehung der Angehörigen und die Berücksichtigung des sozialen Umfelds und der Lebensgewohnheiten des Patienten werden als Bestandteil des ganzheitlichen Pflegeprozesses angesehen.
- Jeder Patient wird mit Achtung und Respekt behandelt, ausreichend und verständlich informiert und hat das Recht, eigenverantwortliche Entscheidungen zu treffen.
- Wir wahren die Würde des Sterbenden.
- Alle Mitarbeiter im Pflegeteam arbeiten kooperativ und legen gemeinsam patientenorientierte Ziele fest.
- Die Pflegequalität wird unter Zuhilfenahme von anerkannten Standards gesichert.
- Der Pflegedienst kooperiert und kommuniziert gleichberechtigt und kompetent mit allen innerbetrieblichen Bereichen und außerbetrieblichen Diensten.
- Die Pflegenden erwerben durch regelmäßige Fort- und Weiterbildungsmaßnahmen die neuesten Erkenntnisse der Pflegeforschung und Pflegewissenschaft und setzen diese in der Pflege in ihrer täglichen Arbeit um.
- Die Pflegedienstleitung gewährleistet einen ständigen Informationsaustausch zwischen dem Ausbildungsinstitut für Pflegeberufe, der Fort- und Weiterbildung und dem Pflegedienst.
- Bei allem Handlungsweisen werden ökonomische und ökologische Gesichtspunkte berücksichtigt.

2.2. Grundhaltung der psychiatrischen Pflege

2.3. Menschenbild

2.3.1. Voraussetzung

Jeder Mensch hat, bewußt oder unbewußt, ein Menschenbild, das sein Wahrnehmen und Handeln beeinflußt. Für die psychiatrische Arbeit ist es wichtig, sich seines eigenen Menschenbildes bewußt zu werden und es zu überprüfen. Arbeitet man im Team, wie wir in der Klinik, so ist es unentbehrlich, sich über die persönlichen Annahmen zum Menschenbild auszutauschen und sich für die Arbeit auf eine gemeinsame Annahme zu einigen.

Die Mitglieder der Arbeitsgruppe haben sich auf folgende unserer Arbeit zugrunde liegenden Annahmen geeinigt, die Elemente der Pflegetheorien von Ernestine Wiedenbach und Imogene King enthalten.

2.3.2. Annahmen zu einem Menschenbild

Menschen leben mittels zwischenmenschlicher Beziehungen in sozialen Systemen zusammen. Diese Beziehungen werden von der Wahrnehmung der Personen bestimmt. Diese Wahrnehmungen beeinflussen das Leben und die Gesundheit des einzelnen.

Das soziale System (Gesellschaft, Gemeinde, Familie) gibt den Rahmen für das menschliche Leben vor. Im Verlauf des Lebens beschäftigen sich die Menschen mit der Entwicklung persönlicher Beziehungen, welche wiederum von Wahrnehmung und Gesundheit beeinflußt werden.

- Individuen sind soziale Wesen.
- Individuen sind fühlende Wesen.
- Individuen sind vernünftige Wesen.
- Individuen sind wahrnehmende Wesen.
- Individuen sind kontrollierende Wesen.
- Individuen sind zielbewußte Wesen.
- Individuen sind handlungsorientierte Wesen.
- Individuen sind zeitorientierte Wesen.

Daraus ergibt sich, daß Menschen während ihres Lebens

- *wahrnehmende Wesen* sind, die sich in Situationen, zu Personen und Dingen entsprechend der persönlichen Wahrnehmung verhalten.

  Beispiel: Jeder Mensch reagiert auf Situationen, in denen er sich bedroht fühlt. Er zieht sich z. B. angstvoll zurück (Flucht) oder versucht, sich durch aggressives Verhalten zu wehren (Angriff). Entsprechend wird ein Patient, der die Wirklichkeit wahnhaft verzerrt wahrnimmt, sehr verschieden reagieren, je nachdem, ob er die ihm begegnende Person als erschreckendes Ungeheuer wahrnimmt oder aber als lustige, clownartige Verzerrung.

- *zeitorientierte Wesen* sind. Die Gegenwart wird von dem mitbestimmt, was in der Vergangenheit geschehen ist, die Wahrnehmung der gegenwärtig geschehenden Dinge beeinflußt die Erwartungen an die Zukunft.

  Beispiel: Ein vom Patienten als sehr unangenehm erlebte Aufnahmesituation vermindert die Bereitschaft dieses Menschen zur Zusammenarbeit; eine als angenehm oder entlastend erlebte Aufnahmesituation kann den Grundstein für eine gute Kooperation bilden (gleiches gilt natürlich für das Wahrnehmen und Erleben der Angehörigen und von uns Professionellen).

■ *soziale Wesen* sind. Menschen mögen es, mit anderen zusammen zu sein, das Leben dreht sich um das soziale Leben. Menschen verhalten sich manchmal in ähnlicher, oft in unterschiedlicher Art zueinander, wobei sie verbal und nonverbal miteinander kommunizieren. Die Interaktion findet mit Menschen und Dingen in der unmittelbaren Umgebung (Wohnung, Kaufhaus, Kneipe, Krankenhauszimmer, Park usw.) statt, die in das soziale System (Familie, Gemeinde, Gesundheitswesen, Krankenhaus) eingebettet ist.

Beispiele:
1. Alte Menschen, die vor der stationären Aufnahme in der eigenen Wohnung vereinsamt waren, leben oft richtig auf, wenn sie auf der Station in regen Kontakt zu Mitpatienten und Mitarbeitern treten.
2. Ein psychotischer Patient, der auf der Station völlig abstruse Dinge vor sich hinbrabbelt, kann sich evtl. am Kiosk beim Zigaretteneinkauf völlig adäquat verhalten.
3. Ein abhängiger Patient hat es in der Klinik leichter, auf Suchtmittel zu verzichten, weil sie einen klaren Rahmen und wenig Versuchungen bietet. Dort kann er mit anderen Abhängigen über die eigene Krankheit reden. Wenn draußen Alltagsanforderungen zu bewältigen sind, das Kiosk auf dem Weg zu Arbeit liegt und Kumpels zum Trinken einladen, ist es viel schwerer, das gewohnte Verhalten abzulegen, einen Drink abzulehnen oder sich zur Suchterkrankung zu bekennen.

■ von Zeit zu Zeit *das Bedürfnis haben, sich zurückzuziehen,* um für sich zu sein. Der Wechsel zwischen Geselligkeit und Alleinsein ist wichtig für das Wohlbefinden des einzelnen.

Beispiel: Für viele psychisch kranken Menschen (und nicht nur für diese!) ist es sehr belastend, ständig mit anderen Menschen zusammen sein zu müssen. Mit aus diesem Grund drängen viele Patienten schnell auf Entlassung, da in der Klinik kaum eine Möglichkeit des ungestörten Rückzuges besteht. An ähnlichen Bedingungen scheitern viele »therapeutische« Wohngemeinschaften.

■ *reagierende Wesen* sind, die sich unter dem Einfluß innerer und äußerer Faktoren an ihre Lebens- und Gesundheitslage anpassen. Die Anpassung erfolgt durch Interaktion innerhalb der sozialen Beziehungen.

Beispiel: Ein neu aufgenommener Patient hat Größenphantasien, glaubt, alles gehöre ihm, so bedient er sich an Zigaretten, Speisen, Getränken, Kleidung der Mitpatienten. Die Mitpatienten und die Mitarbeiter tolerieren dies nicht, erstere reagieren mit Ärger, letztere versuchen, eine Beziehung aufzubauen, Grenzen zu setzen und dem Patienten bei der Unterscheidung von Wahn und Wirklichkeit zu helfen. Wahn und Wirklichkeit prallen in zahlreichen Interaktionen aufeinander und reiben sich, auch die beteiligten Personen, bis der Patient nach und nach sein Verhalten ändert und in die Realität zurückfindet.

Außerdem gehen wir davon aus, daß

- jeder Mensch ihm eigene Möglichkeiten besitzt, *Fähigkeiten zu entwickeln*, die es ihm erlauben, sich zu erhalten und zu versorgen.

Beispiele:

1. Es ist immer wieder verblüffend zu erleben, welche verschiedenen Techniken psychisch kranke Menschen entwickeln, um mit ihrer Sozialhilfe über die Runden zu kommen: Leihen, Schnorren, in der Klinik was zu Essen abbekommen, Angehörige in Anspruch nehmen, Hab und Gut versetzen...

2. Manchen alten Menschen gelingt es, sich trotz Geh- und/oder Sehbehinderung freizügig auf der Station zu bewegen, indem sie sich andere Patienten »organisieren«, die sie stützen, führen oder fahren.

- jeder Mensch grundsätzlich nach *Selbstbestimmung und relativer Unabhängigkeit* strebt. Er wünscht sich nicht nur, aus seinen Möglichkeiten und Fähigkeiten das Beste zu machen, sondern auch, seinen Verpflichtungen nachzukommen.

Beispiel: Jeder Patient fühlt sich durch die Einschränkung seines Ausgangs oder durch Einteilung seines Zigarettenkonsums oder seiner Geldmenge in seiner Selbstbestimmung empfindlich gestört, manchmal soweit, daß keine Kooperation mehr stattfindet. Ähnliches gilt für den Zwang, im Mehrbettenzimmer zu schlafen und damit nicht jederzeit Licht machen oder Radio hören zu können.

- das bewußte Wahrnehmen und *Akzeptieren der eigenen Person* von grundlegender Bedeutung für das Gefühl der Integrität und des Selbstwertgefühles sind.

Beispiel: Solange ein Betroffener kranke Anteile in sich nicht wahrnehmen will, diese verdrängt statt sie zu integrieren, wird er sich nicht als ganzer Mensch fühlen, sich durch die kranken Anteile, wenn wahrgenommen, entwertet fühlen.

- das, was ein Mensch tut, im Augenblick des Tuns das ist, was er nach *bestem Wissen und Gewissen* tut.

Beispiel: Ein Angehöriger (Ehepartner) eines Patienten bevormundet diesen, weil er glaubt, daß der Patient aufgrund seiner Antriebslosigkeit und Ambivalenz keine Entscheidung treffen könne. Erst als ihm andere Formen des Umgangs vermittelt werden, kann er wahrnehmen, daß die bisherigen Vorgehensweisen die Lage evtl. nur verstärkten.

2.4.   Rechte des Patienten

»Individuen haben ein Recht auf Wissen über sich selbst, ... ein Recht, an Entscheidungen mitzuwirken, die ihr Leben beeinflussen, ihre Gesundheit und den Dienst an der Gemeinschaft... [und] ein Recht, Gesundheitsfürsorge zu akzeptieren oder abzulehnen.«   I. KING

Wir halten uns vor Augen, daß Menschen nicht ihre Menschen- und Bürgerrechte verlieren, wenn sie Patienten in einem psychiatrischen Krankenhaus sind bzw. an einer psychischen Krankheit/Gesundheitsstörung leiden. Da diese Grundhaltung leider im Krankenhausalltag allzu leicht verloren geht, hat man in den USA die Charta der Patientenrechte aufgestellt (»Bill of Rights«), die wir unterstützen. Eine Übersetzung der »Bill of Rights« befindet sich im Anhang.

In der psychiatrischen Arbeit befinden wir uns als Professionelle besonders dann im Konflikt, wenn wir mit Patienten zu tun haben, deren Erkrankung mit mangelhafter bzw. fehlender Krankheitseinsicht verbunden ist (z. B. Manie, Suizidalität). Hier ist besonders kritisch zu überlegen, wenn Entscheidungen gegen den Willen des Betroffenen gefällt werden (z. B. wenn Eigentum des Patienten unter Verschluß genommen wird). Zuerst ist gründlich abzuklären, welche anderen Möglichkeiten bestehen, um doch zu einer Übereinkunft zu kommen.

Beispiel: Ein Patient kommt auf Drängen der Angehörigen in die Klinik. Er wirkt sehr ambivalent und macht immer wieder Ansätze, das Vorhaben abzubrechen und nach Hause zu gehen, obwohl er zwischendurch auch zugesteht, daß er einsehe, stationäre Behandlung zu benötigen. Er kündigt an, sich nicht einsperren zu lassen, notfalls eine Scheibe einzuschlagen. Auch wolle er keine Medikamente nehmen, diese machen ihn kaputt. Die Angehörigen fürchten aufgrund früherer Erfahrungen um ihre Gesundheit und um die häusliche Einrichtung. Zum Schutz des Patienten und des Umfeldes wird eine richterliche Einweisung erwogen. Man entschließt sich, dem Patienten anzubieten, nochmals in Ruhe zu überlegen, dies entweder im Zimmer zu tun oder bei einem Spaziergang in Begleitung eines Kollegen. Der Patient entscheidet sich für letzteres. Dabei wird die erste Beziehung zu ihm geknüpft und Ängste reduziert. Der Patient läßt sich aufnehmen, die Behandlung kann im Konsens mit dem Patienten begonnen werden. Die Medikamente, die für notwendig gehalten werden, werden ihm erklärt, angeboten, jedoch nicht aufgedrängt. Sie sollen als Hilfe und Entlastung, nicht als Zwangsmaßnahme erfahren werden. Der Patient kommt, als er nicht einschlafen kann, um von diesem Angebot Gebrauch zu machen.

Bei Patienten, die schon mehrmals in der Klinik, vielleicht auf derselben Station behandelt wurden, und mit denen es zu Auseinandersetzungen über den »richtigen« Umgang miteinander kam, ist zu überlegen, ob man für einen künftigen Aufenthalt eine Behandlungsvereinbarung trifft. Sie hätte zwar keine (bürger-) rechtlichen Konsequenzen – könnte also nicht gerichtlich eingefordert werden – kann aber dazu führen, daß beide Seiten verständnisvoller miteinander umgehen. Dies zeigen zumindest die ersten Erfahrungen in Bielefeld.

Die Diskussion um die Gestaltung und Einführung einer Behandlungsvereinbarung beginnt derzeit an unserer Klinik.

Wir verpflichten uns, die Rechte von Patienten zu respektieren und sie – vor allem bei hilflosen Menschen – gegenüber Kollegen und Mitarbeitern anderer Dienste zu vertreten.

3. Ziele unseres Handelns (beim Patienten)

3.1. Die Beziehung zu sich selbst behalten / wiederfinden

»Unser ganzes Leben lang, jeden Tag und jede Stunde, stehen wir mitten in dem Prozeß, unsere veränderten und unveränderten Ichs an veränderte und unveränderte Umgebungen anzupassen; Leben ist in der Tat nichts anderes als dieser Anpassungsprozeß; wenn wir in ihm ein wenig versagen, sind wir dumm, wenn wir massiv versagen, sind wir verrückt, wenn wir ihn zeitweilig aussetzen, schlafen wir, wenn wir den ganzen Versuch abbrechen, sterben wir.« (aus: BUTLER, S. 1903: The Way of all Flesh, Baltimore 1953)

Die Beziehung zu sich selbst besteht aus einem geistigen, körperlichen und seelischen Bezug zu dem ureigenst Persönlichen an sich. Stärken (Fähigkeiten), Schwächen (Unzulänglichkeiten), Grundbedürfnisse (Nahrung, Kleidung, Obdach), Ideen (Gedankenwelt: Ideale und Wertesystem), Gefühle (körperliche und seelische), Sehnsüchte (Liebe, Geborgenheit), Triebe (Sexualität, Lust), Erfahrungen (Enttäuschungen, Kränkungen, Schule, Elternhaus, Arbeit, Beziehungen) u.a.m. bilden zusammengenommen das, was wir unter einer Persönlichkeit verstehen. Im Grunde bedeutet die Nachfrage »Wie geht es Ihnen?« nichts anderes als eine nicht immer ernstgemeinte Interessensbekundung an der Person. Eine ehrliche Antwort auf diese Frage bedeutet eine momentane Bestandsaufnahme des geistigen, körperlichen und seelischen Befindens, die jeder Mensch – auch ohne Nachfrage – für sich selbst immer wieder in der Beziehung zu sich selbst beantwortet. »Ich bin müde«, »ich bin hungrig«, »ich bin durstig«, »ich bin glücklich«, »ich weiß, wie es mit mir weitergeht«, »ich habe Schmerzen«, »ich bin traurig« u.ä.m. sind Schlußfolgerungen aus einer Bestandsaufnahme, die nicht immer bewußt vonstatten geht, sondern oftmals unauffällig unser Leben lenkt.

Bei vielen psychisch Kranken aber könnte eine Antwort auf die Frage nach seinem Befinden oder – anders ausgedrückt – nach seinem »Gespür« für sich selbst so ausfallen, daß er oder sie lediglich mit den Schultern zuckt oder die Frage an sich überhaupt nicht verstehen kann, da die Entwicklung einer gesunden Beziehung zu sich selbst gestört wurde oder nie stattfand. Eine Antwort auf die Frage »Wie geht's?« kann nicht nur bei psychisch Kranken zutreffend, vieldeutig, unwahr oder ausweichend sein. Selbst ein »Gut« als Antwort muß nicht bedeuten, daß es dem Patienten gut geht, daß wir keinen Handlungs- oder Planungsbedarf für die Pflege hätten, wie auch im umgekehrten Fall, daß ein »Schlecht« als Antwort uns nicht zwangsläufig zu geplanten pflegerischen Aktivitäten veranlassen müßte. Es geht hier um die Wahrnehmungen des Patienten, die wir nur in Kenntnis seiner Lebensgeschichte auf ihre Wahrscheinlichkeit hin überprüfen können. Die Grundbedürfnisse nach Ernährung, Kleidung und Obdach (Sauberkeit gehört nicht einmal dazu) können nicht alleine als greifbarer Ansatz für pflegerische Handlungen stehen, ohne den Menschen als Ganzes in seiner Vielschichtigkeit wahrzunehmen. Die Interaktion zwischen allen Anteilen seines Seins in gestörter – oder verstörter – wie auch in gesunder oder ausgeglichener Form und sein Bezug zu sich selbst oder dessen Fehlen, beeinflussen maßgeblich, mit welchem Bewußtsein er oder sie die Behandlung annehmen kann.

Unsere Aufgabe besteht darin, in Kenntnis der Geschichte des Patienten das vorhandene Gespür für sich selbst zu fördern oder sein Fehlen zu erkennen und es (wieder)herzustellen. Genauere Fragestellungen wie »Sind Sie hungrig?«, »Sind Sie durstig?«, »Sie wirken traurig auf mich. Stimmt das?« oder »Sie wirken wütend auf mich. Stimmt das?« fordern den Patienten heraus, Stellung »zu sich selbst« zu beziehen.

Bei psychisch kranken Menschen liegen oftmals Störungen vor, die bis zum völligen Fehlen von Selbstwahrnehmung reichen. Selbstwertgefühle, Selbstachtung, Selbstsicherheit und Selbständigkeit sind Werte aus einem mehr oder weniger gesunden menschlichen Entwicklungsprozeß, die bei psychisch Kranken in geringerem oder geringstem Maße entwickelt wurden oder die durch eine Krise vorübergehend nicht zur Verfügung stehen. Ob ein Patient sich vorstellt, der Zar von Rußland, Jesus Christus oder ein ähnlich Mächtiger zu sein, oder sich im Gegensatz dazu mit Exkrementen vergleicht, um zwei Extreme zu nennen, liegt die Aufgabe psychiatrischer Pflege darin, nach Indizien für die »wahre Person« zu suchen, unsere »Für-Wahr-Nehmungen« dem Patienten mitzuteilen, um ihm einen Weg zu sich selbst anzudeuten. Wann und auf welche Weise wir ihm diese Hinweise geben, ist individuell sehr verschieden und bedarf der sorgfältigen Planung und Koordination im Behandlungsteam.

Bei extremem Mangel an Ich-Stärke, also bei schwerst gestörter Selbstwahrnehmung und/oder Persönlickeitsentwicklung eines Patienten kann die pflegerische Aufgabe bis dahin gehen, daß wir Entscheidungen vorübergehend oder längerfristig stellvertretend für ihn treffen. »Stellvertretend« heißt im genauen Wortsinn, daß wir nicht unsere eigenen Ich-Gewißheiten einschließlich des eigenen Wertesystems dem Patienten aufsetzen, sondern mit genauester Abwägung und Planung den für ihn/sie besten Weg auswählen, der von unseren eigenen Vorstellungen stark abweichen kann.

Bei Patienten mit vorübergehenden Krisen sind wir aufgerufen, sie an ihre eigenen Stärken und Fähigkeiten zu erinnern, dabei die jeweilige Lebensgeschichte hinzuzuziehen und mit dem Behandlungsteam persönlichkeitsstärkende Maßnahmen zu erarbeiten...

3.2.   Selbständigkeit/Eigenverantwortlichkeit/Autonomie behalten oder wieder erreichen

3.3.   Kontakt zum Umfeld behalten oder wiederherstellen

3.4.   Die Fähigkeit erwerben, mit der Erkrankung und den daraus entstandenen Konflikten umzugehen, zu leben und sich selbst zu verwirklichen

3.5.   Möglichst geringe Hospitalismusschäden erleiden

3.6.   Das Leben behalten, sich selbst und andere nicht gefährden

4.   Methoden

4.1.   Beziehungsaufnahme – Beziehungsgestaltung

4.2.   Bezugspflege

4.2.1.   Was ist Bezugspflege?

Bezugspflege bedeutet, daß eine Pflegeperson sich in besonderer Weise auf eine Beziehung zu einem Patienten/Klienten/Betreuten einläßt. Diese besondere Beziehung beinhaltet zuallererst eine besondere Zuständigkeit und Verantwortlichkeit für die zu betreuende Person. Das heißt, sich dem Patienten als Bezugsperson vorzustellen, wenn möglich ihm diese Rolle zu erläutern, sich über seine Geschichte (Lebens- und Krankheitsgeschichte) und seine Lebensumstände zu informieren.

Zu dieser begleitenden Aufgabe kann es gehören, verschiedene Rollen gegenüber dem Betreuten einzunehmen. Die Rollen können je nach Zustand des Patienten stark variieren; häufig kommen die Rollen des vertrauten Begleiters, des Helfers, des Beraters, desjenigen, der mit der Realität konfrontiert und orientiert, des Erziehenden (Elternrolle) und die des Ansprechpartners vor.

Hierbei wird im Auge behalten, daß die begleitete Person ein eigenständiger erwachsener Mensch bleibt, der höchstens vorübergehend auf unsere Mitverantwortung angewiesen ist. Die Gestaltung der Beziehung und die jeweils eingenommene Rolle wird immer wieder an dieser Maxime gemessen und im Bedarfsfall verändert.

4.2.2.   Wie kommt Bezugspflege zustande?

Es gibt verschiedene Möglichkeiten, wie es zur Aufnahme einer Beziehung im Sinne der Bezugspflege kommt. Es ist jedoch wichtig, daß in der Pflegegruppe ein klar abgesprochenes Verfahren besteht, wie dies in der Regel geschieht. Nachfolgend werden die wichtigsten Möglichkeiten erläutert:

- In der Aufnahmesituation entsteht oft dadurch Nähe und Vertrauen, daß der Patient, der sich in der neuen, ihm fremden Umgebung, aber auch aufgrund der vorausgegangenen Geschehnisse verunsichert fühlt, einen Menschen braucht, der ihm Sicherheit und Vertrauen vermittelt und Orientierung gibt. Dies sind in erster Linie die ihn aufnehmenden Personen, der Arzt und die anwesenden Pflegekräfte. Entsteht hier ein vertrauensvolles Verhältnis, bildet dies die beste Grundlage für die Bezugspflege.

- Bei Wiederaufnahme eines Patienten kann die »alte« Bezugsperson in der Regel rasch und leicht die Beziehung wieder aufnehmen und gestalten. Beide können auf eine gemeinsame Geschichte zurückgreifen.

- Eine Pflegekraft übernimmt auf Wunsch des Betreuten die Aufgaben der Bezugspflege.

- Im Lauf der stationären Behandlung eines Patienten durch ein Team stellt sich heraus, daß der Patient zu einer bestimmten Pflegeperson einen besonderen Draht entwickelt.

■ Eine Pflegekraft hat besondere Fähigkeiten im Umgang mit einem bestimmten Patienten / Betroffenen.

■ Es kommt vor, daß die Bezugsperson von einem Betroffenen abgelehnt wird, oder die Bezugsperson die Bezugspflege bei einem bestimmten Patienten an einen Kollegen weitergibt.

4.2.3. Aufgaben der Bezugsperson

1. Die Bezugsperson ist besonders dafür verantwortlich, daß der Patient auf dem Hintergrund seiner Biographie, seiner Krankheitsgeschichte und seiner aktuellen Lebenssituation wahrgenommen wird, diese Informationen zusammenzutragen, sie in die Pflege einzubeziehen und in Besprechungen einzubringen.
2. Die Bezugsperson baut ein Vertrauensverhältnis zum Betroffenen auf, steht ihm als Ansprechpartner zur Verfügung, ist für seine Bedürfnisse offen. Oft ist erst über ein solches Bündnis eine erfolgreiche Behandlung möglich (Erhöhung der Compliance).
3. Die Bezugsperson nimmt an den Dreiergesprächen (Patient, Pflegeperson, Arzt) teil, übernimmt dabei falls nötig die Rolle des Verbündeten oder Unterstützenden des Betroffenen oder die des Vermittlers, und steuert Erfahrungen mit dem Patienten aus dem Alltag bei.
4. Die Bezugsperson hilft dem Patienten, den Kontakt zu seinem Umfeld wieder aufzunehmen und wieder herzustellen.
5. Die Bezugsperson begleitet und unterstützt den Betroffenen bei Vorhaben, die schwierig für ihn sind, übernimmt nach Absprache im Team auch Aufgaben für ihn.
6. Die Bezugsperson ist für die Erhebung der Pflegeanamnese verantwortlich und dafür, daß zusammen mit dem Pflegeteam die Pflegeprobleme des Patienten definiert und die entsprechende Pflegeplanung erstellt wird. Sie ist dafür zuständig, daß die Ziele und die durchgeführten Maßnahmen im Team daraufhin überprüft werden, ob sie weiterhin angemessen bzw. effektiv sind und daß im Bedarfsfall eine Neuanpassung von Zielen und Maßnahmen erfolgt.
7. Um die für die Bezugspflege notwendige Kontinuität herzustellen, achtet die Bezugsperson darauf, daß sie den Patienten bei allen wichtigen Dingen begleitet, z. B. beim gemeinsamen Hausbesuch oder beim Familiengespräch. Bei anstehendem Urlaub sorgt die Bezugsperson selbst in Absprache mit der Pflegegruppe und dem Patienten für Vertretung.

Anmerkung: Es versteht sich, daß Bezugspflege nur dann ihren Zweck erfüllt, wenn sie in das Stations- und Klinikkonzept und in die Teamarbeit eingebunden ist. Zur Umsetzung und Durchführung der Bezugspflege werden alle vorangehend und nachfolgend beschriebenen Grundlagen, Modelle, Methoden und das zugehörige Pflegewissen genutzt.

4.3.   Reflexion des eigenen Handelns

4.4.   Geplante und dokumentierte Pflege und Problemlösung / Pflegeprozeß

4.5.   Bewertung der geleisteten Pflege

4.6.   Zusammenarbeit im Pflegeteam und im multiprofessionellen Team

4.7.   Zusammenarbeit mit Angehörigen und anderen Bezugspersonen des Patienten einschließlich der Mitarbeiter der komplementären Dienste in der Stadt

5.   Hilfsmittel und praktisches Handeln

5.1.   Pflegewissen

5.1.1.   Pflegewissen im theoretischen Bereich

5.1.2.   Pflegewissen über einen einzelnen Patienten

Beim Wissen über einen einzelnen Patienten sind folgende Bereiche von praktischer Bedeutung:
- Biographie des Patienten einschließlich der früheren und derzeitigen Familiendynamik
- soziales Umfeld, Freunde, Bekannte
- derzeitige Lebenssituation
- kultureller, bildungsmäßiger, sozialer Hintergrund des Patienten
- schulische und berufliche Entwicklung des Patienten
- Lebensgewohnheiten, Vorlieben, Abneigungen des Patienten
- Krankheitsentwicklung und Umgang mit bzw. Verarbeitung der Erkrankung
- Auswirkung der Erkrankung auf das derzeitige Verhalten
- Informationen über frühere stationäre Behandlungen und die dabei aufgetretenen Pflegeprobleme, falls vorhanden.

5.2.   Pflegetheorien

5.2.1.   Peplau

5.2.2.   Hall

5.2.3.   Orem

5.2.4.   King

5.2.5.   Neuman

5.2.6.   Wiedenbach

5.3.   Milieugestaltung

5.4.   Stationskonzepte

Schriftlich festgelegte Stationskonzepte existieren derzeit (noch) nicht, sind jedoch anzustreben. Sie sollen bei der Klärung u. a. der folgenden Fragen helfen:

- Welche Zielsetzung hat die Station?
- Welche Aufgaben und Kompetenzen haben die Berufsgruppen im Team?
- Welche Wege werden beschritten, um den Informationsfluß zuverlässig und vollständig zu gewährleisten?
- Wie werden die Aufgaben im Lauf eines Tages und einer Woche verteilt?
- Wie werden Entscheidungen im Team getroffen?
- Wie sollen Patienten, Angehörige und Mitarbeiter der komplementären Dienste an der Arbeit mitwirken?
- Wie werden Prioritäten richtig gesetzt?
- Wie können die administrativen Aufgaben der Station verbindlich gelöst werden?
- Welche Wege werden beschritten, um einen Konflikt zu lösen?

5.5.   Fortbildung / Weiterbildung

5.6.   Supervision

6.   Rahmenbedingungen

6.1.   Räumliche Bedingungen

6.2.   Stellenplan

6.3.   Klinikphilosophie

6.4.   Entscheidungs- und Mitsprachegremien

Nachfolgend werden die Gremien erwähnt bzw. beschrieben, die für die pflegerischen MitarbeiterInnen von Bedeutung sind.

6.4.1.   Teambesprechung

- Frequenz: täglich 13.30–14.30 Uhr; in der Tagesklinik 13.00.–14.00 Uhr. Die Teambesprechungen entfallen an den Tagen, an denen die Teamsupervision stattfindet (14tägig).
- Teilnehmer: Alle der Gruppe zugehörigen Mitarbeiter, einschließlich der Auszubildenden und Praktikanten. Ein Mitarbeiter pro Etage steht in dieser Zeit als Ansprechpartner für die Patienten zur Verfügung.
- Tagesordnung: Austauschen von aktuellen Informationen über die Patienten, Planung des weiteren Vorgehens, Anordnungen, Übergabe an die nachfolgende

Schicht. Außerdem werden wichtige organisatorische Angelegenheiten besprochen.

- Entscheidungsfindung: Im Team sind alle Mitarbeiter gleichberechtigt unter Berücksichtigung und Akzeptanz der unterschiedlichen Kompetenz und Verantwortung je nach Beruf.
- Entscheidungsbefugnisse: Alle den Patienten betreffenden Belange, die Gestaltung des Stationsmilieus sowie stationsspezifische administrative Aufgaben. Nicht entschieden werden kann im Stationsteam, wenn andere Bereiche (z. B. eine andere Pflegegruppe) tangiert werden oder ein klinikübergreifendes Gremium für diese Entscheidung zuständig ist.

6.4.2. Arbeitskonferenz (AK)

- Frequenz: Einmal monatlich (z. Zt. jeden zweiten Montag im Monat)
- Teilnehmer: Ein Vertreter des Pflegepersonals von jeder Station, je ein gewählter Vertreter der Assistenzärzte, Psychologen, Sozialarbeiter, Beschäftigungstherapeuten, der Krankengymnast, der Musiktherapeut, der Pädagoge, die Abteilungsschwester, alle Oberärzte, der Chefarzt. Willkommen sind alle, die sich für das aktuelle Thema interessieren oder eines einbringen wollen.
- Tagesordnung: Vorstellung neuer Mitarbeiter, aktuelle Informationen und Termine; bei der Abteilungsschwester oder dem zuständigen Oberarzt vorher angemeldete Themen oder aktuelle Themen, die in der AK selbst als wichtig angesehen und auf die Tagesordnung gesetzt werden.
- Entscheidungsfindung: Die Arbeitskonferenz hat überwiegend beratende Funktion und dient als Diskussionsforum, jedoch werden dort auch Entscheidungen auf demokratischer Basis getroffen.
- Kompetenzen: Vorschlags- und Mitspracherecht

6.4.3. Suchtteam

- Frequenz: Jeden Mittwoch 13.00 – 14.00 Uhr
- Teilnehmer: Ein Psychologe, ein Sozialarbeiter, je zwei Mitarbeiter aus jeder Pflegegruppe im Wechsel, die Abteilungsschwester, der Physiotherapeut, der Musiktherapeut, der Pädagoge, eine Beschäftigungstherapeutin, ein Assistenzarzt und ein Oberarzt.
- Tagesordnung: Jeder Teilnehmer kann Punkte auf die Tagesordnung setzen. Die Stunde des Suchtteams teilt sich in zwei Teile; im ersten Teil geht es um aktuelle Probleme der Patienten, Überprüfung der Teilnahme der Patienten am Programm und um gegenseitigen Austausch von Informationen über diese. Im zweiten Teil werden Themen verschiedener Art behandelt (z. B. Fortbildung im Suchtbereich, Informationen über aktuelle Ereignisse, Überarbeiten des Suchtvertrages).
- Entscheidungsfindung: auf dem Krompromißwege
- Kompetenzen: Vorschlagsrecht und Mitspracherecht bei allen die Suchtbehandlung betreffenden Themen

■ Entscheidungsbefugnisse: keine, mit Ausnahme der dort geplanten Suchtfort-
bildungen für Mitarbeiter.

6.4.4. Gruppenleiterbesprechung

■ Frequenz: alle 14 Tage montags von 12.00 – 13.00 Uhr
■ Teilnehmer: Gruppenleitungen und/oder deren Stellvertretungen und die Ab-
teilungsschwester
■ Tagesordnung: Jedes Mitglied der Besprechung kann Punkte auf die Tages-
ordnung setzen. Bei etwa der Hälfte der Termine liegt ein Thema vorher fest. Im
Bedarfsfall werden Gäste dazu eingeladen.
■ Entscheidungsfindung: auf dem Kompromißwege
■ Kompetenzen: Vorschlags- und Mitspracherecht
■ Entscheidungsbefugnisse: Vorschlags- und Mitspracherecht bei organisatori-
schen und pflegerischen Entscheidungen unter Berücksichtigung der allgemei-
nen Richtlinien und Zielsetzungen des StKO.

6.4.5. Kooperationskonferenz

■ Frequenz: Jeden ersten Mittwoch im Monat von 13.00 – 14.00 Uhr
■ Teilnehmer: Es kommen die Mitarbeiter der Klinik und der komplementären
Dienste und Einrichtungen, die sich für das geplante Thema bzw. die geplante
Fallbesprechung interessieren.

6.4.6. Ärztekonferenz

6.5.   Qualifikation der pflegerischen MitarbeiterInnen

6.6.   Komplementäre und ambulante Versorgungsstruktur in Offenbach

7.   Anhang

7.1.   »Bill of Rights« für Krankenhauspatienten der »American Hospital Association« (AHA)

Hier sind die zwölf Bestimmungen der »Bill of Rights«, die von der AHA
ausgearbeitet wurden und zur Aushändigung an jeden Krankenhauspatienten
bestimmt sind:
1. Der Patient hat das Recht auf sorgfältige und respektvolle Fürsorge.
2. Der Patient hat das Recht, von seinem Arzt vollkommene Auskunft über Diagnose, Behandlung und Prognose zu erhalten, und zwar in der Form, von der zu
erwarten ist, daß der Patient sie gut versteht.
3. Der Patient hat das Recht, von seinem Arzt Auskunft zu erhalten, die für den
»informed consent« (informierte Zustimmung – fester Begriff in den USA) hinrei-
chend ist, ehe irgendeine Maßnahme oder Behandlungsweise begonnen wird.

4. Der Patient hat das Recht, eine Behandlungsart abzulehnen, soweit das gesetzlich zulässig ist, und über die medizinischen Folgen seiner Handlungsweise unterrichtet zu werden.

5. Der Patient hat das Recht auf Berücksichtigung seiner Privatsphäre, soweit dies seine ärztliche Fürsorge betrifft.

6. Der Patient hat das Recht zu erwarten, daß alle Mitteilungen und Aufzeichnungen, die seine Gesundheit betreffen, vertraulich behandelt werden.

7. Der Patient hat das Recht zu erwarten, daß das Krankenhaus sachgemäß auf seine Wünsche nach Hilfeleistungen eingeht, soweit das Krankenhaus dazu in der Lage ist.

8. Der Patient hat das Recht, über das Verhältnis seines Krankenhauses zu anderen Gesundheitsfürsorge- und Erziehungs-Anstalten unterrichtet zu werden, die für seine eigene Fürsorge in Betracht kommen.

9. Der Patient hat das Recht, darüber unterrichtet zu werden, wenn das Krankenhaus die Absicht hat, an experimentellen Behandlungsmethoden an Menschen teilzunehmen, soweit seine eigene Fürsorge und Behandlung davon betroffen ist.

10. Der Patient hat das Recht zu erwarten, daß die Fürsorge für ihn so lange fortgesetzt wird, wie es gesundheitlich angezeigt ist.

11. Der Patient hat das Recht, die Rechnung des Krankenhauses zu prüfen und Erklärungen für Punkte zu verlangen, die ihm nicht klar sind. Es ist dabei gleichgültig, aus welcher Quelle die Bezahlung kommt.

12. Der Patient hat das Recht zu erfahren, welche Krankenhausregeln und -bestimmungen für sein Verhalten als Patient in Betracht kommen.

7.2.   Behandlungsvereinbarung aus Bethel

7.3.   Lernzielkatalog des »Arbeitskreis Pflege in der DGSP«

7.4.   Literaturliste

7.5.   Quellen

Die Mitglieder der Arbeitsgruppe »Pflegeleitbild«:
Barbara Fischer, Petra Laier, Detlef Piper, Lee Sebranek, Helene Stammen-Lindner, Ulrike Villinger, Gernot Walter, Claudia Ziener.

F Pflegeanamnese – ein Formblatt zur Anregung

Vorläufige pflegerische Einschätzung des erwachsenen Patienten

1. Allgemeine Informationen

    Name: _____

    Adresse: _____

    Telefon: _____

    Alter: _____   Geschlecht: _____   Nationalität: _____

    Familienstand: _____   Religion: _____

    Name von Angehörigen oder Vertrauenspersonen: _____

    Ausbildung/derzeitiger Beruf oder Beschäftigung: _____

    Hobbies oder Freizeitbetätigung: _____

    Allgemeine Erscheinung: _____

    Aussagen des Patienten über seine gegenwärtigen Gesundheitsprobleme: _____

2. Einschätzung bei der Aufnahme

    Vitalzeichen: _____

    Allergien: _____

    Neurologische Auffälligkeiten: _____

      Bewußtseinslage: _____

      Schlaganfall in der Vorgeschichte: _____

      Ohnmachtsanfälle in der Vorgeschichte: _____

      Vorhandensein von Spätdyskinesien: _____

    Suizidgedanken/suizidales Verhalten: _____

    Mordgedanken/bedrohliches Verhalten: _____

    Derzeitige Medikation: _____

    Gebrauch von Drogen oder Alkohol: _____

    Gewicht (Abnahme oder Zunahme): _____

    Zahnprothese/Zahnprobleme: _____

    Zustand der Haut: _____

    Sehvermögen: _____

    Gehör: _____

3. Interaktion (Austausch, Kommunikation, Beziehung)

    Notieren Sie Ihre Beobachtungen über die Selbspflegefähigkeiten des Patienten und deren Begrenzungen (Defizite) auf jedem Gebiet.

    Essen/Trinken: _____

    Ausscheiden: _____

Atmen: _____

Kreislauf: _____

Allgemeiner Pflegezustand / Hygiene: _____

Derzeitige physische Probleme: _____

Derzeitige Behandlung und Medikation: _____

Frühere und derzeitige Inanspruchnahme von Gesundheitsdiensten und Hilfen: _____

Frühere psychische oder somatische Erkrankungen: _____

Allgemeiner Grad von Reife und Entwicklung: _____

Kommunikationsfähigkeiten: _____

   mit Mitarbeitern: _____

   mit Ehepartner: _____

   mit Kindern: _____

   mit anderen (welche?): _____

Beziehungsaufnahme: _____

   Fähigkeit zu vertrauen: _____

   Äußern von Bedürfnissen / Zielen: _____

   Selbstkontrolle: _____

   Umgang mit Sexualität: _____

   Umfang der sozialen Interaktion: _____

   Art der sozialen Interaktion: _____

   Einstellung gegenüber der Patientenrolle: _____

   Soziales Netz: _____

   Beziehung zu Ehepartner und / oder anderen Bezugspersonen: _____

   Mißbrauch in der Vorgeschichte einschl. sexuellem Mißbrauch: _____

Reaktion der Bezugspersonen auf die Erkrankung des Patienten: _____

Berufliche Laufbahn und gegenwärtige Lage: _____

Freizeitaktivitäten und Interessen: _____

Anhängige Gerichtsverfahren, Bewährungsauflagen: _____

4. Handeln (einschätzen, wählen, Schritte unternehmen)

Wahrnehmung und Verständnis des Patienten bzgl. seiner gegenwärtigen psychischen Erkrankung und deren Ursachen: _____

Vorstellungen über Krankheit und Gesundheit und persönliche Gesundheitsziele:

_____

Haltung des Patienten gegenüber der stationären Aufnahme und den Mitarbeitern:

_____

Erwartungen und Ziele des Patienten an die jetzige stationäre Behandlung:

_____

Frühere und jetzige Mitarbeit bei der Behandlung und bei Vorschlägen zur Verbesserung der Gesundheitssituation: _____

Angewandte Bewältigungsstrategien: _____

Religiöse/spirituelle Überzeugungen: _____

Haltung gegenüber dem zukünftigen Sinn des eigenen Lebens: _____

Entscheidungsfähigkeit/Grenzen: _____

Einfluß von kulturellen Faktoren: _____

    Bewertung und Vorurteile über psychische Gesundheit: _____

    Bewertung und Vorurteile über psychische Krankheit: _____

    Gewohnheiten in bezug auf verbale und averbale Kommunikation: _____

    Gewohnheiten in bezug auf Entscheidungen: _____

    Religiöse Sitten: _____

    Gewohnheiten bei der Ernährung: _____

    Sitten in bezug auf Rollenverteilung in der Familie: _____

    Soziale Strukturelemente (Familienstrukturen, Religion, wirtschaftliche Grundlagen, kulturell bedingte Inanspruchenahme von Gesundheitsdiensten): _____

_____

    Wohnsituation: _____

    Kulturwechsel: _____

Gesundheitsabträgliche Aktivitäten/Gewohnheiten: _____

Aktivitäts- und Handlungsmuster: _____

5. Bewußtsein (Aufmerksamkeit, Gefühle, Wissen/Wahrnehmung)

Orientierung zu Zeit, Ort, Person: _____

Erregbarkeit: _____

Energieressourcen: _____

Schlaf/Ruhe-Gewohnheiten: _____

Angst: _____

Ausmaß und Art von Ambivalenz: _____

Schuldgefühle und deren Ursachen: _____

Stimmungsschwankungen und Affekt: _____

Häufigkeit und Art von körperlichen Beschwerden: _____

Anpassung des Patienten an neue Gegebenheiten oder Stressoren: _____

Art und Gebrauch von Abwehrmechanismen: _____

_____

Meinung des Patienten von sich selbst (Identität, Selbstwert etc.): _____

_____

Umgang mit der eigenen äußeren Erscheinung: _____

_____

Wissen über die gegenwärtige Erkrankung (Prävention, Behandlung, Verantwortlichkeit für Selbstpflege): _____

_____

Kenntnisse über die derzeitige Medikation: _____

Außergewöhnliche Überzeugungen: _____

Außergewöhnliche Empfindungen und Wahrnehmungen: _____

_____

6. Entlassungsplanung: _____

   Ressourcen: _____
      Finanzielle Ressourcen: _____
   Ambulante Nachbetreuung: _____
   Häusliche Umgebung: _____
   Integration in der Gemeinde: _____

(aus: McFarland, G. K. et al.: Nursing Diagnoses and Process in Psychiatric and Mental Health Nursing, S. 36 ff; Übersetzung durch die Autorinnen)

10 Anhang

Verwendete Literatur 479

Sachregister 482

Autorinnen und Autoren 487

10

Verwendete Literatur

AEBI, E., CIOMPI, L., HANSEN, H. (Hg.): Soteria im Gespräch, Bonn 1993

AMENDT, G.: Du oder Sie, Bremen 1995

Begründung zum Gesetz zur Ordnung in der Krankenpflege. Reichsanzeiger 1938, Nr. 246

Bericht zur Lage der Psychiatrie in der Bundesrepublik Deutschland (Psychiatrieenquête), Bundesdrucksache 7/4200

BERNE, E.: Spiele der Erwachsenen, Reinbek 1970

BETTELHEIM, B.: Der Weg aus dem Labyrinth, Stuttgart 1975

BLASIUS, D.: »Einfache Seelenstörung« – Geschichte der deutschen Psychiatrie 1800-1945, Frankfurt am Main 1994

BLEULER, M.: Die schizophrenen Geistesstörungen, Stuttgart 1972

BOCK, T., MITZLAFF, ST. (Hg.): Von Langzeitpatienten für die Akutpsychiatrie lernen, Bonn 1990

BOCK, T., WEIGAND, H.: Hand-werks-buch Psychiatrie, Bonn 1991

BORSI, G. M. (Hg.): Die Würde des Menschen im psychiatrischen Alltag, Göttingen 1989

BOTSCHAFTER, P., MOERS, M.: Die Selbstfürsorge – Defizit – Konzeption der Pflege. – In Die Schwester/Der Pfleger, Melsungen, 30. Jahrgang 8/1991, S. 701-707

BRECHT, B.: Gesammelte Werke, Frankfurt am Main 1976

Brockhaus Enzyklopädie, Mannheim 1989

BÜCHNER, G.: Lenz, Werke und Briefe, Münchner Ausgabe, München 1988

CIOMPI, L.: Affektlogik, Stuttgart 1989

CIOMPI, L.: Außenwelt – Innenwelt, Göttingen 1988

CUMMING, J., CUMMING, E.: Ich und Milieu, Göttingen 1979

DE GRAAF, K. R., MARRINER-TOMEY, A., MOSSMAN, C. L. und SLEBODNIK, M.: Florence Nightingale – Moderne Krankenpflege. In: MARRINER-TOMEY, S. 116–135

Der Große Coron, Lachen 1988

DGSP (Deutsche Gesellschaft für soziale Psychiatrie); Arbeitskreis Pflege: Lernzielkatalog, Pflegeprofil, Grundriß psychiatrischer Pflege, Köln 1994

DOENGES, M. E., MOORHOUSE, M. F.: Pflegediagnosen und Maßnahmen, Bern 1994

DÖRNER, K.: Bürger und Irre, Frankfurt am Main 1969

DÖRNER, K., PLOG, U.: Irren ist menschlich, Bonn 1984

Empfehlungen der Expertenkommission der Bundesregierung zur Reform im psychiatrischen und psychotherapeutisch-psychosozialen Bereich, Bonn 1988

FIECHTER, V., MEIER, M.: Pflegeplanung, eine Anleitung für die Praxis, Basel 1981

FINZEN, A. (Hg.): Hospitalisierungsschäden in psychiatrischen Krankenhäusern, München 1974

FINZEN, A.: Der Patientensuizid, Bonn 1988

FINZEN, A.: Suizidprophylaxe bei psychischen Störungen, Bonn 1989

FISCHER, F.: Irrenhäuser – Kranke klagen an, München 1969

FOUDRAINE, J.: Wer ist aus Holz?, München 1971

FRASER, M.: Using conceptual nursing in practice. A research-based approach, USA 1990

FRISCH, M.: Tagebuch 1946-1949, Frankfurt am Main 1985

GEDIKE, C. E.: Handbuch der Krankenwartung, Berlin (Hirschwald) 1854

GEORGE, J. B. (ed.): Nursing theories. The base für professional nursing practice, New Jersey 1985

Gesetz zur Ordnung in der Krankenpflege vom 28. Sept. 1938. Reichsgesetzblatt Seite 1309

GOETHE, J. W. v.: Wilhelm Meisters Lehrjahre, Berliner Ausgabe

GOFFMAN, E.: Asylums, Harmondsworth 1971

GORDON, M.: Pflegediagnosen, Berlin/Wiesbaden 1994

GRAUHAN, A.: Das Selbstverständnis im Krankenpflegeberuf – Tradition und Wandel. Vortrag beim 1. Internationalen Symposium der Association Luxembourgeoise des Paramedicaux am 27. 3. 1981

HARDY, M.: Perspectives on nursing theory. Advances in Nursing Science 1, Gaithersbourgh, USA, S. 37–48

HEIM, E.: Praxis der Milieutherapie, Berlin 1984

HESSE, H.: Lektüre für Minuten, Frankfurt 1977

JACOBI, M.: Über die Anlegung und Einrichtung von Irrenheilanstalten mit ausführlicher Darstellung der Irrenheilanstalt zu Siegburg, 1834

JAROSZEWSKI, Z.: Die Vernichtung psychisch Kranker unter deutscher Besatzung. In: Sozialpsychiatrische Informationen, 12. Jahrgang, Nr. 71/72, S. 6

JONES, M.: The Therapeutic Community, New York 1953

KÄPPELI, S. (Hg.): Pflegekonzepte. Gesundheits-, entwicklungs- und krankheitsbezogene Erfahrungen, Bern 1993

KATSCHNIG, H. (Hg.): Die andere Seite der Schizophrenie – Patienten zu Hause, München 1989

KOENNING, K. (Hg.): Spät kommt ihr... Gütersloher Wege mit Langzeitpatienten, Gütersloh 1986

KUNZE, H.: Psychiatrische Übergangseinrichtungen und Heime, Stuttgart 1981

LANGEGGER, F.: Doktor, Tod und Teufel, Frankfurt am Main 1983

LEIPERT, H.: unveröff. Vortrag: Supervision – was ist das? Jahrestagung des Deutschen Verbandes der Ergotherapeuten, Köln, 23. 4. 1993

MANN, K.: Der Wendepunkt – ein Lebensbericht, Reinbek 1984

MARMET, O.: Ich und du und so weiter, München 1988

MARRINER-TOMEY, A.: Nursing Theorists and Their Work, St. Louis 1994

MARRINER-TOMEY, A.: Pflegetheoretikerinnen und ihr Werk, Basel 1992

McFARLAND, G. et al.: Nursing Diagnoses and Process in Psychiatric and Mental Health Nursing, 2. Edition, Philadelphia 1992

MENDELSOHN, M.: Die Stellung der Krankenpflege in der wissenschaftlichen Therapie. In: Verhandlungen der Gesellschaft Deutscher Naturforscher und Ärzte, 70. Versammlung Düsseldorf 1898, Leipzig 1898

MISCHO-KELLING, M., WITTNEBEN, K.: Pflegebildung und Pflegetheorien, München 1995

DE MOOR, M.: Der Virtuose, München 1994

NEUMAN, B.: The Neuman Nursing Process Format – A Family Case Study. In: RIEHL-SISCA: Conceptual Models for Nursing Practice, Norwalk 1989

NICKEL, H.: Entwicklungspsychologie des Kindes- und Jugendalters, Bd. 1 + 2, Bern 1982

PEPLAU, H. E.: Interpersonal Relations in Nursing, London 1988

PERKO, J. E., KREIGH, H. Z.: Psychiatric and Mental Health Nursing, Norwark 1988

Prognos AG 1983 ff: Modellprogramm Psychiatrie

RAVE-SCHWANK, M., WINTER, VON LERSNER, C.: Psychiatrische Krankenpflege, Stuttgart 1990

RAVOTH, F. W. TH.: Über die Ziele und Aufgaben der Krankenpflege. In: Tageblatt der 48. Versammlung Deutscher Naturforscher und Ärzte, Graz 1875

RIEHL, J. P. & ROY, C.: Conceptual models for nursing practice, New York 1980

ROPER, N.; LOGAN, W. W.; TIERNEY, A. J.: Die Elemente der Krankenpflege, Basel 1987

Russisches Märchen aus: Lektüre zwischen den Jahren, Frankfurt am Main 1985

SANSON-FISHER, R. W. et al.: Behavior Patterns within a Gerneral Hospital Psychiatric Unit. In: Behavior Research and Therapy, Bd. 17, 1979, S. 317–332

SCHMIDLI-BLESS, C., RICKA, R.: In: Pflege Bd. 4 Heft 1 + 2, Bern 1991

SCHWEITZER, A.: Ehrfurcht vor dem Leben, München 1991

SCHOLZ, L.: Leitfaden für Irrenpfleger, Halle 1913

SCHULZ VON THUN, F.: Miteinander reden 1, Reinbek 1981

SCHWÄBISCH, L.; SIEMS, M.: Anleitung zum sozialen Lernen für Paare, Gruppen und Erzieher, Hamburg 1974

SEIDLER, E.: Grundmotive von Medizin und Krankenpflege im 19. Jahrhundert. Vortrag vor der Deutschen Gesellschaft für Krankenhausgeschichte am 31. 5. 1967 in Berlin

SHAKESPEARE, W.: Hamlet, Berlin 1989

SIMON, H.: Aktivere Krankenbehandlung in der Irrenanstalt, Berlin 1929

STÖSSER, A. VON: Pflegestandards; Erneuerung der Pflege durch Veränderung der Standards, Berlin/Heidelberg 1993

STROTZKA, H.: Der Psychotherapeut im Spannungsfeld der Institution, München 1980

STUART, G. W., SUNDEEN, S. J. Principles and Practice of Psychiatric Nursing, St. Louis 1987

TITZE, E.: Aus Sorge um die Kranken machen viele Angehörige kaum noch Urlaub. In: Psychosoziale Umschau 1/1988, Bonn

ULRICH, A. L.: Über die Krankenpflege durch barmherzige Schwestern. Amtlicher Bericht über die 14. Versammlung Deutscher Naturforscher und Ärzte in Jena 1836 in Weimar 1837

WALLRAFF, G.: 13 unerwünschte Reportagen, Hamburg 1975

WATZLAWICK, P. et al.: Menschliche Kommunikation, Bern 1990

WOLF, CH.: Kassandra, München 1983

WULFF, E: Materielles Elend, soziale Not und seelisches Leid. In: Demokratisches Gesundheitswesen 5/1984, Köln

Sachregister

A Abhängigkeit 64, 70, 83, 127, 129, 152, 168, 265, 297, 355, 377
Adaption 69 f., 73
Aggressionshemmung 247
Aggressivität 256 ff.
– Theorien und Modelle 257 f.
Aktivitäten des täglichen Lebens (ATLs) 65
Angehörige 33, 118, 142, 169, 187 f., 293, 300, 331, 334
Angst 53, 243, 259, 266
Anstaltspsychiatrie 141 f.
Antrieb 205, 354
Arbeit 31
Arbeitsbeziehung 124 f.
Armut 31, 236, 259, 266, 268, 295 ff.
Atmosphäre 38 f., 41, 136, 230, 252
Aufklärung des Patienten 46
Aus-, Fort- und Weiterbildung 24, 47, 175 ff., 433 ff.
Autonomie 43, 49, 125, 190, 193, 244, 260, 392

B Badezimmer 149, 236, 238
Bedürfnis 27, 63, 109, 130 f., 177, 190, 205, 292, 399, 460
Behandlungsvereinbarung 292, 362
Berufsbild 17 f., 160, 174, 415
Betreutes Wohnen 402
Beziehung(en) 35, 43, 68, 103, 106, 111, 145, 179, 188, 191 f., 463
Beziehungsaufnahme 122 ff., 307 ff., 376
Beziehungsebene 105 f., 108
Beziehungsgestaltung 97, 120, 405, 447
Bezugsperson 188, 322, 448
Bezugspflege 145 ff., 465
Bill of Rights 462
Biographie 32
– s. auch Lebensgeschichte
Botschaften 110 f.
Bürgerhelfer 38

C Compliance 310

D Dokumentation 50, 285, 415, 430, 453

E Eigenständigkeit 43
Eigentum der Patienten 160
Einzelbetreuung 250 f., 405
Eltern-Ich 113
emotionale Belastung als Krankheitsauslöser 32
Enquête 25
Enquête-Kommission 46
Enthemmung 260, 268
Entwertung 247
Entwicklung 72
Erwachsenen-Ich 113
Essen 56, 228 ff., 391 ff.
– Tablettsystem 230
– Vollversorgung 230, 392
Euthanasie-Aktion 23
Expertenkommission 46, 48, 50, 297

F Fähigkeiten 461
Feedback s. Rückmeldung
Fehler 43, 243 f., 271
Fixierung 152, 284, 290, 352
Freiheit 288 f., 291
Freizeitgruppen 38
Fremdwahrnehmung 88
Frustration 125, 256
Frustrationstoleranz des Patienten 30

G Gefährdung 247 ff., 251
Gefühle 82, 119 f., 267
gemeindepsychiatrischer Verbund 170
gemeinsames Tun 87, 97, 123, 169, 190, 234, 391
Geschichte des Berufes 15 ff.
Gesprächsformen 97 ff.
– Fragen und Antworten 100 ff.

Gestik 97
Gesundheitsbegriff 42
Gesundheitsförderung 35 ff.
Gewalt 257 ff., 294
Gleichgewicht 70, 358
Grenze 82, 118, 146, 161
Grenzüberschreitungen 155
Grundbedürfnis 64, 228, 392
Grundhaltung (pflegerische) 43 ff., 83
Grundrechte 287 ff., 310, 391
Gruppe 130 ff.
Gruppenleiter 133, 393

H Handlungsbedarf 195
Handlungsstrategien 259
Hausbesuch 370
helfende Methoden 156, 195
Hilfebedarf 47, 125, 288, 292
Hilfsmittel 163, 233
Hospitalisierungsschäden 143, 399

I Ich-Grenzen 167
Ich-Schwäche 29
Ich-Stärke 29, 464
Ich-Zustände 112 f.
Individualität 66, 145
individueller Hilfebedarf 158 f.
Individuum 65, 75, 118
Information(en) 30, 84, 100, 111, 115,
    248, 276, 270, 310, 406, 466
Inhaltsebene 105 f., 108, 135
Interpretation(en) 92, 104, 109
Irrenpflege 17, 22

K Kategorien 54 f.
Kindheits-Ich 113
kognitive Leistungsminderung 31
kognitive Störungen 259
Kommunikation(s) 84 ff., 376
– ebenen 105 ff.
– modelle 110 ff.
– störungen 87 ff.
Konflikt(e) 29, 32, 108, 125, 136, 162,
    176, 259, 263, 392

Kontakt 29, 38, 43, 251
Kontinuität in der Behandlung 45, 165
Konversation 86, 97, 123, 230, 234, 251
Kooperation und Koordination als Auf-
    gabe des Versorgungssystems 46 f.
Körperhaltung 90, 97, 266
Körperpflege 235 ff.
Krankheitsmodelle 26 ff.
Krankheitsverständnis 29 ff.
Krise(n) 34, 84, 165, 193, 245, 451
kulturelle Identität 162

L Lebensaktivitäten 227 ff., 314
Lebensgeschichte 12, 83
– s. auch Biographie
Leistungskomponenten der Selbst-
    pflege 195

M Medikamente 50, 123, 144, 292,
    367, 453
Mehrfachbetreuung 47
Menschenbild 459
Migration 31
Milieu 41, 50, 140 ff., 169, 273
– s. auch Umfeld
Milieufaktor(en) 47, 143 f.
Mimik 97, 266

N Nähe und Distanz 92, 127 ff., 153, 250,
    272, 353
Non-Restraint 141
Normen 83, 421
Normen und Regeln 39 f., 44, 137, 145

O Obdachlosigkeit 31
Öffentlichkeit 293, 300
Öffentlichkeitsarbeit 47
Orientierung 206, 465

P Patientenclubs 38
Pflege- und Behandlungsfall 41
Pflege
– anamnese 327 f., 472 f.
– bedarf 174, 176 f., 446

Pflegediagnosen 417 ff.
- fehler 117, 251
- konzepte 54 ff., 415., 457 ff.
- leitlinien 160
- methodik 53
- modelle 57 ff.
- planung 39, 64
- problem(e) 417, 466
- prozeß 50, 65
- theorien 60 ff.
- situation 115 f., 176 f.
- standards 421 ff.
- system 67, 195
- verständnis 176, 420
- wissen 176
- ziele 49 f., 231 f., 237 f., 380 ff.
  (Fallbeispiel)
Pflegetheorien in der Anwendung
  Lernfälle
- nach Roper 312 ff.
- nach Neuman 327 ff.
- nach Peplau 338 ff.
- nach Johnson 350 ff.
- nach Orem 370 ff.
- nach King 402 ff.
pflegerisches Handeln 278 ff., 447
  bei
- Abhängigkeit 197 ff.
- Demenz 205 ff.
- Depression 209 ff.
- Manie 213 ff.
- Schizophrenie 219 ff.
pflegerisches Selbstverständnis
  391
Phänomen 53, 55
Prävention 46, 73, 195, 296, 334
Privatsphäre 150, 158
Professionalisierung 16
Psychiatrie-Enquête 295
Psychiatrie-Erfahrene 43, 185, 362,
  451
Psychiatrie-Personalverordnung
  (PsychPV) 25, 41
Psychiatriereform 25

psychosoziale Versorgung
- s. Versorgungssystem

Q Qualitätsstandards 421

R Realität ins Blickfeld rücken 148
Recht(e)
- Betreuungsrecht 288
- »Bill of Rights« 470
- Grundrechte 287 ff.
- Rahmenbedingungen 301
Reflexion(en) des pflegerischen
  Handelns 54, 283, 445
- s. auch Supervision
Regelaufgaben 25, 41
Regeln und Normen 40, 145, 191, 283
Rolle(n) 68 f., 131 ff., 191, 465
- pflegerische Rollen 126 f.
- professionelle Rolle 161
Rollenverständnis 157, 169
Rückmeldung(en) 90, 103 ff., 270
Rückzug 192

S Schuldgefühle
- bei Patientensuizid 254
- der Angehörigen 34
Schweigepflicht 22, 128, 153, 254, 366
Selbsthilfe 40, 46, 67
Selbstpflege 59, 66 f., 188 f., 195, 374,
  386
Selbstwahrnehmung 81 f., 88, 109,
  118 ff., 258, 464
Sicherheit herstellen 363, 405
- bei Suizidalität 250 f.
- bei Aggression 270 f.
soziale Kompetenz 30
Sozialisation 186, 263 f.
Sozialpsychiatrischen Dienst 370
Spannung erkennen und damit
  umgehen 71, 263
Streß 30, 256
Stressoren 71, 73, 119, 358
Suizid 253 ff.
Suizidalität 243 ff., 307, 426 f.

Supervision 92, 178 ff.
Symptome 34

T Tagesstätte 38
tätige Gemeinschaft 38
Team 170 ff., 468 f.
Trägerverein 38

U Umfeld 33 f., 187 f.
– s. auch Milieu
Umgebung 119

V Verantwortlichkeit 275
Verantwortung 35 ff., 41 ff., 125, 146,
    253, 284, 310, 404, 445
Verletzlichkeit 30, 259
Vernachlässigung
– der Kleidung 229 f.
– der Körperpflege 235 f.

Versorgungssystem 46
Vorurteile 34, 88 f., 265
Vulnerabilität 30

W Wahrnehmung 259, 459, 463 f.
Wärter(innen) 16 f.
Werther-Effekt 247
Wertvorstellungen 118, 120, 169,
    263
Wochenplan 390
Wohnheim 158, 299
Wohnsituation 31, 299
Würde 208, 287

Z Zugang 49 f.
Zuhören 88 ff.
Zusammenarbeit 47
Zwang 258, 453
Zwangsmaßnahmen 265

Autorinnen und Autoren

Hilde Schädle-Deininger

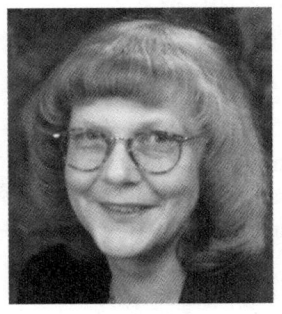

Jahrgang 1947, Fachkrankenschwester für Psychiatrie. Lehrerin für Krankenpflege. 1967 Examen, seit 1968 im psychiatrischen Bereich: sieben Jahre Universitätsklinik Tübingen, acht Jahre Niedersächsisches Landeskrankenhaus Wunstorf, in dieser Zeit Erfahrungen sowohl im stationären, teilstationären Bereich als auch in der Ambulanz und in der Fort- und Weiterbildung. Anschließend sechs Jahre im Sozialpsychiatrischen Dienst am Stadtgesundheitsamt Offenbach tätig. Seit 1989 beim Berufsfortbildungswerk des DGB, Fortbildungszentrum für Berufe im Gesundheitswesen Frankfurt a. M. Während des Modellprogramms Psychiatrie der Bundesregierung Mitarbeit in der Arbeitsgemeinschaft Fortbildung. Mitglied der Aktion Psychisch Kranke. Seit Gründung des Psychiatrie-Verlags Mitarbeit im Lektorat bzw. Beirat. Mitglied des geschäftsführenden Vorstands der Deutschen Gesellschaft für Soziale Psychiatrie, des Aus-, Fort- und Weiterbildungsausschusses und des Arbeitskreises Pflege. Mitherausgeberin der Psych. Pflege Heute.

Ulrike Villinger

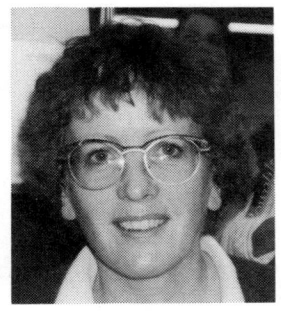

Jahrgang 1947, Staatsexamen in Krankenpflege 1971 in Heidelberg, anschließend Weiterbildung zur Fachkrankenschwester für Psychiatrie ebenfalls in Heidelberg. Seither, mit Ausnahme eines kurzen Ausflugs in die Chirurgie und die Weiterbildung zur Pflegedienstleitung, immer in der Psychiatrie tätig: Aufnahmestation in Mannheim, Langzeitstation im Philippshospital Riedstadt, Aufnahmestation in Offenbach, derzeit pflegerische Leitung der Abteilung Rehabilitation am Psychiatrischen Krankenhaus Philippshospital Riedstadt. Langjähriges Mitglied der Deutschen Gesellschaft für Soziale Psychiatrie (DGSP), verschiedene Vorstandsämter bis 1994. Gründungsmitglied des Arbeitskreises Pflege in der DGSP. Fünf Jahre lang Mitglied des Fachbeirates der Deutschen Krankenpflegezeitschrift (DKZ), zuständig für psychiatrische Pflege. Mitherausgeberin der Psych. Pflege Heute.

Hendrik Graf

Jahrgang 1940, Krankenpfleger, Weiterbildung zum Unterrichtspfleger und zur Pflegedienstleitung; Studium an der Fachhochschule Osnabrück, Mitglied der Expertenkommission zur Entwicklung der Psychiatrie-Personalverordnung; leitet den Pflege- und Erziehungsdienst der Rheinischen Landesklinik Düren.

Rainer Leichtenberger

Jahrgang 1963, Krankenpfleger. Tätig in allgemeinpsychiatrischen Stationen, Tageskliniken und Institutsambulanz in Berlin. Lehrtätigkeit in Krankenpflegeschulen und für Fachweiterbildung Psychiatrie-Pflege. Kursleiter für sozialpsychiatrische Zusatzausbildung der Deutschen Gesellschaft für Soziale Psychiatrie in Berlin. Vorstandsarbeit in der Berliner Gesellschaft für Soziale Psychiatrie. Arbeitet jetzt in der Tagesklinik und Ambulanz Waidmannslust der Karl-Bonhoeffer-Klinik in Berlin. Mitherausgeber der Psych. Pflege Heute.

Josef Schädle

Jahrgang 1946, Dipl. Theologe, Dipl. Pädagoge, seit 1981 an der Psychiatrischen Klinik der Städtischen Kliniken Offenbach tätig.

Ruth Schröck

Jahrgang 1931, psychiatrische Fachkrankenschwester und Professorin für Krankenpflege an der Fachhochschule Osnabrück. Biologie- und Philosophiestudium an der Freien Universität Berlin. Krankenpflegeaus- und fachweiterbildung in Bristol, England. Stationsschwester und leitende Stationsschwester in psychiatrischer Rehabilitation, Spezialabteilung für aggressive junge Menschen und psychiatrischer Aufnahmestation in England und Schottland. Studium der Sozialwissenschaften und Philosophie an der Universität Edinburgh sowie Ausbildung zur Krankenpflegelehrerin. Dozentin für psychiatrische Krankenpflege an der Universität Edinburgh, Assistenzprofessorin in Dundee und Professorin für Krankenpflege sowie Leiterin des Departments für Gesundheit und Pflege am Queen Margaret College Edinburgh. Erste Vorsitzende des Deutschen Vereins zur Förderung von Pflegewissenschaft und -forschung e. V. und Vorsitzende der Ethikkommission des Deutschen Berufsverbandes für Pflegeberufe DBfK.

Sophie Wessels

Jahrgang 1951, stellvertretende Stationsleiterin. Seit 1978 in der psychiatrischen Krankenpflege tätig. 1990–1992 Weiterbildungslehrgang zur Schwester für Psychiatrie in den Bodelschwinghschen Anstalten Bethel. Seit 1992 stellvertretende Stationsleiterin in Gilead IV/Bethel auf einer offenen psychiatrischen Aufnahmestation. Weiterer Aufgabenbereich in der Fort- und Weiterbildung in Bethel. Ab Februar 1996 Teamleitung im Tageszentrum Bielefeld/Brackwede, halbstationäre Einrichtung der Teilanstalt Eckardtsheim.

Bücher für die psychiatrische Praxis

Gunter Herzog/Gabriele Tergeist (Hg.)

Störfall Sexualität
Intimitäten in der Psychiatrie

Das Thema Sexualität wurde in der Psychiatrie bisher vernachlässigt – zu sehr stand die verwirrte Seele im Vordergrund. Ist die Sexualität für die Psychiatrie nur ein Störfall, den es zu verhindern, zu behindern, zu ignorieren gilt?
Psychisches Leid und sexuelles Verlangen schließen sich nicht aus. Auch unter psychiatrischen Lebensumständen begegnen sich Menschen mit Leib und Seele, mit Lust und Wahn, mit dem Grundbedürfnis nach Sexualität, Zärtlichkeit und Liebe. Dieses Fachbuch bricht mit Tabus und Vorurteilen und bezieht Stellung zum Umgang mit intimen Angelegenheiten in der Psychiatrie.

ISBN 3-88414-185-6, 270 S., 34.00 DM

Tilman Leptihn

Guter Wille allein reicht nicht
Leitfaden für ein gerontopsychiatrisches Pflegekonzept

Die Zahl der verwirrten und desorientierten alten Menschen in Pflegeeinrichtungen ist in den letzten Jahren stark angestiegen. Damit ist auch der Bedarf an professionellen geronto-psychiatrischen Pflegekonzepten immer notwendiger geworden. Die Qualität der Ausbildung hinkt diesen Anforderungen hinterher. Der Entwicklung einer einheitlichen Konzeption für die Altenpflegepraxis und -ausbildung wurde bisher kaum Aufmerksamkeit geschenkt.
In diesem Leitfaden zeigt der Autor die inhaltlichen und pflegerischen Schwerpunkte eines solchen Konzeptes auf und entwickelt in dreizehn Schritten dessen konkrete Erarbeitung und Umsetzung.

Aus dem Inhalt
- die pflegerischen Grundansprüche
- die einzelnen Mitarbeiter und das Team
- Pflegestandards
- Arbeitsablaufanalyse und Pflegeplanung

ISBN 3-88414-181-3, Psychosoziale Arbeitshilfe 8, 68 S., 19.80 DM

Wir informieren Sie gerne über unser laufendes und neues Programm
Psychiatrie-Verlag • Postfach 2145 • 53011 Bonn